デイヴィッド・ヒーリー

抗うつ薬の功罪

SSRI論争と訴訟

田島治 監修
谷垣暁美 訳

みすず書房

LET THEM EAT PROZAC

The Unhealthy Relationship between the Pharmaceutical Industry and Depression

by

David Healy

First published by James Lorimer & Company Ltd., Publishers 2003

ものごとの核心に達するのが得意で、
私がいつもお手本にしてきた
ジャスティンへ

船大工のボート

大工のわざと同じくらい古い　新しい木が
遠いブイを曲がっている、荒々しい
鋼鉄が海で戦っている。大工よ

大工よ、
大工とほかのものたちよ、巨大な溶接部が
波にもぐり、しずくをしたたらせる。大工よ
大工よ、この惑星のなんと荒々しいことよ

ジョージ・オッペン（一九六二年）

目 次

はしがき

――同じ雷雲の下で

私の診療室にすわっている女性は私より一、二歳若かった。その数週間前、彼女は夫に起こった出来事について面談したいという手紙をくれていた。

その女性ジェーンの夫ゴードンは仕事熱心なやり手で、数年のうちに彼の職業分野のトップの地位に昇進することを十分に期待できた。だが、一九九〇年代に多くの業界で断行されたリストラとコストダウンによって、ゴードンと彼の同僚たちは強い不安にさらされた。ジェーンは彼が強いストレスを感じているのを察し、できることがあれば何でもしてあげたいと思った。一年前、ゴードンは妻の勧めで、妻にともなわれて、かかりつけの一般医を訪れた。彼は自ら進んで医者にいくタイプの男ではなかった。生まれてからそれまで受けた医療記録を書き出してもほんの数行で事足りた。彼がうつ病だなんて、彼を知る人は誰も思っていなかった。しかし、そのかかりつけの医師はうつ病という暫定的診断を下してプロザックを処方し、二週間後に来てくださいと言った。ジェーンの記憶するかぎり、薬の副作用について何ら警告はなかった。

ジェーンによると、ゴードンは二四時間経たないうちに調子がおかしくなった。真冬なのに、暑くてたまらないから窓をあけてくれと言った。落ち着いてすわっていることができないようすだった。週末の間じゅう、変だった。日曜日に、夫妻の友人で、医師のアリスは、ゴードンの子どもたちと遊ばせるために自分の子どもを送ってきた。子どもを迎えに行ってうちに帰ってきたとき、アリスは夫に言った。「ゴードンが心配だわ。

いつもの彼じゃないの」

翌日の月曜、ゴードンの職場の同僚たちは、彼が明らかに落ち着きを欠いており、仕事に集中できないでいることに気づいた。その夜、ゴードンは夜中の二時、三時まで寝ずに、ドアノブの取り替えなど、とくに急ぎもしない雑用をした。火曜日、彼は少し離れたところでおこなわれる会議に行く予定があったが、その前に散髪に行った。いったん帰宅して、会議に必要な書類を取りに四階の書斎にあがった。ジェーンによるとこの朝も暑いと文句を言い、書斎の窓を開け放していたことを除いては、とくに変わったようすはなかった。ジェーンはゴードンのために紅茶を入れようと下に降りた。突然、外の地面でドシンと音がした。見ると夫が目の前のコンクリートに倒れていた。もう息がなかった。ジェーンの知りたいこと、それは彼に何が起こったのかということだ。

私がうつ病患者のセロトニン再取り込みに焦点をあてた精神薬理学研究を始めたのは、その二〇年前にさかのぼる。当時、セロトニンの再取り込みを阻害する一群の薬が開発されていることは製薬業界の外ではほとんど知られていなかった。これらの薬がＳＳＲＩ（選択的セロトニン再取り込み阻害薬）である。その中でもプロザックは、最もよく知られ、時代のシンボルと目される存在になる。あとから考えると、私はまさにやるべきこと――きたるべき治療薬に対して心の準備をすること――をしていたわけだ。

今日と比べると当時は、うつ病に対する認識がはるかに低かった。一九八〇年代、九〇年代を通して、私はうつ病が見逃されていることが多いという見解を広めるのに寄与した。この主張は、うつ病がよく知られ、抗うつ薬の使用がふえたほうが、不安障害の診断を下して精神安定剤を処方するよりずっとよいのではないかというものだった。二〇年経ったいま、私はその結果に直面していた。うつ病という診断が誤診だった可能性も大いにあるが、ゴードンがうつ病であったにせよ、そうでなかったにせよ、ゴードンがプロザックを飲んだのは明らかに誤りだった。そのことが彼を殺したのだから。

そういうわけで本書は、ゴードンやジェーンや私のような人たちについての物語である。テネシー・ウィリアムズの表現をまねるならば、私たちが同じ雷雲をともに頭上に頂きながらどのように生きてきたかを語る物語である。この物語では、製薬分野をはじめ、さまざまな科学分野を切り回している「友人たち」が複雑な人間模様を織りなしている。そこは善玉が容易に悪玉に変わりうる世界である。登場人物の一部は、どちらの側にも立つことになる。私自身とて、自分が論争の片方の側にとどまりえたことに偶然が作用していないと言いきる自信はない。ことが終わったあとで、歴史が善玉と悪玉を分ける線はくっきりとしている。それは歴史を書くのは断罪されなかった側であるという事実によるところが大きい。これは一定のルールのもとにおこなわれるゲームについての物語だ。

ゲームのルール

一九六〇年代、薬の特許を規制する法律が変わった。企業は化合物の製造法や薬としての用途についてではなく、化合物そのものについて特許がとれるようになった。ゲームのルールがこのように変更されなかったら、プロザックがこれほど商業的に成功することはなかったろう。この同じ変更が多くの新薬を、地球上の最も無力な人々の手の届かないものにした。一九九八年に大手製薬会社が、企業の株価よりも、自国民のニーズを優先しようとした南アフリカ政府を訴えるという事態が起こったのもこのためである。〔前年に、世界最大規模のエイズ感染者を抱える南ア政府が、特許のあるエイズ治療薬を無許可で複製した安価なコピー薬の使用を可能にする法律改正をおこなったことに対して、特許権の侵害であるとして、国内外の三九の製薬会社が法律の無効化を求めて政府を訴えた。国際世論の批判が高まり、二〇〇一年四月、製薬会社側が訴訟をとりさげた。〕

同じルールがいまでは遺伝子の特許にも適用されている。バイオテクノロジー企業は人間のゲノムの断片の特許をとることができる。用途についての説明が求められる場合もごく簡単な説明でよい。その結果、疾患を診断するためのテストを開発しようとする大学その他の研究機関は、訴えられかねない弱い立場になっている。バイオテク企業は自分が特許をとったバージョンのテストについていくらでも使用料をとれる。残念ながら、より有効なテストを求める動機は彼らにはほとんどない。

では、学界はヘルスケア企業と仲が悪いのだろうか？　とんでもない！　かれこれ二〇年も前から、ほとんどの大学では研究者たちに、大学の研究室で開発または発見したものの特許をとるように奨励し、また製薬産業をはじめさまざまな企業と共同で、研究室をつくっている。研究の過程で生まれたものの権利は、最も高値をつけた企業に売られるのがふつうである。大学や病院の研究者が重要な発見を一日も早く公共のものにしたいと願っても、特許担当者に阻まれることが多い。それに抵抗する研究者は、自分の所属機関と揉めることを覚悟しなくてはならない。

このような私物化は十六世紀のイギリスでおこなわれたエンクロージャー（囲い込み）に似ている。囲い込みによって、人々は村などの共同体の共有地だった土地から締め出された。囲い込みは土地の資本化の基礎となった。私たちが直面しているのは、私たちをヒトにしているもの、そのもののエンクロージャーであり、資本化である。

これは大規模な変化である。このような複雑な問題について自分ひとりで見極めることができる人がいるとは思えない。まして、解決策を考えるなど、とうてい不可能なことだろう。

しかし、怪物の触手が一本、はっきりと姿を現したら、その触手を詳しく描写することには意義がある。ほかの人たちがそこから、その怪物の本質を推し測ることができるだろうから。群盲象を撫でるというように、目の見えない人々が象を描写しようとすると、人は笑うかもしれないが、ひとりの目の見えない人が努力して知りえたことは、象について何も知らない人たちの助けになるはずだ。少なくともいくらかは助けになるだろう。そのように努力している盲人をからかう余裕があるのは、完全によく見えている人だけだが、ここで問題にしている状況について、自分はよく見えていると言いきれる人はまず、いないのではないだろうか。

本書は私が怪物の触手の一本に巻きつかれ、五年間じっくりとそれを研究した末に生まれた。その触手にはプロザックのロゴの入れ墨がある。何部屋分もたまったデータが指し示しているのは、プロザックをはじめとする一群の薬に自殺や暴力を誘発する可能性があり、それらを製造している企業がそれを知っているという事実だ。企業がそれを知りながら製造しているということは、私たちに医薬品やバイオ技術や、他のヘルスケア製品を与えているシステムに構造的欠陥があるということを意味する。その構造的欠陥によって、近い将来、サリドマイド被害でさえ小規模だと思わせるような、恐ろしい薬禍または医療禍を引き起こしかねない。[1]

プロザックの歴史を追っていくと、相互に関係するさまざまな問題が見えてくる。その一つはうつ病の創造である。うつ病がつくられるスケールが途方もなく大きいので、製薬会社をはじめとするヘルスケア企業は健康に貢献するよりも、健康から利益を引き出すことに熱心なのではないかという疑念が起こる。またこのようなマーケティングの仕方と、画期的な新薬の数が減っているという事実を考え合わせると、いまや製薬会社は薬をつくることより売ることのほうが得意なのではないかと思わざるをえない。

うつ病ではない人も、起こっていることと無関係ではいられない。抗うつ薬マーケティングの結果の一つとして、気分が沈んでいるときはセロトニンレベルが下がっているという説が常識のようになっていて、しかもセロトニンレベルの低下は食生活から子育て、はては自分の犯罪への傾向をいかにして抑えるかに至るまで、あらゆることに影響を及ぼすと考えられているからである。証拠は何一つない。あったためしがない。科学的に証明できることと一般に信じられていることとの間に大きなギャップが開いてしまった。抗うつ薬は「医療対象化（メディカライゼーション）」をはるかに越えた文化的現象であり、社会学者や生命倫理学者の悩みの種だ。そしてこのギャップの中から本が次々に生まれている。ピーター・D・クレイマーの『驚異の脳内薬品――

鬱に勝つ「超」特効薬』、アンドリュー・ソロモンの『真昼の悪魔』、ローレン・スレイターの『プロザック日記』〔仮訳題〕、エリザベス・ワーツェルの『私は「うつ依存症」の女』などだ。ここには、私たちが生きるよりどころとする神話の深みにまで達する何かがある。いまや、人間であるということの意味が危機にさらされている。

もう一つの面から見ると、プロザックの物語は大企業の規制についての疑問をくり返し呼び起こす。薬の市場導入について議員たちにアドバイスする者の多くが、製薬大企業にもアドバイスしている。プロザックの歴史をたどるとある時点で、起こったことの唯一の説明は、科学的に見て無益な公的規制、二枚舌のアドバイスがおこなわれていること、産業自身による規制の三つがあわさったものだという気がしてくる。また、法律的な面に目をやると、喫煙と肺ガンをめぐる裁判で、一つのタイプの証拠では何も証明されないから、別のタイプの証拠が必要だと主張する弁護士と同じ法律事務所から来た弁護士が、プロザックの裁判ではまるっきり反対のことを――一つのタイプの証拠だけで十分だと平然と主張しているのがわかる。

そういう明確に道義的・政治的問題は別にしても、プロザックの物語はビッグビジネスとビッグサイエンスの出会う場である学界からのインプットについて疑義を呈する。学者の訓練の資金の一部は、彼らを送り出したコミュニティーから出ている。かつて、このことは国民と政府にとって納得できる選択肢だと思われていた。大学をはじめとする高等教育機関が商工複合体とは距離を置いたところで専門家を養成していたからである。だが、かつてヘルスケア分野で独立して動いていた学者たちがいまでは、ビジネスに付随するお飾りになっている。そうでなければ、学術論文の少なくとも五〇パーセントがゴーストライターの手によって書かれており〔第四章参照〕、その傾向が権威のある医学雑誌でとくに目立つという事実をどう解釈すればよいだろう？　そうでなければ、学術的なヘルスサイエンス分野の著名な学者の一部が、治療薬の致命的な副作用についてのデータの隠蔽に与し、しかもそのような行動が、標準的なものになっている事実をどう解釈すればよいだろう？

学界にとって、本書で詳述するこのような事態は最も控えめにいっても、恥ずかしいことに違いない。科学論文に誰の名前を冠するかなど、容易に修正のできる表面的な問題だと片づけるのは大間違いだ。道義的にも間違っているが、もっと重要なこととしては、学術的ヘルスケア研究がよりよい薬、よりよい医療をもたらす必要がないということを許容することになるからだ。現代の学術的著述のベニヤ板の下で、家具は腐っている。

プロザックの歴史をたどれば、ヘルスサイエンス学界がいかによく社会に尽くしているかについて、学者たちが疑義を突きつけられずにすむような、完璧な研究がおこなわれてこなかったことは明らかだ。そのことはどの程度まで、企業が研究資金を提供していることの直接的な結果なのだろうか？　一九九〇年以来、精神薬理学で自立した研究がおこなわれていたら、プロザックはけっして今日見るような一大現象にはならなかっただろう。自立した研究がおこなわれていたら、プロザックによって誘発された自殺の裁判で、米国の弁護士が証人になってくれる専門家を米国以外で探さなくてはならないような事態にはなっていなかっただろう。そして、私はこの本を書いていなかっただろう。

そして、おそらく私はイギリスではなくカナダで仕事をしていただろう。製薬業界の友人たちは、訴訟問題にはまりこむのは職歴の最後でよい、と忠告した。私がこの訴訟にかかわったら何が起こるか彼らは知らなかった。しかし、実際に起こったこと、つまりトロント大学が私との契約を破棄したことは、多くの人にとって、製薬業界が医学研究の資金を提供することが、当然の結果として生み出した学問の自由の危機のシンボルとなった。

私は現在、プロザック、ゾロフト、セレクサ、パキシルが警告もつけずに市場に野放しにされたのはとんでもなく危険なことだったと信じている。監督官庁も専門家も、医学生でも答えられたような問題を解くことができなかったと思う。こんな失態が起きることから考えて、薬害の問題に対処するのに何か新しい取り決めが必要だと思われる。そしてその取り決めでは、高等教育機関での健康ならびに医学の研究の統制と財源をきちんと見直し、抜本的に改革する必要がある。

社会と製薬産業の間に新しい契約が必要だと私は考える。それは、製薬企業を地球上で最も儲けの多い企業にしている仕組みの中で、本書を読んでくださっているあなたのような人々が製薬会社のための研究に、個人的情報を提供し、リスクを冒す——そのいっさいをただでしてやる——結果として出てくる生のデータに、誰でもアクセスできることを必須条件とする契約でなくてはならない。この問題は、バイオテクノロジーをはじめとするさまざまなヘルスケア産業において、そして学界と産業界のインターフェースにとって重要な意味をもつ問題である。

精神医学における身体的療法に噛みつく本を書いたほかの人々とは異なり、私は薬物療法に携わる者として次のように書く。私の意見では、身体的療法を用いず、精神療法だけで成果を上げられると期待するのは現実離れした考えである。精神医学は困難な仕事だ。ほとんどの人の目に、私は薬物療法主流派の一員だと映るだろう。(2) そういう有利な立場にあってさえ、薬物療法のもつ危険を明るみに出すのにはたいへんな苦労があった。

本書で扱った重要問題の一部について、いまではすでに結論——SSRIは自殺傾向を誘発することがある——が出ているという意味において、この本は過去のものである。しかし、何が過失であり、何が陰謀であったかは、いまも明らかになっていない。だからこそ、本書は一人称で時を追い、私があとで知ったことはあとで知ったこととして書かれている。誰それはこのとき、これこれのことを知っていたはずであるとほのめかす結果になるのを避けたのである。ドラマの主要登場人物の動機の問題はさらにやっかいだ。動機というのはたぶん、本人にもわからないからだ。物語には、明快に書かれているところもあいまいになっているところもある。私自身も含めて登場人物の動機を考える際には、ガンジーの言葉を思い出していただくとよいと思う。「大いなる悪をなす者はまず、自分が大いなる善をしていると、自分自身を納得させる必要がある」

序章　プロザック以前

何度か私の命を奪うところだった病気によって、毎年、無数の人々が命を奪われている。そのほとんどは若く、その死はほとんどの場合、不必要な死である。そして、その人々の中には、社会のもちうる最上の想像力と才能に恵まれていた人たちが多数いる（原注1）。

ケイ・レッドフィールド・ジャミソンが一九九五年に出した本『躁うつ病を生きる』を読めば、まずほとんどの人は、躁うつ病が大きな打撃をもたらす危険な病気だということに同意するだろう。そう思わない人は、この本の根底にある統計と科学について、国立精神保健研究所のフレッド・グッドウィンとの共著の小論文『躁うつ病』(2)〔仮訳題〕に詳述されているのをご覧になるとよい。それでもまだ疑う人は、ジャミソンはじめ国際的に知られた人々が自分の病気について肉声で語るのをお聴きになるとよい。きっと考えが変わるだろう。しかしロマンチストはジャミソンのような専門家の個人的証言に心をかき乱されるかもしれない。というのは、そのような専門家たちは電気けいれん療法（ＥＣＴ）ならびに、リチウムやさまざまな向精神薬による薬物療法を是認しているからだ。精神医学的治療に負けずになんとか生き延びたというほうがテレビ番組の素材としては派手でよいかもしれないが、ジャミソンその他が語っているのは、家族関係やキャリアを破壊し、命さえ奪う精神医学的な病気に負けずに生き延びることについてである。

ジャミソンらの熱意のおかげで、気分障害が広く認識されるようになり、将来の重要な成果につながる研究資金が確保された。しかし、これは綱渡りでもある。企業文化がリーヴァイスのジーンズやカウンターカルチャー的ライフスタイルを取り込んだように、ジャミソンのような人のメッセージが歪曲されて、必要としない人に薬を売りつけるのに利用されることも起こりかねないからだ。その薬のせいで、人々の命が危険にさらされるかもしれない。

一九九〇年までは、うつ病が企業化される心配はほとんどなさそうだった。しかし、インターネットが大学で頻繁に使われるようになり、試験の点数によって、平均的女子学生が平均的男子学生より優秀であることが証明されはじめたころ、事情が変わった。インターネットのない世界に暮らすのがどんなふうだったか覚えている読者も、うつ病になる確率が――あったとしても――非常に低い世界で暮らすのが、どんなだったかは容易に思い出せないだろう。しかし、それはついこの間のことなのである。そう、プロザックが登場するまではそういう世界だったのだ。

いまでは新聞も雑誌もテレビ番組も、うつ病がどれほど多く見られる病気で、どれほど深刻に人を無力化するかという話でいっぱいだ。(3) うつ病は人類にとって非常に重大な、しかも非常にありふれた災厄に数えられ、疾病の頻度としては心臓病に次いで二位である。しかし、うつ病の歴史には、知れば気にせずにはいられない意外な事実が少なくとも三つ隠されている。

第一に躁うつ病とは異なり、うつ病は抗うつ薬のない時代には、認識されていないも同然だった。当時メランコリアと呼ばれていたものに罹患しているのは、一〇〇万人中五〇ないし一〇〇人にすぎないと考えられていた。現在の推算ではこの数字ははなはだしく押し上げられ、一〇〇万人中十万人がうつ病にかかっていることになっている。(4) なんと一〇〇〇倍の増加だ。この恐ろしい病気を治すはずの薬が手に入るようになったというのに。

第二に、抗うつ薬の発見は、当初は医学上のブレイクスルーだと考えられていなかった。それどころか、発見者である製薬会社にとって、抗うつ薬は困惑の種といっていいぐらいだった。

第三の驚くべき事実は、最初の世代の抗うつ薬が発見されたときすでに、それらの使用が自殺につながる可能性が認識されていたことだ。

ケイトリン・ハーカムの物語にはこの三つの要素が顔をのぞかせる。ケイトリンの母に語ってもらおう。

警官は目をそらしたまま、私にケイトリンの遺書を手渡しました。まだ乾いていない涙のしみが「愛をこめて」という言葉をにじませていました。私は心の中で叫びました。「ケイトリン、あなたが死んだなんて、うそよね、あなたの涙がまだ乾いてないのに」

一九九八年四月のある月曜日に、私の十九歳の娘ケイトリンは、ピアノの椅子に立って枕カバーを頭からすっぽりかぶり、寝室の梁から垂らしたポニーの調馬索で首を吊りました。あの子の頭の中の死刑執行人は正確にその仕事をやってのけました。

あの子が悲しい亡くなり方をしてからというもの、私は自殺について、いじめについて、ティーンエージャーとうつ病について、ティーンエージャーと暴力について、自殺予防についてとことん勉強しました。「理由」を探し求めていたのです。わが子に自死された親は程度の差はあってもみんなそういう道をたどります。世間の知恵は「忘れる」方法を探せといいます。かけがえのない忘れられないものを忘れろというのは無理な注文です。

ケイトリンは自殺の数週間前にプロザックを処方されました。彼女の体内には治療薬として処方された分量のプロザック以外にいかなる薬物もなかったことが、検死で明らかになっています。その前のクリスマス、私たちはとてもにぎやかに過ごしましたが、クリスマス休暇の間に、ケイトリンは恋人がどんなにひどい男か思い知りました。しかも、男に失望するのはそれが初めてではなかったのです。悲しみに沈むケイトリンに友だちの多くがプロザックを勧めました。「プロザックを飲むと体重が減る」というのも勧める理由の一つだったようです。

私は外国に住むアメリカ人ですが、自分自身、即席の効き目をうたう薬には何度も騙されています。ケイトリンがプロザックを飲むことについて私が感じていたことを正直に言葉にすれば「なんとなく心配」ということになるでしょうか。プロザックよりもセント・ジョンズ・ワート〔西洋オトギリソウ。古くからさまざまな用途に用いられている民間薬。抗うつ作用のあるサプリメントとして売られている〕がさまざまな点で優れていると説く代替医療のパンフレットをケイトリンに読んできかせました。それでもケイトリンはプロザックを欲しがり、入手しました。世界じゅうで何百万人という人が飲んでいるものが危険なはずがない、というのでした。

この薬は「エンジンがかかる」のに二週間かそこら必要だから、すぐ効かなくても気をもまないように、と医師はケイトリンに言いました。ところがケイトリンの行動は、すぐに劇的に変化しました。初めてプロザックを飲んですぐ、カレッジから帰ってきたケイトリンは踊りながら台所にはいってきました。とっても気分がいいと言って。けれども上機嫌は長く続きませんでした。奇妙な行動をとるようになったのです。学内のはいってはいけないところに侵入したり、先生に向かって激しく言いつのったりしました。近所の男の人――「変質者」と呼ばれていた人だったのは偶然ではないでしょう――の家からステレオを盗み、なぜそんなことをしたのか自分でもわからないと言いました。私を殺す夢や自分が死ぬ夢を見てうなされました。そして人生の最後の週末には学校をさぼって、自分の体を傷つけ、酒場で酔って醜態を演じました。

自ら投げ出してしまったからといって、ケイトリンの命の貴さが減るわけではありません。何百万人もの人が頼っているからといって、プロザックの危険性が減るわけではありません。たくさん届いたお悔やみの手紙やカードの中で、大勢の人が「あなたのせいではありません」「うつ病は身体的な病気です」と書いていました。あの子が亡くなった当初、私たち家族は自分を責めました。どうしてあの子の苦しみに気づいてあげられなかったのかと。あの子は自分の苦しみをとてもうまく隠していたのだと思いました。でも、あの子を見ていたカウンセラーは「正常だった」「精神的に健全だった」と結論を出しました。だからいま私たちはこう考えています。あの子は健全だったと。少女から女性になるはざまで苦悩にうちひしがれ、不幸せを感じ、生きるのがつらかったのだと。そして、プロザックがあの子の死刑執行人だったのだと私は信じています。(5)

ケイトリン・ハーカムが自殺したのはプロザックのせいなのか、それともうつ病だったからなのかは意見が分かれるところだろう。ケイ・ジャミソンだって、病気がわかる前に自殺していた可能性は大いにあったのだから。しかし、ケイトリンの自殺を引き起こしたのがうつ病だと信じて疑わない人も、抗うつ薬の起源をさかのぼれば、心をかき乱されずにはいられないだろう。ケイトリン・ハーカムが縊死する四五年前、すでに抗うつ薬がうつ病ではない人の自殺を引き起こす可能性のあることが知られていた。そうでなかったら、プロザックは生まれなかっただろう。

プロザック以前の「神経の不調」

二〇世紀の最初の八〇年間の間、うつ病はまれな疾患だと考えられていた。心の不調の大部分はさまざまな神経の不調とみなされた。「神経」を病む人には、心拍数増加、胃痛をはじめとする胃腸の不調、頭痛、冷や汗、息苦しさなどが見られると記されている。フロイトなどの精神分析の影響は、この種の神経異常の存在を広く世間に信じさせ、薬物によっても、話す療法によっても治療可能な神経の不調として描き出すことに大いに力があった。

一般の人の考え方は二つの世界大戦にも影響された。二つの大戦は極端な環境ストレスが「神経衰弱」の原因となるという考えを米国にもたらした。このような病気の治療に最もよく用いられたのは鎮静薬だった。十九世紀には阿片とアルコールが定番の鎮静薬だった。二〇世紀の前半に、ブロム化合物〔臭化物〕とバルビツール剤がこの二つにとってかわった。一九三〇年代には慢性疲労を訴える人を対象に、デキストロアンフェタミンなどの中枢刺激薬が売り出された。一九五〇年代には「主婦の味方」第一号のデキサミル〔商品名〕が登場した。(6) これは中枢刺激薬のデキストロアンフェタミンと鎮静薬のアモバルビタールを組み合わせたもので「神経の不調」を劇的に改善するが、「神経の不調」自体はいまでも容易には説明できない概念だ。

神経の不調に悩む人々はあまり医学的介入を受けずに、これらの治療薬を手に入れることができた。これらの薬のほとんどが市販されていたからである。また、医療を受けた場合でも、それ以後は医者の指示なしにくり返し再調剤がおこなわれた。そういうわけで、二〇世紀前半の「神経」の問題の頻度を推定するのは困難だが、今日と同程度だったのではないかと思われる。

一九五五年、メプロバメートがミルタウンの商品名で売り出されたのが一大転機だった。(7) この薬の発見者は第二次世界大戦前に米国に移住したチェコスロヴァキア人、フランク・バーガーである。当時、薬の発見には医学界からのインプットがほとんどなかった。バーガーはカーターウォーレス社の研究室で筋弛緩薬の研究をしていたときに、メプロバメートが実験動物をはなはだしく鎮静することなく穏やかにすることに気づいた。筋肉の緊張は不安の表われの一つなので、はなはだしい鎮静をともなわない筋弛緩は不安の改善に都合がよいのではないかと思われた。この新薬は従来の薬よりも鎮静効果が弱かったので、バーガーは新しい用語——トランキライザー〔精神安定剤〕——を用いることにした。(8)

最初のうち、ミルタウンは日常の不安の理想的な解決策のように見えた。ミルタウンを飲むと、くつろいだ心地よい気分になり、神経の不調から「解放」された。飲まなかったらやる気になれないようなことをする気力がわいた。多くの人が単に精神的に健康である以上のよい気分になったので、新聞やラジオや放送が始まったばかりのテレビで、ミルタウンはさかんにもてはやされた(9)。

一九六〇年代前半、リブリウムとヴァリウム〔いずれも商品名〕が登場してミルタウンのあとを追った。この二つのベンゾジアゼピン系薬物はミルタウンと同じくらいよく効き、鎮静効果や依存性はミルタウンより弱いように思われた。ホフマン・ラ・ロシュはリブリウムとヴァリウムを非常にうまく売り込み、患者の身体的な訴えのかなりの部分が不安の表れかもしれないということを医者が理解するのを「手助け」した。不安以外に、何が潰瘍の引き金になるだろう？　高血圧の原因は誰にもわからないが、高血圧の患者は不安を溜め込むタイプのように思われる。喘息その他の呼吸器の不調に悩む患者は心配性である場合が多い。頭痛持ちの患者もそうだ。というわけで、こういう不調のすべてに対して、ほかの薬に加えてトランキライザーを処方することが広くおこなわれるようになった。医師たちは新しい環境になじむのにストレスを感じている大学新入生に、ヴァリウムを飲ませるよう勧められた。郊外に引っ越し、新しいライフスタイルに慣れるためのストレスに耐えている主婦たちも定期的にヴァリウムを処方された。忙しいビジネスマンもヴァリウムを飲んだ。一九七〇年代にヴァリウムの売上は急増し、ついには市場で最もよく売れる薬になった。

やがてこのような規模でトランキライザーを服用させることが適正なのかどうかが問われはじめた(10)。これらの新しい薬物は人が厳しい世の中で生き残るために必要とする生まれつきの競争心を鈍らせるのではないだろうか？　このような薬を用いすぎると、人は（ということは国全体も）生き残る適性を失っていくのではないか？　学生生活の悩みは誰でも経験するものであり、医学的な疾患ではない。一九六〇年代後半の学生活動家たちは、人々を混乱させ、方向を見失わせているのは政治制度だと主張した。治さなくてはならないのは個人の病気ではなく、社会の病気だというのだ。この一般的な政治的気運が具体的なかたちをとったのは、英国政府が価格の吊り上げのとがでロシュ社を訴え、勝訴したときである。

ベンゾジアゼピン系薬物の物語は一九八〇年代に終焉を迎えた[11]。しかしそれは、価格の吊り上げのせいでもなければ、社会の病気を隠す大量処方のせいでもなかった。ベンゾジアゼピンの終わりの始まりは一九七〇年代の終わりごろ、篤く信頼されてきたこの薬が依存につながるかもしれない可能性が提起されたときにやってきた。この亡霊のようにつきまとう不安は健康問題報道という社会現象を生んだ。一九八〇年より前には主要新聞各紙の紙面が健康の問題に割かれるのはまれだった。しかし一九八〇年代にはいるとベンゾジアゼピン関係の記事がくり返し現れるようになり、新聞に健康欄が設けられる理由の一つとなった。米国なら「ドナヒュー」「オープラ・ウィンフリー・ショー」、英国なら「ザッツライフ」といった個人が自分の問題を話すトーク番組がそのような動きに拍車をかけた。これらのトーク番組にとって健康は当然の話題だった。そしてそのことは、ベンゾジアゼピンの依存性のような問題について、活動的な患者たちが団結していくことに、間接的につながっていった。

臨床医たちの反論にもかかわらず、ベンゾジアゼピンは嗜癖をもたらすかのように言われた。動物実験でもベンゾジアゼピンはヘロイン、コカインなど濫用の対象となる古典的な薬物が示すような濫用傾向は示さない、と医学界、製薬業界のエスタブリッシュメントは主張した。薬物濫用者が「ベンゾ」を用いることがあるとしても、高値で闇取引されるようなことはありえない。反面、ベンゾジアゼピンは治療薬として明らかに大きな役割を担っている。また、ほとんどの患者は問題なくベンゾジアゼピンの服用を中止することができる。しかし、そういったエスタブリッシュメントの見解は、一般の不満の高まりとロンドンのモーズレー病院の精神薬理学教授マルコム・レーダーが打ち出した通常の服用量で起こる依存症という概念の前に、ほとんど何の力ももたなかった。一九八〇年より前には、薬物濫用者は自ら身の破滅を招いた者として社会から切り捨てられていた。それとは対照的に、ベンゾジアゼピン「濫用者」は医学・製薬エスタブリッシュメントの犠牲者と目され、非難の矛先は開業医と製薬会社幹部に向けられた。医師と企業がこの芝居の悪役になった[12]。

欧米の一般大衆の認識において、ベンゾジアゼピンは非常に安全な医薬品から一転して、現代社会にとっての最大級の脅威になった。この変化の驚くべき本質は、日本で起こったことと比較すると、いっそうはっきりと見えてくる。[13]処方される服用量が少なくて、より安全だったのか、遺伝的に日本人はベンゾジアゼピンに依存しにくいのか、欧米と比べて、トランキライザーによって安定した精神状態が社会的に望ましいのか、理由はわからないが、日本でベンゾジアゼピンの使用が問題になったことはない。欧米ではトランキライザーの市場が崩壊したが、日本では成長しつづけた。日本でも医療改革があったし、高血圧や潰瘍などにベンゾジアゼピンを処方すべきではないという認識が広まっていたにもかかわらず、トランキライザーの市場は拡大したのだ。対照的に日本の抗うつ薬市場は小さいままにとどまった。二〇〇三年の時点でもプロザックはいまだ入手できない。

ベンゾジアゼピンの転落について、めったに言及されないが重要な要素は、ほかの製薬会社が果たした役割である。[14]ベンゾジアゼピンに対する懸念がもちあがったとき、セロトニン作動性の一群の薬が臨床試験中だった。この中では、のちにブスピロン（商品名バスパー）が最もよく知られるようになる。ちょうどこのころこれらの薬の市場が形成されようとしており、米国のミードジョンソン社と英国のブリストルマイヤーズスクイブ社は、ブスピロンを初の依存性を生じない抗不安薬として売り出すキャンペーンの一環として、ベンゾジアゼピンの問題をきわだたせる腹を決めていた。[15]

ブリストルマイヤーズスクイブは会議のシンポジウムや専門誌の別冊や、専門家によるそのほかの論文のスポンサーになり、講演者に大勢のプライマリケア開業医や精神科医を聴衆としてベンゾジアゼピンの危険性を強調させた。この種の戦略、すなわち教育と販売促進の境目をいくようなやり方はよくあることである。うまくいく場合もあればいかない場合もある。この場合は逆効果だった。医師たちは依存性を生じない抗不安薬という概念を疑ってかかった。ベンゾジアゼピン危機のせいで医師たちは、不安を治療する薬はいずれ、依存性があることがわかるに違いないと考えるようになっていたのである。医師が疑念をもったように、患者もバスパーを飲むことに抵抗を感じた。ブスピロンはベンゾジアゼピンほど飲みやすい薬ではなかった。というわけで、ブスピロンのマーケティングは失敗した。こうしてトランキライザーの時代は終わり、新たに抗うつ薬の時代が始まろうとしていた。

抗うつ薬の時代(16)

抗うつ薬の歴史は一九五七年の二つの発見、ローランド・クーンによる三環系抗うつ薬（TCA）イミプラミンの発見とネイサン・クラインによるモノアミン酸化酵素阻害薬（MAOI）イプロニアジドに始まるとされている。しかし、それにかかわったガイギー社とロシュ社は抗うつ薬にほとんど興味を示さず、なんら販売促進の努力をしなかった。それに引き替え、一九六一年に別の抗うつ薬アミトリプチリン〔三環系抗うつ薬〕を市場に出したメルク社は、アミトリプチリンのマーケティングと同時にうつ病のマーケティングも必要だと考えていた。アミトリプチリンの抗うつ薬効果に着目した最初の研究者であるボルティモアのフランク・エイドは同年『うつ病を見逃さないために(17)』〔仮訳題〕と題する本を出版していた。メルク社はこの本を五万部買い取り、アミトリプチリンが市場展開されているあらゆる場所で一般医や精神科医に配布した。アミトリプチリンはたちまち、このグループの薬――三つの環をなす分子構造をもっているので、のちに三環系抗うつ薬と呼ばれることになる――の中で最もよく売れる薬になった。しかし、メルク社の努力にもかかわらず、抗うつ薬はトランキライザーの、いわば貧しい親戚のような位置にとどまっていた(18)。

一九六〇年代から一九七〇年代にかけて、米国のネイサン・クラインやフレッド・グッドウィン、スイスのパウル・キールホルツなど生物学的精神医学のお歴々が、不安障害と診断されている患者の中に、実際はうつ病で、抗不安薬よりも抗うつ薬による治療が適切な者がたくさんいると主張した。キールホルツはこの見解にもとづき、一九七二年、チバガイギー社の援助のもとに、「うつ病の予防と治療のための委員会」（Committee for the Prevention and Treatment of Depression）の第一回の会合を開いた。[19] このグループの報告は、うつ病の診断と治療を改善するために何が必要かについて基準を確立した。米国でポール・ウェンダーとドナルド・クラインが同様な団体、「全米うつ病財団」（National Foundation for Depressive Illness）を創設するのは一九八〇年代後半である。

新しい考え方を補強する研究は社会精神医学の研究者からもたらされた。一九六六年、ロンドンのマイケル・シェパードが出版した本は、精神科医よりもプライマリケア医のほうが多くの神経の問題を目にしており、その多くはうつ病と診断してよいものかもしれないということを示唆する最初の本だった。[20] この研究が一九八〇年代に盛んにおこなわれた一般住民におけるうつ病調査の基礎となり、そしてそれらの調査がＳＳＲＩのマーケティングの基盤となった。[21] シェパード自身はＳＳＲＩのマーケティングを歓迎する立場とは程遠かったので、自分の研究が製薬会社に利用されたことで生じた結果を、魔法使いが弟子を仕事場に残したことから生じた結果になぞらえた。[22]

もう一つの動きはＤＳＭ－Ⅲ（精神障害の診断と分類の手引き第三版）の誕生にかかわっている。新しい向精神薬の導入に続いて、一九六〇年代後半の精神医学は反精神医学運動の展開に直面した。反精神医学運動とは、精神医学的診断と医療の正当性に異議を申し立てるものだった。心理学者が患者のふりをして精神科病棟にまんまとはいりこんだのは有名な話である。ほんとうの患者たちはすぐに嘘に気づいたのに、医療スタッフは怪しみもしなかったという。[23] 精神医学をめぐる議論は、一九八〇年に出たＤＳＭ－Ⅲにおける精神医学的障害に対する操作的基準の導入につながっていく。大きく改訂された新しい診断基準であるＤＳＭ－Ⅲで、不安神経症は、一見して異なる多くの疾患――社会恐怖、全般性不安障害、パニック障害、外傷後ストレス障害（ＰＴ

SD)、強迫性障害——に細分された。一方、抑うつ性障害の分類は崩壊し、ひっくるめて一つの大きな範疇—大うつ病—に入れられた。

DSM-Ⅲの新しい枠組みが登場したのと同じころ、キールホルツの「うつ病の予防と治療のための委員会」は全国的なキャンペーンのお膳立てをした。たとえば、米国では「うつ病——知識普及・診断・治療(Depression-Awareness, Recognition, Treatmentの頭文字をとって略称DART)」キャンペーン、英国では「うつ病撲滅(Defeat Depression)」キャンペーンがおこなわれた。このどちらのキャンペーンに対してもイーライリリー(以下リリー社)が資金援助をした。DARTの場合にはリリー社の金で『うつ病——知っていなければならないこと』と題された小冊子八〇〇万部、ポスター二〇万枚がつくられた[24]。一九八七年、米国国立精神保健研究所(NIMH)の所長だったルイス・ジャッドは次のように言った。「うつ病についてのこのような資料が国じゅうの開業医の診療所で入手可能になったおかげで、質問・相談・治療・専門医への紹介が容易にできる環境が整い、重要な情報が一般の人に効率的に浸透している」。このようなキャンペーンが社会に大きな利益をもたらすこともあるだろう。しかし、もっぱら自社の利益を追求する場合もある。

一九九〇年代前半、「うつ病撲滅」キャンペーンの調査によって、日常的なうつ状態は薬で治療しなくてはならないものではない、と大部分の人が考えていることがわかった[25]。しかしDARTその他のキャンペーンは上げ潮に乗ってスタートした。一九八〇年代には医学専門誌でも一般読者向けの雑誌でも、うつ病についての記事が激増した[26]。精神医学に敵意を燃やす人は陰謀のにおいがすると怪しむだろうが、真空だった空間が外に開いたせいだと考えるのが真相に近いと思われる。学界でもマスコミでもベンゾジアゼピンについての恐ろしい報告が相次いでいた。その前に何年も、気分がよくなる薬だという話が続いていたので、その変化はきわだっていた。気分のよくなる薬の話の占めるべき空間はいまや空っぽになった。ネイサン・クラインやフレッド・グッドウィンのような臨床医学者たちがずっと前から懸命に育てようとしていたけれども、それまではトランキライザーの知名度という天蓋に光を遮られて枯れかけていた若木に、ようやく伸びるチャンスが与えられたのだ。それでも医療に関する感じ方がこんなに容易に変わるとは、誰も予想していなかった。

うつ病キャンペーンには二つの戦略が使われた。一つは医師や医療費を払う第三者に、うつ病を治療しないで放置することが巨額の経済的重荷を招くと警告することだった。この戦略においてキャンペーンは非常にうまくやってのけたので、十年経つと、うつ病は単一の疾患としては人類にとって最大の重荷であると言っても誰も驚かなくなった[27]。そのくせ、違いをもたらすことになっている治療薬が実際に有益かどうかは誰も問わない。抗うつ薬が短期的に何らかの効果を示すことが証明できるという証拠はたくさんあるが、長期的に見てよい結果をもたらすという証拠はない。逆に、抗うつ薬の使用によって事態を悪くしているのではないかと懸念する理由はたくさんある。抗うつ薬が導入されてからうつ病の頻度が一〇〇〇倍にふえたというのだから[28]、何かが間違っているに違いない。

第二の戦略は医師たちに対して、彼らがどれほど多くのうつ病の症例を見逃しているかを示す一連の教育的キャンペーンだ。医師たちを恥じ入らせて、うつ病の発見と治療に向かわせるのが目的である。医師にうつ病を認識する力がもっとあったら避けられたであろう悲劇として、たとえばシルヴィア・プラス*の自殺が引き合いに出された[29]。このようにうつ病の発見の大切さが強調されることは、ほとんど必然的に、自分がうつ病だとは思っておらず、治療の必要を感じていない多くの人がうつ病の診断を下されるという結果を招いた。個々の事例においては、臨床医がうつ病に対して敏感になったおかげで命が救われた場合もあっただろう。しかし、もっと広い範囲で見た場合、このような規模でうつ病に対して目を光らせ、治療をおこなうことによって、自殺する率や社会生活ができなくなる率が下がったという証拠はない[30]。

＊　一九三二―六三。米国生まれの詩人。イギリスに移住し、詩人として名をあげるが、オーブンに頭を入れて自殺。死の直前に変名で出した自伝的小説『ベル・ジャー』は、いまも全米の高校生や大学生の間で広く読み継がれている。

抗うつ薬の物語には、さらに重要なひねりがある。比較的すみやかに気分がよくなるトランキライザーとちがって、抗うつ薬は効きはじめるのに数週間かかるというのが一九八〇年代前半の常識だった。処方医は患者に「気分がよくなってくる前の数週間は、飲む前よりも気分が悪いと思うかもしれません」と言うように教育されていた。この戦略の狙いは、これは手軽な応急処置のための薬ではなく、問題を根本から解決する医薬品だというメッセージを発信するということにあった。

しかし、この教育的情報は問題をはらんでいる。この薬が医師の処方箋によってのみ入手できる薬であり、処方をする医師がこのメッセージだけを伝えるよう訓練されているからだ。多くの医師にとって、プロザックその他の抗うつ薬が「効きはじめる前の」早い時期に自殺傾向その他の深刻な問題を引き起こすという考えは、抗うつ薬が効きはじめるには何週間もかかるという教え込まれた情報と明らかに矛盾していると感じられる。一方、治療の早い段階における潜在的な危険について教育を受けていない医師にかからねばならない患者の側から見ると、主治医との関係から身動きがとれなくなるおそれがある。市販薬ならば、合わないと思えば服用を中止するだろうが、抗うつ薬は処方薬なので医師への遠慮から、もしかすると自分を殺すかもしれない薬を飲みつづける人が多い。医師に相談しても、おそらくは服用を続けるようにと言うだろう。

うつ病キャンペーンによって発信されたさまざまなメッセージは、ケイ・レッドフィールド・ジャミソンが描写したような深刻なタイプのうつ病を患う入院患者の治療にもとづいていた。そのようなうつ病の場合、再発を避けたいのは当然だし、長期の治療をするのも適切だろう。しかし、そのようなうつ病と、一九九〇年代に盛んにSSRIが適用されるようになったストレス反応や適応反応、青年期の動揺などとはまったく異なる種類のものだ。後者のタイプの不調は平均的にいうと、三か月未満しか続かない(31)。そのうえ、うつ病発見の大がかりな取り組みとうつ病の治療を正当化する根拠とされたうつ病の経済事情も、当初はジャミソンタイプのうつ病にもとづいて計算されていた。そのようなうつ病モデルについての仮説は——たとえば、治療によって自殺率が下がり、生活の質（ＱＯＬ）が改善されるというものも含めて――どれをとっても、広い世間に存在する種類の「うつ病」にはあてはまらない。

セロトニンとうつ病

多くの人にとって、抗うつ薬の服用を理にかなったことだと考える重要な理由の一つは、うつ病では脳の神経伝達物質セロトニンが減少することが証明されていると信じていることだ。実際にうつ病患者の脳でセロトニンレベルの低下が確認されているなら、セロトニンレベルを上げる薬を投与するというのは、もっともな考えだと思われる。

セロトニンが脳内に存在することが最初に報告されたのは一九五四年である(32)。この報告はすぐに、このモノアミン神経伝達物質が神経の問題に何らかの役割を果たしているという仮説を生んだ。この可能性を吟味する方法の一つは脳を浸している脳脊髄液中での、セロトニンの主要代謝産物のレベルを調べることだった。一九六〇年、エジンバラの研究者ジョージ・アシュクロフトは、うつ状態の患者ではセロトニンの代謝産物である５ＨＩＡＡの脳脊髄液中レベルが低いように思われることを発見した。この発見は、うつ病の症例ではセロトニンレベルが低くなっているのかもしれないという理論の最初のものを生み出した(33)。

ヨーロッパの研究者はセロトニンが神経の問題の鍵となる神経伝達物質だと確信していたが、北米大陸の研究者はノルアドレナリンのほうが重要だと信じていた。米国国立保健研究所（ＮＩＨ）のジュリアス・アクセルロッドは一九六一年にノルアドレナリンの再取り込みのメカニズムを発見し、そののち、イミプラミンのような三環系抗うつ薬がこのメカニズムを阻害することを発見した(34)。アクセルロッドはセロトニンに関するヨーロッパの研究を、重要性の低いものとして退けた――セロトニンは「生命が海にいたころの名残り(35)」にすぎないというわけだった。

一九六五年、NIMHのジョゼフ・シルドクラウトがうつ病のカテコールアミン仮説を発表した。(36) これは生まれて間もない生物学的精神医学にとって非常に重要な論文だった。精神分析にとっての『夢判断』〔一九〇〇年に刊行されたフロイトの著作〕のようなものだ。シルドクラウトはうつ病では脳内のノルアドレナリンが減少しており、抗うつ薬はノルアドレナリンのレベルを上げるように作用すると提唱した。この主張にどんな科学的根拠があったかは別として、これは精神科開業医と患者の双方が理解できる新しい言語だった。性的コンプレックス云々は「あなたの脳は化学的にアンバランスになっています。この薬を飲めば、脳が正常に復しますよ」という新しい呪文にとってかわられた。『タイム』『ニューズウィーク』『ニューリパブリック』〔米国の進歩的知識人の意見を代表するといわれる週刊誌〕、『ナショナルエンクワイアラー』〔俗っぽさとゴシップ精神、ギャグ感覚にあふれる大衆的なタブロイド判週刊新聞〕など幅広い定期刊行物がこの考えをもてはやした。このことはのちのプロザックの成功にとって決定的な意味があった。この中心的神話は四〇年経ったいまも、一般の意識の中で大きな地位を占めている。

しかしアシュクロフトは一九七〇年にはすでに、うつ病の原因は何であれ、それはセロトニンの減少ではない、という結論に達していた。より精密な研究では、セロトニン減少が証明されなかったのである。(37) それどころか、今日にいたるまで、うつ病でのセロトニン異常が証明されたことは一度もない。(38) 一九七〇年代前半にアシュクロフトらは、精神医学に受容体理論をもちこんだが、その後、うつ病におけるセロトニンあるいはノルアドレナリンの低下について発言した精神薬理学者はほとんどいない。(39) 科学的根拠と一般の受けとめ方にギャップが生じた。のちに、マスコミでのセロトニンレベル低下の話題がますます盛んになったのは、このギャップのせいである。

それにしても、セロトニンの減少がうつ病の原因であるという考えが科学的研究に由来するものでないとしたら、それはどこから来たのだろう？　ＳＳＲＩのマーケティングでは、ＳＳＲＩがセロトニンレベルを上げることが強調されていた。それはそれらの薬が、セロトニンレベルが低下しているうつ病患者のセロトニンレベルを上げるようにつくられているということではなかったのか？　これらの問いに対する答えは、レセルピンの歴史をたどればわかるだろう。レセルピンは最初の世代の「抗うつ薬」の一つである。このグループの薬はセロトニンレベルを下げる。そして、同時に自殺を引き起こす。

プロザックの予兆

精神薬理学の時代は一九五二年に二つの薬、レセルピンとクロルプロマジンが心の病気に対する見方を一変させたことに始まる。精神薬理学の初期には、抗精神病薬や抗うつ薬といったものは存在しなかった。それは一つには、レセルピンとクロルプロマジンがすべての神経の問題に効果があると思われたためだ。クロルプロマジンはヨーロッパではラーガクティルという商品名で売り出された。広範囲の不調に効果があると思われたからである（「幅広い（large）」と「作用（action）」からの命名）。レセルピンはセルパシルという名で売られた。おそらくレセルピン独特の作用に着目してのことだろう、チバ社の研究者Ｆ・Ｆ・ヨンクマンが「トランキライザー」という造語をつくった。この呼び名がメプロバメートや、のちにはベンゾジアゼピン系薬物にのっとられてからは、レセルピンやクロルプロマジンはメジャートランキライザーと呼ばれるようになった。

ネイサン・クラインはレセルピンを比較的高用量で処方するとさまざまな精神病に効果があることを証明した最初の研究者だった。低用量のレセルピンが不安障害や抑うつ性障害に有効かもしれないと考える理由は十分にあった。そこでマイケル・シェパードは不安と抑うつに悩む患者を対象にレセルピンとプラセボ（偽薬）の効果を比較する精神医学史上初の近代的臨床試験をおこなった。[40]　レセルピンは抗うつ薬であることがわかった。[41] 一九五五年に発表されたシェパードの論文によると、レセルピンの示した実験結果は、のちに同じような患者たちに対しておこなわれたプロザックの実験結果よりも優れていた。だがレセルピンの抗うつ薬としての作用が発見されたという話は跡形もなく消えた。ガイギーやロシュと同じように、レセルピンのメーカーであるチバ社も、抗うつ薬という概念を、価値をつけ加えるものというよりは複雑化の種《たね》だと思ったからである。

シェパードが一九五五年に発表した論文は、臨床試験にもとづく論文の最初のものだった。一九五五年には、また別の意味で嚆矢となる論文が発表されている。それはＮＩＨのスティーヴ・ブロディーのチームが、レセルピンがウサギを鎮静するとともに、脳のセロトニンレベルを下げることを証明した論文である。[42] これによって初めて、脳の化学現象と行動との関係が証明された。『サイエンス』誌に掲載されたブロディーの論文は、神経科学という分野を確立した古典的論文となり、世界中の製薬業者がブロディーに会いに来た。

その後二年しないうちに、レセルピンがノルアドレナリンやドーパミンのレベルも下げることが、他の研究室によって証明された。レセルピンの抗うつ薬的性質が証明されていることを知らなかったシルドクラウトは、レセルピンが自殺を誘発することがあるという事実にもとづき、ノルアドレナリンレベルを下げるレセルピンの作用を、自分のうつ病理論の中心要素にした。

レセルピンに自殺を誘発する傾向があることは、精神医学の内部で発見されたのではなかった。一九五〇年代、レセルピンは神経の問題の治療に用いられるほか、抗圧薬としても用いられた。レセルピンを服用している高血圧患者が「申し分なく気分がよい」と言っている、と多くの内科医が気づいた。一九五四年、ロバート・ウィルキンズは、内科医たちの言葉はそろそろ精神療法を捨ててもよいころだということを示唆している、レセルピン自体が錠剤のかたちをとった精神療法なのだから、と主張した。[43] これはのちにプロザックについて言われたこととまったく同じだ。

しかし一九五五年から、高血圧症の患者がレセルピンを服用して「うつ」状態になり、自殺したという報告があいついだ。たとえば、シェパードがレセルピンの抗うつ作用を報告した論文が載ったのと同じ号の『ランセット』誌の、すぐ前のページには、オーストラリアとニュージーランドから寄せられた論文が載っていて、レセルピンに誘発された高血圧症患者の自殺傾向について報告している。(44) 精神科医たちはクロルプロマジンが同様の問題を起こすと主張した。(45) どちらの薬も一部の患者を無気力無感動にしたり、不安を起こさせたりするように思われた。しかし本来のうつ病とは違って、レセルピンの服用をやめるか、中枢刺激薬を与えるかすると、問題はすみやかに解消した。しかし、文献の中に、レセルピンはうつ病を誘発するという含みが少しずつ強まっていった。

レセルピンが引き起こす異常の本質を正しく見極められなかったことは、精神医学史上、最大級の間違いだったかもしれない。高血圧症の患者がレセルピンを飲んで自殺傾向を示すさまを観察した最初の論文は一九五五年にメイヨクリニックのリチャード・エイカーらが発表したもので、レセルピンを服用した患者の一部は「緊張し、落ち着きを失って、眠れなくなり、とても気分が悪いと感じた」と報告している。(46) ロバート・フォーセットはさらに詳しく書いている。「患者はしばしば、最初の数回の服用ののち、心配や不安にかられた。（中略）「いつもの自分ではないようです」とか（中略）「ふつうでない衝動にかられます。その中には自分ながら怖いものもあります」といった言葉で、違和感が増したことを訴えた」。(47) ジェラルド・サワー＝フォナーが描写している患者は、レセルピンを投与された最初の日に顕著な不安を示して泣き、二日目には「夜間にひどいパニックを起こし、恐怖感がはなはだしかったので、投与を中止するに至った」(48)

これはうつ病ではない。引用した文章は、内科医にとっても精神科医にとっても目新しい現象を描写した最初のものである。一九五五年、ドイツ語圏のふたりの精神科医、ハンス・シュテックとハンス・ハーゼがこの異常に「アカシジア」というわかりにくい名をつけた。(49) アカシジアは字義どおりには、静かにすわっていられないという意味である。このような症状はまず、脳損傷のあとで起こる異常として記録され、ついで一九一八年の嗜眠性脳炎の流行時に見られた。嗜眠性脳炎は、一部の人には急激なかたちのパーキンソン症候群をもたらす。それらの人々は無口になり、やがて昏睡状態に陥る。しかし、一方で、落ち着きがなくなり興奮する人々もいるのだ[50]。のちにアカシジアは、自殺や殺人をも引き起こす抗精神病薬の危険な副作用として認識された[51]。しかしアカシジアに関する知識は、長い間、精神医学コミュニティーの一部の枠の中にとどまっていた。

アカシジアという語はいまでも精神医学の語彙の中で、最も内容不分明な医学的符丁の一つである。フォーセットらの論文は、アカシジアの適切な訳語は「落ち着きのなさ（restlessness）」ではなく「動揺（turmoil）」あるいは「焦燥（agitation）」*であろうと提案している[52]。一九八〇年代に企業に対する訴訟でこの問題が浮かびあがったときには、「焦燥」の語が用いられた。

よく言われるのは、向精神薬が自殺を引き起こすと証明することはできない、なぜなら、治療の対象になっている神経の問題によって、患者はもともと自殺するおそれがあるのだから、ということである。レセルピンはこの論理の浅はかさを明らかにした。レセルピンを飲んで自殺した人は、ひとりとして神経の問題をもっていなかった——全員、高血圧症患者だったのである。

後述するように、プロザックなどのＳＳＲＩも神経の不調をもたない人の自殺を誘発する。それは主として、治療の早い段階で精神的動揺を引き起こすことによる。ＳＳＲＩを飲んでアカシジアを発症した患者が診てもらっているのは、問題の本質を見極めるための訓練を受けていないプライマリケア医であることが多い。プロザックその他のＳＳＲＩが市場に出た当初は、このリスクについての教育も警告もなかった。

レセルピンとプロザックの大きな違いの一つは、一九五〇年の特許法のもとでは、レセルピンを含む化合物が二六種類も存在したということだ。プロザックが登場したときには法律が変わっていて、新しく発見された化合物の特許をとることができたのは、一つの会社だけだった。そういうわけでレセルピンの場合は、のちにリリー社がプロザックを擁護したほどの熱心さで、レセルピンを擁護する動機をもつ会社は一つもなかった。

この特許をめぐる違いによって、レセルピンの問題点が認識されたのに対し、プロザックの問題点が認められない、という違いが生じたといっていいだろう。プロザックの問題点を認めたら、リリー社はつぶれるかもしれないからだ。こういう状況は、プロザックに限らず、どんな薬を飲む患者にとっても、彼らを治療する医師にとっても、治療に用いられる薬をつくる企業のビジネス活動にとっても重要な意味をもっている。

レセルピンの物語には古典的な悲劇の種がすべて備わっている。古典的悲劇では、主人公が自分の欠点のために英雄の座から転落する。精神薬理学の時代の初期には、学究は製薬産業を見くだしていた。しばしば、企業で働く者が学者の集まりに参加するのを許さず、自らは、臨床的な立場から提起されるどろどろとした複雑な問題にかかわるのを拒んだ。今日では、学問と産業の軋轢を描くとき、産業が学究を堕落させたというふうに言うのが常だ。しかし別の考え方もできる。学究の側がまたもや、応用科学に関する広範な科学的・道義的問題にかかわることから逃げたのではないかということだ。SSRIが医学分野での応用科学の産物であることは明らかだ。だからSSRIの利用は、学究と産業のインターフェースに、まだ答えの出ていない問題を矢継ぎばやに浴びせかける。この悲劇では、欠点をもつ英雄はどちらなのだろう――学究なのか、産業なのか。

SSRIの起源

科学専門誌にまるまる一ページ分の訂正が載ることは非常に珍しい。一九九七年、『ライフサイエンス』誌にそういう「訂正」が出た(53)。リリー社のデイヴィッド・ウォン、フランク・バイマスター、エリック・エングルマンが発表した「プロザック　最初の選択的セロトニン再取り込み阻害薬にして抗うつ薬　最初の論文発表

＊　ここで著者が挙げているのは精神医学の用語としての agitation であり、これは一般的な意味の「焦燥」より症状が激しく、以前は「激越」とも訳されていたものである。しかし本書ではわかりやすさのために agitation を「焦燥」と訳している。

から二〇年」という論文についての訂正だった。[54] 訂正の執筆者であるアーヴィド・カールソンとデイヴィッド・ウォンは、一九九五年の論文はプロザックが最初のSSRIであるという印象を与えかねないという点で意見が一致した。プロザックは最初のSSRIではない。最初の特許を与えられたのでもなければ、最初に臨床試験をしたのでもないし、最初に市場に出たのでもない。

SSRIの起源は一九六〇年代にさかのぼる。そのころ、パウル・キールホルツはバーゼルの大学教授になった。バーゼルにはスイスの主要化学会社が集まっているので、キールホルツは精神薬理学界の指導的人物になるのにふさわしい立場を得たわけである。キールホルツはうつ病に深い関心を寄せていた。彼はうつ病はよく理解されておらず、適切に治療されていないと考えていた。キールホルツの考えでは、単にうつ病を発見し、治療するように医師を教育するだけでは不十分だった。抗うつ薬の種類によって作用がかなり異なるので、個々の患者にあった抗うつ薬を選ぶことが大切だ、と彼は主張した。[55]

初期の抗うつ薬の分子構造はどれも非常に似通っていて、それゆえに三環系抗うつ薬と総称されていた。しかしキールホルツによれば、三環系抗うつ薬のうちでも、たとえばデシプラミンは患者の意欲をかきたてて気分をよくする。一方、トリミプラミンは鎮静作用を通して患者の気分をよくする。そしてまた、ほかの仕方で気分や感情に作用する薬もある。キールホルツはこの最後の作用を重要だと感じたが、うまく言葉で言い表すことができなかった。クロミプラミンはこの謎めいた作用が、ほかの抗うつ薬よりも強いようだった。

キールホルツの観察は、シルドクラウトのカテコールアミン理論と真っ向からぶつかるものだった。カテコールアミン理論によれば、抗うつ薬はみな同じ作用をする――ノルアドレナリンの再取り込みを阻害するのである。この臨床観察と実験室の観察の不一致を解決するには精神薬理学内部に、新しい種類のプレイヤーを得ることが必要だった。そこで登場したのがアーヴィド・カールソンである。スウェーデン出身のカールソンは最初の世代の神経科学者のひとりだ。カールソンはブロディーの研究室での修業中に、脳に神経伝達物質の経路が存在することを証明した重要な論文に名をつらねるなど、この研究室の初期の成果への貢献を認められていた。また、カールソンは脳内のドーパミンの発見者であり、パーキンソン病でドーパミンの異常が起こっていることを示唆した最初の研究者のひとりで、この研究により、のちにノーベル賞を受賞することになる。[56] 一九六〇年代のこの時期にはすでに、のちに統合失調症のドーパミン仮説のもとになるものの最初の証拠を示していた。[57]

カールソンはキールホルツの主張を吟味し、キールホルツのいう抗うつ薬の作用の多様さは、抗うつ薬によって、さまざまな神経伝達物質システムに及ぼす作用が異なるためではないかと考えた。キールホルツが意欲を高めるという薬は、ノルアドレナリン系に作用するのに対し、クロミプラミンはセロトニン系にも作用する。[58] そこでカールソンはセロトニンの再取り込みだけを阻害する薬の開発を提案した。そのような薬があれば、キールホルツの言う抗うつ薬の謎めいた作用の本質を解明するのに役立つだろうし、すぐれたうつ病治療薬の誕生につながるだろうと考えたのだ。

しかし、薬が脳のあるシステムに作用しているときに、効果が観察できるということは、理論的に言って、そのシステムに異常がなくなったことを前提とする。クロミプラミンがセロトニン系の異常を正すとすれば、表面に出てくるのは投薬されている患者の回復だけであるはずだ。この理屈に反してセロトニン系に作用する薬はほかの薬と違うことをしているのが明らかに観察できると、キールホルツは主張した。もしうつ病の場合にセロトニン系に異常があるのなら、そしてSSRIがまさにそのセロトニン系の異常を正すものならば、SSRIは非常に強力なうつ病治療薬になるに違いない。しかし（のちに明らかになるように）それらが中程度ないし重度のうつ病に効くという証拠はほとんどない。むしろキールホルツとカールソンの考えが正しくて、SSRIがほかの抗うつ薬とは違うこと——たとえば一種の抗不安物質をつくるとか——をするのなら、幅広い不安や抑うつに効くことが期待できる。そして実際そのとおりだとわかったのだ。

ツェルミド——最初のSSRI

キールホルツにならって、カールソンはハンス・コロディ、ペーデル・バーントソンとともにスウェーデンのアストラ社の研究所でSSRIをつくる研究にとりかかった。彼は抗ヒスタミン薬の一種であるクロルフェニラミンを選び、分子構造に手を加えてジメリジンを生成した。[59] そして一九七一年四月二八日、スウェーデン・ベルギー・英国で選択的セロトニン再取り込み阻害薬としてジメリジンの特許を申請した。最初の特許は一九七二年に下りた。プロザックが特許を得たのは一九七四年である。

ジメリジンはノルアドレナリン再取り込み阻害薬デシプラミンと比較する臨床試験にはいった。臨床試験は期間が短く、重症のうつ病に対してはおこなわれなかった。最初の結果が一九八〇年に出て、ジメリジンは一九八二年、ツェルミドという商品名のもとにヨーロッパ市場で売り出された。プロザックのうつ病臨床試験の最初の結果が発表されたのは一九八五年であり、市場に出たのは一九八八年のことである。ツェルミドは熱心な販売促進活動の結果、広く処方されるようになった。

アストラ社はメルク社と契約を結び、ツェルミドの米国進出をはかっていた。もしこの計画が順調に進んでいたら、プロザック現象は起こらなかっただろう。メルクは世界最大の製薬会社で、マーケティングのうまさには定評があった。ところが、一九八二年にツェルミドに関するデータが監督官庁の米国食品医薬局（FDA）に届いたのと時を同じくして、ツェルミドがギランバレ症候群という深刻な神経障害を誘発するおそれがあるという報告があった。ギランバレ症候群では、呼吸筋の麻痺によって死に至ることもある。この報告の直後、ツェルミドは世界の市場から消えた。[60]

アストラはすでにツェルミドの誘導体のアラプロクレートという化合物の開発にとりかかっていた。アラプロクレートはうつ病とアルツハイマー病両方の治療薬として研究されていた。しかし、実験室のマウスの一系統に肝臓の障害を引き起こしたため開発は中止された[61]。その後ほどなく、アストラは革新的な抗精神病薬リモキシプライドを世に出した。この薬は従来薬と比べてずっと副作用が少ないように思われた。ところがリモキシプライドが再生不良性貧血を引き起こすことが報告され、この薬も市場から消えた。

度重なる挫折にアストラ社は、研究開発にもとづく医薬品の市場から撤退し、市販薬に専念することも考えた。ＦＤＡの新しい規則をはじめさまざまな重荷のため、薬の開発コストが急激にふえ、一九九〇年ごろには、一つの薬を市場に出すまでには三億ドルかかると推算された[62]。代表的な薬を失った場合、いかなる会社も生き延びるのは難しかった。アストラがふみとどまれたのは、ひとえに抗潰瘍薬オメプラゾールのブレイクスルーのおかげだった。オメプラゾールは初のプロトンポンプ阻害薬で、市場で最もよく売れる薬への道をたどっているところだった[63]。オメプラゾールからの収入にもかかわらず、九〇年代の終わりにアストラは合併を余儀なくされた。このことは、薬の開発にどれほど大きなものがかかっているかを示している。市場に出てまもない薬に重大な副作用があることがわかったら、会社がつぶれかねないのだ。もしもその副作用が――抗うつ薬の場合の自殺傾向のように――治療の対象となる疾患の一側面として説明できるものだったら、そして、そうしなければ会社がつぶれるとしたら、会社はどうするだろう？　これこそ、ＳＳＲＩをつくっているすべての製薬会社が直面している倫理的ジレンマなのだ。

ツェルミドの歴史には特筆すべき点が二つある。一つは、認可前の臨床試験ならびに発売後の臨床試験の間に、予想をはるかに超える件数の自殺の企てがあったことだ。誰もこれをどのように解釈してよいかわからなかった。たまたまそうなったにすぎないのだろうか？　同じ臨床試験によって、ツェルミドで状態が最も改善したのは、最初、最も自殺傾向が強かった人たちであることがわかっている[64]。のちにリリー社がドイツでプロザックを認可してもらうのに非常に苦労したとき、外部の人の多くは、ドイツの認可担当者がプロザックの自殺のリスクについてアメリカの担当者と異なる結論を出したことを不思議に思った。同じようなデータを示されているのに、どうしてだろうといぶかったのだ。しかし、FDAにとってはプロザックが最初のSSRIだったが、ドイツはすでに、ジメリジンとフルボキサミンに接していたのである。

特筆すべき点の二つ目はSSRIの特許に関することだ。誰がSSRIを発見したかについて誤った印象を与える記述に対する訂正が掲載されたのは、カールソンが二年を費やして、リリー社の幹部と手紙のやりとりをした結果だったが、実のところ、カールソンの研究のずっと前に、比較的選択的なセロトニン再取り込み阻害薬が市場に出ていたのである。それは、ジメリジンをつくりだすもとになったクロルフェニラミンだ。カールソンらは既存の抗ヒスタミン薬であるクロルフェニラミンの分子構造に手を加えてジメリジンを得たが、このクロルフェニラミン自体がSSRIと共通する性質を数多くもっていることがその後、明らかになった[65]。たとえば、クロルフェニラミンは不安障害やパニック発作の治療に有効である。もし企業や科学者が単に、これらの新しい化合物がどのような作用をするかを知りたいだけだったら、わざわざ苦労して新しい医薬品をつくるまでもなかっただろう。しかし、ジメリジンがクロルフェニラミンと異なる分子構造をもつ新しい化合物であるおかげで、アストラはジメリジンの特許を取ることができた。特許制度は巨額の利益を得る可能性を提供してくれるが、それと引き替えに責任をもたらす。アストラはそのリスクを受け入れたわけだ。

インダルピンへの批判から精神医学そのものへの批判へ

抗ヒスタミン薬の分子構造に手を加えることで生み出されたもう一つの薬はインダルピンだ[66]。インダルピンの開発はフルニエ兄弟会社というフランス企業のジェラール・ル・フュールによって始められた。フルニエ兄弟会社はのちにローヌプーランの一部になった。臨床試験後、インダルピンはアップステンという商品名のもとに、フランスその他のヨーロッパ諸国の市場に出た。ツェルミドが売り出されたすぐあとのことだった。アップステンはほかの薬が効かない患者に効果をもたらすように思われたので、大いに歓迎された。(67)

しかし、インダルピンは窮地に陥った。まだ認可されていなかったほかのヨーロッパの国での臨床試験で、白血球数を減少させるおそれがあることが示唆されたのだ。(68)これは多くの向精神薬において一過性に起こることで、見過ごされると患者の死を招くこともあるが、大部分は重篤な症状ではない。しかし、多くの人が驚いたことに、インダルピンは市場から退けられた。

フランスの精神科医は困惑のあまり、ローヌプーランと政府に陳情した。典型的な例としてリヨンの精神科医ピエール・ランベールの経験を紹介しよう。ランベールと彼の同僚たちは、ヨーロッパならびにアメリカのほかのどのグループよりも多く、認可前の向精神薬の研究を手がけてきた。(69)ランベールらはインダルピンの劇的な効果を確認したと考えていた。彼らにとって、インダルピンの効き目を示すシンボルのように思われたのは、ある女性患者のはっきりとした回復ぶりと、インダルピン中止後の自殺だった。慢性うつ病患者だった彼女はインダルピンによって別人のようになった。インダルピンが市場から退けられると、彼女は逆戻りした。インダルピン以外のものは何一つ、効果を生じなかった。彼女はインダルピンが市場に戻ることを願ってがんばっていたが、待ちきれなくなって自らの命を断った。彼女は遺書に、葬式には花はいらない、墓石もいらない、ただ医学的研究のための募金をしてほしいと書き残していた。遺族はのちに、その遺書を研究のための寄付金に添えて差し出した。

インダルピンが生まれたのは、薬の開発手順がまだ確立していない時期だった。副作用を見つけるための動物実験が終わらないうちに、人を対象とする研究が始まり、両者が並行して続けられた。インダルピンが市場に出たあと、まだ続いていた動物実験で一部の動物が肝臓ガンになった。同じことが人でも起こっていただろうと考える理由はほとんどない。しかしこのときすでに、インダルピンは予想をはるかに超えて広く処方されていたので、インダルピンを飲んでいる患者の一部が肝臓ガンになることは統計的に確実だった。動物実験の毒性データが出たいま、仮にガンの発生が偶然であっても、薬によって引き起こされたと思われるのではないか――企業にとって難しい計算だった。

ローヌプーランに影響を与えたもう一つの要因があった。当初はエコロジストと呼ばれ、のちに薬剤監視（ファーマコビジランス）グループと呼ばれるようになったさまざまなグループが、一九七〇年代、ドイツその他のヨーロッパの国々に現れたのだ。その一部は一九六〇年代の反精神医学運動に端を発するものだった。エコロジストたちは精神医学の身体療法に反対した。キャンペーンの結果、すでに多くの国で電気けいれん療法（ECT）が禁止されていた。精神医学は四面楚歌だった。(70) インダルピンは白血球の減少を引き起こすということから、ファーマコビジランスグループにとって、薬としては最初の標的になった。

インダルピンの排除に勢いづいたファーマコビジランスグループは、ノミフェンシンに狙いを定めた。ノミフェンシンが溶血性貧血を引き起こしたという例が多数報告されていたためである。(71) ノミフェンシンも市場から排除された。ヨーロッパのベテラン精神科医たちはこの展開にあわてふためいた。彼らは「過激派グループ」からの猛攻撃に対して守りの姿勢を固めた。製薬産業を守ろうということではなく、有益な治療手段を失いたくなかったのだ。当時、インダルピンやノミフェンシンのような薬はほかに市場に出ていなかった。

ファーマコビジランスグループが次に標的に選んだのは、ヨーロッパで最もよく売れていた抗うつ薬、ミアンセリンだった。(72) インダルピン同様、ミアンセリンも白血球を減少させる恐れがあった。死に至る可能性もあるこの重大な問題が、ミアンセリンによって誘発されることがあると指摘する手紙が、製造元のオルガノンに多数寄せられた。オルガノンのベテラン科学者ロジャー・ピンダーは、精神医学界のオピニオンリーダー多数の支持のもとに、（当時市場にあった）抗うつ薬のうち、ミアンセリン以外はすべて、過量服用すれば死を招く可能性があり、したがって、ミアンセリンによる白血球減少で死亡する人があったとしても、全体として見れば、ほかの抗うつ薬を用いて死亡する人よりも、ミアンセリンを用いて死亡する人のほうが少ないはずだ、と主張した。ファーマコビジランスグループは納得しなかった――そもそも自殺はルール違反ではないか（事故による過剰摂取の可能性については触れられなかった）。

　オルガノンの弁明は英国を除くヨーロッパ中で功を奏した。英国では医薬品安全委員会がミアンセリンを市場から排除することを望んだ。その結果は、一連の訴訟となり、オルガノン側はこの件を欧州裁判所までもちこむ覚悟のあることを明らかにした。このような状況は前例がなかった。ふつうであれば、監督官庁から販売中止命令を受けた企業は黙って従う。オルガノンは最終的に勝訴したが、この争いのためにミアンセリンの販売は壊滅的打撃を受けた[73]。

　オルガノン側の弁明は危険性《リスク》－受益性《ベネフィット》の計算にかかっていた。自殺による死を計算に入れると、新しい抗うつ薬のほうが安全に見えるが、従来の抗うつ薬よりもずっと高価で、効き目は従来の抗うつ薬と変わらない。過量服用した場合の安全性はのちに、リリー社がプロザックの安全性について監督官庁と議論した際の切り札になったが、ミアンセリンが問題になった当時、この議論は監督官庁にとって初めて出くわすものだった。彼らは、コンドームがエイズの蔓延を防ぐという理由にもとづいてコンドームの使用を許可するよう求められるローマ法王と同様の状況だった。しかも、ローマ法王と違って、危険性がわかっている医薬品を市場に野放しにしておくと訴えられるおそれがあった。これはまだ海図のない未知の海域だった。

　インダルピンとミアンセリンをめぐる展開によって、のちのプロザックをめぐる話を形づくるジグソーパズルのピースがいくつかはまった。さまざまなファーマコビジランスグループ――ドイツではエコロジスト、アメリカではサイエントロジー教会――に対抗するために、企業内にファーマコビジランス部門ができた。自殺はこれらの議論の論点の一つになろうとしていた。ミアンセリン擁護の動きを見れば、企業が自分の言い分を擁護してもらうために、「友人」と称する科学者のグループを組織したがる理由がよくわかる[74]。オルガノンのためにロジャー・ピンダーが動員した科学者のネットワークは、ヨーロッパでのプロザック問題の処理において大きな役割を果たした。アメリカでも、リリー社によって同じようなネットワークが組織された。そしてこのころには、訴訟が武器になっていた。一九八〇年代中ごろ以降、企業はこの新しい海域でどのように泳ぐかについて、法律的助言を必要とするようになる。

ルボックスのマーケティング

世界市場で生き残ることのできた最初のSSRIはフルボキサミンだった。フルボキサミンは一九七三年、ある抗ヒスタミン薬をもとに開発され(75)、一九八三年にスイスで、そして一九八四年と八六年にヨーロッパの残りの国で、ルボックスという商品名でデュファー社から売り出された。しかしドイツでは、臨床試験において対照薬よりも高率で自殺と自殺未遂を生じたため、導入が頓挫した。デュファーは説明を求められた。

同社とともに研究を進めていたジェニー・ウェイクリンはヨーロッパ中の専門家と相談して、一見説得力のあるデータを提出した。そのデータでは、最初から自殺傾向のあった患者に焦点をあてて、臨床実験が再分析されていた。フルボキサミンは対照薬のイミプラミンとアミトリプチリン以上に、自殺傾向を軽減するようだった。ここから多くの人が引き出した教訓は、ルボックスを飲んでいた人の自殺の企てが高率であるように見えるのは偶然の結果にすぎず、むしろ、ルボックスは従来薬以上に自殺防止に役立つのかもしれない、ということだった(76)。「専門家」たちはこの種の問題について監督官庁を手玉に取る方法を学習しつつあった。

一九八〇年代、新しい抗うつ薬を最初に飲むのは、入院しているうつ病患者でほかの療法に反応しない人たちだった――新しい薬を試してもよい結果が出るとは思えないグループだ。それらの患者の反応がよくなく、しかも多くの患者で激しい吐き気が見られたので、当初、臨床の場での判断は、フルボキサミンは抗うつ薬市場で目覚しく伸びることはありそうにない、というものだった。そして、実際、そのとおりだった。

しかし、フルボキサミンにとっての救済の道はほかの方面に開かれた。一九五八年に開発されたクロミプラミンがこれまでつくられたなかで最も強力な抗うつ薬であることは、現在衆目の一致するところだ。(77)クロミプラミンはノルアドレナリン系とセロトニン系の両方に作用するもので、主要三環系抗うつ薬のうち最後に市場に導入された。当初、多くの人がクロミプラミンは「まねっこ」薬にすぎないと考えた。模倣薬を好ましく思わなかったFDAは、クロミプラミンを認可しなかった。

ガイギーUK社の医師ジョージ・ボーモントは、クロミプラミンが強迫性障害（obsessive-compalsive disorder 略してOCD）の治療に役立つ場合があるという報告があるのを知った。(78)ボーモントはOCD治療にクロミプラミンのニッチを確立しようと、一九七〇年代前半、一連の研究を組織した。OCDに対するクロミプラミンの有効性を肯定する反応が見られ、クロミプラミンは英国で、うつ病ならびにOCDの治療薬として認可された。(79)

その後、米国のNIMHのジュディス・ラポポートが、OCDの子どもの患者にクロミプラミンか、セロトニン系に作用しないデシプラミンかのいずれかを投与する無作為化試験をおこなった。この研究によって、OCDはクロミプラミンに反応するが、デシプラミンには反応しないことが、最終的に証明された。それまでは、クロミプラミンがOCDに有効なのは、クロミプラミンの「抗うつ薬」効果によって、OCDがともなっている気分障害がよくなるからだと一般に考えられていた。しかし、デシプラミンも抗うつ薬であるのに、ジュディス・ラポポートの研究の結果、OCDにまったく効き目がないことがわかったのだ。(80)セロトニン系に作用する薬には何か独特な点があった。(81)

ラポポートの研究結果の発表後は、そしてラポポートの大ベストセラー『洗うのをやめられない少年』が刊行されてからはとくに、状況がすっかり変わった。(82)ラポポートは「ドナヒュー」や「オープラ」などのトーク番組に出演した。ＯＣＤはまだまれな病気だと思われてはいたが、隠れた存在ではなくなった。からかわれたり、頭がおかしいと思われたりするのが心配で、自分の儀式や強迫的な考えを隠し、人知れず苦しんでいた大勢の人々は研究が進み、治療法が進歩するのを期待した。

ＯＣＤに対する製薬企業の関心は、一九五〇年代のうつ病に対する関心よりもさらに低かった。しかしさすがに、一九八〇年代後半にもなると、ラポポートの知名度とクロミプラミンの成功の影響で、ＯＣＤが力を注ぐに値する市場であることが企業に認識された。一九九〇年、クロミプラミンはうつ病ではなくＯＣＤの治療薬として、ようやく米国で認可を受けた。一方、デュファー社はフルボキサミンをＯＣＤ治療薬として売り出すために、アップジョン社と提携関係にはいった。それはルボックスとして米国市場に参入した。[83] ルボックスは地味なＳＳＲＩだった。コロラド州のコロンバイン高校で銃乱射事件が起こり、犯人のひとりがＯＣＤの治療のためにルボックスを飲んでいたと報道されるまでは。

セレクサとゾロフト——ＳＳＲＩどうしの兄弟喧嘩

シタロプラムはヨーロッパで生まれた。生みの親はルンドベック社である。[84] 一九七一年、ルンドベック社はクラウス・ボーゲスオーを医薬を開発する化学者として雇った。数年のうちにボーゲスオーが、触れるものをすべて黄金に変えたミダス王のような不思議な力をもっていることが明らかになった。入社してすぐ、ボーゲスオーに与えられた課題は、選択的ノルアドレナリン再取り込み阻害薬をつくることだった。当時の製薬企業の例にもれず、ルンドベックはＳＳＲＩにほとんど興味をもっていなかった。

ボーゲスオーの最初の努力から、二つの抗うつ薬候補が浮かび上がった——タロプラムとタスロプラムである。これらは臨床試験に付された。どちらも活動力のレベルを増すことがわかり、どちらも多くの自殺企図と関連づけられた。これは当時の主要理論の一つを裏づけているように思われた。それはパウル・キールホルツも提唱していたことで、活動力を増す、すなわち賦活的な抗うつ薬は自殺を招きやすいというものだった。ルンドベックは退却した。自殺は抗うつ薬にとって、最も深刻なマイナス要素だった。しかしキールホルツの見解は同時に、賦活的でない抗うつ薬は自殺を誘発する可能性がはるかに低いだろうということを示唆していた。そしてSSRIは賦活的性格がはるかに弱かった。カールソンにならい、ボーゲスオーはタロプラムに手を加えてシタロプラムをつくった。このシタロプラムこそ、市場に出たうちで最も選択的なセロトニン再取り込み阻害薬になるものだった。

タロプラムという回り道を通ったために、ルンドベック社は競争相手に遅れをとった。それでもヨーロッパの多くの国で、シタロプラムは最もよく売れる抗うつ薬になった。ほかのSSRIよりも価格を抑えて、シタロプラムを最も選択的な――したがって副作用を起こす恐れが最も少ない――SSRIとして売り込むルンドベックの戦略が成功したのである。

米国ではさらに劇的な展開があった。一九九八年、『ニューヨーカー』誌は「うつの解剖学」というアンドリュー・ソロモンの手記を載せた。ソロモン自身のうつ病体験を語ったものだった(85)。ひと月もしないうちに、ソロモンのもとにはうつ病に苦しむ人々からの二〇〇〇通もの手紙が寄せられた。明らかにソロモンは人々の心の琴線にふれたのだった。彼の手記は三〇冊以上の本に組み込まれ、彼は米国精神医学会などの会議で講演をおこなった(86)。手記の中でインパクトのある箇所の一つは、セレクサ〔シタロプラムの商品名〕の効果を語っているところだ。パキシルがブラックコーヒー十一杯分だとしたら、セレクサはブラックコーヒー五五杯分だという。これらの薬に刺激的効果があることを当時は製薬会社も臨床医も否定していたが、利用者のほうはよくわかっていたようだ。

ルンドベックはファイザーと、ついでウォーナーランバートとマーケティング提携をしようとして交渉したが、いずれも失敗に終わり、いったんは米国市場進出をあきらめた。ところが最終的にはフォレスト社とのライセンス契約を結ぶことになった。フォレスト社は小さな製薬会社だったが、同社の社長は、この薬は出遅れてしまったが、必ずヒットするという確信をもっていた。この人こそ、ハワード・ソロモン——アンドリュー・ソロモンの父であった。(87) 一九九八年に米国市場に進出したセレクサは、ほかのSSRIよりも価格を低くし、積極的なマーケティングを展開したことによって、大きなシェアを獲得し、大いに話題になった。(88)

ファイザーのSSRI、サートラリンの起源は一九七七年にさかのぼる。(89) ファイザーの化学者たちは、既存の抗精神病薬の化合物の環にいろいろ手を加えて、一連のノルアドレナリン再取り込み阻害薬をつくりだした。その中で最も見込みがありそうなのはタメトラリンだった。副作用のせいで、タメトラリンの研究が一九七九年に中止されたのち、ウィラード・ウェルチがタメトラリンをもとに一連のセロトニン再取り込み阻害薬をつくりだした。その一つがサートラリンだった。(90)

ルンドベック同様、ファイザーも競争相手に遅れをとっていた。一九九二年、サートラリンはゾロフトの名で北米市場に参入した。一九九〇年から一九九三年にかけて、ヨーロッパ諸国の市場にも加わった。ファイザーはゾロフトとほかのSSRIとの薬理学的な違いを強調した。ゾロフトは半減期が短く、分解経路がすっきりしていて、体内でほかの薬と相互作用をもつ傾向が少ない、したがってほかのSSRIよりはるかに安全だというのがファイザーの主張だった。このマーケティング戦略は、科学の体裁をとったもの、すなわち多くのデータを生み出した。しかしそれらのデータのうち、臨床的に意味のあるものはほとんどない。このアプローチはゾロフトをプロザックやパキシルよりも「クリーン」に見せるように仕組まれていた。(91) 他社はこの挑戦を受けてたち、「兄弟喧嘩」が始まった。

ファイザーが新薬の販売促進に使うもう一つの方法は、CRAMと呼ばれるプログラムのかたちをとっていた。CRAM(中央の研究がマーケティングを助ける Central Research Assists Marketing)はマーケティング部門の下にある。[92] ゾロフトの場合、このプログラムのお膳立てによって、ＰＲＩＭＥ－ＭＤ《プライム・エムディー》と呼ばれる研究プログラムが創設された。名目はプライマリケアで見られるうつ病についてデータを集め、プライマリケア医を啓発するということだった。もちろんその結果として、その医師たちの多くが、うつ病と診断された人を引き続き治療することになり、第一番に選ばれる薬はゾロフトになるだろうと予想された。もう一つの研究プログラム、ＲＨＹＴＨＭＳ《リズムズ》は患者の教育とコンプライアンス〔医師などにより処方された治療法に患者が従う確かさ〕の研究に狙いを定めたものだった。このようなプログラムの直接的なマイナス面は、その患者に合っていない治療法に対するコンプライアンスを高めることが、その患者の自殺率を増すおそれがあることだ。もっと大きい目で見た場合のマイナス面は、このタイプの、市場に先導された科学が、本物の科学的努力に取って代わって臨床の場の質問に答えることになりがちだという問題である。

パキシルと依存性という亡霊

セレクサとゾロフトは二つの大物のＳＳＲＩ、プロザックとパキシルの後ろで歌うバックコーラスのような存在だった。パロキセチン〔パキシルの一般名〕は一九七八年、フェロザンというデンマークの小さな会社で、イェルゲン・バス＝ラッセンらによって開発された。パロキセチンはバス＝ラッセンにとって二番目のＳＳＲＩだった。彼はすでに一九七五年にフェモキセチンをつくっていた。フェモキセチンは効き目の点ではパロキセチン以上だったが、欠点が一つあった。一日一錠というふうな、手軽なかたちの服用ができなかったのである。[93]

一九八〇年、フェロザン社はパロキセチンをビーチャム社に売った。ビーチャムはのちにスミスクライン＆フレンチ社と合併し、スミスクライン・ビーチャム（ＳＢ）となった。ＳＢは世紀の変わり目にふたたびグラクソと合併し、その時点で世界最大の製薬企業、グラクソ・スミスクライン（GSK）となった。一方、フェロザンはノボノルディスク社に買収された。ノボノルディスクは精神医学にほとんど関心をもっておらず、フェモキセチンはほったらかしにされて息絶えた。

パロキセチンも危うく同様の運命をたどるところだった。ビーチャムはパロキセチンを棚上げすることを考えていた。臨床試験で従来の抗うつ薬ほど効かないように思われたからだ。[94] このことはのちに、デンマーク大学抗うつ薬研究グループによって裏づけられている。[95] 入院患者以外のうつ病市場がまだ比較的小さいと思われていた時代だった。安全性に優れていても効き目の劣る抗うつ薬がその市場でどのくらい大きなシェアが得られるかはわからなかった。企業としてのためらいの結果として、パロキセチンの臨床研究はツェルミド、ルボックス、そしてプロザックにも遅れをとった。

パロキセチンは米国では一九九二年にパキシルという名で、英国では一九九一年にセロキサットという名で認可された。スミスクライン・ビーチャムは選択的セロトニン再取り込み阻害薬という言葉の単語の頭をとってSSRIという語を造った。ほかのセロトニン再取り込み阻害薬と異なり、パロキセチンは「選択的」だということを強調したつもりだった。[96] ところがこの言葉の浸透力が強すぎて、この種の薬全体を指して使うようになった。こうしてパキシルがプロザックやゾロフトをSSRIにしたのだった。[97]

SSRIという概念は、クリーンで、特異的に効き、非選択的な三環系抗うつ薬より副作用が少ないという印象をともなう。しかし選択性は、薬理学者と臨床医にとって別べつのことを意味していた。薬理学者にとってSSRIはノルアドレナリン系を除くすべての脳システムに影響を与える可能性があるもので、その意味ではSSRIは三環系抗うつ薬のどれよりも「ダーティー」な薬かもしれなかった。もし、臨床医が「選択的」というのは脳の一つの場所にだけ作用するという意味だと考えたとしたら、それは勘違いだった。だが、これらの薬のマーケティングは、臨床医がまさにそういうふうに考えるように仕向けるものだった。

アップジョンはルボックスの独自性を強調するために、ＯＣＤに焦点をあてたが、グラクソ・スミスクライン（ＧＳＫ）が目をつけたのはパニック障害、不安うつ病、全般性不安障害だった。のちに社会恐怖がつけ加わった。不安に狙いを定めたことでパキシルは大いに売れ、プロザックに次ぐ二番手となった。パキシルが社会恐怖の治療薬として認可されると、ＧＳＫの株価が上がった。これは大きな可能性を秘めた市場だった。

一九九〇年代にはいるまで、社会恐怖は欧米ではほとんど知られていなかった。[98] 一九六〇年にロンドンの精神医学研究所で、アイザック・マークスが症例を記録に留めたのが最初の文献である。診療所で社会恐怖の訴えに接することはまれだった。だからといって、ＧＳＫが社会恐怖というものをでっちあげたと考えるのは誤りだ。日本と韓国では、社会恐怖が古くから認識されている。とはいえ、社会恐怖と内気さの間には明らかに重なりあう部分があるため、ふつうの生活ができなくなる病的な状態を治すための薬をマーケティングするという正当な努力が同時に、単に内気であるだけの人々も多数とらえてしまうおそれがある——そういう人たちにとっては内気であることからくるリスクよりも治療がもたらすリスクのほうが大きいだろう。しかも「社会恐怖」という言葉が「すばらしい新世界」には似つかわしくないと思われたのか、一九九〇年になって「社会不安障害」という言葉がそれにとってかわった。このことは精神医学界の文化についての問題を提起している。[99]

売上げの点では非常に成功したものの、不安に的をしぼったことには思わぬ落とし穴があった。パキシルが市場に出てまもなく、有害事象報告システムを通じてプライマリケア医などから、患者がＳＳＲＩに依存するという報告が届きはじめた。[100] それは英国から始まった。[101] パキシルに関する報告はほかのＳＳＲＩについての報告よりずっと多かった。まず、そういう離脱症状はパキシルの半減期の短さに由来するのではないか、ということが言われた。不安症状のある患者にはほかのＳＳＲＩよりもパキシルが使われることが多いせいではないかとも言われた。何か患者の性格に関係する問題があるのではないかということだ。そういう患者はほかの人よりも、恐怖症になりやすいだろう。それならば離脱恐怖になっても不思議ではない。

一九九〇年代、離脱症状についての報告が盛んにおこなわれていたさなか、リリー社は「オピニオンリーダーたち」を招いて、依存の問題ではなく「抗うつ薬中断症候群」と称するものについて議論させた。(102) プロザックは半減期が非常に長いため、ほかのSSRIに比べて、中断症候群が起こりにくいと思われた。(103) リリー社はここに、最も手強いライバルであるパキシルとゾロフトに対する有利な点を見出し、中断症候群の宣伝を始めたのだった。(104)

それと同時に、リリー社はSSRI全般についての一般的な問題も指摘した。SSRIが抗うつ薬として開発されたおもな理由は、ベンゾジアゼピンやバルビツール酸系薬物がそうであったように、すべてのトランキライザーは遅かれ早かれ依存性を生じるのではないかという臨床医たちの懸念であった。一九九〇年代前半には抗うつ薬には依存性がないと考えられていた。臨床医たちはこれらの薬が嗜癖や依存をもたらすことはないときっぱり言い切って怪しまなかった。一九九二年に英国精神科医協会が「うつ病撲滅」キャンペーンを打ったとき、専門の世論調査機関の調査で大部分の人が、抗うつ薬には習慣性がありそうだ、と考えていることがわかった。それがキャンペーンの当初の目的ではなかったが、英国精神科医協会は、抗うつ薬には習慣性がないと強調した。ごく最近までプロザックの包装の裏には「長期服用しても安心です――プロザックには常習性はありません」とはっきり書いてあった。

「常習性」という言葉を、薬のもっている何らかの特性が飲んだ人をジャンキーに変え、薬を続けるために家計や将来が脅かされるという意味で使うとすれば、現在のところ、SSRIに常習性があるとは思えない。飲んでいる人を犯罪者や社会生活不能者にすることはない。(105) しかし、だからといって、SSRIに依存性がないとは言えない。パキシルやゾロフトの治療を中止するときに、非常な困難を経験する人が多い。平たい言葉でいえば、SSRIはベンゾジアゼピン同様に「癖になる」。そして、私たちの大部分にとっては、それこそが常習性という言葉の意味である。

この問題の本質は、単なる離脱時の依存の問題をはるかに超えている。ＳＳＲＩの生み出す問題は「ストレス症候群」と呼ぶほうがふさわしい。欠乏しているのを補うだけであるインシュリンや甲状腺ホルモンと異なり、ＳＳＲＩは本来人体にない化学物質であり、脳にとってストレス要因になる。このストレスの結果は、人によっては、薬をやめ、システムが平衡を取り戻そうとするときに顕著になる。だが、服用中にストレスがはっきりしたかたちで現れる人もいる。

ＳＳＲＩについては、「プープアウト」と呼ばれる問題が早くから認識されていた。[106] プープアウトとは、薬が効果を失うことを言う。服用量を増すことでふたたび効きはじめる場合もある。[107] この現象が最初に表に出てきたのは、インターネットのチャットルームでのことで、一般医の報告によってではない。[108] 医師は企業に教えられて初めて問題があるのを知るのがふつうである。企業はプープアウトという問題があることを否定したので、この問題に対処する方法について一般医に助言をすることができなかった。一般医は自分で工夫するしかなかった。処方箋薬の仕組みを支えるパートナーシップとかなんとか言われているが、実態はこのようにお寒いかぎりである。

この本の残りの部分はすべてＳＳＲＩ服用中の自殺にあてられる予定だが、パキシルの話の重要な側面は、ＳＳＲＩの依存性の問題のほうが自殺の問題よりも、世間の不評を買いやすいということだ。誰でも自殺ということが自分の身の上に起こるのは想像しにくい。ある薬を飲むのが癖になる、ということなら容易に想像できる。そのうえ、それが実際に起こった場合も、幸いにも生きているので文句を言うことができる。糖尿病患者がインシュリン注射を必要とするように、ＳＳＲＩも一生飲みつづけなくてはならないという主張の背景に、この薬が市場に出る以前の一九八〇年代半ばにビーチャム社が、健康なボランティアを対象におこなわれた実験によって、パキシルが依存を生じることを知っていたという事実があることを知れば、世間の怒りはいっそう高まるだろう。ビーチャム社はこの危険性を専門家たちに指摘されたにもかかわらず、何もしないことを選んだらしい[109]。

プロザック[110]

一九六〇年代、リリー社の一番人気の抗うつ薬はノルアドレナリン再取り込み阻害薬ノルトリプチリンだった。一九七一年、インディアナポリスで、当時まだ向精神薬については目立たない存在だった同社のための研究に従事していたブライアン・モロイは抗ヒスタミン薬のジフェンヒドラミンを出発点に、一群のフェノキシフェニルプロピルアミンを合成した。モロイはそういう文字通りの意味で、プロザック（フルオキセチン）をつくった人である。彼が合成した五七のフェノキシフェニルプロピルアミンのうち、LY－94939と呼ばれるものが、リリー社が関心をもつ化学的プロフィールをもつことがわかった。それはノルアドレナリン再取り込み阻害薬だった。同社はその薬の開発を進め、臨床試験までもっていった。

リリー社はセロトニン再取り込み阻害薬にはほとんど関心がなかった。しかし当時の標準的なやり方に従って、同じシリーズのほかの化合物も調べた。モロイが新しくつくった一群の化合物に、セロトニン再取り込みを阻害する性質があるかどうか調べたのは、精神薬理学の経験がほとんどない生化学者のデイヴィッド・ウォンだった。数種の化合物が、セロトニン再取り込み阻害薬であることがわかったが、中でもLY－82816はノルアドレナリン系への作用が最も少ない化合物として目立っていた。しかしこの化合物は容易に溶けなかったので、研究するのに不都合だった。そのため、塩素イオンをもつ塩《えん》につくり直され、LY－110140となった。この時点ではLY－110140の研究は学術的研究で、その論文は専門誌に掲載される価値のあるものだった。セロトニン再取り込み阻害薬だけをあつかった論文が専門誌に掲載されるのはこれが初めてだった[111]。この事実にもとづきウォンがプロザックの発見者であるといわれることが多い。

ツェルミドの開発の報に接して、リリー社の薬理学者フランク・バイマスターとレイ・フラーはＬＹ－１１０４０の行動への影響に目を向け、抗うつ薬作用があるかどうか調べた。最もよく知られていた抗うつ薬スクリーニングテストは、レセルピンが実験動物に及ぼす鎮静作用を阻害できるかどうかを調べるものだった。当時市場に出ていた抗うつ薬はすべて、レセルピンに誘発される鎮静を阻害した。ＬＹ－１１０４０はそうではなかった(112)。

もう一つのテストはラットの攻撃性に与える影響を調べるものだった。ある薬を与えることで、ラットの攻撃性が増し、ほかのラットを攻撃する傾向が強まったら、その薬は刺激的性格をもっており、うつの治療に有効であるだろうというのが、通説だった。ＬＹ－１１０４０はラットの攻撃性を増した。

そういうわけで一九七五年ごろ、リリー社は、あまりふつうでない生化学的性質があり、うまく言い表すことのできない行動的影響を及ぼすことだけがわかっていて、ほかの点では謎に包まれた化合物をもっていた。カールソンの研究は、そのような化合物が神経の不調やうつ病に有効なのではないかと示唆していたが、大半の企業はそういう主張に対して、様子見を決め込んでいた。

一九七五年十一月、ＬＹ－１１０４０はフルオキセチンと名づけられた。さて、この薬品の未来はどうなると思われていただろうか？　たくさんの可能性があった。セロトニン薬は動物実験で高血圧を防ぐ特性を示していた。血圧を下げる薬の市場は抗うつ薬の市場よりはるかに大きかった。もしフルオキセチンが人間でも、はっきりした抗圧効果を示していたら、抗圧薬として開発されていたに違いない。「行動面の効果」は市場開発の過程でシナリオからはずされ、選択的抗圧薬をつくるための合理的エンジニアリングに力が注がれただろう。

多くの利益をもたらしそうな可能性はほかにもあった。初期のスクリーニングでは、体重減少を引き起こす可能性が示唆された。肥満防止薬は抗うつ薬よりもずっと金になることは確かだった。おそらくプロザックが市場に出てすぐに盛り上がった人気の一部は、飲むと痩せるというほのめかしのせいだった。その人気は衰えず、一九八九年のブームの基礎になる。痩せ薬という概念は、一九九〇年になってもまだ、フルオキセチン開発プログラムの大きな部分を占めていた。この年リリー社は、他社にライセンスを与えてローバンという商品名の摂食障害の薬として、フルオキセチンの六〇ミリグラム錠を作らせたがっていた。数年後、この市場ではやがてセロトニンを活性化するシステムが大儲けをもたらし、レダックスという薬がマスコミで大々的に取り上げられることになる。[113]

一九七〇年代英国で専門家会議が催され、リリー社の招きで多くの臨床研究者が参加した。そのひとりは、指導的な立場の精神薬理学者で、うつ病のセロトニン仮説をごく早くから支持していたアレック・コッペンだった。専門家たちはリリー社の薬のさまざまなデータを示された。コッペンの記憶によれば、彼はフルオキセチンは抗うつ薬かもしれないと示唆したが、フルオキセチンの開発が進められるとしても、うつ病治療薬になる見込みはほとんどないという返事が返ってきただけだったという。[114]

リリー社にはそのように考えるのにはもっともな理由があった。それはフルオキセチンの初期の臨床研究にもとづく判断だった。初期の臨床研究の狙いは、フルオキセチンが人間にとって耐えられる薬であるかどうか、そして、行動への影響がどのようなものであるかを調べることだった。フルオキセチンの最初の臨床試験をおこなったのはハーバート・メルツァーだった。彼は抗精神病薬がアカシジアやパーキンソニズムのような副作用[115]を起こしうることに、ずっと以前から強い関心をもっていた。フルオキセチンを飲んでいた自分の患者の一人が筋肉のけいれん（ジストニー的反応）を起こしたとき、メルツァーは、手違いによって抗精神病薬を与えられたのに違いないと考えた。しかし、ほかの患者もアカシジアなど、通常、抗うつ薬よりも抗精神病薬に関連づけられる異常を示した。[116]

メルツァーの見たところ、フルオキセチンはうつ病にほとんど、あるいはまったく効果がなかった。ほかのベテラン臨床家たちの見解も同様だった[117]。大半の医療機関に、焦燥あるいはアカシジアを呈する患者が出た。その結果、リリー社には臨床試験監督者たちから、フルオキセチンを投与する際、少なくとも一部の患者にはベンゾジアゼピンも投与したほうがよいという意見が多数寄せられた[118]。このことをよく考えると、フルオキセチンが単独で用いられて「抗うつ薬」であることが証明された臨床実験は、おそらく皆無だったと思われる。この患者グループにとって、ベンゾジアゼピンがフルオキセチンそのものと同じくらい有効だった可能性も大いにあるからだ。

これらの初期の臨床試験でリリー社は、フルオキセチンが患者にとってどの程度許容できるものかを見定めることに加えて、フルオキセチンの使用がとくに向いている疾病があるかどうか確かめることを目指した。リリー社は臨床家を説得して、うつ病性障害で入院している患者だけでなく、非定型精神病性障害をもつ患者にも試させた。結局、いずれのグループの患者にも効かないことがわかった。精神病的特徴を示す患者は悪化した。うつ病の入院患者に対する効果もついに証明されなかった。フルオキセチンの開発はいまや風前の灯だった。

社内から医薬品開発のベテラン、アーウィン・スレイターが駆り出され、臨床試験プログラムを引き継いだ。スレーターはさまざまな痛みの症候群や肥満その他にフルオキセチンを試したが、幸運には恵まれなかった[119]。経営陣はフルオキセチンの開発を棚上げにするように圧力をかけた。だが、スレイターとフラーは、ジメリジンのうつ病臨床試験が終わりかけており、フルボキサミンもそれに続いていることを指摘した。経営陣は軟化した。軽症のうつ病に的を定めた臨床実験が始まった。のちに「アルコール依存症の人が社会復帰の準備をする中間施設から患者を補充した」ことでアップジョンの調べを受けることになるルイス・ファーバー[120]に話がもちかけられた。ファーバーは五人の患者にフルオキセチンを投与した。全員に改善が見られた。これで流れが変わった。

こうしてフルオキセチンは救われた。次のステップはどういう商品名をつけるかということだった。リリー社はインターブランド社に命名を依頼した。インターブランド社はのちに、一九七〇年代に「ネーミングの原理」を編み出したのは自分たちだと主張する会社である。[121] プロザックという名前が成功したことで、医薬品の命名法は一変した。フルオキセチンの命名に携わったのは、ジェイムズ・シンガーだ。シンガーはのちにインターブランドを離れ、ネームベース／メディブランドという自分の会社を始める。[122] プロザック以前には、医薬品には何らかの意味で、その化学物質の一般名を連想させる化学的な響きの名をつけたものだった。たとえばルボックスやツェルミドは、もともとの薬理学的名称からつくられている。プロザックはそうではない。「プロ」の部分でプロフェッショナリズムを、「ザック」の部分で、この医薬品に治療のために適切な場所を標的とするという特性がある〔exactという言葉を連想させるからであろう〕という意味を伝える意図のもとに工夫された命名だと思われる。

プロザックはもう少しで消えるところまでいった。そのことが、ある長く続く結果をもたらしたかもしれない。リリー社はなぜ、低用量のプロザックを売り出さないのか、多くの臨床医が不審に思ってきた。一回五ミリグラムの服用なら、高用量のプロザックを服用する場合に現れる問題の一部は解消するかもしれないのに。従来なされてきた説明は、リリー社はマーケティング戦略が巧みなのだということだった。一回に一カプセルという単純明快な処方なら誰にでもできるから、それだけよく売れるのだという。のちに元リリー社の営業担当者で一九八〇年代後半にCEOになったリチャード・ウッドがおこなった宣誓証言によって、セールス主導の「一カプセルで誰のどんな症状にも効く」という方式にもとづいた処方がおこなわれてきたことを示す証拠がたくさん出てきた。[123]

しかし、もう一つの可能性がある。それはプロザックの歴史の驚くほど早い時期までさかのぼる。この薬を効きめのあるものにしようとして、リリー社は服用量を一日八〇ミリグラムにまで押し上げた。一九八〇年半ば、ＦＤＡの担当者が高用量のプロザックでさえ効くという確信をもてないでいたころ、リリー社のおこなったある研究により、彼らが新しい市場として研究していた軽いうつ病では、五ミリグラムでも二〇ミリグラムや四〇ミリグラムと効き目が変わらないことが証明された[124]。（のちにリリー社の臨床試験責任者になった）ヨアヒム・ウェルニッケは同僚に次のようなＥメールを送った。

> 五ミリグラムのことを話すのはどんなものだろうか。私は、五ミリグラムではいかなる点から見ても十分ではないと証明することができるかもしれないと思って話すのをためらった。五ミリグラムについての情報〔二〇ミリグラムあるいは四〇ミリグラムと効き目が変わらないということ〕をのちのち使いたくなる可能性があるなら、いつか報告をしなくてはならなくなるだろう[125]。

一九八六年、ステュアート・モンゴメリーが、軽いうつ病では一週間につき一カプセルでも、一日につき一カプセルと効きめが変わらないという報告をした[126]。この論文は黙殺されて消えていった。もっともプロザックの特許期間が終わったあと、リリー社は二〇〇一年に、一週間に一度飲むというかたちの治療薬を売り出すことになるのだが。

プロザックとＦＤＡ

リリー社とプロザックは結局、臨床試験の世界の二つの変化によって救済された。米国では一九七〇年代の終わりまでに、精神薬理学研究に対する国家の援助がほとんど打ち切られていた[127]。その要因は三つあった。ベトナム戦争が引き起こした経済危機、ニクソン政権が科学者に抱いた不信感、医療費の急増である。国家の援助がなくなったことは、精神薬理学における独立した臨床試験の終焉を意味した。多くの研究者にとってリサーチをおこなうには、企業が取り仕切る臨床試験に参加する以外に道がなくなった。

企業が臨床研究者に払う金は、患者ひとりあたり五〇〇〇ドルにも及び、患者をすみやかに駆り集めることのできる研究者が優遇された。臨床試験をすみやかに終えて、FDAにデータを提出できれば、特許期間中の早い時期に医薬品の認可が得られて、収益率がよくなる見込みがふえる。当然ながら、企業は都合のよい結果を出す研究者に好意的な目を向けた。そういうことが続いて、一九八〇年代の末ごろには、実在しない患者について報告したり、「プロ」の患者がほぼ同時に数種の研究用新薬を飲んでいたりすることもある状況になっていた。臨床医以外の人間が患者集めと評価をおこなう例もあった(128)。

二つ目の変化はFDA内部で起こった。元病理学者で精神科医に転じたポール・リーバーはニューヨークで臨床医として働いていたが、その仕事に嫌気がさし、一九八一年、FDAの中枢神経系(CNS)部門に転職した(129)。リーバーはすみやかにこの部門の長に昇進し、その後十五年間にわたって中心的な役割を担うことになった。彼の最初の改革は人々を驚嘆させた。それまでにおこなわれていた抗うつ薬臨床試験を調べて、リーバーは次のように指摘した。新しい抗うつ薬を元からある薬と比較する臨床実験で、新しい薬が従来の薬に効き目が劣らないことが証明されると、それは新しい薬が古い薬と同じくらいよく効くということだと誰もが思いこんでいるが、どちらの薬も効力がない、ということも大いにありうる。新しい薬が効くという証拠が出てくるのは、プラセボと比較する臨床試験からだけである、と。

たいへんな騒ぎになった。多くの臨床試験はプラセボの試験を含んでいなかったので、開発は数年ぶん後退し、かなりのコストが新たに生じた。しかもプラセボと比較する試験で効力が証明できない新薬がいくつもあった。ヨーロッパの抗うつ薬で最もよく売れていたミアンセリンは米国のプラセボ対照試験をクリアできなかった。その原因は、それらの臨床試験が軽症のうつ病患者のグループを対象におこなわれたことにあるかもしれない。そのようなグループでは、いかなる抗うつ薬であれ、プラセボより効くと証明するのは難しい。いずれにせよ、プラセボより優れていると証明することの困難さにより、新しい抗うつ薬が認可されるのが難しくなっていくことが予想された。

これは開発途上のＳＳＲＩにとって深刻な問題だった。入院が必要な重度のうつ病でＳＳＲＩの効力を証明するのは無理だったからだ。したがってプロザックは深刻なうつ病という難所（ここではプロザックは効かない）と軽症のうつ病という難所（ここではミアンセリンが泣きを見た）の間をうまく通り抜ける必要があった。リーバーの改革により、新薬は二つの枢要な試験（pivotal studies）で効き目がある証拠を得ること、また、実施された試験の過半数で効き目をある証拠を得ることが求められた[130]。枢要な試験という言葉はプラセボ対照試験を指す符丁である。新しい抗うつ薬の中でのＳＳＲＩの数が多くなり、みな開発に五年ないし十年かかっていたので、リーバー本人もＦＤＡも、またほかの立場の人々も、リーバーが制度にとって必要な改革だと思ってしたことが裏目に出はしないかと固唾をのんで見守った。しばらくの間、米国市場にはいってこられる新薬はなかった。このことはおそらく、プロザックの市場参入時のインパクトを増したに違いない。比較的長い空白のあとにようやく登場した新しい抗うつ薬だったからだ。

プロザックの場合、三つのプラセボ対照試験がおこなわれた。一つはフィラデルフィアのカール・リッケルズが実施し、プロザックの効果はまったく証明されなかった。もう一つはプロトコル２７と呼ばれ、六施設にわたっておこなわれた試験だ。プロザックはイミプラミンならびにプラセボと比較された。研究者の中にロサンジェルスのジェイ・コーンがいたが、彼のデータはのちにＦＤＡの要請で除外された。コーンの報告した極端によい結果が、ほかのデータとかけ離れていたためだ[131]。残りの結果を総合すると、プロザックはイミプラミンに劣っており、プラセボとの比較では用いる尺度により、わずかに優れているか、プラセボと変わらない。六施設のうち三施設は、プロザックがプラセボより効果があると証明できなかった。最後の一つの試験はルイス・ファーバーが実施したもので、プロザックは期間中きちんと飲んだ被験者はわずか十一人、試験期間は実質四週間にすぎなかった。この試験ではプロザックの効力を肯定する結果が出た。ファーバーの試験を数に入れ、プロトコル27を一つと数えると、スコアは二対一で、プロザックの効力を肯定するほうが多い。多施設試験の参加施設を別べつに数えると、プロザックの効力を肯定する結果が出たのが四、否定する結果が出たのも四である——肯定するほうが圧倒的多数であるとは言い難い。[132]

もともとの計画ではプロザックは一九八六年に米国に進出するはずだった。FDAがようやくプロザックを認可したのは一九八七年後半のことだった。それに先立つ三年以上の審査の過程で、FDAはプロザックの臨床試験のデザインに重大な欠陥があることに気づいていた。[133] 効力の弱い抗うつ薬の認可のパターンはここに始まる。その後は、六つの臨床試験のうちプラセボにまさる結果が出せたのが二つぐらいしかないような新薬が、FDAに認可申請されることが珍しくなくなった。[134] FDAは、結論としてこの新しい薬の効果はプラセボと変わらないとか、こんなに効力の弱い薬は市場への参入を許可する値打ちがないとか言う代わりに、新薬を従来薬と比較する試験で、従来薬の結果がプラセボと変わらないようであれば、その試験はだめな試験である、と言うようになった。つまり薬が失格したのではなく、試験が失格したのである。

このあいまいさはゾロフトの認可申請を見るとよくわかる。五つの試験のうちプラセボより優れていることを示したのは二つだけである。[135] ゾロフトの方がプラセボより優れていると主張する研究がほかにもあるが、それは服用を中止した患者が「再発」したというもので、「再発」とされているのはゾロフトの離脱症状だったかもしれない。入院しているうつ病患者を対象とした二つの試験では、ゾロフトはアミトリプチリンに劣り、効力を否定された。[136] ポール・リーバーは結局、次のように言った。

どのように解釈すべきでしょうか……効果を証明できなかった数件の臨床試験とともにある二つの肯定

郵便はがき

料金受取人払

本郷局承認

5239

差出有効期間
平成20年7月
1日まで

113-8790

505

東京都文京区
本郷5丁目32番21号

みすず書房営業部
行

通信欄

(ご意見・ご感想などお寄せください。ホームページでご紹介させていただく場合があります。あらかじめご了承ください。)

読者カード

・このカードを返送された方には，新刊を案内した「出版ダイジェスト」（年4回 3月・6月・9月・12月刊）を郵送させていただきます．

お求めいただいた書籍タイトル

ご購入書店は

・必要事項をご記入のうえ、切手を貼らずに投函してください。
・近くに書店のない場合には直送もいたします。代金は宅配時に引き替え、注文冊数に関係なく送料210円が定価に加算されます。
・ご記入いただいた個人情報は、ご注文の書籍や、新刊情報の送付など、正当な目的のためにのみ使用いたします。

（ふりがな） お名前　　　　様	〒
ご住所　　都・道・府・県　　市・区・郡	
電話　　―（　　）―　　**★連絡のため忘れず記載して下さい。**	

書店様へお願い　上記のお客様のご注文によるものです。
着荷次第お客様宛にご連絡下さいますようお願いします。

みすず書房購入申込書（書店・直送）

書名	定価	部数

ご指定書店名	取次
地名	＊ここは小社で記入します

的な結果を。私はこの問いの答えを知っている自信がありません。けれども幸か不幸か、法は私がこの問いに答えを出すことを求めていないようです。つまりこういうことです。スポンサーはいつまでも試験をくり返せばいいのです。単なる偶然によって、統計的に有意な結果が二つ出るまで。二つ出そろったら、それを掲げて、基準をクリアしたと言えばいいのです。[137]

FDAが薬を認可するということは、適切に服用すれば何らかの意味で健康にいいということだろうと信じている人にとって、この状況はさらなる問題をはらんでいる。「二つの肯定的な結果」とは二つの試験で、薬がうつ病に効いたという意味ではない。薬がうつ病に何らかの効果が生じたと証明できる——何かをしたと証明できる——試験が二つあるということなのだ。そういう薬を飲むことがいいことかどうかは別の問題だ。言い換えると、これらの臨床試験はふつうの人が言う意味で薬が効くという証拠——つまりその薬が問題を解消するという証拠——を提供するものではない。

薬のマーケティングをする製薬企業は、その薬の登録の根拠となった貧弱な証拠について何一つ公表する必要がない。企業は新しい薬品を、理にかなったエンジニアリングを強調する派手な宣伝文句、体重減少などのオマケのほのめかし、有名人の賛辞で飾り立てて売り出すことができるのだ。一九八〇年代の末からは、薬が本当にどの程度よいものかについて、独立した研究機関からの異議申し立てに煩わされることもなくなった。精神薬理学界では独立した研究機関が極端に少なくなったからである。[138]

プラセボとの違いを証明できる場合があれば、その薬は抗うつ薬であるという原則を、軽症から中等症までのうつ病において採用すると、デキストロアンフェタミン、メチルフェニデート、ニコチンなどの中枢刺激薬も、抗うつ薬だと証明できることほぼ確実だ。このルールに従えば、軽症から中等症までのうつ病の人にとっては、ベンゾジアゼピンも抗うつ薬だということになるだろう。誰もそのような薬の臨床試験をしないのは、ひとえにビジネス上の計算による。これらの古い薬は特許が切れているので、儲かる見込みがないからだ。

以上のことから引き出せる重要な問題がある。私たちは、監督官庁は私たちの面倒を見てくれるという考えに慣れている。監督官庁はいわば、消費者の番犬だと思いがちだ。しかし、彼らの役割はそれではない。監督官庁の役人の役割は、たとえば、自分の前にある黄色い物質がバターである最低基準をクリアしているかどうか、裁定することである。それがたとえば、着色したラードではないということを保証することだ。監督庁の役人は、このバターがいいバターか、そうでないのか、バターが健康にいいかどうかを判断する使命を帯びているわけでない。消費者の番犬ならそういう使命を果たさなくてはならない。医薬の世界では、医師こそ消費者の番犬であるはずだが、医師自身が製品を消費することがまれだという事情もあって、ほかの商品の場合とは異なる独特であいまいな状況になっている。

法律的状況はさらに複雑だ。監督官庁の権限が、何らかの効果（effect）を生ずると証明された薬が市場に参入するのを許すことであれば、これまでＦＤＡがしてきたことは弁護可能だろう。だが、大半の国の法規の言い回しのように、有効な（effective）薬を認可することであれば、ＳＳＲＩの立場はずいぶんあやふやなものになる。

市場参入

プロザックは一九八八年に、米国とカナダで市場に出た。英国では一九八四年に売り出す計画だったが、一九八九年後半まで実現しなかった[139]。当時、英国は薬の認可がすみやかだと見られており、ＦＤＡは他の国の監督官庁よりもずっと時間をかけることで広く批判されていた。プロザックはこの一般的流れに逆らうかたちになった。

一九八三年に練られた戦略に従い、大半の国での売り込み文句は、プロザックには従来の三環系抗うつ薬がもっているといわれるやっかいな副作用がなく、従来薬と同じくらいよく効き、しかも一日一カプセル飲めばよいので手軽だ、というものだった[140]。ミアンセリンの歴史にならって、過量服用しても安全だという点も強調された。売り出し前の市場調査では、私のような精神科医に、この薬が体重増加を引き起こさないという事実はあなたの処方に影響しますか、と何度も問い合わせた。米国でプロザックが売り出されると、プロザックを名指しで求める患者が列をなした。米国の精神科医にとって初めての経験だった。

それから数年にわたって、ＳＳＲＩをもつすべての製薬会社が、自社のＳＳＲＩを前からある三環系抗うつ薬と比較する臨床試験をおこなった。すべての臨床試験を総合して分析すると、外来患者のうつ病に対するＳＳＲＩの効果は従来薬と大差ない[141]。ＳＳＲＩを患者が許容できる度合いは従来薬と比べてどうかという問題だが、それぞれの薬の試験に三〇人以上が参加して初めて、ＳＳＲＩの脱落者が従来薬の脱落者より一人少なくなる。これらの臨床試験のほとんどすべてがＳＳＲＩを売っている企業によってデザインされ、その三〇パーセント近くにおいて三環系抗うつ薬の中でも最も副作用がひどいと考えられていたアミトリプチリンがＳＳＲＩの比較の相手に選ばれていたにもかかわらず、その程度の差しかなかった[142]。売り込み文句と、それを支えるべき臨床試験の結果の間には大きなギャップがある。臨床試験のデータがどう分析されるかについては、それぞれの試験の資金を誰がどのくらい負担しているかを見れば、ほぼ見当がつく[143]。一九九〇年代後半に明らかになったことだが、ＳＳＲＩに都合の悪い結果の出た多くの試験が報告されなかった。また、ＱＯＬ（quality-of-life　生活の質）という尺度は臨床試験の多くで用いられたにもかかわらず、この尺度による結果はほぼ例外なく、報告されずに終わった。

ＳＳＲＩにとっての切り札は、「治療に適した服用量」の薬を投与され、それを飲み続ける患者が従来薬よりも多いらしいことだった。しかし、ここでも、数週間を超えてこの薬を服用する患者は四〇パーセントにすぎないというのが謎だった。[144]残りの六〇パーセントには何かが起こったのだ。この「何か」のせいで、臨床医は患者を責めたくなり、この分野の「専門家」たちは平均的な臨床医を責めたくなった。「専門家」たちは臨床医が、六か月以上薬を飲みつづけることの大切さを患者に叩き込んでいないせいだと考えた。SSRIが合わない患者が六〇パーセントに及ぶという可能性を認める記述は、文献のどこにも見られない。

プロザックが認可されたころ、ベンゾジアゼピンの危機は深刻化していた。精神科医もプライマリケア医も、すべての不安障害の背後にはうつ病があるという考えを歓迎した。地域社会で見られる神経の不調には、抗不安薬よりも抗うつ薬のほうが科学的に見て合理的な治療薬だという考えに誰も異を唱えなかった。当時は、抗うつ薬が依存を引き起こすとは誰も思っていなかったのでなおさらだった。そのうえ、従来の抗うつ薬と比べ、SSRIは過量服用しても安全だという事実もあった。そういうわけで、SSRIを処方しない理由はないように思われた。

リリー社の計画では、ドイツでフルオキセチンを売り出すのは一九八四年のはずだったが、それが「フルクティン」の名で市場に出るには、その六年後になった。リリー社の外部で、一九八四年五月当時のドイツの監督官庁の見解「利益と危険を考慮すると、この薬はうつ病の治療薬としてまったく不適切であると私たちは考える[145]」について知っていた人はほとんどいなかっただろう。

第一章　テイクワン

トニー・Lは私がプロザックを処方したごく初期の患者のひとりだ。当時、彼は五〇になろうとしていた。職業では成功しており、はたから見ても羨ましいような家庭をもっていた。しかし、このときは職場と家庭でのストレスに神経衰弱が加わって、仕事も家庭も危機に瀕していた。

最初に私のところに来たときは、抑うつ症状か強迫症状もしくはその両方を示しているようだった。強迫性障害（ＯＣＤ）か抑うつを緩和すれば楽になるだろうと思われた。(1) 行動療法を用いたい気もしたが、私は彼に、セロトニン系に作用する新しいグループの抗うつ薬があり、抑うつにもＯＣＤにも効くと考えられている、つまり一つの薬で両方の問題に対処できるのだ、と告げてプロザック二〇ミリグラムを処方した。

薬を飲むことについて数日間迷った末、トニーは服用を始めた。三日目、気分は「すばらしくよく」なったが、眠るのが難しくなり、心が「ビデオテープを早回ししているみたい」だと訴えた。(2) そして、翌日には「惨めでたまらず、無力感にうちひしがれ」た。ものごとに集中することが困難になる一方で、とりとめのない考えが猛烈な勢いでうずまくのを止めることができなかった。

トニーはプロザックのせいではないかと思って服用をやめたが、症状は続いた。私は彼から電話を受け、たしかにその症状は薬のせいかもしれないが、そうだったら必ず解消するから心配しなくてよいと言った。私は彼が服用をやめた五日後に、彼を診察した。その時点では良好な状態とは言えないものの、少しよくなっていた。

私はほかにも使える薬はたくさんある、とトニーに言った。その一つはルボックスだった。この薬が重大な問題を引き起こすと考える理由はなかった。トニーはなかなか決心がつかなかったが、ひと月後、ルボックスを飲みはじめた。

ルボックスを初めて飲んだあと、トニーは焦燥感を感じ吐き気を覚えた。翌日、気分がましになったので二回目を飲んだが、その夜は眠れなかった。プロザックでした不快な経験がもう一度くり返されているように見えた。どちらの場合も、「危ない」気分になったという。たとえば、ルボックスの二回目を飲んだあと、「車を飛ばしながら、西欧文明の問題点について考えたい」気がしたそうだ。やはり「ビデオテープの早回し」のような精神状態だった。「頭と体がばらばらになったような気がしました。攻撃的な気持ちになり、頭の中をさまざまな考えがめまぐるしく駆け巡りました」

翌朝はひどい気分で何もできなかった――「無力感でいっぱいのひどい気分で、そのくせ落ち着かなくて、絶望よりもひどくて自殺したくなった」。トニーはすぐに薬を飲むのをやめたが、この反応は一週間尾を引いた。その一週間の間、彼は「時の経過を計る」のが難しいのに気づいた。「その夜は頻繁に時計を見ました。何度見ても同じ時間のままのことが何度もありました」

トニーの反応は謎だった。私は彼の過去の医療記録を入手した。彼は大学生のころ、心の不調で短期間治療を受けていた。そのとき三環系抗うつ薬のイミプラミンを処方されている。これもセロトニン再取り込みを阻害する薬だ。このときイミプラミンのせいで異常な遁走的状態を示したようだ（遁走とはあてもなく衝動的に出奔することで、その間のことは記憶していない場合が多い）。この患者はセロトニン系に作用する薬にふつうでない反応を示すのだろうか(3)。だが私にはその理由がさっぱりわからなかった。

トニーは行動療法よりも薬物療法を望んだので、薬に反感をもっているのでないことは明らかだ。一つの可能性として考えられるのは、トニーがすべての向精神薬に対して一般的な問題——生理学的な敏感さであるにせよ、神経症的な反応であるにせよ——をもっているということだった。彼がＳＳＲＩに対してひどい反応を示したあと、私たちは彼にモノアミン酸化酵素（ＭＡＯ）阻害薬を処方した。セロトニン系に（ＳＳＲＩと）正反対の作用をするこの薬は、トニーにわりあいよく効いた。

ＳＳＲＩがＯＣＤにもたらす利益をトニーが得られなかったのは残念なことだ。もし、ＳＳＲＩでＯＣＤが改善できていたら、彼の将来は変わっていたかもしれない。もしもベンゾジアゼピンかトラゾドンかプロプラノロールがＳＳＲＩと一緒に処方されていたら、不快な反応が抑えられたであろうことがいまでは明らかになっている。トニーの体がＳＳＲＩに適応するまでの間、そのような薬を続けることもできたのである。あるいは、プロザックの五ミリグラムカプセルがあれば、不快な副作用があっても許容できる程度で済み、それも徐々に消えていったかもしれない。

こういったことはけっして些細な問題ではない。この人の職業生活も家庭生活ものちに、取り返しがつかないほど破綻してしまったからだ。トニーが薬のせいで「不安定」になっていたことが同僚や家族の反応に影響して、トニーがほんとうは諦めるべきではなかった多くのものを諦めざるをえなかった可能性は大いにある。当時、プロザックのような薬がもたらす害には直接的なものも間接的なものもあるという考えを私は見逃していた。その後十年近くたってから、そのつけが回ってくることになる。

タイチャー、グロード、コール

私はトニーを診ていたころ、プロザックが自殺傾向を引き起こすという報告がすでにあることを知らなかった。一九九〇年二月、ハーバードのマーティン・タイチャー、キャロル・グロード、ジョナサン・コールによる最初の論文が『米国精神医学会誌』に載ったとき、[4]私はケンブリッジの大学のポストからウェールズの大学のポストに移ろうとしている最中だった。この論文には六人の患者の例が紹介されている。彼らはプロザックの服用を始めてから、強迫的な自殺念慮にとりつかれ、その一部は実際に自殺を図った。論文執筆者たちはプロザックが原因だと名指ししている。

私がその論文のことを知ったのはその夏、アイルランド西部のゴールウェイ大学の薬理学部を訪れたときのことだった。以前、私の上司だったブライアン・レナードはこの論文をどう思うか私に尋ねた。レナードはリリー社から意見を求められていたのではないかと思う。レナードにとっても私にとっても、タイチャーの論文についてのいちばんの関心は、セロトニンレベルをあげるはずの薬が自殺につながるはずがないということにあった。

一九七〇年代、八〇年代にヘルマン・ファン・プラークが発表した一連の論文は、脳脊髄液中のセロトニン代謝産物のレベルが低い人は衝動的行為をしやすいと提唱している[5]。これをふまえるとプロザックは、自殺傾向のある人にとくによく効くはずである。私自身はもともとプラークの仮説について懐疑的だった[6]が、タイチャーの報告する現象がこの理論とはどうにもかみ合わないように思えた。

タイチャーは生物学的精神医学の研究者で、動物に薬物を与えて仮説をテストする前臨床研究の経験が豊富だった。概日リズムについての業績があり、精神薬理学に対して幅広い興味をもっていた。グロードは看護師教育に携わっていて、のちに学術的なポジションについた。コールはマクリーン病院の精神医学教授で、一九五〇年代前半に、クロルプロマジンでの最初の無作為化対照試験をおこなった人だ。遅発性ジスキネジアのような抗精神病薬による副作用の評価と対処について豊富な経験があった。この人こそ、一般大衆に薬についての恐ろしい噂が広まることの危険性を知り尽くしていた人であり、この人こそ、米国精神医学会が一般人のパニックを封じこめるために頼った人である。タイチャー、グロード、コールの論文は、一九八八年に彼らの注

意を引いた六人の患者の症例を紹介している。(7)

●第一例は六二歳の女性、ミセスA。コールの患者で十七年のうつ病歴がある。リリー社の臨床試験に参加してプロザックを服用した。六〇ミリグラムのプロザックを服用して十一日目、ミセスAは「自分を殺したいという強迫的な願望からなる自殺念慮に耐えていた。それは彼女によると「とびぬけてひどい」もので「死んだほうがましだと思った」という。彼女はいてもたってもいられない気持ちにかられたが、絶え間なく身体を動かすようすはなかった」。プロザックの投与は中止され、三日後にはかなりましになった。コールがのちにした表現によると「これまでも自殺傾向のある患者は数多く見てきたが、これほどひどいのは初めてだった」とのことだ。(8)

●第二例は長いうつ病歴のある三九歳の男性。以前はMAO阻害薬がよく効いていた。再発後、プロザックに変わった。二〇ミリグラムの服用で三週間経過した時点で、うつが悪化し、「暴力的・自己破壊的幻想」にとりつかれているようだった。プロザックを中止し、イミプラミンとドクサピン（いずれもセロトニン再取り込み阻害薬）が試されたが、改善が見られなかった。タイチャーによるとこの人の自殺念慮はMAO阻害薬が再開されるまで続いた。そして一年後プロザックをふたたび用いると、同様の自殺念慮が生じた。ただし、私がのちに調べてわかったことだが、この患者に何が起こったのかは明らかでない。

●第三例は十九歳の女子学生で、恐怖症があるようにも、精神病的にも見え、摂食障害とうつ病の要素もかいま見えたとされる。それまでにさまざまな薬の投与を受けており、何度も自殺念慮を起こした。プロザックと抗精神病薬のペルフェナジンを併せて二週間投与したが、患者は偏執的になり、抑うつ傾向を増し、興奮しやすくなって「ひどく自己破壊的な考え」に悩まされた。アカシジアの徴候があったのでプロザックが増量され、ペルフェナジンは量を減らされた。しかし抑うつ症状が悪化し、死にたいという考えで頭がいっぱいになった。プロザックをさらにふやすと、自殺を企てる行動に出た。プロザックはさらに増量され、一日八〇ミリグラムになったが、患者は暴力的になり、自傷行為が見られた。プロザックを中止すると、自己破壊衝動が和らぎ、やがてめきめきとよくなった。

●第四例は境界性人格障害とされる三九歳の女性。彼女の抑うつ的な気分はＭＡＯ阻害薬に好反応を示したが、副作用に苦しんでいた。かつて助けを求める叫びのように思われる自殺未遂が何度もあった。プロザック一日二〇ミリグラムを服用しはじめて二週間後、目に見えて抑うつがひどくなり、自殺の考えが頭を離れなくなった。彼女自身、プロザックのせいだと言ったが、服用を続けたがった。ほかの人がプロザックに好反応を示していたからである。数週間後、プロザック一日八〇ミリグラムを飲むかたわら、飲酒を始めたので、プロザック投与は中止された。二週間後、彼女は自殺を図った。今回は救いを求める叫びのようには見えなかった。自殺を試みたあとで面接を受けたときに、彼女は強い自殺念慮がずっと頭を離れなかったことを明らかにした。その思念があまりに生々しかったので、自分の自殺衝動と戦うこともそれを制御することもとうてい無理だと思ったという。その後三週間で、自殺念慮は弱まり、ＭＡＯ阻害薬の服用を再開すると彼女の状態はずっとよくなった。

●第五例は三九歳の女性。過去のうつ病はＭＡＯ阻害薬でうまく治療できた。しつこい自殺念慮に悩まされたことはこれまでにもあったが、自殺企図はなかった。一日二〇ミリグラムからプロザックを服用しはじめ、その後四〇ミリグラムにふえた。その時点で彼女は数年ぶりに自殺の思いにかられはじめた。彼女は銃を買うことを空想した――そんなことは以前にはなかったことだった。一日八〇ミリグラム服用するようになると、肉体離脱の感覚やその他の症状を訴えた。プロザック投与を中止すると、自殺念慮は解消した。彼女がのちに語った言葉によると、プロザック服用中に自殺の思いに取りつかれたのは、それまでに自殺の思いにとりつかれたときと感じが異なっていたという。プロザック服用中の自殺願望には何か異質な感じがあるというのだ。

●一連の症例の中でも最も重要だと思われるのは、双極性障害と多重人格障害に苦しんできた三〇歳の女性だ。彼女が最初に自殺傾向を示したのは十七歳のときだった。MAO阻害薬は助けになるように思われた。三環系抗うつ薬は役に立たなかった。タイチャーはさまざまな薬を組み合わせて投与したが、あいかわらず不安、抑うつ、自殺傾向、自閉的傾向を示していた。薬の中にプロザックが加わると、彼女の状態は悪化したように思われた。不安感や自分が分裂している感じが強まったようだった。自傷を始め、計画的に致死量の薬を飲み、弾を込めた銃を頭にあてた。彼女の頭の中で人格の一つが自殺しろと叫びはじめた。この時点でプロザックの投与は中止されたが、自殺傾向がなくなるにはひと月かかった。

やがてタイチャーらが扱っている中に、ほかにも同様な症例があることが発表された。その中にはプロザックを飲みはじめて二週間後、自殺してしまった十五歳のOCDをもつ少年がいた(9)。

これらの患者は、プロザック以外にもさまざまな薬物療法を受けており、うつ病以外にもさまざまな診断を下された難しい患者のグループだ。では、どうしてプロザックの責任だといえるのだろう？　タイチャーらは経験豊富な研究者であり、抑うつがあって自殺傾向を示す患者をたくさん見てきたが、その彼らがこういうのは見たことがないと直感したのである。これらの患者のバックグラウンドにもともとどれほどの自殺傾向があったにせよ、治療とともに何か新しいものが現れたように思われた。患者たちは皆、「なんてことだろう。自殺したくなったことは前にもあったけど、こんなのは初めてだ。これは度外れている」という認識を報告しているように思われた(10)。

タイチャーの論文が発表されると、たちまち反論の火の手があがった。これらはもともと自殺傾向のある難しい患者を集めた特別な施設で治療された症例ではないか。標準的な臨床医療にとっては何の意味もないかもしれない、と。もう一つの可能性——標準的な臨床医療において、この問題はさらに深刻かもしれない。つまり軽度の患者のほうがもっと大きな危険にさらされているかもしれないということ——については、タイチャーも彼の批判者も考えなかったようだ。これらの患者たちは複数の他の薬物を投与されているのに、プロザックだけが責められるのはおかしい、という批判もあった。これについてももう一つの可能性——ほかの薬が患者を守る働きをしている可能性——は顧みられなかった。リリー社が臨床試験において、プロザックに誘発される問題を最小限にするため、それらのほかの薬のうちのあるものを、プロザックと一緒に投与していたことを誰も知らなかった。[11]

深まる謎[12]

私はあとでもっとよく研究しようと思って、タイチャーの論文をファイルに綴じこんだ。数週間後、コミュニティーの職員が風変わりな来歴をもつ患者を病院に連れてきた。アラン・Lという六三歳のその患者は、元は公益企業の上級管理職で、退職後妻とともにウェールズに移ってきたのだった。非常にイングランド人的な不屈の精神の持ち主だが、他人には厳格でなく親しみやすいタイプだ。アランにはうつ病歴があるが、自殺したいと思ったことはなかった。三〇年前、MAO阻害薬とベンゾジアゼピンの組み合わせの処方を受け、回復後も服用しつづけた。一九八〇年代のベンゾジアゼピン騒ぎで、ベンゾジアゼピンの服用量を減らしていき、その後、中止したが大した困難はなかった。MAO阻害薬は続けていた。退職してウェールズに来たとき、気分が落ちこみ、助けを求めた。しかし彼の新しいプライマリケア医や精神科医は彼のことをよくわかっていなかった。

薬を変える決定がなされ、それで歯車が狂い出した。アランは入院せざるをえなくなった。そのあとは外来で定期的に受診した。そこでは抗うつ薬が頻繁に変わった。一九八八年から八九年にかけて、ヴァリウムとともに彼に処方された薬を列挙すると、フルペンチキソール、パルステリン、アルプラゾラム、チオリダジン、ビロキサジン、マプロチリンである。[13] どれもあまり効かないようだったが、この時期には、自殺を思うことはなかった。そして一九九〇年、ドチエピンが処方された。これまでの薬と違ってドチエピンにはいくらかのセロトニン再取り込み阻害特性がある。一週間後アランは、大事に至る量ではなかったが睡眠薬を過量服用した。

アランは早朝覚醒、朝は調子が悪く夕方にはましになる気分変化、集中力の低下、食欲不振、関心の低下をともなう古典的なメランコリア的うつ状態になった。入院して電気けいれん療法を受けると好反応を示した。アモキサピンとトランキライザーを処方されて退院し、その後四か月は自宅で無事に過ごした。しかし、八月にふたたび早朝覚醒と気分変化が始まった。集中力が衰え、感情を示さなくなった。アモキサピンに替わってトラゾドンが処方されたが、効果はほとんどなかった。

そののち、アランはプロザック二〇ミリグラムを処方された。彼の妻によると、それから一週間もしないうちに元気が出たという。活発になったが、同時に緊張し、落ち着きがなくなった。服用を開始して十六日後、アランは朝の五時にベッドを抜け出し、家を出て雨の中を歩いた。五時間後、靴に砂をつけて帰ってきたが、どこにいたのか訊いても説明できないようだった。のちに病院で細かく訊いたところによると、強い自殺念慮にとりつかれ、このあたりに数多くある石切り場のどれかで投身自殺をとげるつもりで家を出たそうだ。自殺しなかったのはひとえに、適当な場所が見つけられなかったからだという。

五日後、アランはまた早朝にめざめ、服を着たまま海にはいっていった。彼が住んでいるところの海岸線は遠浅で数百メートル歩いても腋ぐらいまでしか水がこない。アランはそのあたりまで来てから思い直し、浜に向かって戻った。戻るのにかなり苦労して脚や腕に切り傷を負った。私たちはアランを入院させた。

私がまず直感したのは、彼は時間をもてあましているのだろうということだった。友だちもおらず、やるべきこともないウェールズで、妻とふたりきりで過ごさなくてはならない時間が多すぎるのだろう。アランは妻を愛していると断言したが、私は、彼が妻に憤りを感じているような気がした。その憤りを表現することができれば、状態がよくなるのではないだろうか。妻が病室に現れるとアランは非常に無口になる。彼の妻は夫の分までしゃべる種類の女のようだ。私は自分が見聞きしたことから、彼女が好きでなかった。だが、アランは結婚生活に何の困難も感じていないと言った。

このような状況での選択肢の一つは、アミタール面接だ。アモバルビタール製剤のアミタールを用いて患者をリラックスさせ、願わくば微妙な問題についての情報をもらすことの抵抗をなくそうというものだ(14)。アミタールの注射に続いて、アランは自宅の前庭にいると想像するように指示された。そして、その場面を詳しく描写するように言われた。「空は青いですか？　雲はありますか？　風は吹いていますか？　寒いですか？　庭には花や植え込みがありますか？　どういう種類のものですか？　ではくるっと回って家と向き合い、家のことを教えてください――カーテンの色、ドアの色、窓枠の色、家の大きさや形など」。目標はこの心の中のシーンに実際にいるような感じを、できるだけ生々しく患者に感じさせることだ。

アランは正面のドアまで歩いていき、呼び鈴を鳴らして、誰が応答するか見るように指示された。私の予想どおり、それはアランの妻だった。アランは彼女を細かく描写するように言われた。私は彼の表情を観察した。面接がうまくいっているとすれば、戸口に出てきた相手と向かいあったときに、彼の「真の」感情が明らかになるはずだった。彼は妻に会って嬉しそうだった。

このように事態が展開した場合にも、精神科医が頼みの綱とする常套手段がある。患者の奥さんが原因だと確信している精神科医は、嫌悪や憤りがほとんど見られないという単純な事実を、患者が自分の意識から締め出してしまうほどの強い憤りを抱いている証拠だと解釈するのである。しかし私の考えは違う。人が考えたり感じたりすることは、意識されるものである。それを言い表わすのが困難な場合もある。しかし、そのように言い表わすのが困難である場合も、ある程度はボディ・ランゲージによってそれとわかるものだ。はたから見てまったくわからないほど抑圧されるものはほとんどない。アランの場合、彼が実際に妻といるとき、私たちの目に敵意と映ったものがあったにせよ、よりリラックスしているこの状況では解消されたのである。

その代わりに意外な展開があった。アランは自分の家の中を歩きまわりながら、病院に収容される前に抱いた自殺の空想について話しはじめた。入院後もこのときまでは、自殺の企ては二回だけだと言い、まったく自分らしくないことだったと言っていた彼だったのが、いまや、肉を切り分ける鋭利な鋸刃のナイフをつかんで、自分の手首に切りつけようと考えたことを、詳しく語りはじめたのだ。台所の流し台の下の排水パイプに結びつけられているアースの針金を片手で握り、もう一方の手で近くのコンセントにナイフをつっこむという空想についても語った。ほかの自殺の方法についても語った。そのいずれも、それまで一度も話したことのないものだった。彼は目に見えて動揺していた。彼はこんな考えはまったく自分らしくないと言い張った。これをどう解釈するかは私にとって難しい問題だった。

この時点で、アランはプロザックをやめて五週間経っていた。彼が最初考えられたほど重症のうつ病ではないことが明らかになった。夜、イミプラミン七五ミリグラムの投与が始まり、一週間後、増量した。十日目ごろ目に見えて、緊張、落ち着きのなさ、不安が増した。前よりもよく動き回るが、すわって話をすることは難しくなっているようだった。はっきりした自殺念慮はなかったが、アランはのちに、それは入院していて安心感があったおかげだと言った。もしうちにいたらどのように感じていたかはわからないとのことだった。明確な変化が起こっていた。彼は私たちの目の前で、薬物に誘発されたある異常を徐々に呈していった——それはアカシジアと呼ぶのが最もふさわしい状態だった。

イミプラミン投与は中止され、ＭＡＯ阻害薬であるフェネルジンの投与が始まった。三週間後には週末の一時帰宅が許された。週末が明けると晴れやかな顔で戻ってきた。そしてその後ほどなく、完全によくなった状態で退院した。アランが妻と一緒にいると、見るからに仲のよい夫婦という感じだった。

このような変化を目の当たりにしたことは私にとって大きな意味があった。アランの治療歴をたどれば、セロトニン系に作用する薬が彼に合わないのは明らかだった。以前からＭＡＯ阻害薬に常に良好に反応していた彼は、今回もまたＭＡＯ阻害薬で改善した。ＭＡＯ阻害薬をやめたのが間違いだった。プロザックは――そしてそのあとに与えられたイミプラミンも――アランにアカシジア様の症状を引き起こした。せかせかと歩き回るというふうではなかったが、患者仲間や病院スタッフとおしゃべりをしたり、一緒にくつろいだりすることができなかった。以前には見られなかった妙な姿勢ですわっていた。

私の目には、タイチャーらの論文がにわかに大きな重要性を帯びて見えた。あの論文にも、プロザックへの反応が悪く、そののちＭＡＯ阻害薬に好反応を示した症例が記されていた。アカシジアに似ていると思われる状態も記述されていた。

リリー社への通知

私はリリー社のこの地域の代表者に連絡をとり、私の経験した臨床上の問題を説明した。リリー社の地域担当者のハイラム・ウィルトグストが私に会いにきた。ハイラムは一九九〇年代に英国で催された精神医学の会合で常に、リリー社の顔として活躍し、皆に好かれていた人物だ。

私は自分が目撃したことについて、リリー社がもっと詳しいデータをもっているのかどうか知りたかった。同社の回答によれば、米国での二億三八〇〇万の処方に対して、「多幸感」の報告が五一例、「ＣＮＳ（中枢神経系）興奮」が十三例、「多動」が十一例とのことだった。[15] 私の当時の感想はこうだった。「これらの言葉は、企業の医薬担当者が幅広い反応を分類しようとして使ったものであり、厳密に何を意味するのかは明確でない」[16]。私たちにとっての最初の症例アランについての私の直感は、薬物に誘発された解離ではないか、ということだった。さまざまな薬剤に反応して、多くの敏感な人が健忘症、離人症、現実感喪失、激しい自動的な反応を示す。しかしリリー社のデータベースにはトニーやアランの症例にあてはまるものはないようだった。私はこれらのケースについての論文の第一稿を書き、ハイラムに送って読んでくれるように頼んだ。だが、何の返事もなかった。

のちに『ヒト精神薬理学』誌に送った論文の結論部分で、私はこの二人の場合に起こったことは薬剤の副作用ではないかと示唆した。これらの副作用にともなう危険は、従来の抗うつ薬のもつ昔からある副作用（口の渇き、排尿困難など）と違って患者本人が、自分のせいだとか、心の不調が悪化したのだと勘違いしてしまいがちなことだ。このような勘違いをすると、坂道を転げ落ちるような結果になる。私はこの要素が病像に少なからず影響するといまでも思っているが、患者の背負う余計な苦痛が、本人の勘違いだけによるとは思わない。薬物に直接的に引き起こされる不快感のほうがはるかに大きな要素だと思う。

論争の表面化

そのころ、ボストンでは議論が沸騰していた。マクリーン病院と姉妹のような関係にあるマサチューセッツ総合病院のマウリツィオ・ファーヴァとジェロルド・ローゼンバウムが、タイチャーの論文の発表よりも早く着手された調査の結果を発表した。[17] 彼らはマサチューセッツ総合病院の臨床精神薬理学ユニットと一般精神医学診療科に勤務する五九人の精神科医に問い合わせをし、二七人から回答を得た。ファーヴァらは一九八九年中に、MAO阻害薬、三環系抗うつ薬、プロザック、リチウムその他の抗うつ薬を投与されたうつ病患者の数について詳細を求めた。一〇一七人の患者についての報告がなされた。質問は、薬の投与前は自殺傾向がなかったのに、薬の投与中、自殺傾向を示した者がいるかどうかというものだった。ファーヴァとローゼンバウムによれば、プロザックを投与された患者に自殺念慮が見られる率は、三環系抗うつ薬、MAO阻害薬、その他どの抗うつ薬と比べても同程度であったという。

このデータについては、FDAのデイヴィッド・グレアム[18]、米国神経精神薬理学会[19]、ややあとになるがタイチャーとコール[20]など、多くのほかのグループによって再分析がおこなわれた。再分析をおこなった人々はすべて、ファーヴァとローゼンバウムのデータの最も妥当な解釈は、プロザックを投与した場合、ほかの治療薬と比べて、自殺率が約三倍にふえるということだという結論を下した。リリー社はファーヴァとローゼンバウムの論文をいまも利用しているが、そのデータを、プロザックが自殺傾向を誘発することを示唆するものとして解釈することができるという事実をいっさい認めていない[21]。

一方、プロザックと自殺についての論文はほかにもいろいろ発表された。たとえば、ロサンジェルスのウィリアム・ワーシング、テッド・ヴァン・プッテンらは、一九九二年、五人の女性患者についての詳細を報告した[22]。

●第一の患者は三九歳。プロザック二〇ミリグラムを二週間投与されたあと、自殺念慮にとりつかれた。彼女もまた、イミプラミンがあまり効かず、MAO阻害薬に好反応を示すという治療歴があった。

●第二の患者は二四歳。プロザック二〇ミリグラムを二週間投与されたのち、落ち着きがなくなったが自殺傾向は示さなかった。アルプラゾラム〔ベンゾジアゼピン系薬物〕をプロザックにつけ加えることにより、三か月間、かなりよい状態を保ったが、その後、顕著な落ち着きのなさと強迫的自殺傾向を示した。

アルプラゾラムの服用量をふやすことにより、いくらか楽になったが、プロザックを中止して初めて、落ち着きのなさと自殺傾向が解消した。

●第三の患者の例では、プロザックの服用量が一日四〇ミリグラムにふやされたときに、いてもたってもいられない感じになり、自殺念慮にとりつかれた。プロザックを減らし、ロラゼパム〔ベンゾジアゼピン薬〕を投与することで、いったんは落ち着いたが、プロザックを四〇ミリグラムに戻すと、ふたたび落ち着きのなさが戻ってきた。

●第四の患者は長く複雑な治療歴をもっていた。抗精神病薬の投与によってアカシジアを示したことがあったが、自殺傾向はなかった。二〇ミリグラムのプロザックを導入した当初は、状態が改善し、患者自身が量をふやしてほしいと頼んだ。しかし、四〇ミリグラムにふやすと、アカシジア症状を示し、「耐えられない」「これまでのどのときよりも百倍もひどい」と訴えた。自殺傾向もあった。アカシジアも、プロザック服用中に生じた幻聴と自殺念慮も、プロザックの投与を中止すると解消した。

●第五の患者は、プロザック二〇ミリグラムを投与された当初、「かつてないほど気分がいい」と感じた。しかし服用量が一日四〇ミリグラムに増量されると、焦燥して取り乱し、眠ることができず、いてもたってもいられない状態になった。そしてこの状態から逃れるために自殺することを考えはじめた。プロザックを中止すると問題は解消した。その後、一日六・六ミリグラムのプロザックの服用を継続することができるようになった。

これらの報告は多くの理由から、大きな影響力をもった。ヴァン・プッテンは薬の副作用によるアカシジアとその危険性についての第一人者とみなされていた。だから、プロザックが自殺念慮をもたらした、しかもアカシジア様の状態を生じさせることによって自殺念慮をもたらしたという報告が、彼の名と結びついていたという事実は重大だった。また、この論文は、プロザックで問題を生じた患者が、服用の中止によって改善したが、服用を再開するとふたたび悪くなったという説得力のある証拠を提供していた。FDAのポール・リーバーは次のように書いた。「今月の『総合精神医学アーカイヴズ』（米国医師会発行の精神医学専門誌）に掲載されている論文は、プロザックの投与（投与・投与中止・再投与）と関連してアカシジアと強迫的な自殺念慮を経験した五人の患者の詳細を綿密に描き出し、説得力がある[23]」

一九九一年、イェール大学チャイルド・スタディ・センターのマーク・リドゥル、ロバート・キングらは、OCD（強迫性障害）の治療の目的でプロザックを投与されていた十歳から十七歳の六人の子どもの患者について報告した[24]。

●ある少年の患者は、プロザックを服用して五週間経ったころ、クラスメートを殺す「リアル」で暴力的な悪夢を見た。夢から逃れようとしてもなかなか目覚められなかったという。彼は入院を余儀なくされた。入院後はプロザック投与が中止され、数週間のうちに状態が落ち着いた。しかし、のちにプロザックを再開すると自殺念慮が戻ってきた。

●プロザック服用中の十四歳の少女が、自殺の考えにとりつかれ、学校にナイフをもっていくようになった。プロザックが増量されると、自殺傾向がさらにひどくなった。

●もうひとりの十四歳の少女はプロザックを服用中に自殺傾向と焦燥を示すようになった。薬をイミプラミンに変えたが、効き目が見られなかった。プロザックに戻すと、自殺傾向がはなはだしく強まった。長期入院ユニットに移されたが、そこでも強い自殺傾向は続き、すべての抗うつ薬を中止するまで解消しなかった。

●さらに別の十四歳の少女は、当初、一日二〇ミリグラムのプロザックに対してよい反応を示していたが、服用開始の数か月後、初めての自殺未遂を経験した。入院し、プロザックの服用量が一日四〇ミリグラムにふやされた。入院後二週間の間に、患者は焦燥を示しはじめた。髪をかきむしり、爪を噛み、自分の脚を叩くので、拘束が必要になった。

この論文は、プロザックを服用している患者に見られる強い自殺念慮の現れと、プロザックの服用再開にってそれがくり返されるようすを詳細に報告するものだった。薬をふやすとこの問題が生じ、薬を減らした場合はそうならなかった。そして、プロザックの服用を開始した最初の数週間のあいだ、あるいは服用量をふやしたすぐあとに問題が生じるのが共通したパターンだった。これらの症例は、ＯＣＤの治療を受けていた子どもの患者のものである。リリー社がのちに、自殺の原因はプロザックではなくうつ病であると弁明することと考え合わせると、この事実は大きな意味をもつ。[25]

最後にあげる三つの症例は、アンソニー・ロスチャイルドとキャロル・ロックの報告による。[26] ロスチャイルドとロックは安全だと判断して、三人の患者にプロザックを再投与した。彼らがふたたび自殺傾向を示すかどうか調べるためである。

●第一の患者は車椅子を使っていた。初めてプロザックを服用して二週間後に、ひどい焦燥を感じ、それから逃れようとして建物の屋上から飛び降り、腕と脚を何箇所も骨折したためである。プロザック服用を再開して十一日後、ふたたび「ひどい」不安感、焦燥感にかられ、じっとしていることができなくなった。彼女はそのパニック的な焦燥感は、自殺を図る前に感じていたものと同じだと述べた。「私が自殺しようとしたのは、この不安感のせいです。うつのせいではありません」。プロザック投与が中止されると、焦燥感は三日足らずで解消した。

●第二の患者も第一の患者と同様の理由で、崖から飛び降りた。ふたたびプロザックを投与されて、彼はまた落ち着きを失って歩き回り、眠れなくなった。「前にプロザックを飲んでいたときとまったく同じです、また崖から飛び降りそうです」。ロスチャイルドとロックは、プロザック投与を中止する代わりにプロプラノロールを追加した。プロプラノロールはセロトニン1A受容体を遮断するので、焦燥を緩和するのではないかと考えられた。事実二四時間以内に、プロプラノロールは功を奏した。

●第三の患者も初めてプロザックを服用したとき、建物の屋上から飛び降りた。二週間後、薬を再開したとき、彼女は「不安感を紛らわすために、脚を前後に動かしたり、歩きまわったりせずにはいられないと訴えた。実際、診察中もせわしなく脚を動かしたり、椅子から立ち上がって歩きまわったりしていた。そわそわして「気が狂いそうだ」と言い、前に自殺未遂をしたときのような感じだと述べた」。この患者の場合もプロプラノロールの追加によって「焦燥・不安・自殺傾向が完全に解消」した。

この時点ですでに、プロザックにとって不利な証拠は揺ぎないものに思われた[27]。服用量が多いほど問題がひどくなるという事実は、因果関係を強力に示唆していた。投薬の中止とともに問題が解消し、再開とともに再発するという事実は、因果関係があると決める方法としてFDAが推奨している方法と一致していたし、それはまた、リリー社を含めてすべての製薬会社が社内で実施している方法でもあった。そればかりか、プロザックがこれらの問題を生じるメカニズムは、どのような解毒剤が問題を緩和するか予測できる程度に十分に解明されていたのである。それに、抑うつ的でない人にも問題が生じることが報告されていたことは、のちにリリー社のおもな弁明となる「原因は薬ではなく、病気だ」という主張の基盤をあらかじめ揺るがす事実だ。

一九九一年夏、ヨークで催された英国精神薬理学会（BAP）の集まりで、私は自分たちの手がけたプロザック関連の症例を報告した。当時BAPの会長だったステュアート・モンゴメリーが聴衆の中にいた[28]。彼は私の報告に疑義を呈した。その態度は反感むきだしで、居合わせた多くの人があとでそのことについて私に感想をもらしたほどだった。一方で、支持してくれた人もいた。ケンブリッジ大学の精神医学教授ユージン・パイケルからは、「アカシジア」という言葉よりも「焦燥」というほうが適切だろうという助言をいただいた。二か月後の九月、モンゴメリーはＦＤＡに招かれて、プロザックの自殺念慮誘発の問題を検討する独立した立場の専門家グループの一員になった。

そのころ、私はＢＡＰの事務局長になることが決まっていた。数か月後、私はウェールズでのＢＡＰの地域的会議の運営にあたった。スチュアート・モンゴメリーが議長を務めるためにやってきた。食事の席で彼は、私がヨークの学会で報告した症例が、出席していたＦＤＡのポール・リーバーの関心を引いたことを教えてくれた。

リリー社のコンサルタント

一九九一年、ハイラム・ウィルトグストがリリー社のための顧問団にはいるように私を誘った。一九八〇年代後半以来、新薬の売り出しにあたって企業がオピニオンリーダーからなる顧問団を組織することが慣行になっていた。たとえば、うつ病に対する認識を高めるキャンペーンなどの教育的キャンペーンの利点について、顧問団は助言を求められる。開発中の薬について意見を求められることもあり、守秘義務を守ってほしいと言われることが多かった。

顧問団に参加するとたいてい言われるのは、企業が顧問団をもつメリットの一つは、薬についての問題が明るみに出たとき、顧問団のメンバーに対処法についての意見を求めることができることだ、ということだった。企業が顧問団のメンバーの誰かの了解をとって、マスコミを差し向けることもある――つまり、その人がマスコミ教育を受け持つわけだ。このような取り決めであれば、マスコミに訊かれた場合、企業側も専門家側も、専門家の意見が金で左右されているのではないと言うことができる。この取り決めのとりわけすばらしい点は、顧問団のメンバーのたったひとりでも会社の方針に沿ってくれればいいということだ。ほかのメンバーに、大学の部門の長や専門誌の編集責任者など、この分野の大物がいるおかげで、誰も、専門家の判断が企業に左右されているのではないか、などという失礼なことは言えないからだ。

顧問団は十ないし十二人のメンバーからなる。彼らは旅費を出してもらって集まり、自腹では払えないようなレストランで食事をし、豪華なホテルに滞在して、研究者仲間と会話を楽しむ。翌日の会合もリラックスした雰囲気でおこなわれる。そしてこの日の分は謝礼が出る。謝礼の額は会社によって違うが一九九〇年代前半で、一〇〇〇ドルから一五〇〇ドルだった。

一種の怖いもの見たさで、私は顧問団に加わることに同意した。自殺傾向について書いた論文のことについてねちねちと訊かれるだろうと予想していたが、意外にもひと言もふれられなかった。あるときの会合は、私たちにサイエントロジー教会〔一九五〇年代にアメリカのL・ロン・ハバートが創設した宗教団体。精神療法理論ダイアネティックスを教義とする〕についての情報を提供するためのものだったようだ。私はその集まりに出席できなかったが、資料を取り寄せた。英国精神薬理学会のニューズレターの編集責任者だった私は、ちょうどそのころ、ジャーナリストのダンカン・キャンベルに頼んで記事を書いてもらおうと、口説いている最中だった。キャンベルには医学にとっての過激派グループの脅威に関する著作があった。その少し前にブリストルで、動物解放戦線（ALF）が精神薬理学研究者の車の下に爆弾をしかけ、重傷を負わせた事件があったばかりで、神経科学者たちはサイエントロジー教会のようなグループが深刻な脅威になるかもしれないとぴりぴりしていた。

『ヒト精神薬理学』誌にSSRIと自殺についての論文を発表したあと、サイエントロジー教会の関連組織である〈市民の人権擁護の会〉（CCHR）から何度か電話がきた。秘書によれば、ぜひとも私を電話口に出すように、これは非常に重要な——文字どおり生きるか死ぬかの問題だと言われたそうだ。私はいっさいそのような電話には出なかった。サイエントロジー教会は、私がいかなるかかわりももちたくない団体だった。サイエントロジー教会が「プロザックそのものが問題だ」という見解をむやみに信奉しているさまを見ると、私はまだしも、リリー社の見解に肩入れしたい気がした。私同様、プロザックにさまざまな問題があると思っていたほかの人々もそうだったに違いない。

帝国の逆襲

自殺の問題がマスコミで初めて報じられたとき、リリー社のスポークスパーソンは、同社では数千の患者の臨床試験サンプルを分析したが、そのような例はまったく見つからなかったと主張した。この主張のもとになったデータは、一九九一年九月二五日号の『英国医学雑誌』に掲載されたチャールズ・ビーズリーらリリー社の研究者チームの論文の中でようやく公表された。(29) この論文はリリー社の臨床試験のメタ解析だということになっており、三〇六五人の患者からの証拠を検証したものだった。これらの患者のうち一七〇〇人以上がプロザックを服用しており、残りはほかの抗うつ薬、またはプラセボを飲んでいた。ビーズリーらの主張するように、プロザックを飲んでいた患者が、イミプラミンやプラセボを飲んでいた患者より自殺傾向が強くなったという証拠はなかった。

しかし、この分析は「ハミルトンうつ病評価尺度」の一つの質問（第三項目）に全面的に頼ったものだった。それは次の質問に対する反応について、五つのスコアのうちのいずれかを選ぶようになっている。

最近一週間のうちに、人生は生きる価値がないとか、死んだほうが幸せだとか考えたことがありますか？　自分を傷つけたり、自殺したりすることを考えたことはありますか？

4　本気で自殺を図った。
3　はっきりと自殺を考えたか、自殺の意思表示をした。
2　死んでいればよかった、あるいは、死ねたらいいのにと思う。
1　人生は生きるだけの価値がないと思う。
0　なし

この項目を分析した結果、プロザックを飲んでいる患者の平均的スコアは、イミプラミンを飲んでいる患者と同程度で、プラセボを飲んでいる患者より低かった。それは二つのメッセージを与えた。一つはプロザックはうつ病患者の自殺傾向を緩和するのに有効だということ。もう一つは、一方に三〇六五人の患者の科学的データがあり、もう片方にいくつかの逸話がある場合、個人的利害関係のない観察者としてはどちらをとるか、ということである。とりわけ、このあとのほうのメッセージが精神医学関係者の職業的アイデンティティの核心にまっすぐ届いた。リリー社の戦略は成功した。この論文には大学生が見てもわかる明らかな欠陥があったのに。

臨床試験において評価をする人は、全体的に見て評価を下す。患者の状態が改善していれば、評価者は面接を短時間ですませる。面接のあとで、総スコアに全体的な改善が反映されるように、尺度表を埋めていくことが多い。患者の状態がいくつかの面で改善していれば――自殺傾向が増している場合にもそういうことは起こりうる――わざわざ自殺について訊かないことも多いだろう。評価者は患者の機能についての全体的な感じを頼りにする。自殺念慮の発現に焦点をあてるようにデザインされたのではない調査では、ハロー効果によるこのような評価は避けられない〔ハロー（後光）効果とは、突出した特質のために評価者が評価対象の全体の評価をよいほうへ（あるいは悪い方へ）とひきずられること〕。自殺念慮に目を光らせていない臨床医が、それを見つけて評価することはない。

たとえば、ハミルトンうつ病評価尺度の第十四項は性的機能に関するものである。この項目ならびに臨床試験中の自発的な報告にもとづいて、リリー社はプロザック服用者の性的機能不全は五パーセントだと主張していた、しかし薬に誘発された性的機能不全をよく感知する尺度を用いたのちの研究により、七〇パーセントにのぼることがわかった(30)。このことからわかるのは、調査方法が不適切だと問題がまったく見逃されかねないということだ。

この論文の欠陥があまりに明らかに思えたので、私は『英国医学雑誌』に一文を寄せた(31)。ハミルトンうつ病評価尺度のもつ問題点の指摘に加え、リリー社のおこなったような種類の集団分析では、かなりの数の患者が改善していると、悪化した患者の作り出すノイズが掻き消されてしまうということも指摘した。リリー社の用いた方法は、この問題を扱うには適切でなかった。投与・投与中止・再投与研究をおこなうほうがはるかによかっただろう。

リリー社のチャールズ・ビーズリーが同誌上で私の一文に返答した。彼は私がハミルトンうつ病尺度の第三項目を、自殺傾向を計るには精度の悪い基準だと言ったことに驚きを示した(32)。一九八六年の時点でリリー社の人々は私と同じ考えをもっていたのだが、ビーズリーの返答にはそれを示すものは何もない(33)。

ビーズリーは同誌に寄せられたもう一通の投稿には返事を書かなかった。それはエジンバラ大学の著名な精神医学科教授、イアン・オズワルドからのものだった(34)。オズワルドはそれ以前に、BBC制作のドキュメンタリー番組「パノラマ」で、アップジョン社の睡眠薬ハルシオンに危険が潜んでいる可能性をありありと描き出した特集にかかわっていた。この番組の取材の過程で、ハルシオンの研究の多くには実在しない患者が含まれていることが明らかになった。また、受刑者を対象とした研究もあったが、ハルシオンのせいで精神病になったという患者からの苦情がのちにあったことを考えあわせると[35]、これは結果の解釈が難しいものだった。受刑者の研究では精神病的な反応が見られた。しかし、受刑者がもともと精神障害あるいは、精神障害になりやすい傾向をもっていたのか、それとも純粋にハルシオンによるものなのか、それを判断するのは難しい。

結局、アップジョン社による中心的な研究に誤りがあったらしいということになった。アップジョンの見解は単なる転記ミスだということだった。ＢＢＣの番組はそうではないと示唆していた。これらの問題が一点に集中したのが、イーロ・グランドバーグの事件と裁判だった。ハルシオンを飲んでいたイーロ・グランドバーグは睡眠中の老母の頭を九回撃った。オズワルドの所見は、彼女は妄想をともなううつ病だというものだった。彼女がさらされていたストレスに言及する人もいた。グランドバーグは自分があんなことをしたのはハルシオンのせいだと言い、アップジョン社を訴えた。アップジョン社は法廷外で和解した。噂によると多額の金が支払われたという。アップジョン社がそのような行動に出たのは、薬の研究報告に問題があったことと関係があるのだろうか？

オズワルドは英国医薬品管理局に対して、ハルシオンの認可の基礎になっている情報の一部が不正確だと注意を促した。当然の結果として、ハルシオンの英国での認可は停止された。そうしておかなければ、将来何か不都合が生じて訴訟事件になった場合、政府自身が責任を問われるからだ。これに続いて、政治的な波乱があった。論争は数年後、オズワルドとアップジョン社が互いを名誉毀損で訴えた法廷でけりがついた[36]。

プロザックについての投稿の中で、オズワルドは少し前のテレビ番組で、リリー社が一万一〇〇〇人以上の患者の対照試験のデータにもとづいて、プロザックを服用する患者の自殺企図率に有意な増加は見られないと主張していると報道されていたと書いている[37]。ビーズリーの論文の患者数は三〇六五人である。しかし、リリー社の用いた大規模な臨床試験データはビーズリーのデータと同程度の精度しかないと、オズワルドは指摘した。データが不適切な方法で集められたものだとしたら、統計的研究には何の価値もない。

オズワルドのとどめの言葉は次のとおりだ。「『英国医学雑誌』（BMJ）は世間に知られた専門誌だが、言わせてもらえば、世間のことはあまりご存じないようだ。米国でフルオキセチン〔プロザックの薬物名〕のメーカーが訴訟に直面しているときに、その企業の社員だけによって書かれた論文を掲載するなんて、お抱え弁護士団はさぞ喜んでいることだろう」

そのころアメリカでは

一九九一年五月六日号の『タイム』誌は「飽くことなく金と力を求めて栄えるカルト教団」という八ページにわたる記事を掲載した。(38) 同誌は〈カルトアウェアネスネットワーク〉による次の言葉を引用した。「サイエントロジーはわが国に前例がないほど、冷酷で、古典的な意味でテロリスト的で、訴訟好きで金儲けのうまいカルトであるようだ」。この記事は元SF作家のL・ロン・ハバードがサイエントロジーを創設した歴史をふりかえっている。『タイム』によれば、ハバードはカリフォルニア州知事に病的な嘘つきのレッテルを貼られた人物で、サイエントロジーが宗教団体としての資格を申請したのは、彼らが盛んにおこなっている税金逃れの戦略の一環であるという。たしかにこのことで、サイエントロジーは国税庁を含め、さまざまな組織との訴訟問題で争ってきた。米国以外の国では、サイエントロジーに教会としての資格を認めないところもある。

そもそもの始まりであるハバードの一九五〇年の著書『ダイアネティックス――心の健康のための現代科学』から、サイエントロジーは精神医学といずれ衝突するコースをたどっていた。サイエントロジストはECTからリタリンまで、精神医学のさまざまな治療法に反対し、米国精神医学会の会合のたびに外で抗議デモをした。サイエントロジー教会はそのような運動を推し進めるために、一九六九年に〈市民の人権擁護の会〉

（CCHR）を創設した。『タイム』によれば、訴訟は同教会の主要な武器の一つである。ハバードの死から数年経った一九九〇年、CCHRはFDAに市民の請願を出して、プロザックについてどうするつもりなのか問い質した。当時、プロザックについては五〇件以上の訴訟があった。これらはうまく仕組まれた一連の動きだったのだろうか。いや、実際のところ、訴訟のうち、サイエントロジー教会と関係があると思われるものはほとんどなかった。

『タイム』の記事はやりすぎだった[39]。サダム・フセインだってこれほど悪く描かれたことはなかった。私の持っているこの記事のコピーはリリー社から送られてきたものだ。一方、米国精神医学会はプロザックの支持に回ったので、一九九〇年八月一日、FDAがサイエントロジーの請願を拒むとそれを歓迎し、あるメッセージを強調した。このメッセージはその後、ますます頻繁に顔を出すようになる。それは、問題は薬ではなく病気だ、というメッセージだ。

一九九四年、米国精神医学会出版局は『集中砲火を浴びる精神医学治療』（仮訳題）という本を出した[40]。第一章はサイエントロジストのプロザックへの攻撃を扱っている。ほかの章では、ECTへの攻撃、明らかになりはじめた管理医療《マネージドケア》〔米国では限られた財源で効率のよい医療を提供することを目的とする民間営利企業医療保険についていう〕の問題点、ベンゾジアゼピン系薬物への攻撃、煩雑な役所の手続きや過剰な規制がもたらすマイナス効果などの概略が描き出されている。ローゼンバウムによって書かれたプロザックの章は、いまでは標準的となったアプローチをとり、サイエントロジストを厳しく非難している。ここには三つのメッセージがある。第一に、プロザックは史上最もよく研究された薬である。第二に、問題は病気であって、薬ではない。第三にプロザックの真の悲劇は、効果的な薬を手に入れる道を閉ざされたために自殺するであろう多くの人々にある。この三つの主張は、その後、プロザック物語の背景に流れつづけるコーラスのメロディーになる。

『タイム』が前述の記事を掲載するよりも早い四月十九日、『ウォールストリートジャーナル』紙は「このキャンペーンの結果として人々がプロザックを恐れるようになったことこそ、深刻な事態を招きかねない公衆衛生上の重大問題だ。というのは、人々が治療を受けるのを避けるからだ」というローゼンバウムの言葉を（ほかの人たちの言葉とともに）引用した記事を載せた。[41] 同じ日、米国精神医学会の医学部門長メルヴィン・サブシンは会員に向けて次のように書いた。「皆さんの多くが精神医学とＥＣＴ、リタリン、プロザックなどの治療法に向けられた〈市民の人権擁護の会〉の攻撃に対する懸念を、活字で表明しておられます。（中略）本日付『ウォールストリートジャーナル』はそれらの攻撃について詳しく述べた長い記事を掲載しています。この記事が書かれるにあたっては、米国精神医学会の広報部門が記者に協力しました」[42]

一九九一年九月二〇日、ＦＤＡは諮問委員会を招集して聴聞会を開いた。[43] 十人の外部の専門家が集まり、さまざまな市民グループ・患者グループの代表者の話を聴き、あわせてリリー社の研究者や、米国精神薬理学分野のほかのベテラン研究者たちから提出された証拠を検討した。人望のある精神科医ダニエル・ケーシーが防弾チョッキを着て議長を務めた。

最初に患者の証言があった。大多数はタイチャーらが描き出したのと同じような話をした。彼らはプロザックを見直し、あるいは市場からの即時の排除を求めた。プロザックがそのような問題を起こすのはまれかもしれない――服用者の三・五パーセントだと言われている。だが、その三・五パーセントのひとりになったらどうするのだ？　患者たちに対する反論の声がさまざまな組織から上がった。米国精神医学会、全米うつ病・躁うつ病協会、米国薬局方医薬品情報サービスなどである。リリー社は最も多くの時間を与えられて発表をおこなった。その内容は本質的に、ビーズリーのメタ分解からのデータだった。発表の一部はシカゴの精神医学教授ジャン・フォーセットがおこなった。フォーセットは急激な不安の高まりが自殺の誘発に大きな役割を果たすことやうつ病の治療の初期において鎮静剤の併用が望ましいことについて多くの著述をしていた。アトランタのエモリー大学精神医学教授チャールズ・ネメロフもリリー社のために発表をおこなった。

ＦＤＡのポール・リーバーとロバート・テンプルは患者たちの証言から強い衝撃を受けたのを認めた。ＦＤＡの役人たちが困ったのは、彼らのうちほとんど誰も医療の経験がないことだった。彼らはその部屋にいる専門家たちに頼らざるをえなかったが、専門家たちの一部には、はなはだしい利害の衝突があるようだった(44)。たとえばこれまた評判の高い精神薬理学者であるデイヴィッド・ダナーは、リリー社のために二〇万ドル相当の一連の臨床試験をおこなっていた。この諮問委員たちは利害関係の有無を問われなかった。この会合は建前上、すべての抗うつ薬とすべての企業の責任に関する会合であったからだ。だが実際には、ここにいた企業はリリー社だけだった。ステュアート・モンゴメリーははるばるイギリスから来ていたが、コールもタイチャーも諮問委員として招かれてはいなかった。

ジレンマは深刻だった。リーバーが言ったように、潜在的な危険をもつものとしてすべての抗うつ薬のレッテルを貼りなおすことが治療を受ける人の減少につながらないとは、誰にも言いきれなかった。「正しい」ことをして、その結果として自殺者がふえるということも十分にありうるのだ。一場の人々はいくつもの悲惨な話を聞いた。しかし、これらの出来事の原因のどのくらいが、悪い薬にあり、どのくらいが悪い精神医学医療にあるのか？　薬のラベルを貼りなおしたからといって、腕の悪い精神科医の腕がいくらかよくなるだろうか？　日常診療の質を高めるのはＦＤＡの仕事だろうか(45)？

リーバーがおおっぴらに言えなかったのは、たとえＦＤＡの監督官がリリーの分析では問題が解決していないと認識したとしても、薬がすでに市場に出ているいま、ＦＤＡにできることはあまりないということだった(46)。一般の人々は、ＦＤＡが自分たちを護ってくれると思っている。けれども実際には、ＦＤＡは小さい組織で、製薬会社や少数の専門家からの情報に頼らざるをえない。薬が市場に出たあとでＦＤＡが干渉した場合、その後、治療薬が手にはいらないため死者が出たら、ＦＤＡの行為が責められるだろう。ＦＤＡが訴えられる可能性はいっそう増す。だから企業が問題を無視することに決めたら、ＦＤＡにできることはほとんどないのだ。

この九月の会合で諮問委員会の投票に付された動議は、抗うつ薬が自殺のリスクを高めるという信頼するにたる証拠があるかどうか、というものだった。投票の結果、諮問委員会は、そのような主張を裏づける証拠があるとFDAに助言するのは差し控えることになった。彼らは抗うつ薬が自殺のリスクを高めない証拠があるかについて、投票を求められたのではなかった。そうであれば、投票結果はやはり「いや、そのような証拠はない」ということになっていたはずだ。動議の言い回しには何の作為もなかったのだろうか？　投票は抗うつ薬全体に関してなされたものだったが、その日FDAがおこなった報道陣への発表は、投票によってプロザックの容疑が晴れた、という印象を与えた。

この投票結果にもかかわらず、リーバーはタイチャーの意見を受け入れて、リリー社に、大規模な前向き盲検投与・再投与研究をするよう勧告した。リリー社側はFDAと数回折衝を重ね、どのような研究が必要か話し合った。前向き再投与研究が最適だろうということで、だいたいの意見の一致を見た。これは過去にプロザックを服用して、タイチャーが報告したような問題を呈したことがある患者に、無作為にプロザックか、ノルアドレナリン系に作用する抗うつ薬のいずれかを投与するものだ[47]。プロトコル〔試験計画〕がリリー社によってつくられ、研究者が打診され、臨床試験に必要な資料が用意されたが、この研究はついに実施されなかった。リリー社とFDAは、自殺念慮の発生を的確に把握するための尺度を開発し、今後の臨床実験で用いるべきだという点でも意見が一致したが、そのような尺度が開発されることも、利用されることもついになかった。

将来適切な研究がおこなわれるという相互了解事項が書類のかたちで残っているということを考えると、FDAの姿勢はそれなりに筋が通っているとも考えられる。リーバーは九月の会合でこう言っている。「臨床試験のスポンサー、リリー社は（中略）以前に実施された対照研究のデータを精査すること、ならびに臨床試験と疫学的研究を含む新しい研究――本日の聴聞会で提起されたような問題にもっと直接的に答えられるような研究を実施する計画を立てることを要請されました[48]」。ケーシーは会場を去る前に、報道陣や他の企業に、今後さらにリサーチをおこなう必要があると語った。だが、一九九一年九月のこの会合は、リリー社に責任逃れを許すという意味で決定的な瞬間となった。その後、どのようなリサーチもおこなわれることがなかった。

非常に鋭い考察がＦＤＡのロバート・テンプルから発せられた。彼は一方では、うつ病は自殺のリスクの高い重篤な病気であるという専門家の判断を耳にし、プロザックはひどい副作用のない薬だということを示す山ほどの統計的データをリリー社に見せられ、他方では、患者の証言に衝撃を受けた。テンプルはそこに一つのパターンを見出した。専門家は長年入院している患者のうつ病について話している。しかし、聴聞会で話をした患者たちは、非常に危険な自殺未遂を経験した人も含めて、精神病の病歴がない人たちのように思われる。摂食障害を治すためや禁煙の目的でプロザックを服用していた人もいる。この違いに何か鍵が隠されているのではないか、とテンプルは問いかけた(49)。誰も答えなかった。

膠着状態

タイチャーとコールは一九九〇年に論文を発表した直後、リリー社のビーズリーとデイヴィッド・ホイードンの訪問を受けた。ビーズリーとホイードンは、プロザックの開発中の研究からは、自殺を誘発することを示すものは何もなかったと断言した。そのしばらくあと、タイチャーはハーバードの精神医学部門の長であったジョゼフ・コイルに呼び出され、プロザックについて話をした(50)。コイルは新世代の神経科学者で精神医学部門の長になった最初の人である。この呼び出しについてタイチャーは、コイルがプロザックの問題点の話をもみ消そうとする圧力を受けているという感触をもった(51)。タイチャーがハーバード内のほかの大物たちの支持を得ていると言うと、コイルはわかったと言った。

タイチャーは一九九一年九月のＦＤＡの聴聞会に出席したが、発表をすることは許されなかった。聴聞会の記録を見ると、彼がどのようなことに興味を示していたかがわかる。[52]タイチャーはセプラコアという会社と話をしている。ある種の化合物には組成は同じだが分子の形が違って、鏡像の構造をもつものがあり（これを光学異性体と呼ぶ）、作用が非常に異なることがある。ほかのＳＳＲＩと違って、プロザックとセレクサは二つの異性体の混合物だった。セプラコアは薬品の異性体を分けることを専門としていた。

同じ年のうちに、米国神経精神薬理学会（ＡＣＮＰ）の年次総会があり、プロザックの問題についての分科会がもたれた。リリー側はひとりひとりに配るプリントを用意して臨んだ。タイチャーは論文と同じ内容で発表をおこなった。[53]反響は敵意に満ちていた。米国の精神医学界の大物たちがマイクに列をなして次々にタイチャーを批判した。だが、一般参加者からは支持があった。同じ現象が起こるのを見たと臨床医たちは語った。[54]この分科会がきっかけとなり、一九九二年二月にはジョン・マンがＡＣＮＰを代表して声明を発表した。[55]その内容は、プロザックが自殺率を増加させる証拠はないが、医師は患者に起こりうる危険について注意を呼びかける義務がある、というものだった。声明はさらなる研究の必要性を唱えていたが、そのような研究はついにおこなわれなかった。マンはこの声明以前に、セロトニン系の働きによってタイチャーの描いたような現象が生じるプロセスを推論する論文を書いている。[56]

ＡＣＮＰの声明は製薬企業の間に懸念をもたらした。ゾロフトを売り出そうとしていたファイザーは専門家を集めて、その声明がどのような意味をもつか意見を求めた。プロザックに関するＦＤＡの聴聞会の議長を務めたケーシーは、ゾロフトがアカシジアを起こしうるかどうか、それが自殺につながるかどうか確証を得るよう助言した。[57]

タイチャーとコールは一九九三年に新たな論文を発表し、プロザックは自殺を誘発しうるとはっきり主張した。[58]彼らはその現象を引き起こすと考えられる六通りのメカニズムの概略を描いた。そしてこの直後、マーティン・タイチャーはプロザック物語から姿を消したようだ。

第二章　ケンタッキーで起こったこと

一九四三年に父親が死んだとき、ジョゼフ・ウェズベッカーはまだ一歳だった。そして彼を育てあげなければならない母親は十六歳だった。ウェズベッカーは貧しくつらい子ども時代を過ごした。孤児院にいた時期もあった。二〇代のとき、ケンタッキー州ルイヴィルのスタンダードグラビア社で印刷工として働きはじめた。経験を経て熟練労働者の認定を得る一方で、結婚して二児をもうけた。一九七〇年代に印刷業が不況に陥ると、ウェズベッカーたち工員の上にのしかかる重荷が増した。以前より少ない人数でより多くの仕事をこなさなければならなくなったからだ。マイク・シェイがスタンダードグラビア社を買収し、従業員の年金基金からの金を買収コストにあてたころから、従業員たちは職場に銃を持ち込むようになり、威嚇が日常茶飯事になった。ウェズベッカーの結婚生活も崩壊した。(1)

ウェズベッカーは精神科に通いはじめ、うつ病と診断された。一度自殺未遂をして、多種の薬を投与された。一九八八年夏、ウェズベッカーの主治医、リー・コールマンは市場に出てまもない驚異的な薬だと言ってプロザックを処方した。ウェズベッカーは二日間飲んだあと、服用をやめた。自分には合わない、と彼は言った。一九八九年春、ウェズベッカーは就業不能になった。自分の仕事を恐れるようになり、仕事に戻るのを不安がった。やがて休業給付が打ち切られた。

一九八九年八月十日、コールマンはプロザックをもう一度試してみるように勧めた。一か月後、ウェズベッカーを診察したコールマンは、彼が以前よりずっと落ち着きがなく激しやすいのに気づいた。コールマンはプロザックをやめるように言ったが、ウェズベッカーは拒絶した。ウェズベッカーの手元にはあと十五日分の薬が残っていた。「これのおかげで助かっている」とウェズベッカーは言い張った。どのように助かっているのかと訊くとウェズベッカーは、プロザックのおかげで、前に職長のひとりに、皆の見ている前でオーラルセックスをするように求められたことを思い出した、と言った。実際にはそのような事実はなかったことがのちに明らかになるのだが、ウェズベッカーは、そうすれば最もつらい持ち場から外してやると言われたのだという。

コールマンはのちに次のように証言した。「私はプロザックが一部の患者をそわそわさせる――落ち着きを失わせたり、眠れなくしたりする――のを知っていました。そして、ウェズベッカーは三、四週間前にプロザックを飲みはじめたのでした。新しい薬を投与しはじめて何か変わったことが起こったら、薬が原因だと考えるのが自然でしょう(2)」

のちに多くの友人が語ったところでは、それに続く数日間、ウェズベッカーはそわそわしていた。ろくに眠っておらず、身づくろいもせず、せわしなく歩き回っていたという。九月十三日、彼は元妻のブレンダと夕食を食べに行った。ブレンダは言う。「あの人、いつもより気が立っていました。いつも以上に落ち着きなく動き回っていました。食事中も、食べている最中に二回も三回も立ち上がってトイレに行きました。あの人は食事を全部食べませんでした。私もです。あの人がそんなことばっかりしているから、私、言ったんです。「持ち帰り用の箱にいれてもらうわ」って(3)」。息子のジェームズによれば、九月十四日の朝、ウェズベッカーは「別人のようだった(4)」

その日ウェズベッカーは、ＡＫ４７銃などの銃をもって印刷工場に行き、八人を殺し、十二人に重傷を負わせたあと、自らを撃って死んだ。

ウェズベッカーの飲んでいたプロザックは九月十四日の出来事に何らかの役割を果たしたのだろうか？　ウ

エズベッカーにはもともと自殺のリスクがあったし、印刷工場はいつ事件が起こってもおかしくないような荒れた職場環境だった。しかしその一方で、ウェズベッカーの治療歴を見れば、以前プロザックが合わなかったこと、再投与の際にもようすがおかしかったことが明らかだ。最後に診察を受けたときに実際にはなかった性的虐待の話をしたのは、ほとんど精神病的といっていい症状だが、プロザックを飲んでいる患者がこのような症状を示した例はほかでも報告されている――リリー社による臨床実験でも見られたし[5]、そのあとにもあった[6]。

公判の準備

プロザックはほぼ発売と同時に、訴訟を次々と生み出しはじめた。一九九〇年の時点で係争中の訴訟事件が五四件あった。一九九〇年代半ばまでにはリリー社はたくさんの民事訴訟に直面しており、そのうちの一六〇件が併合されて、一つの広域係属訴訟（ＭＤＬ）事件になっていた。カリフォルニアのカナナック・マーガトロイド・ボーム＆ヘッドランド法律事務所はほかの十五件を取り扱っていた。その一つはヒット曲「悲しき街角」を歌った歌手、デル・シャノンにかかわるものだった。また、プロザックは多くの犯罪についても関係が取りざたされていた。

一九九二年、これらの訴訟を扱っている弁護士たちが集まり、最初に審理される事件は、輪郭のはっきりした勝てる事件でなくてはならないという点で意見が一致した。弁護士たちの中でもレナード・フィンツ、レナード・リング、ポール・スミスの三人はとくに敏腕弁護士として知られていた。最も明確な事件の一つはテキサス州で起こったビッフル訴訟事件で、ポール・スミスが担当していた。一方、最も困難が予想される事件はケンタッキー州のウェズベッカー事件だった。スミスは他の弁護士に手紙を書き、ビッフル事件を第一に進めることに合意を求めた[7]。「私の意向としては、ぜひその日にこの事件を審理するようにもっていきたいと思います。フィンツ弁護士がケンタッキーの事件をこのすぐあとに審理に付そうとしていることを考えればなおさらです。ケンタッキーの事件は最も勝ち目が薄いからです」

マーティン・ビッフルはプロザックの服用を始めてわずか数日で自殺した。検視解剖により、プロザックがからだの中にあるのが確認されている。主治医はプロザックの投与前にはビッフルに自殺傾向が見られなかったことを証言するのをいやがっていない。多くの友人や同僚が口をそろえて、誰も彼が自殺するなんて思っていなかったと言っている。ビッフル事件の審理は一九九三年の末に予定されていた。だが、一つ目の訴訟事件が法廷に達したのは一九九四年の末だった――しかもそれは、ビッフル事件ではなくウェズベッカー事件だった。(8)

ケンタッキー州ルイヴィルで起こったウェズベッカー事件の原告側主任弁護士はレナード・リングだった。しかし審理が予定されていた期日のひと月前に、リングは心臓発作を起こし、脳への血液供給が妨げられて、数日後死亡した。リングとペアを組んでいたナンシー・ゼトラーは単独でこの事件を担当するのは無理だと感じて、ポール・スミスに助けを求めた。ポール・スミスはビッフル事件を担当していただけでなく、MDL訴訟の主任弁護士を兼ねていたが、こうしてウェズベッカー事件もひきうけることになった。ゼトラーとスミスはウェズベッカー事件の審理を延期してもらい、半年かけて五三人の人から証言をとった。そのほとんどはリリー社の人間だった。証言録取には八三日を要し、証言内容は二万一〇〇〇ページに及んだ。

初めてリリー社に社内文書を求めたとき、ゼトラーはコンピュータには何もないと言われた。四〇〇万ページの書類がプリントアウトされていて、どうぞこれをお持ちください、というのだ。(9)大企業の絡んだ訴訟ではよくあることである。こんなことをされては、原告側の弁護士たちが調査を諦めても無理からぬところだ。だが、ゼトラーは同僚のモニカ・パトナムとともに書類を調べはじめた。彼女たちの熱心さが関係しているかもしれないが、その後、一般に、企業側の書類は企業のお抱え弁護士の手を経ることが多くなった。弁護士と依頼人との間の秘密保持特権にもとづいて、その書類を秘匿することができるからだ。そういうわけで、ウェズベッカー事件の書類は通常なら隠されたままになる大企業の活動の一部を照らし出すという意味で特別なものである[10]。

書類を調べていたゼトラーとパトナムは、仕事を簡単にするための戦略を思いついた。彼女らは事実審の裁判官ジョン・ポッターを説得して、リリー社が、従業員のそれぞれについて証言録取の三週間前に関係のある書類を提供する義務を負うようにしてもらった[11]。スミスとゼトラーは、弁護士と依頼人の間の秘密保持特権に護られているとリリー社が主張する計十二箱の書類をポッター判事のもとに運び、判断を仰いだ。彼は原告側に有利な決定を下した。

ゼトラーとスミスが証言をとった人の中には、プロザックの開発に携わったデイヴィッド・ウォンとレイ・フラー、一九八〇年代後半からの臨床試験をとりしきり、副作用の報告の評価をおこなったチャールズ・ビーズリーとジョン・ハイリゲンシュタインが含まれていた。そのほか、臨床試験モニターのポール・スタークとドロシー・ドブズ、臨床研究助手のキャサリン・メスナーのような、鍵を握る人々もいた。ほかにも過去と現在にわたるリリー社の臨床部門からは、アーウィン・スレーター、ロバート・ザーブ、ダン・マシカ、デイヴィッド・ホイードン、ヨアヒム・ウェルニッケ、許認可事項所轄部門からはマックス・タルボットが証言をした。ドイツ支社からはハンス・ヴェーバー、ニック・シュルツェ＝ゾルツェなどの臨床研究者がきた。リー・トンプソンやゲリー・トレフソンなどの課長クラスから、メルヴィン・パールマン、リチャード・ウッドなど重役・最高経営者クラスまでさまざまなレベルの管理職の人々も証言をした。

リリー社の人々は弁護士の特訓は受けていないと言ったが、判で押したように同じ応答をした。無作為化対照試験はこの分野でいちばんの標準的試験として受け入れられている。プロザックに好ましくない作用があることを示す臨床試験結果はない。うつ病は自殺につながりかねない恐ろしい病気であるといわれている。プロザックはしばしば、歴史上最もよく研究された薬であるといわれる、云々。

証言の論調はのらりくらりと言い逃れるか、学をひけらかすかのいずれかだった。鍵を握る人々がこれこれの書類を見たかと尋ねられて見ていないと答えても、それはたぶん、その人の見たのがその書類そのものではなく、コピーだったからなのだ。彼らはある出来事について、細部にいたるまで明確な記憶をもっているのでないかぎり、覚えていないと答えた。チャールズ・ビーズリーは自分が一年もかけたメタ解析で取り扱った論文の数を思い出せないと言った。

ナンシー・ゼトラーによるキャサリン・メスナーの証言録取書からの抜粋をお目にかけよう。

問い　ご自分が出席した課の会議で、フルオキセチンに関するものの議事録を見たことがありますか?

答え　記憶にありません。

問い　キャサリン、真実を言うと宣誓したことを理解していますか?

答え　はい。

問い　ぼんやりと覚えている場合に記憶がないと言うのは、真実を語っていることにはならないのを理解していますか?

ラリー・マイヤーズ（リリー側弁護士）　……ナンシー、あなたの定義をキャサリンに押しつけてはいけませんよ。(12)

ジョン・ハイリゲンシュタインは「記憶にありません」をさんざんくり返した末に、ポール・スミスに次のように尋ねられた。

問い　ええと、では、あなたの証言はこうですね。……ジョゼフ・ウェズベッカーの死に関連して、あなたを含めてリリー社の五人の科学者と監察医との間で交わされた電話の会話については、サイエントロジストが首をつっこもうとしていることに監察医がいらついていたこと以外には、何も思い出せない、と。
答え　はい、そうです。
問い　ハイリゲンシュタイン博士、記憶力について問題があったことがありますか？　……記憶力に問題があって医師の診察を受けたことがありますか？
答え　記憶力に問題があって医師の診察を受けたことがあるか、ですか。はい、あったと記憶しています。
問い　記憶力に問題があって、初めて医師の診察を受けたのはいつでしたか？
答え　たぶん、一九××年のいつかです。はっきりとは思い出せませせん（成人ＡＤＨＤ〔注意欠陥多動性障害〕ではないかと思って受診し、リタリンを処方されたと明快に説明したあとのやりとり）。
問い　記憶違いや物忘れをして、同僚から批判されたことはありますか？
答え　変な話ですが、だいたいにおいて記憶力についてはもっぱら褒められてきたと思います。(13)

原告側弁護士たちには、そのほかにも障害があった。膨大な量の書類を提供されてはいたものの、機密にふれる書類は法務部や外部の弁護士に回っていて、原告側弁護士たちの手にははいらなかった。キャサリン・メスナーはリリー社が実施すると約束した投与・再投与研究について尋ねられた。(14)

問い　再投与試験についてのプロトコルの最終版その他の書類であなたのファイルにあったものは、四半期に一度の書類収集時に法務部に提出したはずだと思いますか？
答え　はい。

問い　あなたのもとに書類が戻ってくるときは、オリジナルでしたか、それともコピーでしたか？
答え　通常は、コピーが返ってきました。
問い　法務部から戻ってきた最終プロトコルのコピーを受けとったことを具体的に覚えていますか。
答え　いいえ。記憶にありません。

証言録取のときのスミスは親しみやすくユーモラスなスタイルで、うっかり気を許してしまう証人もいた。ゼトラーはスミスよりもずっと戦闘的だった。[15] ふたりは協力し合って、フェントレス（ウェズベッカー）事件に＊加えて、スミス担当のMDL訴訟とその他の事件の陪審審理に備えて、証言録取を続けた。カナナック・マーガトロイド・ボーム&ヘッドランド法律事務所のウィリアム・ダウニーなど、ほかの弁護士が同席することもあった。

証言録取とそれに続く陪審審理を通して興味深いことの一つは、ポール・スミスが神経科学と自由意志のインターフェースの問題に多くの時間を費やしたことだ。彼は明らかにその問題の重要性を感じていたのだ。しかし彼には科学的な素養がなかったので、（プロザックがつくられた一九七〇年代は言うに及ばず）一九九〇年代の神経科学がまだまだ萌芽的な状態でそのようなインターフェースについては、ほとんど何もわかっていないということは理解していなかった。

スミスとゼトラーは、プロザックがほかの薬と比べてうつ病に対する効き目が悪いのではないかという問題を完全に見逃していた。もしプロザックが従来の抗うつ薬よりもすぐれたセロトニン再取り込み阻害薬である

＊　訴訟事件は正式には原告と被告の名前で○○対○○事件と呼ばれる。フェントレスはウェズベッカーの被害者と被害者遺族のうち、最初に訴えを起こした三人の未亡人の中で、アルファベット順が最も早い人の名前である。したがってこの事件はフェントレスその他対イーライ・リリー事件と呼ばれる。

なら、そしてうつ病ではセロトニン値が低くなるなら、入院患者のうつ病を従来薬よりもすみやかに改善するはずだが、そうでないのはなぜか？　この単純な問いを誰も発しなかった。スミスとゼトラーは、精神病的症状と情緒障害の症状をあわせもつ（統合失調症的な）患者がプロザックに好ましくない反応を示したという初期の臨床報告に注目した。ウェズベッカーを統合失調症患者だとする報道があったからだ。しかし、この標的にパンチを与えようと努力しながらも、彼らは重症のうつ病に対するプロザックの有効性が証明されたことはないという事実を見逃していた。

専門家の証言を得ようとして、スミスとゼトラーはもう一つの壁にぶちあたった。彼らが打診した精神薬理学者は全員、リリー社に雇われているか、リリー社のコンサルタントであるかのように思われた――そうでない場合は単に、かかわり合いになるのをいやがっていた。ジョナサン・コールは一九九三年と九四年のほとんどの時期、大病を患っていたので証言ができなかった。マーティン・タイチャーはさまざまな書類が発掘されていることに不安をもっており、かかわり合いになるまいとぴりぴりしていた[16]。彼の話ではさまざまな圧力がかかってきたのだという。

結局、原告側はふたりの専門家の証言を得た。ひとりはナンシー・ロードで医学面でも法律面でも専門家の資格を備えていた。彼女は医薬品・医療機器メーカーのアボットラボラトリーズのために睡眠薬の開発にかかわった経験があり、臨床試験がどのように実施されるべきかについてよく知っていた。

もうひとりの専門家は精神薬理学批判で有名なピーター・ブレッギンだった。ブレッギンは、一九六〇年代の反精神医学の大立者のひとりであるニューヨークの精神医学教授トーマス・サスと親交があった。ブレッギンは一九九一年の著作『有毒な精神医学』[17]〔仮訳題〕で、精神医学的障害のマーケティングや医学・製薬複合体について、多くの精神科医が居心地悪く感じるほど、遠慮会釈なく書いている。しかし、この本の核にあるのは、薬物療法に対する精神療法の倫理的優越性であり、それは生物学的精神医学者にとっては承服しがたいものだ。一九九四年、ブレッギンはフェントレス事件その他の訴訟事件で専門家証人として役割を果たした経験にもとづいて、新しい本『プロザックへの反論』[18]〔仮訳題〕を出した。しかし、この本もまた薬理療法に対する精神療法の優越性についてのロマンティックな議論で終わっている。

ウェズベッカー事件が陪審審理に付される数年前、リリー社は新しい社長を迎えていた。一九八〇年代を通して同社はさまざまな挫折を重ね、それとともに倫理感が薄いというマイナスイメージができてしまっていた。利益は減少していた。社長のヴォーン・ブライソンが社内の権力闘争に敗れて追い出され、リリー社は初めて外部からの社長を迎えた。ランドール・トバイアスである。AT&Tから来たトバイアスには薬についての経験がまったくなかった。トバイアスは会社の規模縮小をめざした。そして、彼には天の声が聞こえていた。それは〝うつ病は職場に莫大な損失をもたらす。企業その他の組織は、従業員のうつ病を発見し、治療を受けさせることが長い目で見れば、多額の費用の節約になることを知っているべきだ〟というメッセージだった[19]。

フェントレスその他対リリー社訴訟事件[20]

五年後の一九九四年九月二八日、ルイヴィルで、ウェズベッカー事件はようやく陪審審理に付された。リリー社は最初から、和解するよりも闘うという姿勢を明らかにした。ウェズベッカー事件は「薬ではなく病気だ」という切り札を使う絶好のチャンスだった。事件の五年前の自殺未遂を含めて長い精神医学治療歴をもつ男がいて、いつ何が起こってもおかしくない職場で働いていたのだから。リリー社はウェズベッカーは三代にわたって心の病をもつ家系の出だと主張した。この議論を構築するにあたって、リリー社の弁護士は四〇〇人の証言をとり、ある証人の言葉を借りると、ウェズベッカーは「歴史上、最もよく研究された大量殺人者」となった。

陪審審理で、スミスとゼトラーは何度もピンチに見舞われた。ブレッギンはスミスの尋問に対してみごとに答えたあと、リリー側弁護士ジョー・フリーマンの反対尋問を受けた。フリーマンはブレッギンを彼のお得意の話題に誘導した——薬物療法よりも精神療法が望ましいという話だ。精神療法アプローチは人々が、生きるためのよりよい方針を打ち立てるのを可能にする、云々。

ここでフリーマンはブレッギンに、彼が一九八〇年に書いた文章をつきつけた。「あなたはこうお書きになりましたね？「子どもどうしでセックスをするのを許すことは、圧制的な親の権威から子どもたちを解放するための大きな一歩になるだろう」と[21]」。態勢を崩したブレッギンにフリーマンは追い討ちをかける。「あなたはこのような考えを活字にして、わが国の国民に売ることでお金を得たのですね？」。フリーマンは引用を続けた。「キリストの神性を信じることと、自分自身がキリストであると信じることの違いは、宗教的な観点の違いにすぎない」。『ペントハウス』誌を手にフリーマンは、英米の精神科医にホロコーストの責任があるとする記事を同誌に書いた理由を説明しろと迫った。十分な時間があれば、そういうことを陪審に説明するのは可能だったかもしれない。だが証人台で、敵側の弁護士の容赦ない攻撃を受けながらでは、とうてい不可能だ。

ウェズベッカーの主治医だったリー・コールマンもスミスとゼトラーをつまずかせた。州によって司法制度は異なるが、ケンタッキー州の規則は、リリー社がコールマンに金を払うことを妨げなかった。そのため、コールマンは以前はウェズベッカーの症状を誘発したのはプロザックであるという主張のおもな擁護者のひとりであったのに、事実上、リリー側の証人になってしまった。以前示していた考えについてスミスに尋ねられると、コールマンはリリー社に新たに資料を見せられて考えが変わったと証言した。

スミスとゼトラーにとって大成功だったのは、ナンシー・ロードだった。

リリー社の資料を見たとき、これはこの薬を調べるのに不適当だと思いました。データにはさまざまな欠陥がありました。第一にプロトコルのデザインがまずいのです。（中略）ほかの薬の併用を許しているだけでなく、ほかの向精神薬の併用を許しています。（中略）たとえば臨床試験に参加した人が、眠れなくなったり、神経過敏や焦燥を示したりした場合は、その人を臨床試験から外して、その薬が合わなかった人の数に入れるべきなのに、そうはせず、眠れるようにダルメーンを与えるのです。ダルメーンには翌日までもちこす不安緩和作用があります。(22)（中略）

リリー社はこの薬の問題点を目立たなくさせるためにあらゆる種類のことをしたように思われます。厳密で体系的で包括的な評価方法を用いて問題の正体を見定め、これこれのタイプの患者には使ってはならない、もしくは細心の注意を払って用いるべきであるという医師への警告をパッケージに同封することもできたでしょうに。(23)（中略）

私の考えでは、この薬は認可されていません。認可されたのは鎮静剤との併用のみです。フルオキセチンの単独服用については研究されたことがないのです。(24)

臨床試験参加者の一部は激しい焦燥を示したと記録されているが、副作用についての要約では、神経質になったという表現になっていたり、薬の副作用としてはまったく記録されなかったりした。「研究者たちが、うつ病の症状を副作用として記録しないようにと指導されていたため」(25)である。「患者による決定」により臨床試験から脱落した患者は追跡調査をされず、脱落の理由が患者自身の時間的な不都合だったのか、薬の服用中の焦燥感のためだったのかはわからずじまいになった。プロザック服用中に明らかに悪化した患者も多数いたが、薬の副作用の犠牲者ではなく、治療不応例とみなされた。このパターンは最初の臨床試験から始まっていた。強い焦燥感や自殺傾向、あるいは精神病的症状を示した患者はすべて治療不応例に分類されてきたのだ。それにもかかわらず、副作用の扱いに困った研究者がリリー社に問い合わせたところ、リリー社の示唆した選択肢の一つはプロザックの投与量を減らすことだった——これはプロザックとの因果関係を認めた選択肢である。[26]

いま〔ロードの証言の時点〕なら臨床試験の統計的分析は、臨床試験が始まる前に用意された計画にしたがっておこなわれるだろう。だが、プロザックの場合はそうではなかった。多くの場合、研究者は盲検のブラインドをとりはらって、プロザックがよく効いた患者をプロザックの維持療法のグループに入れたり、たとえばイミプラミンなどが効かなかった患者をプロザックの維持療法に転向させたりすることが許された。このように一群の患者にプロザックを飲ませつづけた事実から考えて、リリー社が薬の服用期間をコントロールすることが許されるのであれば危険な副作用が認められなくても当然だという指摘もできる。この場合、何が起こっていたかというと、プロザックに好反応を示す選ばれたグループの患者をつけ加えることによって、タイチャーやコールがプロザックに関連づけた服用後まもなく起こる副作用を示した患者が薄められたのである。[27] このような患者の選択には、意図的なものはなかったのかもしれない。その場合は臨床試験を運営したリリー社の人々が単に未熟、あるいは無能であったということだ。

ロードはプロザックが合わなかった患者に起こった、これとは正反対の、しかし同様に重要な問題を持ち出した。これらの臨床試験ではプロザックの服用をやめて、一定の期間が過ぎると、薬剤が引き起こした可能性のある問題はすべて、そのとき患者が飲んでいる薬の名のもとに記録される、というのが決まりだった。一見、これは筋が通っているように見えるかもしれない。数か月前にプロザックをやめた患者が抱えている問題を、前に飲んでいたプロザックのせいにするべきだろうか？　しかし実際は、筋は全然通っていないのである。プロザックの臨床試験において、プラセボやほかの抗うつ薬を服用している患者の自殺企図率は一〇〇〇人中五人未満である。プロザック服用者の自殺企図率は一〇〇〇人中十人である。しかしプロザックをやめた患者一〇〇〇人がどうなったかを見ると、そのうち問題があった人だけが記録されている。そのうちの五人が自殺をはかり、非プロザックグループにつけ加えられるとしよう。非プロザックグループの自殺企図率は、たちまち一〇〇五人中十人近くまで押し上げられ、プロザックの自殺企図率とほぼ等しくなる。重症の患者ほど、あるいは薬の副作用を起こしやすい患者ほど、医療機関と接触しつづけて、このように記録される率が高くなる。

ショッキングな内容だが専門的な色彩も強いロードの証言が陪審にどの程度のインパクトを与えたか、判断するのは難しい。一方、リリーはＦＤＡがこの薬を認可したという事実が助けになると当てにすることができた。ＦＤＡのお役人はこういうことをすべて考慮したうえでプロザックを認可したに違いない、という理屈だ。スミスとゼトラーはごくふつうの人々である陪審がＦＤＡに罪があると考えると期待するわけにはいかなかった。それでも、ロードの証言はウェズベッカー事件の要となるある出来事を用意するのに大いに役立った。

ポッター判事はリリー社のもう一つの薬、オラフレックスについての証拠は認められないという裁定を下した。これはオラフレックスの裁判ではないからだ。オラフレックス（英国ではオプレン）は新しい鎮痛剤ベノキサプロフェンの商品名だ。ベノキサプロフェンは米国では一九八二年に売り出された。英国その他の市場にはその数年前から出ていた。いわば高価なアスピリンのようなもので、アスピリンには副作用がないが、これには副作用があった。ベノキサプロフェンを服用している人が直射日光にあたると、発疹が出たり、爪がはがれたりした。このようないやな徴候があったにもかかわらず、この薬は認可され、非常に安全な薬だという宣伝文句のもとに売り出された。売り上げは急速に伸びた。だが、オラフレックスの発売前の臨床試験で、発疹が出たり、爪がはがれたりしただけでなく、多くの高齢者にさまざまな種類の重い腎臓障害や肝臓障害が出たことがわかって状況は一変した。死者も多数出していたのだ(28)。

リリー社はオラフレックスにそのような副作用があることを否定した。独立した研究機関が高齢者においてこの薬が危険な程度に蓄積することを立証して決着がついた。オラフレックスは市場から消え、リリー社は臨床試験の詳細ならびに外国での有毒性が報告されていることをＦＤＡに報告するのを怠ったとがで起訴された。英国では一〇〇人以上の死亡がオラフレックスに帰せられ、四万人以上が深刻な副作用に苦しんでいた。米国では、四九人の死がオラフレックスに帰せられ、ある原告は六〇〇万ドルの賠償金を陪審に認められた。数年後、リリー社が英国でようやく事態を収拾したとき、原告が得たのは平均三〇〇〇ドルだった。

リリー社はジエチルスチルベストール（DES）でも大きな挫折を経験した。DESは流産を防ぐ目的で一九五〇年代、六〇年代に用いられたホルモン剤である。一九七一年に妊娠中にDESを用いた女性から生まれた女の子に膣ガンが生じるおそれのあることがわかり、一連の訴訟が起こされ、二〇年間争われた。

ウェズベッカーの陪審審理の間、ゼトラーとスミスはビーズリーとマックス・タルボットを証人台に立たせようとした。ゼトラーはビーズリーが証言録取のときに、涼しい部屋だったのに、スーツに染みとおるほど汗をかいていたことに気づいていた。またタルボットは一度目の約束をキャンセルし、二度目の約束の日には証言録取の前にも途中にも、トイレで長い時間を過ごした。リリー社は、法廷はルイヴィルから半径五〇〇マイルの範囲の外で働いている彼らの出廷を要請できないと主張し、彼らを出すのを拒否して、その代わりにリー・トンプソンを派遣した。トンプソンはプロザックの自殺問題についてのリリー社の対応の責任者だった人物だ。

トンプソンはリリー社の臨床試験のデータの集め方を、この分野の模範であると自画自賛した。ナンシー・ロードの証言があったにもかかわらず、ほかの証人もこの路線に従った。リリー社の専門家のひとり、ロバート・グラナチャーが、FDAの認可を受けた薬ならすべて信頼すると言ったとき、スミスは初めて口をはさんだ。リリー社は詳細に問い質されて、臨床試験の実施基準について包み隠さず話した、とスミスは言い、「たとえば、オラフレックスの裁判で」とつけ加えた。オラフレックスに関することは証拠として認めないと裁定していたにもかかわらず、ポッター判事はオラフレックスの問題を取り上げることに同意した。情け容赦のない攻撃がまさに始まろうとしているかのように見えた。ところが、スミスは突然休廷を求め、原告側の申し立てを終わりますと宣言した。ポッター判事は驚いて、双方の弁護士団に和解金のやりとりがあったのかと尋ねた。弁護士たちは否定した。陪審のひとりがあとで裁判長に告げたところでは、彼女は和解を思わせる会話が交わされるのを耳にしたように思う、ということだった。判事はこの陪審員がどうしてこのような考えに至ったのだろうかと双方の弁護士団に問い質したが、弁護士たちはまったく心当たりがないという顔をした。(29)

休廷のあと、陪審は九対三でリリー社に有利な評決を下した。それはリリー社にとって、なんとか無事にすむ最低ラインの結果だった。陪審が評決を下す前に、裁判長が概要を述べたが、それに対して、陪審員の一部は「ウェズベッカーに責任があり、プロザックは事件にかかわっていないと考えるように教え」られたという確信をもった。(30)

ポッター判事　みなさん、お手元に冊子がありますね？　最初のページにはこの訴訟事件の正式な件名が書かれています。すべての原告と被告の名が列挙されています。第二ページをご覧ください。「当法廷はあなたに次のように説示します。説示その一、リリー社の落ち度。

「薬のテストの方法が不適切であるか、処方する医師に向けた適切な警告あるいは指示をともなっていない場合、その薬には欠陥がある。

「薬の効果と作用をよく知っている慎重な製薬メーカーなら市場に出さないような薬、または出すにしても特別の警告あるいは指示とともに市場に出すような薬のいずれかである薬は、過度に危険である。

「次に述べる証拠に対して納得するならば、あなたはリリー社に落ち度ありと判断することになります。

「リリー社は医薬品プロザックを製造し、販売した。

「製造され販売されたプロザックには欠陥があり、過度に危険であった。

「ウェズベッカー氏は一九八九年九月十四日に先立ってプロザックを服用した。

「プロザックが欠陥のある薬だったことが、一九八九年九月十四日のジョゼフ・ウェズベッカーの行為を引き起こした主要因であった。

「以上の証拠に納得しないならば、あなたはリリー社に落ち度ありと判断しないことになります。リリー社に落ち度ありと判断するならば、説示その二に進んでください。リリー社に落ち度ありと判断しないならば、評決用紙Aにあなたの評決を記入してください。その場合はここで終わりです。

「説示その二。ジョゼフ・ウェズベッカーの落ち度。

「一九八九年九月十四日、ジョゼフ・ウェズベッカー氏は原告のいずれに対してもいかなるかたちでも危害を加えない義務があった。

「当法廷はウェズベッカー氏がこの義務に違反したのであれば、あなたは彼に落ち度があると考えることになると説示します」

ポッターは陪審に、プロザックがジョゼフ・ウェズベッカーの行為を引き起こした主要因であればリリー社に落ち度があると考えることができると説明したが、次にウェズベッカーに落ち度があると考えるように誘導した。(31) もしポッターの要約が、関係者すべてがウェズベッカーがその行為をおこなった点では意見が一致しているが、問題はプロザックがどの程度に関与したかであるということを強調していたならば、陪審に与える印象は違っていただろう。ポッター判事は自分の配慮がたらなくて陪審に誤解を与えたのではないかと心配し、陪審審理のあとでゼトラーに、再審を考えてもよいと申し出た。(32)

マスコミは評決の結果を、リリー社とプロザックを擁護したものとして書きたてた。リリー社の社長ランドール・トバイアスは次のように言ったと報道された。「陪審の皆さんは科学的・医学的事実を聞いたあとで(中略)、唯一の論理的な結論に到達しました――プロザックはジョゼフ・ウェズベッカーの行為とはまったくかかわりがないという結論です(33)」。リリーの広報担当者エド・ウェストは、この評決が世間にどのように見られるかを予想した。「プロザック訴訟で大金を得るのが非常に難しいということが明らかになれば、それは一つのメッセージを発するでしょう」。ウェストはトバイアスの声明を引用してしめくくった。「評決は人に危害を加える犯罪的行為について医薬品に責任を問うことの無益さを証明しています」(34)

陪審はどうしてこのような評決を下すにいたったのか？　陪審審理の議事録を見るかぎり、リリー社が無事にこの裁判を切り抜けることにつながった事実が一つあるとすれば、それは彼らがウェズベッカーがめちゃくちゃな人格の持ち主だという印象を与えるのに成功したことである。リリー社はうつ病や自殺、自分たちの臨床試験手順についての科学的説明では得点をあげることができなかった。それどころか惨憺たる結果に終わったといっていい。しかし陪審員たちには、ウェズベッカーが悪人であり、自分の行動について選択する能力をもっていたという印象が残ったのだった。

ウェズベッカー事件は実際には、陪審の評決の前に決着がついていたことがわかった。リリー社はオラフレックスについての証拠に直面するよりも、のちに「驚異的」と呼ばれた金額を申し出ることを選んだのだ。裁判前の予想では、リリー社が敗訴したら、一億五〇〇〇ないし五億ドルの金を払わせられることになると考えられていた。有罪という評決の結果が出ていたら、それ以外にもはかりしれないマイナスがあっただろう。一方、和解の条項には評決の結果による二段構えの額が呈示されていた。そういうわけで陪審の評決がどうであれ、原告側は高額の金を得ることになっていた――原告側が勝てば大金を、被告側が勝った場合も、それよりは少ないがかなりの金を得ることになっていた。スミスの取り分だけでも、彼を金持ちにするのに十分な額だった。(35)　怒ったポッターは無罪評決を無効にして「和解により訴えを却下する。これにより不利益を受ける当事者の再審や抗告の権利は認められない」とする申し立てをした。この事件はケンタッキー州最高裁判所にもちこまれ、同裁判所は「策略、悪意ある行為、法的手続きの悪用、あるいは詐欺とさえいえるものがあったかもしれない」という判断を示した。(36)

ポッターがのちに次のように述べた。「私の考えではあれは適切ではありませんでした。相手側に密かに金を払ってパンチを控えさせるなどということは、すべきでないと思います。スポーツで言えば八百長試合です。（中略）国民には、裁判が公正な競技であることを期待する権利があります。一方が相手側を抱き込んで、世論に影響を与えるために打つ芝居であってはならないのです。あの裁判でそういうことがなされた目的は、ほかの原告の闘志を失わせ、係争中の訴訟事件を本来より低い額で和解にもちこめるようにすることでした。あの裁判の双方の当事者は自分が望んでいたものを得ました。しかし私の考えでは、もっと重要なことは、司法システムがある意味で少々汚されたのではないかという問題です。私はそうだったと思います[37]」

その間の出来事

私は一九九四年に新しい学術誌『CNSドラッグズ』に「フルオキセチンと自殺についての論争[38]」という評論を書かないかと打診されたとき、米国での法律的な展開を知らないでいた。私はリリー社にいる知り合いの何人かにその評論の下書きを送り、戻ってきたコメントに目を通してから、評論を編集者に送った。それは無邪気な評論だった。皮肉な口調ではあるが、「数千人の患者からとられたこれらのデータとフルオキセチンが自殺念慮を減らすという証拠が、いかなる科学的はかりにかけても、数例の症例報告といううさんくさい証拠よりも重いこと」は言うまでもないとすら書いたのだ。あとで私にとって高くつくことになるこの皮肉な調子にもかかわらず、この記事はプロザックが自殺を引き起こすと主張する側の人々にはきつく響いた。しかし、私は、プロザックの問題は適切な警告によって対処できるはずだと考えていたのだ。

私のところにリリー社のジョアンナ・ナキエルニーからの公式の手紙が転送されてきた[39]。返事をしたものだろうか？　私はこの手紙が単純に彼女からのものだとは思わなかった。しかし、自分の評論がどのようなレベルの医学的ならびに法律的な精査を受けたのか、この返事を書くのにどのくらいの労力が注がれたのかははかりかねた。のちに明らかになったのは、私の記事が太平洋を渡ったことと、それに反応した手紙にはリリー社の医学部門の非常に高いレベルの意向がはいっていることだった。いずれかの時点で標準的な対応を指示する文書が書かれたに違いない。というのは数年後、ロンドン大学精神医学研究所のアリスン・ボンドがSSRIの引き起こす問題について評論を書いたとき、その記事に対してチャールズ・ビーズリーがほとんど即時に文書を送ってきたからだ。そして彼の文書の内容はナキエルニーのそれとほとんど同じだった。(40)

リリー社からの書簡はいずれも、プロザックがアカシジアを引き起こす証拠がないこと、アカシジアが自殺につながる証拠がないこと、プロザックが自殺を引き起こす証拠がないことを主張していた。ボンドの記事に対しても私の記事に対しても、リリー社は少数の症例の逸話風の報告と自社のメタ解析による科学的証拠の重みを比較していた。ビーズリーはファーヴァとローゼンバウムの一九九一年の研究ならびに一九九六年の研究(これについてはあとでふれる)に言及した。アリスン・ボンドはリリー社からの反応の大きさに驚いていた。(41) プロザックと自殺についての論争にふたたび火をつけるつもりでその評論を書いたのではなかったからだ。

一九九四年の末、私は当時進めていた精神薬理学史研究の一環として、米国神経精神薬理学会の会合で病の癒えたジョナサン・コールにインタビューした。コールは長らく精神薬理学分野の重鎮であり、向精神薬の初期の研究を取り仕切った人物である。(42) このインタビューは一九五〇年代、六〇年代のこの分野の発展に関するもので、プロザックに関するものではなかったが、私はあえて、タイチャー論文の共同執筆者となったことを悔いているかどうか尋ねた。コールは私がプロザックの問題にかかわっていることを知らなかった。彼は自分の役割を悔いてはいないと答え、プロザックはいまも深刻な副作用を引き起こしている、(43) 自分はどこでも喜んでそう証言する、と語った。

プロザックには警告文をつけるべきだと思いますか、と尋ねた。ほとんどの臨床医は、リスクを最小限にするための適切な注意をするよう、患者に警告していると、コールは考えていた。そのため、警告文が必要だという考えには心を惹かれないようだった。

私は納得できなかった。ボストンの医者ならプロザックの欠点を知っているかもしれないが、ほかのところではどうだろうか？　この会合の二日前にウェズベッカー事件の評決が出ていたのだが、コールも私も知らなかった。

ウェズベッカー裁判が始まる二週間前——プロザックと自殺についての私の評論が載った数か月後、私はリリー社のジョアンナ・ナキエルニーとゴードン・クーツならびに米国から派遣されて欧州の問題に対処している同社の弁護士、ティム・キャサディーとの会合に招かれた。メディコリーガルな〔医学的・法学的な〕問題について助言してほしいというのが招待の理由だった。『CNSドラッグズ』の評論のことでごたごたしたばかりだったが、私はリリー社に対して何ら敵意をもっていなかった。副作用は適切な警告文があれば対処できる問題だと考えていた。この会社がその程度の問題に命をかけて闘っているとは思いもよらなかった。

私たちは九月十二日、ロンドンで会合をもった。リリー社側は問題になりそうな臨床例の概略を説明した。そのどれをとってもプロザックが原因だとは思えなかった。もしリリー社がそういうことで訴えられるとすれば、私はリリー社を支持するだろう。彼らが聞きたがったので、私は意見を述べた。アカシジアを、たとえばブラックコーヒーを一杯多く飲みすぎたときに誰もが経験するような気の立った状態と比較してみたらどうだろう。私自身だって、ブラックコーヒーを一杯多く飲みすぎたときに、子どもをどなってしまって後悔することがある。だが、ブラックコーヒーを飲みすぎたということを理由に、刑事犯罪の容疑を免れることはできない。そんな理由で陪審が見逃してくれるとは思えない、と。

リリー社の人々はピーター・ブレッギンをどう思うか聞きたがった。私は精神科医としてはまあ標準的な意見を述べた。一九九一年にブレッギンの『有毒な精神医学』が出たとき、私は『英国精神薬理学会会報』にこの本の論評を載せるべくとりはからった。最も簡単明瞭な書評——デイヴィッド・キングの「読むには有毒すぎる」——は掲載するわけにいかなかった(44)。結局、いちばん好意的な書評を書いたのはリリー社のデビー・ハリソンだった。

ジック論文

一九九五年の大きな出来事は、年頭に『英国医学雑誌』で発表されたある論文だった（ウェズベッカー裁判の最中に印刷されていたことになる）。それはハーシェル・ジックらによる疫学的研究だった(45)。統計の数字の中に、言葉の選択の中に、そして行間にドラマがあった。ボストンに活動拠点をもつジックらは英国のプライマリケア医のコンピュータ・データベースを研究した。彼らはプロザックを含むさまざまな抗うつ薬を処方された一七万二〇〇〇人以上の患者の情報を集めることができた。プロザック服用者の自殺率はほかのどの抗うつ薬と比べても有意に高かった——ドチエピンの二・一倍だった。ドチエピンは過量服用すると命にかかわる従来薬の典型として、SSRIのメーカーによって激しく批判されていた薬である。同時に一九九五年の時点で英国で最もよく売れていた抗うつ薬でもあった。

ドチエピンは飛びぬけてよく処方される抗うつ薬だったので、ドチエピンの服用と関係づけられる自殺の統計は、プロザックやほかの抗うつ薬の数値の比較の対照として用いられた。ドチエピンの自殺率は抗うつ薬の中でまんなかへんだった。ミアンセリン、トラゾドン、フルペンチキソール、プロザックなど過量服用しても安全だと考えられている抗うつ薬——これらはすべて、ドチエピンの患者より自殺傾向の強い患者に投与されていたかもしれない——と比べると、ドチエピンはずっと危険が少ないように思われた(46)。プロザックなど、ほかの薬の数値が高いのは、ドチエピンよりもリスクの高い患者に投与されているからだろうか？　このバイアスを調整する努力がおこなわれた結果、ミアンセリン、フルペンチキソール、トラゾドンの数値は低くなった。このことはこれらの薬が実際に、リスクの高い患者に投与されていることを示唆している。しかし、プロザックの数値は高いままだった。

ドチエピンよりも安全順位のよい薬もたくさんあった。一つはロフェプラミンだった。ロフェプラミンは過量服用しても安全な従来薬で、ノルアドレナリン再取り込み阻害薬だった。ジック論文のロフェプラミンの数値は、スウェーデンでの大規模研究での数値とほぼ一致した。[47] このスウェーデンの研究でも、ロフェプラミンが最も安全な抗うつ薬だとされていた。これは奇妙なことだった。というのは一九八〇年代の考え方からすると、ノルアドレナリン再取り込み阻害薬であるからには、ロフェプラミンは賦活薬であるはずで、むしろ自殺をふやすと思われたからだ。

一九八〇年代のうつ病と自殺に対する考え方の主流は、SSRIの合成につながったキールホルツの洞察だった。[48] キールホルツの考えは、彼が一九五七年におこなったイミプラミンの臨床試験で二件の自殺があったことに端を発していた。イミプラミン以前には、うつ病になりかかっているとき、治りかかっているときに最も自殺のリスクが高いというのが伝統的な知恵であった。このことからキールホルツは、抗うつ薬を用いると、うつ病からの回復の機会とまたうつ病になる機会がふえるせいで自殺のリスクが高まるのではないかと考えた。

その後、キールホルツはMAO阻害薬のような賦活性の抗うつ薬はほかの抗うつ薬よりリスクが高いかもしれないと考えるようになった。一九六〇年代に最もよく売れていた抗うつ薬はフェネルジン〔MAO阻害薬〕だが、詩人のシルヴィア・プラスが自殺したのは、この薬の服用を始めて一週間後のことだった。[49] プロザック以前の精神薬理学界には賦活性の抗うつ薬はリスクが高いという考えがいきわたっていた。

ジックらは新しい薬を処方された最初のひと月に自殺する率を調べた。プロザックの数値はいっそう高くなった。この結果はプロザックは服用を始めてからの数週間の間に焦燥を引き起こすことによって自殺につながっていくというタイチャーの描いた像にぴったり合っていた。

だが、まだ何もはっきりしたことは言えない。高齢者は自殺しやすいことが知られている。男は女より自殺しやすい。過去に自殺未遂がある場合は自殺しやすい。ジック論文にこれらのすべての要因について調整を施した場合も、プロザック服用者の自殺率はドチエピンの二・一倍である。自殺率がこのように二倍になるにしても、それはもはや統計的に有意ではない。ゆえにプロザックが自殺を引き起こすことを、ジック論文が疑問の余地なく完璧に証明したとは誰にも言えない。しかし、プロザックが自殺を誘発する可能性について、引き続いての研究の必要性を示すに十分なだけの強力なサインを発していることは間違いない。おそらくジック論文の最も興味深い側面は、容易に追試ができるのに、おこなわれていないということだろう。

自家栽培のアカシジア

一九九〇年代中ごろの私の研究の主要部分は、さまざまな向精神薬の作用を調べ、記憶や注意に対する影響が薬によって異なるかどうか確かめることだった。ヴァリウムのようなトランキライザーはプロザックのような抗うつ薬とはまったく異なる経験をもたらす。目隠しをしてこの二つのいずれか、あるいはプラセボを飲んだ場合も、自分が何を飲んだかわからない人はいないぐらいだ。ところが、驚いたことに、コンピュータでやる認知テストで、その人が何を飲んだか察知するのは不可能なようだ。プラセボでないのかどうかさえわからない。これらの発見の解釈としては、異なる薬が脳内では同じように作用するのか、私たちの心理テストが役に立たないのか、どちらかということになる。異なる薬を区別することのできるテストを見つけることが課題であるのは明らかだった。(50)

一九九三年、負のプライミング*を立証するテストについての世界的な権威であるスティーヴ・ティッパーがウェールズに移ってきた。ティッパーのテストなら、薬による違いが検知できると信ずるに足る根拠があった。彼のテストはこの種の研究で用いられてきた多くのテストよりも精妙だったからだ。私たちは精神医学ユニットの医療・看護スタッフ、臨床心理士、心理学の学生などから六〇人の協力者を募った。彼らは抗精神病薬のドロペリドール五ミリグラムか、ベンゾジアゼピン系トランキライザーのロラゼパム一ミリグラム、あるいはプラセボのいずれかを、無作為単純盲検で一度だけ与えられた。これらの薬は第一に、液体で出ていて、オレンジジュースに混ぜてもわからないという理由で選ばれた。服用量は一部の人には効果が出ないのではないかと心配されるほど少なかった。

私のオフィスに被験者が次々にはいってきて、オレンジジュースを飲み、コンピュータの前に座って、退屈極まりない数種のテストに取り組んだ。そしてそれから三時間待ってもう一度テストに取り組んだ。最終的な分析の結果、負のプライミングのテストは確かに、薬による違いを示した。しかしその結果は論文に書かれることなく、引き出しの中に眠ることになる。目の前にやらなければならないことがいつもあって、そちらを優先したからだ。(51) さて、ドロペリドールを飲んだ被験者は困難を感じていた。(52)

私はわくわくしながら、観察した。彼らは朝、ドロペリドール入りのジュースを飲んだときには正常で健康そうだったが、薬の摂取後、一時間やそこらで、顔色が悪くなり、どことなくしなびた感じがしてきた。鼻水をすすって、流感にかかったばかりのように見える人もいた。ほとんどの場合、落ち着きがなくなった。見るからに落ち着きなく脚を動かすアカシジアとは違い、動き回りたくてたまらないが、自分でも理由が説明できないといったたぐいの落ち着きのなさだ。脚をせわしなく動かすたぐいの落ち着きのなさでは、本人がそれに当惑していない場合もあるが、それとは違って、ドロペリドールを服用した人たちは居心地の悪さを感じていた。テストとテストの間の三時間、彼らはユニットの中を歩きまわったり、自分の車との間を行ったり来たりしていた。「頭をすっきりさせたいので」と散歩に出る人もいた。しかし私が「気分はどうですか」と尋ねると、誰もが「なんともありません」と答えた。

私たちはのちに、ドロペリドールを飲んだ人たちに何が起こったのか、もっとよく知るために、彼らの中からフォーカスグループ〔調査される人どうしのコミュニケーションを利用してデータを得る、一種の集団面接のためのグループ〕を組織して、集まってもらった。彼らはみな、私に「なんともありません」と答えていた最中でさえ、不快感を味わっていた。落ち着きがなく心がかき乱される感じがしていた。彼らは初めて経験したその感じをうまく言葉にすることができなかった。それはそれまで経験したどんな感じとも似ていなかった。恥をかきたくなかったので何も言わなかった人もいた。もしかして自分の飲んだのがプラセボだったら、具合が悪いといえば暗示にかかりやすいタイプだという証明になってしまうと心配したのだった。ひどい気分になったが、それが薬のせいだとは思えなかった人もいた。彼らは人生の最悪の場面のいくつかを思い出しはじめた。過去の不幸なときのきわめて個人的な思い出が押し寄せてくるように感じた。過去にその不幸が自分の責任だと感じたとすれば、いまの気分も自分の責任のように思われた。リチャード・ベントールに起こったのはまさにそういうことだった。リチャードは、人が自分に起こった出来事を状況のせいではなく自分のせいだと思うのはなぜかについての世界的な権威のひとりである。しかし彼は、科学的なレベルで知っていることを自分自身に適用することができないようだった。彼の心が彼の頭脳を圧倒していた。一時間もしないうちに彼は泣き出した。(53)

大学の同僚のフィル・トーマスはいらいらしてけんか腰になった。顧問精神科医のグウェン・ジョーンズ・エドワーズは落ち着きを失い、動揺を見せた。顔色も姿勢も変わり、「統合失調症患者」のように見えた。彼

＊　「負のプライミング」は認知心理学的な用語。先行する認知テストで妨害刺激として提示された刺激が、後続のテストでは注意を向けるべき刺激として提示されたときに、刺激への反応が抑制される（刺激への反応時間がコントロールと比べて遅延する）現象のこと。

女はある瞬間には、何をするにもたいへんな努力がいるように感じ、次の瞬間には気持ちがそわそわと波立ってきた。なんとか何かをやれそうな気がしていても、たちまち、身動き一つできなくなる。それがひっきりなしにくり返された。たった一回、薬を飲んでから一週間経っても、まだ変な感じがしていた。その一週間に、彼女は何度か自殺したい気分になった。

グウェンはのちに、BBCのラジオ番組「オール・イン・ザ・マインド」で自分の経験について語り、患者向けの雑誌の記事でも、非常に生々しく描写した。(54) 彼女はこの記事のもともとの原稿を専門誌の『ヒト精神薬理学』に送ったのだが、この話題が神経症的だとみなされて、受けつけてもらえなかった。一回だけの服用からこんなに長い時間がたって反応が残っているなどありえないというのである。しかし、私は化学病理学の教授で、精神薬理学の先駆者のひとりであるマートン・サンドラーと手紙のやりとりをしていたことがあるが、サンドラーは一九五〇年代後半、たった一回、レセルピンを飲んだだけで四週間も副作用に苦しんだそうだ。レセルピンの一回の服用で、彼は偏執的になり、攻撃的になった。(55) グウェンの反応は異例のものではない。興味深いのは、このように長く続く反応が、向精神薬をたった一度用いただけで起こりうることを、精神薬理学分野が忘れ去ってしまっていたことである。

この実験はプロザックの危険性に対する私の姿勢を変えた。そう思って文献を見渡せば、抗精神病薬を飲んだあと不快な気分になったり、自殺したくなったりした精神科医の報告がたくさんあった。(56) 薬物に引き起こされた焦燥や動揺を、コーヒーを一杯多く飲みすぎた結果にたとえるのは適切でないと思われた。健康なボランティアに被験者として協力してもらっているほかの研究者たちは、薬を服用した同僚にこのような変化を認めても、ボランティアによる研究が成り立たなくなることを恐れて、大きな声では言わなかった。(57) 一九五〇年代から一九七〇年代にかけての抗うつ薬開発においては、臨床医や製薬会社に協力する研究者が自分自身、薬を試してみるのはよくあることだった。彼らは薬物が引き起こすアカシジアや不快気分についてよく知っていたし、それがどんなにひどいことになりうるかも身をもって知っていた。一九七〇年代には倫理的な思潮が変化して、囚人、知的障害者など、自由意志で同意したり、断ったりすることができないかもしれない弱い立場の人たちを対象に科学的実験をするのが困難になった。学生や製薬会社従業員も、薬を飲むのを断ることができないと感じているかもしれないということで、弱い立場の人であると考えられた(58)。これらの変化の結果、一九九〇年代になると、製薬会社の人々が自分たちの薬について、身をもって知っていることはずっと少なくなった。

しかし、向精神薬が患者の自殺傾向や殺人傾向をもたらすことについては確固たる文献がある。そういうことが起こりうることは誰も否定できない。それどころか、リリー社その他の製薬会社が一九九七年以降、新しい非定型抗精神病薬を売るようになるのは、従来の抗精神病薬と比べてアカシジアを起こすことが少なく、したがって自殺傾向をもたらすことも少ないという理由による。プロザックが不快気分や焦燥を引き起こすことが、最初から認識されていたことを考えると、リリー社にせよ、誰にせよそれがこの薬が自殺や殺人にもつながりかねないということをいかにして否定できるのか、理解しがたい。

深みにはまる前夜

一九九〇年代半ば、英国のマスコミは子どもに対するリタリンの投与がふえていることに注目し始めた。英国精神薬理学会の事務局長だった最後の年、私はどのような場合、子どもに向精神薬を処方することが適正であるか基準をうちたてるための合意会議をもつという考えを具体化した。この会議は一九九七年一月にもたれ、米国、英国、カナダ、ヨーロッパ大陸の小児精神医学者や、ポール・リーバー、バーバラ・ファン・ズウィーテンなど北米とヨーロッパの監督官庁の人々が参加した。リタリンの臨床試験ですべての場合に有効性が示されたのとは対照的に、それまでに発表されたさまざまな抗うつ薬の子どもについての臨床試験には、有効性を証明するものがないようだった。

その会議で興味深く思われたのは、北米の精神科医は子どもに、抗うつ薬を含む向精神薬を大量に処方してもなんとも思っていないのに対して、英国の小児科医の大多数は、リタリンも抗うつ薬もまったく使わないか、使うとしてもごくまれであると誇らしげだったことだ。臨床試験の証拠の問題ではなさそうだった。証拠に従うというなら、どちらの国でもリタリンは用いるが、抗うつ薬は用いないということになるはずだからだ。これは文化の問題だった。

会議を組織した者として、私はリタリンやプロザックの擁護者にも、同じく出席していた子どもの薬物療法に反対する心理学者にも通用する話の道筋を考え出さねばならなかった。誰にでも受け入れられる答えは、子どもの利益を最優先することと、薬物治療であれ、精神療法であれ、おこなわれている治療を監視するということだった。偏見なくすべての選択肢を頭において、子どもがあるアプローチに反応しなかったら、その症例を真剣に検討して、薬物療法から精神療法へ、あるいは精神療法から薬物療法へとスイッチを切り替えることができるようにしなくてはならない(59)。

この会議に前後して、私は前年出版されたジョン・コーンウェルの『悪魔のカプセル』をようやく読んだ。ウェズベッカー訴訟事件について深くふみこんで書いた力作だった。しかし、このときからさらに数年後、私はコーンウェルが見逃していたドラマを知ることになる。

たとえば、一九九四年にウェズベッカー裁判が始まる少し前、リリー社の新社長の夫人、マリリン・トバイアスが自殺した。彼女はそのしばらく前からプロザックを飲んでいた。また、裁判のあと、重役の椅子を狙っていたはずのリリー社の人気者リー・トンプソン――ほかの誰にもましてプロザックを護るのに貢献した人物――が姿を消した。ハルシオンをめぐる物語からもうかがえるように、社員の誰かが足手まといになると、企業は迷わず切り捨てる[60]。

その本の中でコーンウェルは、なぜウェズベッカーがプロザックの訴訟事件の最初に法廷に持ち出されることになったのかという問いに答えていない。この最も難しい事件で大企業と組み打ち、非常にいい勝負をしたポール・スミスは、その前の一九九三年九月に、ビッフル訴訟事件を示談で解決していた。ところがビッフル事件が解決済みというのは、ウェズベッカー事件の陪審審理が終わるまで――一年と四か月もの間、伏せられていた。ビッフル事件の和解が伏せられていたために、その間、ほかの弁護士はほかの明白な訴訟事件を陪審審理にもちこむことができなかった。ウェズベッカー事件が法廷にもちこまれた最初の事件――そして、ほぼ唯一の事件――で事実上最後の事件になったのは、なりゆきなのだろうか？　それとも仕組まれたことだったのだろうか？

ウェズベッカー事件でスミスが集めた証言録取書は、一九八〇年代と九〇年代の製薬産業の仕組みを知ろうとする歴史家や社会学者の目にはすばらしいものに思われる。だが、弁護士にとっては必ずしもそうではないだろう。スミスは多くの新事実を引き出したにもかかわらず、起こったことを正当化することをリリーに許した。そのために、ほかの弁護士たちがこの問題に取り組む力がひどく損なわれた。多くの弁護士は真っ向から戦いたかったはずだ。ナンシー・ゼトラーがそうだったように。結局、ウェズベッカー事件の和解の条件のせいで、スミスは勝つか負けるかどちらかでなければならなかったのだ。八対四の評決で無効審理になったりしたら、何も得られなかっただろう。そういう背景と、原告側の要約でのスミスの弁舌がふるわなかったという中立の立場の人のコメントを考え合わせると、その理由をぜひとも知りたい気持ちにさせられる[61]。

ウェズベッカー裁判のすぐあと、スミスはカナック・マーガトロイド・ボーム＆ヘッドランド法律事務所の受け持っていた十五件のうちの十四件など、一連の未解決訴訟の和解を仲介した。これらの取引によってスミスは裕福になったが、のちに同僚に訴えられた。

ナンシー・ゼトラーは「コーキー（元気な）」・バーマンについての未解決訴訟を抱えていた。彼女はおそらく、ウェズベッカー裁判後、訴訟を構築して司法省までもっていく術を知っている唯一の人だった。しかし何も起こらなかった。ウェズベッカー裁判のあと、彼女は燃え尽きてしまい、彼女の訴訟事件は未解決のままだった。この訴訟事件が裁判になるか、和解に持ち込まれるかしないかぎり、彼女は司法省に対していかなる行動もとれない。不利な決定が出て、顧客の名誉を損なうといけないからである。二〇〇二年十月現在、バーマン訴訟は未解決である。

私が以上に述べた事実を知るのは先の話である。ジック論文が発表されたものの、一九九五年にはプロザック攻撃の火の手は鎮まり、おきが残っているだけだった。一九九六年四月、私はリリー社の招待で、ニューヨークで催された米国精神医学会の会合に出席した。それ以前に、英国である殺人事件について、プロザックがかかわっているのではないかと考える側から意見を求められたことがあったが、私は薬が犯人だと断定する理由はないと言った。ほかにもいくつかの事件が私のところにもちこまれたが、プロザックが原因だと思われるものはなかった。ある事件について力になれないと言ったあとで、担当の弁護士のグレアム・ロスが私に接触してきた。一九九四年にあなたが発表したフルオキセチンと自殺についての論文のいちばん下に、あなたはリリー社のコンサルタントだと書いてありますね、あれを見ていたら、あなたにこの事件について尋ねたりはしなかったのだが、と彼は苦々しげに言った。明らかに、彼は私が原告側について偏見をもっていると言いたかったのだ。しかし、その後、ある弁護士グループが、私とリリー社との関係をよく知っているにもかかわらず、ある訴訟事件について資料を送ってきた。その事件は、それまでに聞いたどんな事件とも大きく異なっていた。

第三章　初めての証言録取

一九九七年五月、カリフォルニアのボーム・ヘッドランド・アリスタイ・ギルフォード&ダウニー法律事務所から、プロザック服用中に妻を殺して自殺した男の事件の概略を描いた手紙が届いた。米国の法律事務所が私に接触してきたことに驚いたが、最初は食指が動かなかった。しかし二週間後にサンディエゴで催される米国精神医学会（APA）の会合に出ることになっていて、そこはボームらのオフィスから五〇マイルしか離れていないので、私は彼らに返事をした。

APAは急激に拡張し、国際的なステータスを獲得しつつあった。一九九六年の世界精神医学会の参加者が六〇〇〇ないし一万人であったのに対して、一九九七年のAPAの会合の参加者は一万六〇〇〇人以上だった。そのかなりの部分は製薬会社の費用で来る外国人研究者で、私も抗精神病薬セロクエルを売り出そうとしていたゼネカ社の招待で参加することになっていた。

私には隠された動機があった。抗うつ薬の歴史を調べているうちに、私は一般に信じられている歴史が間違っていることを知った。最初の抗うつ薬を発見したのは、マックス・ルーリーというシンシナティの無名の人で、それは一九五三年のことである。一九九六年、私はシンシナティ全域のルーリーという人に片端からあたって、ついにマックスにたどりついた。彼は自分の四五年前の記憶を誰も信用しないだろうと言い、私の訪問を断った。だが、一年後に再度連絡すると、会ってもいいと言ってくれた。(1)

私は弁護士たちに、自分はサンディエゴを経由してシンシナティに行くので、見ておくべき資料があれば受けとって、シンシナティ行きの飛行機に乗り込み、その翌日にサンディエゴに戻って彼らに会うと伝えた。それまで私が見た訴訟事件の資料といえば、せいぜい数インチの厚さだったからだ。しかし、五月二四日の夜、ヒルトン・ベイ・ホテルで私を待っていたのは、コピー機のサイズの箱、二箱だった。一つ目の箱には「写真」というラベルを貼った黒い紙包みがあった。私は急いで箱に戻した。ほかにはウィリアム・フォーサイスとジューン・フォーサイスがそれぞれつけていた日記。親戚、友人、医療関係者など何百人もの人の証言録取書。そしてリリー社側の専門家たちが、プロザックが両人の死にかかわりがないとする根拠を述べたもの。シンシナティに持っていくには多すぎるので、私は医学的な証言録取書だけを選んだ。

弁護士たちに会う前に私は次のようなことを学んだ。ウィリアム・フォーサイスは六〇代の男性で、ストレスにさらされていた。数年前から妻との関係が微妙だった。彼はプロザックを服用しはじめて十日後に、妻を殺して自殺した。関係者の誰もが衝撃を受けた。彼を治療していた医師たちも衝撃を受け、外部からの侵入者がやったに違いないと言った者もいたぐらいだった。侵入者の可能性は警察の捜査で除外された。もうひとりの医師も、無理心中の可能性などとても考えられないと言った。

法律事務所のパートナー弁護士、ウィリアム・ダウニーは、弁護士補助職員のシンディ・ホールならびにアンディ・ヴィッカリーという男性をともなって現れた。ダウニーが話の口火を切った。彼はかなりはっきりとした言い方で、証拠はプロザックが犯人であることを強く示していると言った。しかし、私が目を通したかぎりでは、それほど明白だとは思えなかった。

シンディ・ホールはにこりともしなかった。彼女はどの種類の情報がどの証言録取書にあるかという技術的な問題を手際よくさばいた。ヴィッカリーは単におつきあいでそこにいて退屈しているように見えた。訴訟事件が法廷に持ち出された場合は、彼が公判弁護士を務めるのだという。

話はあちこちにいった。もし私がリリー社だったらアカシジアを、コーヒーで興奮した状態と同じようなものだと言い、陪審にコーヒーを飲みすぎたからという理由で殺人者を許すのかどうか考えてほしいと呼びかけるだろう、と私は彼らに言った。私はコンサルタントとしてリリー社にかかわっていることを説明したが、彼らは気にしないようだった。彼らは自分たちが私に望むのは、フォーサイス事件においてプロザックが原因要素であったということを合理的な医学的確信をもって言えるかどうか判断することだと言明した。

合理的な医学的確信というのは、はじめて耳にする言葉だった。現在の私なら、ある訴訟について合理的な医学的な確信がもてるかどうか即座に判断できるし、それについて哲学的苦悩に苛まれたりしない。だが、このとき、サンディエゴの陽光の下で、私はこの言葉が何を意味するのかさっぱりわからないでいた。

弁護士たちにとって、合理的な医学的確信というのはプロザックがフォーサイス夫妻の死に関与したことが五一パーセント確実だということを意味した。私がその午後のうちに五一パーセントに到達するのが不可能だということがはっきりすると、会話は尻すぼみになった。ダウニーは、帰りの飛行機で夫妻の子どもたちの証言録取書を読んでくれないかと言った。

ダウニーは小切手帳を取り出し、私を確保した。私はこの訴訟事件にかかわる気があるという意思表示をしたつもりはなかったのだが。彼らは十日後に提訴しなくてはならないと言った。私はそんなに早く心が決められるとは思わなかった。私はすでに、夫妻の娘のスーザン・フォーサイスがプロザック被害者遺族の会の一つで活動していることや、息子のビリー・ジュニアがインディアナポリスのリリーの工場へ行き、リリーの従業員に対して、あなた方の会社は人を殺す薬をつくりだして売っていると訴えかけるビラを駐車場の車に置いて回ったことを聞いた。リリー社はビリー・ジュニアを不法侵入で告発し、プロザック被害者遺族の会はすべてピーター・ブレッギンかサイエントロジー教会のいずれかと関係があると言ったそうだ。この事件はリリー社が和解に持ち込みたいと思っていない事件だった。以上の事柄のどの側面をとっても、私にはフォーサイス家の人たちに同情する気持ちはわいてこなかった。

私はウィリアム・フォーサイスについて気持ちを決めなくてはならないだけではなかった。この状況で自分が何をしているのかを理解しなくてはならなかった。ＡＰＡの会合にはよい相談相手になってくれそうな人がたくさんいた。たとえば、その半年前に米国神経精神薬理学会（ＡＣＮＰ）の会合で知り合ったトニー・ロスチャイルドがそうだ。ロスチャイルドはプロザックについての興味深い論文の執筆者のひとりだった。私は『精神薬理学者たち』(2)〔仮訳題〕というタイトルで、この分野のおもだった人々にインタビューした本を出したばかりだったが、ロスチャイルドはこの本を読んでくれていた。ＡＣＮＰの会合で彼は私に自己紹介をし、その本はとてもおもしろかったと言ってくれた。

相談をもちかけるとロスチャイルドは驚いた顔をしたが、それはまたプロザックの訴訟かという意味で、弁護士たちが彼でなく私に接触したことに驚いたわけではなかった。三人の弁護士たちが私に接触してきたとき、私に声をかけた理由を尋ねると、彼らはこの事件の様相が、私が描き出したアラン・Ｌのそれに似ているからだと答えた。それにしてもどうしてトニー・ロスチャイルドに頼まなかったのかと不思議に思ったが、彼らが言うには、ロスチャイルドに手紙を書いたが返事がなかったそうだ。ロスチャイルドは彼らが私を選んだことに驚きを示さなかった。いろいろあったもんでね、と彼は言った。(3)

どうしたらいいのか？　私は製薬業界にいる二人の研究者とも話をし、問題を説明したが、話題はプロザックがこの種の殺戮を誘発するかどうかについて彼らがどう考えているかではなく、私がこの訴訟とかかわり合いになった場合に、製薬業界の私の知人がどう反応するかだった。ほかの製薬会社も自分たちのうちの一社に加えられた攻撃を、製薬業界全体への攻撃ととるだろうか？

この二人は、もしもその事件が臨床的立場から見て明白であるならば、やるべきだと思っているようだった。だが、同時にその種のことは年配の男がキャリアの最後に――つまりもう痛手の受けようがないときに――やることだとほのめかしもした。企業が人に痛手を与えるってどうやってやるんだろう、と訊いてみたが、彼らは知らないらしかった。

帰路、私はフォーサイス夫妻の子どもたち、スーザンとビリーの証言録取書を読んだ。予想に反して彼らの証言には説得力があった。そこには尊敬に値する両親とその比較的安定した結婚生活、そして悲劇に直面した子どもたちの当惑が描きだされていた。

ウィリアム・フォーサイスの物語(4)

ウィリアム（ビル）・フォーサイスは一九二九年にミシガン州に生まれ、子どものときに母とともにロサンジェルスに移った。一九五五年、イリノイ州南部のスコット空軍基地で彼はジューンに出会った。ジューンは当時、英米文学専攻の大学一年生だった。六週間後、ふたりは基地内で結婚し、西ドイツに配属され、二年間滞在した。

ふたりは一九五七年に帰国したのち、ロサンジェルスに移り、レンタカー会社を始めた。スーザンとビリー・ジュニアのふたりの子どもに恵まれた。一九八六年ごろまでにはウィリアム・フォーサイスは金持ちになっていて、アパートメントコンプレックスに投資していた。ロサンジェルス空港にレンタカー会社の敷地を買収したいと打診され、彼はその土地を売って引退した。

ビリー・ジュニアは一九八一年にハワイのマウイ島に移住した。ビリー・ジュニアのところに子どもができると、おじいちゃん、おばあちゃんになったフォーサイス夫妻は頻繁にマウイを訪れた。一九八九年と一九九〇年にかけて、カナパリの丘の斜面に家を建て、一九九〇年にマウイに常住するようになった。これはジューンの夢の実現だった。ビリー・ジュニアはマウイで魅力的な生活を送っていた。彼は自分の船に客を乗せて、深海フィッシングをさせたり、沖合いでクジラを見せたりした。父のウィリアムも船に乗るのが好きだった。ウィリアムとジューンの関係は良好だったと、友人や子どもたちは語っている。暴力や危険のきざしは何もなかった。

ウィリアムは周囲が予想したほど、息子のビジネスにかかわらなかったが、ジューンは教会活動に身を入れ、新しい友だちをつくり、自信をもって行動するようになった。夫の引退が新しい生活の機会を与えたのだった。それまでは夫の仕事を補佐してきただけだったが、いまでは自由に自分のやりたいことができた。夫婦で過ごす時間がふえたので、ジューンは夫との関係を深めようと、一緒にカウンセリングを受けることを望んだ。ジューンは夫が自分と同じくらい熱心に教会活動をしてくれればいいのに、と願っていた。だが彼はそうしなかった。しかし、ヨーロッパの同じような夫婦と比べれば、ふたりとも教会指向が強かったといえる。私は最初のうちは、ジューンからのプレッシャーがウィリアムを圧迫し、いらだたせたというリリー社側の弁護士の主張を受け入れていたが、資料を読み進むにつれ、しだいにその解釈には納得がいかなくなってきた。

リリー社側がスーザンとビリー・ジュニアにした尋問から判断すると、リリー社の狙いは、ウィリアム・フォーサイスを、長い間、神経の不調に苦しみ、引退を心の底から受け入れることができず、妻と息子に圧迫されていた男として描き出すことだったようだ。ある時点では、息子と妻が彼から財産をとりあげようと共謀していたという憶測さえ流れた。一九九二年から九三年にかけてウィリアム・フォーサイスが問題を抱えていたことはたしかだが、私の読んだかぎりでは、彼は圧迫されている人というよりは自由気ままな人という感じがした。彼と妻の間に何らかの悪感情があった証拠はない。彼は機嫌よく礼拝に行っていたようだし、教会活動にかかわってもいた。

一九九二年、ウィリアムは何度か不安にかられ、妻や息子やほかの人たちに愚痴をもらした。その年は二回、ハワイを離れて南カリフォルニアに戻った。彼はそこに、まだビジネス上の利害関係をもっていた。いったんは結婚生活に終止符を打つことさえ考えたかもしれない。しかし暴力沙汰はいっさいなかったし、彼が留守にしていたのも数週間にすぎない。

そういう旅行で南カリフォルニアに滞在していたとき、ウィリアムは結婚生活カウンセラー、トム・ブラディーを見つけ、ジューンを呼び寄せ、夫婦一緒に数回のカウンセリングを受けるように取り決めた。効果が期待できるように思えたのだろう。夫妻に対するブラディーの評価は興味深い。結婚生活の軋轢を見慣れているブラディーは、フォーサイス夫妻の関係が深刻な困難に陥っているとは考えなかった。ふたりには違いがあり、調整は必要だが、ふたりの絆は長く続いてきたし、これからも続いていくだろうと思われた。

カリフォルニアでブラディーとの最初のセッションのためにジューンがやってくるのを待っていた時期に、ウィリアム・フォーサイスはいらいらしたようすでプライマリケア医の診察を受けている。医師はトランキライザーのザナックスを処方した。(5) 彼の気分はよくならなかった。ハワイに戻ってから、フォーサイスは開業精神科医のリグズ・ロバーツを訪問した。ロバーツ医師はウィリアム・フォーサイスが抑うつ状態にあると診断を下した。重いうつ病ではなく、自殺傾向もなく、入院も必要ないと彼は考えた。ロバーツ医師はザナックスの服用を続けさせ、ノルトリプチリン——一九六〇年代からあるリリー社のノルアドレナリン再取り込み阻害薬——を追加した。

その三〇年ほど前、ウィリアムは酒を飲みすぎる時期があった。彼は酒をやめ、断酒会（AA）に参加し、それからの三〇年間アルコール類にはいっさい手をふれなかったようだ。彼は薬を飲むのが好きでなかったが、医師の指示には従うタイプだったので、リグズ・ロバーツの診断に続く数週間、処方されたとおりに薬を飲みつづけたと思われる。薬は違いをもたらしただろうが、残された記録からはそれがどの程度の違いであったかはわからない。ウィリアムの状態は良好ではなかったが、この時点での問題がジューンとの関係不良によるのか、それとも、処方されていた薬が症状を軽くするよりもむしろ重くしていたことによるのかはわからなかった。ロバーツ医師は薬を変え、うつ病の治療にときおり用いられる鎮静不安緩和作用の強い抗うつ薬トラゾドン（商品名デジレル）をつけ加えた。

その後、ロバーツ医師は新しいアプローチをすることを決め、さらに薬を変えた。薬を変えたからといって急に改善すると考える理由はなかったし（私はカルテを見てそう思った）、どうしてもそうしなくてはならない状況でもなかったが、ウィリアムの状態に対して何か思い込みがあったのだろうか。ロバーツ医師はウィリアムにプロザックを試してみようと言い、一日一回二〇ミリグラムのカプセルを処方した。翌日、ウィリアムは爽快な気分になり、ロバーツ医師に電話して、二〇〇パーセント気分がよくなったと話した。ロバーツ医師は、あなたはまさに「プロザックの奇跡」を経験しておられるのですよと応じた。

だが奇跡は長続きしなかった。翌日、ウィリアムはひどい気分になり、妻のジューンと息子のビリー・ジュニアに一刻も早く入院したいと言った。驚いたビリー・ジュニアはロバーツ医師に電話して事情を話した。ロバーツも驚いて、その必要はないと、ビリー・ジュニアを説得しようとした。だが、ウィリアムがあまりに頑強なので、ビリーはすでにオアフ島のキャッスル医療センターに連れていく手配をしたところだった。

キャッスル医療センターでウィリアムを受け入れた研修医は、入院が必要そうな容態ではないことを見てとった。それまでウィリアムが精神病患者であったことはなく、彼自身精神病になるとは思ってもいなかったことを考えると、ウィリアムが強硬に入院を求めたのは二重の意味で驚きだ。主治医に決まったランドルフ・ニールが翌朝、彼を診察した。ニール医師もまた、この入院に驚いた。医療スタッフによるいかなる記述にも、彼らがウィリアムに自殺傾向があると考えたことを示すものはない。プロザックの服用は、入院当日には中断したが、翌日から再開された。

記録によると、ウィリアムは集団的活動に何度か出たが、落ち着いて参加していることができないようすだった。彼は早々と活動を切り上げ、長い時間を自分ひとりで過ごした。

入院して六日が経つと、ウィリアムは家に帰りたいようすを見せた。キャッスル医療センターの医師たちは、今度はウィリアムが退院することになんとなく不安を感じた。医療センターの方針によると、患者が自主的に退院するときは事前に予告することが望ましいとされ、それが慣例となっていたが、法律的拘束力があるわけではなかった。しかし、予告が必要とされるということだけで退院を思いとどまる患者も多かった。ウィリアムの場合も、結局、翌日には退院しなかった。だが、ずっととどまったわけではない。プロザックを飲みはじめて十日後、彼は病院を退院した。

ジューンがウィリアムを迎えにきた。ふたりはうちに帰って夕食をともにした。ビリー・ジュニアがようすを見にきた。彼はのちに、父親は顔色が悪く弱々しく、神経過敏に見えたと語っている――数週間前とはまったく別人のようだった。その夜、家族は語り合い、何かが変な具合になってしまったが、力を合わせればきっと問題を乗り越えられると、心を一つにした。ビリー・ジュニアと妻のキムにはあと二週間足らずで四番目の子が生まれるはずだった。ウィリアムは孫たちをとてもかわいがっていたし、孫たちもなついていた。翌日の三月三日、フォーサイス夫妻はビリー・ジュニアの船に乗せてもらってクジラを見にいくことになっていた。ふたりはそれを楽しみにしていた。そしてそれからの数日間の間に、ふたりはゆっくりとおしゃべりをして、楽しく充実した未来のためにいろいろと計画を練るつもりでいた。

その日の最後の船が出るときにも両親が姿を現さなかったので、ビリー・ジュニアは胸騒ぎがした。夕方、両親の家に行った彼は、「いままで見たことがないほどの大量の血の中に」(ある警官の言葉) 両親を見出した。ウィリアム・フォーサイスは妻を十五回突き刺し、それから鋸刃の包丁を椅子に固定して自分の体を串刺しにした。

初めて証言録取を受ける

うちに着くころには、これはプロザックがひと役買っているに違いない事件だと考えるようになっていた。遺書もない。前もって計画していたふしもない。ウィリアム・フォーサイスの行動は、これまでの私の経験からは説明がつかなかった。私は研究者仲間に、何が起こったのかを説明するほかの方法を思いつくかどうか、この種の事件に首を突っ込むことに危険があるかどうか尋ねた。誰もほかの説明方法を思いつかなかった。また、誰もこの事件にかかわり合いになることが何を意味するか知らなかった。

私はメディカル・プロテクション・ソサエティーに手紙を書き、私の保険がこの事件にかかわることをカバーしているか尋ねた——一応、確かめておいたほうがいいと思ったのだ。その返事は、残念ながら米国での訴訟事件まではカバーしていない、かかわり合いにならないことをお勧めする、とのことだった。原告側が、私が自分たちの勝機をつぶしたと考えて、私を訴える危険が常にある、というのだ。

私はこの問題をボーム・ヘッドランド法律事務所に説明した。戻ってきた答えは、それは法解釈上の問題としてはありうるが可能性は薄い——もっとも過去に一つ前例がある、とのことだった。ウィリアム・ダウニーが私に損失補償約定書を書いてくれた。これを懐に、私は次のような趣旨の報告書を書いた。私はさまざまな可能性を勘案したうえで、起こったことの説明としては次の事柄以外にありえないと信じる——プロザックがウィリアム・フォーサイスの心のバランスを崩し、その結果として彼の死と彼の妻の死が起こったのである。私は報告書を発送した。何事も起こらなかった。私はこれでもう片づいたのだと思いはじめた。

ひと月後、私はリリー社側の弁護士の証言録取を受けないといけないと知らされた。何のことなのかさっぱりわからなかった（英国にはこの制度はない）。この段階では、ウェズベッカー事件でおこなわれた大規模な証言録取についてはまだよく知らなかったが、弁護士に質問されるのは恐ろしいことに違いないと考える程度の分別はあった。コーンウェルの『悪魔のカプセル』で読んだ、証人台に立ったピーター・ブレッギンがカモにされる場面が脳裏に浮かんだ。

証言録取はジョン・F・ケネディー空港の古びたヒルトンホテルでおこなわれることになっていた。ホテルにチェックインするとすぐ、ウィリアム・ダウニーとシンディ・ホールが現れた。私はどんなことが起こりそうか、どう対処したらいいのかについて教えてくれと頼んだ。しかし、彼らはリリー社がどんな方針をとりそうかについていかなる助言もヒントも与えてくれなかった。ダウニー側のもうひとりの専門科学者証人である法医学精神科医のロン・シュレンスキーが私より先に、リリー社側に証言をとられたとき、リリー社側弁護士アンディ・シーは一般的な科学的方法ならびに、シーに言わせると、精神薬理学分野で原因と結果を立証するための模範的基準である無作為化対照臨床試験に焦点を定めたらしい。それは誰にとっても新しい問題であり、誰も、正しい答えが何であるかについて明確な答えをもっていないように思われた。ダウニーによればシュレンスキーはのらりくらりと言い抜けたという。私は不安になった。ピンチにおちいっても、ダウニーたちが助け舟を出してくれることは期待できそうになかった。

翌朝八時、ホテル内の小さな会議室で証言録取が始まった。二〇人は楽にすわれそうな長いテーブルの一方の端に、シュック・ハーディー&ベーコン法律事務所の弁護士、アンディ・シーがすわっていた。彼の前には書類の山がたくさんできていて、テーブルのそばの床にも書類を入れたカゴが並んでいた。私は彼の向かい側の端にすわり、私たちの間に法廷速記者がいた。ダウニーとホールもテーブルにつき、そばの床に書類のはいったダンボール箱をいくつも置いていた。

とっぱなからやっかいなことになった(6)。シーは私に、この事件にかかわることになってからリサーチをしましたか、と尋ねた。できるわけがないじゃないか、と私は思った。私がこの件にかかわりをもってから八週間しか経っていなかった。誰もそんな短期間ではリサーチなどできっこない。そこで私は「いいえ」と答えた。シーは呆れて、書類をまとめて帰りそうになった。結局わかったのは弁護士にとってリサーチが意味することと、医学関係者にとってリサーチが意味することとはまったく違うということだった。リサーチをしたか、というのは「何か読みましたか」という程度の意味だったのだ。

それからシーは無作為化対照試験と科学の本質の話を持ち出した。科学的な方法のうち最高基準のものを固守するのは大切ではありませんか？無作為対照試験は臨床試験の分野での模範的な方法だと考えられていますか？彼の次のステップは、プロザックが自殺を引き起こすことを示す無作為化対照臨床試験結果がありますか、だろう。その手に乗ってなるものか。私はシーの言うことに、ことごとく逆らった。議論をするうちに、双方の忍耐がすりきれてきた。「あなたが私の質問に答えてくださったら終われるんですよ」という言葉が何度かくり返された。私たちは皆、早く終わりたいと思っているのですから。私は五時半の飛行機に乗る予定だったので、シーが訊きたいことを訊けるのも、稼げる点数を稼ぐのも四時まで、ということになった。途中で彼は私に、どうしてもはっきりさせなければならない点がいくつかあります、今日はっきりできなかったら、また証言録取に応じていただくことになるでしょう、と言った。私はビルとシンディの顔を見たが、彼らがどう思っているのかはまったく読み取れなかった。

シーは私に、私自身が一九九四年に書いたこと――数千の患者からとったデータはひと握りの逸話よりも科学的に見て重みがある――をつきつけた。それには後日の追記があって、そこにあれは皮肉を込めて書いたとはっきり書いてあるにもかかわらず、シーは私に文字どおりの意味だったと認めさせようとした。(7)私は言い返した。「私があの記事を書いたときには、こんなやっかいな目にあうとは思ってもいませんでした。私はあれを法律的文書として書いたわけではありません。さっきから何度も言っているように、私はこの問題をいかに扱うかについての、ある科学的慣例の枠の中であれを書きました」。その慣例とは、科学者に、地球は疑う余地なく丸いと述べることではなく、地球が丸いかもしれないことは可能であると示唆するよう指示するものである。

シーはシンシア・フーバーという医師が『米国精神医学会誌』に寄せた手紙を私に手渡した。フーバーはそれ以前に同誌で、同じような症例を報告していた[8]。だがシーが私に見せた手紙はその一年後のもので、同じ患者がイミプラミンを服用し、自殺傾向を示したと書いてあった。アンディ・シーは明らかにこの進展がいたくお気に入りのようで、私に次のように言った。「フーバー医師は編集者への手紙の中でこう言っています。患者のその後の病歴から考えて……フルオキセチンを飲んでいたときに自殺念慮が生じたのは偶然にすぎない。……フーバー医師の追加報告は、因果関係について結論を出すのに個々の患者の症例報告に頼ることの危うさを浮き彫りにしていますよね？」

しかし、フーバーは見過ごしている。イミプラミンもまたセロトニン再取り込みを阻害する特性をもっているという重要な事実を。彼女は私たちがアラン・Lに対してしたのと同じように、自分ではそうと知らずに投与・再投与実験をおこない、結果を報告したのだ。これはプロザックを批判する側の根拠を弱めるよりも、むしろ強めるものだった。

証言録取の中で、無理心中の話題が出た。無理心中についてリサーチをしましたか、と訊かれて、私はいいえと答えた。大うつ病を患っている人について言えば、特定の患者が無理心中をするかどうか予想するのは可能ではありませんよね、とシーは言った。いや、それはわりあい簡単ですよ、と私は答えた。無理心中は英国では、全国ニュースになるぐらいまれにしか起こらないので、通常のなりゆきを超えた何らかの要素――たとえばプロザックとか――がなければ起こらないだろうと予想できる。うちに帰って数か月後、私は一九九六年のレジナルド・ペインの事件について意見を求められた。レジナルド・ペインはプロザックの服用を始めて十日目に、妻のサリーをベッドで殺し、二階へ上がるなという息子あてのメモを冷蔵庫の扉に残して、六〇メートルの崖から身を投げた。この事件は全国紙で報道されたが、私はそのときは見逃していた。その後、もう一つの事件についても知ることになる。これはアメリカの事件で、ゾロフトを服用しはじめて十日目のブリン・ハートマンが夫のフィル〔コメディアン・俳優〕を射殺し、自殺したというものだ。

四時二〇分、証言録取は突然終わった。下に降りていくエレベーターの中でダウニーとホールは、おみごとでしたと私をほめた。彼らはすべての証人にそう言っているのではないだろうか？　彼らにとっては、これは日常的な業務にすぎなかっただろう。だが、私にとっては初めての体験だった。それぞれの飛行機に乗るために別れる前に、私はダウニーに、この事件はどうなるのでしょうと尋ねた。たぶん示談になるでしょう、と彼は答えた。証言録取が終わったばかりで興奮していたので、この返事は気抜けするものだった。私の中では事件を明白だと感じる気持ちがしだいに強くなっていたのに。それとも、私がこの事件は勝てそうだと感じはじめたのは、米国の訴訟法の当事者主義のために、自分の立場をはっきりさせることを余儀なくされ、自分の選んだ立場を正当化しようとしているからにすぎないのだろうか？　ダウニーの話しぶりは、社会改革の情熱にかられている人のようではなかった。彼にとっては、示談も一種の勝利なのだ。顧客は相手方の謝罪ではないにせよ、何かを得るし、法律事務所はもちろん金を得る。あとでわかったことだが、ホールこそ、リリー社が悪いと心の底から思っている社会改革者だった。だが、彼女は私の前ではけっしてそのようなようすを見せなかった。誰も思いもしなかったことだが、ダウニーは生きてこの事件の終末を見ることはなかった。食道のガンが彼の命を奪ったのだ。私は彼に二度とふたたび会わなかった。

私はそのまま飛行機に乗ってうちに帰った。大失敗はしなくて済んだようだと思っていた。あとになって証言録取書を読んだとき、私を何より当惑させたのは法廷速記者が私の訛を聞きとるのに明らかに大苦労していたということだった。

一般的な因果関係

証言録取のとき、アンディ・シーは彼が一般的な因果関係と呼ぶ問題をとりあげて私を混乱させた。私は最初、プロザックが健康な臨床試験参加者にも自殺傾向を引き起こしうるかどうかについて訊かれたのだと思った。そういうアプローチは考えてもみなかったが、おもしろいアイデアかもしれませんね、と私は答えた。シーは私の答えに驚き、彼が言おうとしていたのは「この場合にあなたの意見が形づくられる基礎になったとあなたがおっしゃる、さまざまなカテゴリーのデータや情報の利用の仕方の背後にある推論のプロセスは、論文のかたちで査読を受けていますか*」ということだと明らかにした。私はそんなことをする必要はないと思っていた——専門分野の多くの教科書がこの方法論を扱っている。シーは納得しなかった。

証言録取後、リリー社は私をこの件から引き離そうと働きかけてきたが、私はそれに対して、プロザックが自殺傾向を引き起こすおそれがあるという私の見解の根拠を説明する一般的な因果関係について一生懸命考えた。原因と結果の問題を再検討したのである。ある薬に副作用があることをどのようにして証明するか？　そういう問題について考え抜いた末、私は一つの論文を書き、『精神薬理学雑誌』の編集者デイヴィッド・ナットに送った。編集者の中にはこんなものに手を出す度胸のない者もいるだろう。だが、進取の気性に富む編集者ならおもしろがって、プロザックに欠陥があるかもしれないという意見に躍起になって反対するに決まっているレビュアーと、懐の広いレビュアーの両方に論文を送るだろう。

私は短い好意的なレビューと、言葉の暴力に近い批判を三ページにわたって展開したレビューとを受け取った。(9)

＊　専門誌に投稿された論文は、同じ分野の複数の研究者による審査を経て掲載の可否が決まる。この審査のプロセスを査読（peer review）という。

しかし、編集部からの添え状によれば、この論文を諦める必要はないとのことだった。私はその論文をかなり書き直し、大幅に短縮して、批判をどのように取り入れたかを示す手紙とともに再提出した。改訂版の論文が第二のレビュアーに送られた。そのレビュアーからの返答は次のようだった。

この論文は変わっていないようです。（中略）読者に対して、ビーズリーらの研究を十分に報告する礼を尽くしておらず、（中略）あいかわらず、焦燥とアカシジアを混同しています。（中略）著者たちは文献に対する理解力が乏しく、データを理解する能力にいたっては皆無のようです。（中略）この論文は執筆者たち、貴誌、そしてはっきり言って科学コミュニティー全体の名誉を失墜させるものです。(10)

とはいえ、さらなる書き直しを経て、デイヴィッド・ナットはこの論文を掲載した。(11)

私は書き直しの過程で、ジック論文をもう一度よく読んだ。(12)証言録取でシーが焦点をあてていたのは、ドチエピンと比べた場合のプロザックの相対的危険性だった。プロザックはドチエピンの二・一倍のリスクがあるように思われる。二・〇という数字は伝統的に、疫学研究者がさらなる研究を必要とする何かがあるかもしれないと結論を出す最小値である。五・〇より大きいリスクなら、重大な警告だ。タバコと肺ガンの場合では、喫煙者は非喫煙者の一五倍のリスクがある。プロザックの相対的リスクのレベルは、法律的に重要な問題だった。

ジック論文の数字は、十万「患者年」（つまり、患者数×治療年数の延べ量にして十万あたり）中、一八九件の自殺に換算される。プロザックを服用しはじめてひと月以内の患者に限ると、十万患者年中、二七二件にまで上がる。従来から、うつ病患者が自殺によって一生を終えるリスクは十五パーセントといわれている。これはおおざっぱに言って、十万患者年中、六〇〇件の自殺に相当する。以上のことがらをもとにして、プロザックの数字を見た場合の一つの見方は、プロザックがうつ病に起因するリスクを下げるかどうかに関して、ほかの抗うつ薬ほど有効でないにせよ、たしかにリスクを下げる、というものだ。リリー社はうつ病患者はそうでない人と比べて自殺のリスクが七九倍高いと強調していた。これらの数字は、プロザックが自殺を引き起こさないと主張するためだけでなく、うつ病の人がちゃんと治療を受けるようにすることには、命を救うためという倫理的な根拠があると主張するためにも利用できた。

私の頭にある考えがひらめいた。プロザックの数字は、従来引き合いに出されるうつ病の人の数字とではなく、プライマリケアで治療されるうつ病患者――うつ病のために入院したことがない人たち――の数字と比較されるべきなのだ。そういう人たちこそ、プロザックを服用する人たちなのだから。というのは、プロザックは入院患者のうつ病には用いられていなかったからである。思えばプロザックについてのＦＤＡの聴聞会で、ロバート・テンプルが提起したのは、まさにこの問題だった。

私はレジデントのクラウス・ラングマークとともに、一九七〇年にセントルイスのワシントン大学のサミュエル・ギューズとイーライ・ロビンズが『英国精神医学雑誌』に発表したこの分野の古典的な論文を綿密に調べた。この論文こそ、うつ病患者の生涯自殺リスク十五パーセント――十万患者年あたり六〇〇件の自殺――という魔法の数字の出所である。[13] しかし、ギューズとロビンズの論文は、抗うつ薬以前のドイツとスカンジナヴィアの文献をもとにうつ病患者の自殺率を追跡調査した五〇の論文を要約した二ページの記事である。これらの入院しているうつ病患者や重症の躁うつ病患者の生涯自殺率が十五パーセントだというのは容易に信じられることだ。しかし、このような人たちはプロザック投与の対象になる人たちではない。

ギューズとロビンズの論文のもとになったデータに、より最近のデータを加えたサウサンプトンの、ある研究グループの発表では、うつ病患者の生涯自殺率は六パーセントと推定された。[14] しかし、この数字でさえ、入院患者にのみあてはまるものなのだ。入院していないうつ病患者の自殺率はどのくらいなのだろう？　入院患者の自殺率がうつ病と診断されているすべての患者に適用されるとしたら、英国ではうつ病による自殺だけで九〇〇〇件あることになる。すべての理由をひっくるめて英国での自殺は一年に五〇〇〇件なのに。明らかに、在宅うつ病患者の数字はもっと低いに違いない。しかし、何パーセントなのだろうか？

発表されたばかりの論文が一つの答えを提供してくれた。「ジェド」・ボードマンらは、スタフォードシャー北部地域に住む五〇万人近い人々から、五年間に二一二件の自殺と説明できない死を集めた。[15] 医療記録によって、彼らは精神医療専門機関にかかったことがある人を特定することができた。それによって、精神医療専門機関にかかったことのないうつ病患者の自殺率がどのぐらいか、より正確に推定することが可能になった。ジェドと私が得たのは、プライマリケアでのうつ病、十万患者年につき自殺三〇件未満という数字だった。これを、プロザックを飲みはじめてひと月目の場合の十万患者年につき二七二例というジック論文の数字と比べると、プロザックの相対的リスクは十倍も大きいことになる。[16]

私たちが推定した数字は、数少ない入手可能な他の数字とも一致している。オランダのある一般医のグループはうつ病患者を十年間追跡し、十万患者年につき自殺三三件という数字を出した[17]——これは私たちの数字に驚くほど近い。だが、いっそう興味深いのはスウェーデンのルンドビュ地方の長期的研究から生み出された論文だ。[18] うつ病患者はそうでない人の七九倍自殺しやすいというリリー社の主張の七九倍という数字はこの論文に由来する。しかしリリー社は、この論文から入院患者の自殺率を選びとって、うつ病でない人の率と比較したのだった。その結果、うつ病の人の自殺率はそうでない人の七九倍も高いということになったのだ。

ルンドビュ・レポートは、スウェーデンの小さな一地方を三〇年間にわたって見つづけた独特な研究だった。欠点は研究対象が数千人にすぎないことであり、大きな長所は時間的枠組みが長いことだ。この研究は、うつ病だが入院したことのない人たちの自殺率の数字をあきらかにした。これは現代的なうつ病の概念のできる前の話——ヴァリウムの適応症がプロザックの適応症に変わる前の話である。ルンドビュ研究の患者は六か月休職していて、なおかつ軽度のうつ病とされている場合があった。このようなかたちの軽度のうつ病の自殺率はゼロであった――ここから、軽度のうつ病はむしろ自殺を予防しているのではないかという可能性が浮かび上がってくる。

そののちのグレゴリー・サイモンとマイケル・フォン・コルフによる研究は、米国ワシントン州ピュージェットサウンドの健康維持組織〔米国のマネージドケアという医療システムの中核となる民間の医療保険給付会社〕によって治療されているうつ病患者の中の自殺に注目したものだ。この論文によると、一九九〇年代前半のデータにもとづく数字では、入院していないうつ病患者十万人に対して四三件の割合で自殺している。しかし、うつ病に対する薬を投与されていない患者の自殺率は十万人中ゼロであり、軽症のうつ病が何らかの意味で保護的な役割を果たしているのではないかという思いをいっそう強くさせる[19]。

この可能性に気づいたおかげで冷静になり、多くの問題が見えてきた。一つはリリー社がルンドビュ研究からの数字を、選択的に用いていることだ。リリー社は、軽度のうつ病の数字にはまったく触れていなかった。インディアナポリスのシェルターから指示を与えている者にとっては犯しやすいミスかもしれないが、どうやらその誤りを精神医学界全体が見過ごしてしまったように思われた。私たち精神科医は、うつ病性障害を発見し治療するよう、プライマリケア医や心の健康に携わるほかの人々を説得するのに加担していた。私たちがそうしてきたのはうつ病キャンペーンの一環であり、うつ病キャンペーンの正当化の根拠は、うつ病の治療によって国民全体の自殺率が下がるという主張にあった。私たちがさかんに言いふらしている数字が適切でないことに誰かが気づいているようすはまったくなかった。

ヒーリー、欠格者とされるか？

さて、この間リリー社は原告側弁護士たちに対して一連の要請や補足質問を送ってきていた。それらはすべて、次のテーマをさまざまに変奏したものだった――プロザック服用の患者とほかの抗うつ薬を飲んでいる患者とで、アカシジアや自殺・他殺のリスクに差があることを立証する臨床試験も疫学的研究も存在しないことを認めよ。そして、それに対する応答を待たず、リリー社側のシュック・ハーディー&ベーコン法律事務所は、原告はプロザックが殺人・自殺のいずれか、あるいは両方を引き起こす可能性があるという容認可能な一般的根拠を示すことができなかったと主張して、略式判決を求める申請をした。アラン・ケイ判事はこの申請を却下した。

この段階では、ケイ判事もリリー社もジック論文に焦点をあてていた。リリー社はハーシェル・ジックから、自分の論文はプロザックが自殺を引き起こすことを立証したものではないという供述（無宣誓証言）をとって提出していた。この供述の内容自体はどうということもない。私がジックだったとしてもこのように言ったかもしれない。それよりも警戒心をそそられたのは、この分野では疫学的研究よりも投与・再投与研究のほうが、因果関係を証明するのにふさわしいという理解（ジック自身、以前のある論文でそのようにはっきり書いていた）から、少しずつ離れていることだった。[20]

リリー社は投与・再投与研究は何も証明しないというアンソニー・ロスチャイルドの供述とジックからのさらなる供述を得て、この問題をむし返した。ケイ判事の忍耐力は賞賛に値する。いまや私がいつこの訴訟事件から締め出されても不思議ではない状態だった。実際、フォーサイス側の専門家証人のひとりが、すでに資格に欠けると宣言されていた。だから、このリリー社の動きは形だけのことではなかったのである。

続いてリリー社側は、略式判決を求める申請の却下の見直しを求める申請を何度も出した。これには腹も立ったし、身も心もくたくたになる思いがした。プロザックを攻撃する私の証拠が不十分であるという主張が、申請の根拠だった。その主張が宅配便やファックスで送りつけられるたびに、私は即座に対応しなくてはならなかった。

こんなごたごたの最中、リリー社は、一九九四年に法律的問題について私に意見を求めたことがあることを理由に、またもや私を欠格とする申請を出した。これはリリー社の弁護士と会ったことを指している（この会合については第二章で描いた）。そのとき相手はこの会合は内密のものであり、ここで分かち合う情報は秘密保持特権に守られていると、はっきり言ったのだった。「上記の事実により、ヒーリー博士は原告側の専門家証人としての資格を欠いています」というこの申請は、締め切りの期日を三か月過ぎているだけでなく、単純に、間違っている。一九九四年にリリー社から情報が受けとれていたならよかったと思う。だが実際は、何ら情報らしいものはなかったのだ。ケイ判事はこの申請を却下した。

リリー社は一九九九年三月にハワイで公判が始まる寸前まで、さまざまな申請を出しつづけた。私は次に何が起こるかといつも不安だった。ニューヨークでの米国精神病理学会（ＡＰＰＡ）の会合に出たあとハワイの裁判に出るつもりで英国を発ったときでさえ、はたしてほんとうに裁判が始まるのか危ぶんでいた。

ニューヨークのＡＰＰＡの会合はうつ病治療をテーマとするもので、私は抗うつ薬の歴史について講演するよう依頼されていた(21)。フォーサイス事件について打診されてからの二年間に、ハーバード大学出版局から本を一冊出し、多くの製薬会社に相談をもちかけられていた。以前と比べれば、製薬業界の仕組みについてずっとよく知っていた。だからこそ講演の依頼もきたのだが、それはまた同時に、いまや私には失うものがたくさんあるということでもあった。

第四章　市場の力

一九九七年二月、ウィリアム・フォーサイスのことを知る二か月前、私は別の薬、レボキセチンについて調べはじめた。あるグループの薬に問題があるとき、新しいグループの薬が出てきて初めて、その問題にスポットが当たる場合がある。バルビツール酸系薬物の危険性が周知のことになったのは、ベンゾジアゼピン系薬物が市場に出てからのことだった。同様に、ベンゾジアゼピン依存がヘルスケアの大問題となったときには、セロトニン系に作用する新しい薬があった。そして、ファルマシア・アンド・アップジョン社によって市場に出たレボキセチンはセロトニン系には作用しない薬だった。

アップジョン社は睡眠薬ハルシオンの悪評により世界中で攻撃されたが、とりわけ英国で受けた打撃は大きかった。英国にはハルシオンの最も厳しい批判者のひとりであるイアン・オズワルドがいたからだ。ハルシオンは英国の市場から消え、一九九四年、アップジョン社とオズワルドの争いは英国裁判史上有数の長期にわたる名誉毀損裁判へともつれこんでいく(1)。そしてそのようなごたごたの余波の中で、合併によって新企業、ファルマシア・アンド・アップジョン社（P&U社）が形成された。

ファルマシアの前身の一つであるファミリタリア・カルロ・エルバは長い間、レボキセチンを化合物のリストに載せたまま、研究せずほうっておいた。レボキセチンは構造的にフルオキセチンに似ていたが、分子に加えられた微調整によって、レボキセチンはセロトニン再取り込み阻害薬ではなく、ノルアドレナリン再取り込み阻害薬――同社の好んだ呼び方によるとNRIになった。(2) 早くも一九八四年の動物実験で、抗うつ薬である可能性が示唆されたが、(3) ファミリタリアもファルマシアも精神医学の経験がなかったので開発は遅々として進まなかった。伝統的な知恵は、あるクラス（種類）に属する薬を単独で売り出すのを勧めない。医学のどの分野の薬であれ、最も成功するのは、いくつかの薬が一つのグループとして登場する場合である。新しい市場をつくるために、同じグループの薬どうしが助け合うからだ。SSRIがいい例である。しかし、向精神薬を単独で売り込むという難業をうまくやってのけられる会社があるとすれば、それはアップジョンだった。(4)

レボキセチンについて考える顧問団への参加依頼を受けたとき、私は複雑な気持ちだった。ハルシオンのことをどう考えたらいいか考えが定まっていなかったからである。ロンドンで催された顧問団の会合で議長を務めたのは、P&U社が英国の医薬品管理局（MCA）にレボキセチンの登録申請をする準備を手伝ったステュアート・モンゴメリーだった。この申請は非常にすみやかに認められた。アップジョンへの同情か、あるいは、同社がハルシオンの禁止に対して英国政府当局を訴えるつもりでいるらしいことが、この決定に何らかの役割を果たしたのではないかと私はいぶかしんだ。

さて、SSRIが席巻している市場でNRIを売る方法について、顧問団はファルマシア（P&U）にどんなアドバイスができるだろうか？　ヨーロッパの一部の国では、E・メルク社が「常に疲れている」患者というフレーズを強調することで、ノルアドレナリン再取り込み阻害薬ロフェプラミンの販売に成功していた。「うつ病」の患者の約半数は疲労感を訴え、あとの半数は不安を訴える。前者のグループにはノルアドレナリン系に作用する薬が向いていて、後者のグループにはセロトニン系に作用する薬が向いていると考えるのは筋が通っているように思われた。これはSSRIの開発につながった考えにも通じている――つまり、ノルアドレナリン系に作用する薬は意欲を増し、セロトニン系に作用する薬は何かほかのことをする、という考えだ。

レボキセチンは私にジレンマを投げかけた。いかなる臨床試験でも、製薬会社の臨床試験監督者が、評価尺度のすべての記入欄が埋められているか、すべての試験が適切に完了したかをチェックする。ときには副作用を、副作用事典の用語法に合うように記録するよう主張する。要するに、データは「マッサージ」される。問題はマッサージのやり方が適切かどうかである。数年前、ある精神科医が、レボキセチンによって心臓に異常が生じる可能性があるという報告について語っていた。その報告は臨床試験結果から消されてしまったのだろうか？

ほかの精神科医に、薬と企業についてのこの種の質問をされたとき、一次的情報をもっていなければ答えようがない。発売後に薬が問題を起こせば、たいへんなことだが。私はファルマシア（P&U）のレボキセチン担当の医学アドバイザー、マックス・ラグナドにこのことを訊いてみた。マックスは信用できる人のように思われた。(5) のちに彼が同社を離れたあとにも尋ねたが、やはり臨床試験で隠された心臓のデータがあったということは聞いていないと言っていた。おそらく彼はほんとうに聞いたことがなかったのだろう。彼がレボキセチンにかかわったのは合併のあとのことだったし。たとえ、そんな話を耳にしたとしてもライバル社が流したうわさかもしれないのに、不祥事があったかどうかを真剣に追及する人がいるだろうか？　たびたび合併がくり返されたあとで、事情を知っている人を社内で探すのは不可能ではないか？　結局のところ、ヨーロッパでの発売開始後数年たっても、レボキセチン服用中の心臓の異常を示す証拠は何もなかった。

リリーの社員として、あるいはリリーのコンサルタントが二次的に異常を知ったときにどんな問題に直面するかを考えると、これらの一般的論点は重要である。

抗うつ薬どうしの違い

ファルマシア（P&U）の顧問団が招集されたとき、マックス・ラグナドは同社が開発した社会的適応自己評価尺度（ＳＡＳＳ）というものによるデータを示した。レボキセチンをプロザックと比較した臨床試験では、通常のハミルトンうつ病評価尺度（ＨＡＭＤ）に加えて、ＳＡＳＳが用いられていた。ＨＡＭＤでは、レボキセチンもプロザックも同じようであったが、ＳＡＳＳのスコアには明らかな違いがあった。[6] プロザックあるいはレボキセチンを飲んでＨＡＭＤのスコアがよくなった患者のうち、ＳＡＳＳで「正常」のスコアを示すようになったのは、プロザック服用者では三人中二人に満たなかったのに対し、レボキセチン服用者では四人中三人以上であった。

抗うつ薬どうしの違いを示すのは不可能だというのが当時の常識だった。抗うつ薬が作用する脳システムは薬によってまったく違うかもしれないが、どの抗うつ薬も同じぐらいの数の患者を同じくらいの時間的枠組みで回復させる。クロミプラミンはほかの抗うつ薬よりも「強い」かもしれないという考えもあったが、臨床試験からは決定的な証拠は出ていなかった。[7] 耳を澄ませば、荒野で呼ばわる少数の人の声が聞こえたかもしれない。それは異なる抗うつ薬は薬理が非常に異なっており、もし同じように見えるとしたら製薬会社がそのように設計しているからにほかならない、というものだった。[8] しかし、誰もその違いをはっきり示す簡単な方法を思いつかなかった。

状況が変化しはじめていた。オルガノン社はミアンセリンをあきらめた（三六－三七頁参照）のち、姉妹のようによく似た薬ミルタザピンをレメロンという商品名で売り出した。[9] そして、かつて証明不可能だと思われていたことが意外に簡単に証明できることがわかった。重症のうつ病患者を対象に、その薬をプロザックと比較する試験をすればよいのであった。その最初のヒントが現れたのは、一九九六年九月のアムステルダムでの会合だった。この会合でオルガノン社はレメロンが、重いうつ病の患者を回復させることにおいてプロザックより成績がよいことを立証する臨床試験結果を発表した。記者会見がおこなわれ、持ち株会社のアクゾノーベルの株が一挙に数ポイント上がった。[10] そのあとノルアドレナリン系に作用する薬は次々と市場に現れ、同じことを売りものにして、もはや新奇さは感じられなくなったものの成功を収めた。しかし、軽症のうつ病の患者をターゲットに同じようなことをやってのけた会社はなかった。この一九九七年二月のファルマシアの顧問団の会合で示されたのは、軽症のうつ病患者を対象に集められたＳＡＳＳデータだった。それは、驚くべきものだった。

しかし、ＳＡＳＳとは厳密に言うと何なのだろう？　その部屋にいた専門家たちは誰もその言葉を聞いたことがなかった。ＳＡＳＳはレボキセチンの初期の臨床試験プログラムの運営に当たっていたエイドリアーナ・デュビニとマーク・ボスクが、とくにレボキセチンの試験に含めるために開発したものであるとのことだった。[11]ふたりには、この尺度ではノルアドレナリン系に作用する薬がＳＳＲＩより、よいスコアを出すだろうという強い勘が働いた。ノルアドレナリン系に作用する薬は、より賦活的であり、したがって社会的機能の改善に役立つはずだからだ。企業の合併や買収がくり返されている最中だったので、誰も反対しなかった。そして突然、ふたりは誰もどう扱っていいかわからないような結果を生み出したのだ。

社会的機能の権威といえば、マーナ・ワイスマンだった。ワイスマンは一九七〇年代、イェール大学で、夫のジェラルド・クラーマンやユージン・ペイケルとともにうつ病患者の社会的機能の問題を研究した。彼らは、三環系うつ病薬はうつ病症状の多くを解消する――睡眠・食欲・エネルギーレベルを改善し、患者の退院を可能にする――が、正常な社会的機能が果たせるようになるには何か月も、あるいは何年もかかる患者が多いことを発見した。[12]ワイスマンはうつ病患者の社会的機能を改善するために何ができるかに焦点を定めることにした。この研究の過程で、ワイスマンは社会的機能について調べるための尺度が必要となり、社会的適応尺度（ＳＡＳ）を生みだした。

クラーマンとワイスマンはその後、対人関係療法（ＩＰＴ）を創造した。[13]当初、ＩＰＴは抗うつ薬療法を補うものとして設計された。その目標は、家庭や職場での軋轢のような社会機能的側面に注目して、患者の社会復帰を促進することだった。結局、ＩＰＴは患者を社会復帰させる以上のものであることがわかった。一九八〇年代後半までに、いくつかの大規模な研究から、ＩＴＰはうつ病の精神療法で最も盛んにおこなわれていた認知行動療法（ＣＢＴ）以上に効果を発揮する可能性を秘めていることが示された(14)。

　私はこの分野の歴史の研究の一環として、一九九六年にマーナ・ワイスマンにインタビューした(15)。そういういきさつがあったので、顧問団の会合の数週間後にサンディエゴで催されたＡＰＡの会合の折りに、ＳＡＳＳのデータを彼女に見せるように頼まれ、同意した。私はフォーサイス事件の弁護士たちに初めて会った翌日、ワイスマンに会った。ワイスマンは自分の考えたＳＡＳのアイデアを盗まれたと不満をもらしても不思議ではなかったが、そういうようすは見せず、ＳＡＳＳのスコアに現れたレボキセチンとプロザックの違いに興味を示した(16)。

　製薬会社にとって、ワイスマンのような大物に後押ししてもらうのが夢のような話であることは間違いないが、その一方で社会的機能というのは誰にでも理解できるものではなかった。マーケティング部門はメッセージをコントロールしたがる。そしてＳＡＳＳ尺度や社会的機能というのは未知数だった。ＳＡＳＳデータについて知った処方医が、レボキセチンは平均的な社会的機能をもっていた人がうつ病を病んだときに社会的機能を改善するための薬であるというメッセージを得るのではなく、もともと社会的機能が劣る患者に有効な薬だというふうに「聞いて」しまう可能性も高かった。

ある新薬の売り出し

　新薬にとっての最初の数か月は控えめにみても、子どもにとっての最初の数年に相当するほど重要だ。市場展開は企業活動の核心であり、そこには広告会社や通信機関の利用など政党活動にも共通するさまざまなテクニックが含まれる。

P&U社のような製薬会社に雇われた広告会社が、レボキセチンと社会的機能のような問題に直面するとどうするかというと、社会的機能という言葉をコンピュータの検索エンジンにかけるだろう。するとその問題について書かれたすべての記事が出てくるはずだ。ところが、レボキセチン以前の記事のほとんどは、人格障害につながる文脈で書かれたものである。医学的基礎のない広告会社の人たちは容易にそのことを見逃してしまう。彼らの戦略は単純である――社会的機能一般について話してくれる講演者を確保しよう、そうすればレボキセチンが売れる。「ザナックス＋パニック障害」や「パキシル＋社会恐怖」の場合にはその戦略でうまくいった。しかし人格障害の社会的機能不全は抗うつ薬に反応するとは考えられていない。広告会社が人格障害の患者を対象にリサーチをしている人に講演を頼むとしたら、聴衆が持ち帰るメッセージは「社会的機能の改善には薬物療法なんて役に立たない」というものになるだろう。

もう一つの戦略は、この分野の「古つわもの」と手を組むことだ。社会的機能については何も知らないかもしれないが、前述のような誤りを犯さない人たち、伝統的なメッセージを与え、脚本から外れないで、会社の利益になるようにしゃべってくれる「専門家」たちである。逆効果になりかねないホットな科学論争よりも退屈な決まり文句のほうがよい。所詮、これは商売で、科学ではないのだから。

レボキセチンは一九九七年七月、ケンブリッジでおこなわれた英国精神薬理学会に付随したシンポジウムで、世に送りだされた。APAの会合ではその十年も前からそのような、いわゆる「サテライトシンポジウム」が盛大におこなわれていたが、英国ではまだ比較的まれだった。さて、このシンポジウムやそのあとの会合での私の任務は、SASSのデータについて講演することだった。ほかの講演者はノルアドレナリン系の生理学のもっと決まりきった側面や薬の効力や安全性に重点を置いて話をした。

ケンブリッジでの紹介にかかわったことから、私は同じ年にウィーンで催されたヨーロッパ神経精神薬理学会でも講演をすることになった。私の話は抗うつ薬の歴史と新しいＳＡＳＳのデータについてのものだった。話しはじめてわりあいに早いうちに、フルオキセチン服用者の自殺の問題をとりあげた。この二つの薬の社会的機能面での違いについて話すとすれば、それをはかる尺度として自殺率のデータにまさるものはない。ジック論文はプロザックを服用している患者の自殺率が、ほかの抗うつ薬を飲んでいる患者のそれと比べて――とりわけノルアドレナリン再取り込み阻害薬であり、ヨーロッパではレボキセチンのすぐ前に登場した薬であるロフェプラミンを飲んでいる患者のそれと比べて、いかに高いかを示していた。

私がこういうメッセージを発することにＰ＆Ｕは何ら不都合を感じなかったようだ。私と演壇を共有したステュアート・モンゴメリーにとっても問題ではなかったようだ。彼はそれ以前にはプロザックについての私の見解を批判していたのだが。スウェーデン、デンマーク、フィンランド、スペイン、アイルランド、フランスのＰ＆Ｕの講演会で、またトロントのＡＰＡの会合で、そしてほかのところでもしゃべってほしいという依頼が次々にきた。私は次のような話のパターンをつくった。これは単に患者を回復させようと努力するということではなく、患者に適切な抗うつ薬を飲ませる――とくに回復後の時期に適切な抗うつ薬を飲ませるという問題だ。[17] ＳＳＲＩはある人々には感情を鈍くするなどの影響をもたらす。それらの人々にとってＳＳＲＩが適切な抗うつ薬ではない可能性は大いにある。[18] Ｐ＆Ｕが、このメッセージをトーンダウンしろとか、ふつうの安全な脚本に合わせろとかプレッシャーをかけてきたことは一度もなかった。

私の講演は意図的に挑発的なものだった。だが、その効果をはかるのは難しかった。おもしろかったと言ってくれる人はいても、それがレボキセチンの売り上げにつながるのか、ＳＳＲＩ服用者の自殺についての理解につながるのか言ってくれる人はいなかった。とにかく毎回、数百人の聴衆が反論せずに、私がプロザックと自殺について語ることに耳を傾けてくれた。

英国ではさまざまな会合での講演を依頼された。ニューカッスルのある会合は、ハルシオンの最も著名な批判者、イアン・オズワルドの住まいの近くだった。私は精神薬理学の歴史をたどっており、この歴史の複雑さに分け入ることも私の目指すことの一つだったので、私はオズワルドにインタビューをする段取りをつけた。

私がまず驚いたのは、彼が憤慨しても屈折してもいないようだったことだ。それどころか、彼は自分の投資ポートフォリオに、新しいP&U社の株が含まれていることを喜んでさえいた。またどこかと合併して株価が上がるだろうと期待していた。[19] インタビューの中で、オズワルドはハルシオン訴訟をめぐっておこなわれた法律的な駆け引きを描き出した。[20] アップジョンの弁護をしたシュック・ハーディー&ベーコン法律事務所は、主要タバコ会社の弁護もしていた。オズワルドはこの法律事務所の連中がやったさまざまなことを具体的に説明してくれた。彼は出版されたばかりの『シガレット・ペーパーズ』〔C・エヴェレット・クープほか著〕という本の名をあげた。この本にはタバコ会社のために働く弁護士たちが弄する法律的戦略が描かれている。たとえば、リサーチを外注するやり口などだ。法的責任を逃れるために、リサーチの結果が公表されないこともあったし、リサーチ自体が実施されないことさえあったようだ。[21] そのあとの会話で、オズワルドは怖くてたまらないときがあったと語った。なにしろ何百万ドルもの金にかかわる問題だった。夜道を歩いているときにバラされるかもしれないと、たびたび思ったそうだ。オズワルドのもとを辞して車を走らせながら、私はプロザックと自殺に関連して考えなければならないことが一つふえたと思った。フォーサイス事件でのリリー社側弁護士はシュック・ハーディー&ベーコン法律事務所だった。タバコ業界と向精神薬業界ははたしてどのくらい違うのだろうか？

影の学界

一九九〇年代、私は製薬業界で情報がどのように動くかについて多くの著述をした。[22] さまざまな事柄が私の考えに影響を与えた。一九九三年にはクロミプラミンについてのジョージ・ボーモントへのインタビューを公表した。この記事についてはチバガイギー社から、二万部ほしいという打診があったという。有名な専門誌に掲載された非常に優れた記事で新しい観点を打ち出しているものでも、明確な商業的意義のないかぎり、二〇〇部あるいは三〇〇部以上も増刷されることはめったにない。どのような論文がその壁を越えるかは、ちょっと考えれば容易に察しがつく。

同じころ、教育とマーケティングの微妙な境界線を描いた一連の記事が有名誌に載った。コンセンサスを探るための会合に実際には一つの観点しか示されていないとか(23)、専門誌の別冊が読者を欺いて、掲載記事が査読を経た論文であるかのように見せかけているとかいうものだ(24)。

この時期、私は四つの会社のために講演をしていた。ということは、多くの広告会社、コミュニケーション代理店、患者グループとつきあっていたということだ。私の目に新しい世界の像が少しずつ見えはじめていた。その世界とは、企業が一日一〇〇〇ポンドもの金を出して代理人を会合に送り込み、患者のグループをつくり、それに影響を与えようとする世界、分野の大物の論文が、実際はコミュニケーション代理店のゴーストライターによって書かれている世界、科学の名のもとに催される会合が産業見本市と多くの共通点をもっている世界である。

患者グループ

私が一九九六年十月に出席していたかもしれなかったある会合の話をしよう。それは「真の結果をもたらす目的をしぼった患者教育キャンペーンの創造のために」というもので、ロンドンの国際調査研究所（ＩＩＲ）が運営にあたっていた(25)。製薬業界のマーケッター、プロダクトマネージャー、ブランドマネージャー、医学情報担当者などは、ぜひとも参加するべき会合だというふれこみだった。誘いの文章には次のように書いてあった「消費者に対して直接的に、医薬品の販売促進活動をすることは、ヨーロッパでは依然として厳しく禁止されていますが、注意深く計画された患者教育キャンペーンは許容され、製薬企業が付加価値サービスの利益を認識するにつれ、ますます広くおこなわれています。この二日間の会議であなたは、的をしぼった患者教育キャンペーンをつくりあげ、その病気の分野でのあなたの専門性を確立し、会社の知名度を上げる方法を発見されるでしょう」。とりわけ、この会議では「効果的なキャンペーンと新しい教育テクニックを実際に経験し、効果的な患者教育のビジネス上の利益を評価し、病気の管理と製薬マーケティングにおける世界的な専門家たちの経験から利益を得る」ことができるというのだった。(26)

　患者グループはこの巨大な市場の鍵を握る存在、指圧のツボのようなものになっている。患者グループはたとえば、うつ病は脳内の科学的平衡異常であることが知られているといった類の見解を、「情報に通じた」一般大衆に浸透させるための理想的なパイプである。一九九〇年の末ごろには、新しい抗うつ薬の販売促進とは、患者に講演をさせることを意味した。聴衆が皆医師である場合もあった。マスコミに公開された会合では、患者の講演者は専門家の講演者よりも重要だった。当時、製薬会社が伝えたがったメッセージである、脳内のモノアミンレベルの低下を正すことによって元気になるということについて、患者講演者はジャーナリストに単純なストーリーを提供することができた。これらの人々は化学による救済の生きた見本だった。

　いち早く、患者の組織化が進んだのも、その組織に製薬業界が食い込んだのも米国だった。米国の患者の直接行動主義は栄えある伝統に根ざしている。精神疾患分野の最初にして最大の患者組織、全米精神障害者連合（ＮＡＭＩ）もこの伝統のもとに形成された。一九九〇年代には、製薬企業からの支援の多さが物議をかもした。ＮＡＭＩは「心の病気は脳の病気」というスローガンのもとに攻撃的なキャンペーンを展開し、精神疾患への偏見を減らす方法は、いまよりも多くの人が精神疾患だと診断されて治療を受けるようになることだと主張していた。[27]

患者グループが企業の支援を求めること自体は、何ら悪いことではない。しかし、正確に何が起こったのかは記しておく価値がある。

一九七〇年代、北米とヨーロッパの患者グループは精神医学批判の急先鋒だった。精神疾患の分野において、これらのグループと反企業グループは連合を形成し、ヨーロッパの市場から抗うつ薬を排除することに成功した。これに対応して、企業は患者グループと対立するよりもむしろ擦り寄りはじめた。患者グループをつくるのに、ひと役買う場合もあった。たとえばチバガイギー社の支援を受けて生まれた小児注意欠陥障害（CHADD）のグループは、リタリンを擁護するロビイストとして大きな役割を果たした。強迫性障害[28]（OCD）、社会恐怖患者、トゥーレット症候群[29]などについてもそれぞれの患者グループがつくられた。

一九九〇年代には患者の来る集まりで講演者がうつ病や統合失調症について従来からの（おそらくは比較的安価な）治療薬を擁護すると、患者の反発にあいかねなくなっていた。それらの患者たちは化学的拘束衣を脱ぎ捨てたがるどころか、最新の高価な薬を手に入れたがっていたのである。こういう状況下で、うつ病患者同盟（DA）のような患者グループは製薬会社から支援金を受け取ったり、抗うつ薬のメーカーを顧客とする広告会社のオフィスの設備を使ったりしている。[30]

このような取り決めによって、患者たちは彼らが切実に必要とする便宜を得ているが、広告会社や製薬会社にも得るところがある。患者グループはその病気に対する最も優れた臨床活動に与えられる賞のスポンサーになるのを企業に「手伝って」もらったり、企業から資金の提供を得て患者のための自助ハンドブックを出したりする。自助ハンドブックは患者グループの団体名で発行され、専門家の名前も出ている。よくあることだが、もとの原稿が広告会社によって代筆されたものだとしたら、患者グループは販売促進のための雑誌を配布するパイプ同然の存在に貶められる危険がある。しかもそういう取り決めでは、書かれた内容についての法律的責任を背負い込まされるのがふつうである。[31]

近年、患者グループは子どもや若い人々のうつ病に注目するキャンペーンを支持している。[32] このようなキャンペーンは最初はまったく無邪気な顔つきをしている。医療を進めるよりも認識を深めることに重点が置かれる。しかし、認識は薬物療法の前奏曲である。たとえばリリー社は妊娠中や産後のうつ病について患者グループが情報を広めるのを援助している。これは妊娠中や産後のうつ病で治療を受けている女性患者へのＳＳＲＩ投与につながっていくであろう。ＳＳＲＩが胎児に影響を及ぼす懸念があるにもかかわらず。[33]

コミュニケーション代理店《エージェンシー》による代作

精神薬理学ジャングルに新たに現れたもう一種類の獣は、コミュニケーション代理店、つまりメディカルライティング代理店である。たいていは、医学や関連科学の基礎のあるひとりかふたりの人の個人会社で、一つか二つの製薬会社と密接な関係をもっている。本質的にいって、コミュニケーション代理店は巨大製薬企業の、社外にあるコミュニケーション部門であり、巨大製薬企業が外注する仕事を引き受ける。製薬企業にとっての利点の一つは、良質の製品が安い価格で十分なスピードで納入されるという条件が満たされていないと思えば、いつでもほかのコミュニケーション代理店に乗りかえることができることだ。製薬企業はたとえば二五編の論文を著名な人々の名で有名な雑誌に出すことに決めてから、多くの代理店に見積もりをさせることもできるのである。

実際、うまく運営されている代理店は、非常に短い納期で論文を書き上げる。私自身、シンポジウムに参加することに同意してすぐ、講演の原稿がコミュニケーション代理店から送られてくるという経験を何度もした。この場合の了解事項は、私が自分に送られてきた内容を講演することに同意する、ということである。そうするとその原稿は、シンポジウムで講演するほかの人の原稿と一緒に専門誌に送られる。専門誌はシンポジウムの講演集を、別冊のかたちで出すことにあらかじめ同意している。専門家が自分で書く原稿と違って、ゴーストライターに代作された原稿はちゃんと予定どおりに編集部に届く。専門誌にとって別冊の仕事は儲けが多い。彼らの任務は、製薬会社のサテライトシンポジウムで配布するのに間に合うようにつくりあげることだ。

私にとって驚きだったのは、代作された原稿には私の文体的特徴や、私の以前の著作への言及などがちゃんと組み込まれていて、正真正銘のヒーリー論文で通るかもしれないということだった。書き手には精神医学の素養がほとんどもしくはまったくないのかもしれないが、彼らはすぐには代作と見破られない論文を書く自信をすみやかに身につける。しかし当然の結果として、その過程で、精神医学専門語は、『ナショナルエンクワイアラー』の精神医学版のレベルまで減らされざるをえない。実際、こういう類の専門誌の別冊で、ほかでくり返し発表されているものの焼き直しでないものを見つけるのは難しい。

もし私が自分に送られてきた原稿に対してノーと言ったら、どうなるだろうか？　会社は私が自分で論文を書くのを嫌がらないだろう。もともとの論文のもつ商業的側面が会社にとって重要なので、精神医学界のほかのベテラン研究者――シンポジウムで何も発表しない人かもしれない――の名前で掲載されるようにします、と言うかもしれない。そうすると、同じ別冊に見るからに「ヒーリーっぽい」論文が二編、違う名前で並ぶという事態も起こる。[34]コミュニケーション代理店もときにはうっかりミスを犯すので英語のネイティブスピーカーではない大物研究者の論文が、いかにもアメリカ人っぽい表現だらけ、あるいはイギリス人っぽい表現だらけということも起こりうる。[35]

通常、代作原稿には、ご自分のいいように変えてくださいという手紙が付されている。ワイス社のＳＳＲＩエフェクサー〔ベンラファキシンの商品名〕の販売促進を狙った会合に関連して、このような手紙を受けとったことがある。[36]カリフォルニアのラグーナビーチでおこなわれたこの会合への招待には、謝礼金ならびに、ぜいたくな旅行とホテル滞在、そして論文を代作してもらう機会がくっついていた。このときのゴーストライターはトロントのメディカルライティング代理店、CMEDだった。打ちだすべきメッセージは、ほかのSSRIも患者を回復させるかもしれないが、エフェクサーは完璧に治すというものだった。中心的論文はマイケル・テーズのもので、これはのちに『英国精神医学雑誌』に掲載された(37)。このテーズ論文に端を発して、専門誌の編集者が自分がコンサルタントをしている企業からの論文を掲載することの是非を問う追跡記事が出た(38)。関心が高まって、『ランセット』の社説はこう問いかけた。「医学界はどの程度汚染されたか(39)?」

このとき、私が自分の代作原稿をどうしたかというと、中心部分はそのまま残し、「ウィルス」を二つ仕込んだ。第一のウィルスはワイスがこの会合で伝えたがっていたメッセージとは食い違うのだが、エフェクサーによく似たライバル薬の一つレメロンの臨床試験のデータに注意を引こうとするもの。第二のウィルスはSSRIが一部の人に自殺傾向をもたらす可能性があるという証拠に言及するものだった。服用する薬が適切でないとしたら、患者を単なる回復以上によい状態にするというのは現実離れした話だ。

第一のウィルスにはすぐに反応があった。CMEDのライターが、レメロンについての主張に異議を申し立てたのだ。私は引き下がらなかった。その記事は何度も書き直されて、私が見る前に、すでに『精神医学・神経科学雑誌』という専門誌に送られていた。それは完全に書き直されて、第一稿よりもいっそう親ワイス的になったバージョンだった。だが、私にとって最も気になったのは、ある二つの変更だった。SSRI服用者の自殺傾向についての言及は消えていた。そして、末尾にあるメッセージが加えられていた。ベンラファキシンはうつ病の患者を完全に回復させるのに非常に効果的であることが証拠により示唆されている、と書いてあったのだ(40)。これは私がベンラファキシンについて考えていることとまったくくいちがっていた。ワイスのシンポジウムの学術面の責任者は、その最終版を自分の名前で別冊に載せることに決めたのだった――私に相談することなく(41)。

通常こういう場合に、企業がとる方法は、たとえ代作論文であっても、執筆者ということになっている人に十分にチェックさせ、その人の名前で発表する、というものだ。この問題が『ワシントンポスト』で取り上げられたときに米国研究製薬協会（ＰｈＲＭＡ）のバート・スピルカーが言ったように「参加する学界の研究者は十分な機会を与えられて、見直しをし、指示をし、署名入りで発表します。そうでない場合があるとしても非常にまれです。（中略）［その仕組みは］とてもうまく機能しています」[42]というわけだ。実際はレダックスをめぐる訴訟で明らかになったように、ベテラン研究者たちは企業や代理店から提案されたいかなる変更も取りいれるし、自分からは一つの変更も提案せず、署名入りで論文を発表する。[43]

私が講演で使ったスライドをほかの講演者に貸し出してやってほしい、と代理店に頼まれる場合もある。自分が準備したものではなく、自分が実際にしたリサーチに関連しているのでもないスライドを「私のスライド」と呼ぶ虚構はオーウェルの小説に出てくるような事実の歪曲である。スライドであれ論文であれ、ベテラン精神科医の名前がはりついているとき、法律的な問題が生じたらどういう結果になるのかは興味深いところだ。法律的な目的のために製薬企業が裁判所に提出した論文に、大物の名が冠されているということが確認されたら、さらに興味深いことになるだろう。実際に、ＳＳＲＩと自殺をめぐる訴訟の過程で、この分野の大物にあてた当人の論文同封の手紙が発見された。論文の執筆者として、臨床研究者の中に企業の人間が混じっていたら、その原論文の第一稿は企業が書いている場合が多い。臨床研究者である執筆者たちが最終原稿をチェックしたとしても、メッセージをいちばんにコントロールしたのは第一稿の筆者である。

このプロセスの変種としては、企業が臨床研究者のためにデータを準備するという手がある。データが企業の手で表になるころには、データが何を示すかは決まっている。たとえばＳＳＲＩの臨床試験では、焦燥を示して試験から脱落した患者は、治療不応例と分類されるか、副作用の例として分類されるかどちらかだろう。治療不応例に分類してしまえば、薬が副作用を引き起こしたことを示すデータが除外されたことになる。臨床研究者たちが自分自身で生のデータを見ないかぎり、このことはわからない。向精神薬の臨床試験では、指導的な立場の臨床研究者が自分で生のデータを調べることが標準にはなっていない。それにもかかわらず、彼らの参加した研究報告は最終的には『総合精神医学アーカイヴズ』『米国精神医学会誌』『米国医師会雑誌（JAMA）』『ニューイングランド医学雑誌（NEJM）』などの一流誌に載るのである。

たとえばP&U社のような企業が社会的機能についてのコンセンサス声明を生み出そうとして専門家顧問団を招集する場合には、このプロセスは複雑化する。この場合、精神薬理学界の大物たちに誘いがかかる。そのうちの誰ひとりとして社会的機能についてのバックグラウンドをもっていないかもしれない。企業はそれにはおかまいなしに、これらの人々の名を冠して、願わくばできるだけステータスの高い専門誌に社会的機能についての声明を出すことを目指す。専門家たちが招集され、通常はコミュニケーション代理店が資料と声明の原稿を用意する。出席者たちはそれに署名するように望まれる。その内容にはおかしなところはないように思われるので、論争をしたり、協力を拒んだりするのは難しい。報酬をもらう立場ではとくにそうだ。しかし、誰であれ最初の原稿を書いた者がメッセージを効果的にコントロールしているのであり、顧問団招集というプロセスは、大物たちに権威を安売りさせるためにあるのだ(44)。

精神薬理学の臨床研修者のおもだった人たちは皆、程度の差はあれ、このようなプロセスにかかわっている。論文を代作されるのを潔しとしない人も、自分の講演テープが活字に起こされて出版されるのはかまわないと考える。しかし、こういう「名誉ある」人々が「毅然とした姿勢で」シンポジウムに参加することでほかの人も参加しやすくなる。だが、そこで話される内容は企業が牛耳っているのである。「名誉ある」人々の存在はほかの参加者に見せかけの清廉潔白さを与える。

企業は彼らの販売促進活動をぶちこわしそうな論文の発表を阻止する力ももっている。精神薬理学分野のふたりのベテラン研究者、イアン・オズワルドとアイザック・マークスは『総合精神医学アーカイヴズ』『ニューイングランド医学雑誌』といった評判の高い専門誌でそういうことが起こったと主張している[45]。喘息の治療に関連する死亡率について『ランセット』誌で同様のことがあったことには、まず疑問の余地がないようだ[46]。マークスとオズワルドの場合に働いた仕組みはもっと複雑だった。企業が編集部に対して直接に圧力をかけるとはかぎらない。編集者が論文をレビュアーとしてふさわしいと思われる人に送る前に、そのレビュアーが利害関係をもっているかどうか確かめる努力を怠ったというだけでも、効果的な検閲がおこなわれうる。レビュアーになれそうな人が全員利害関係をもっているという事実について、編集者を責めるわけにはいかない。とはいえ、偉大な編集者の資格の一つは、レビュアーの意見がどうであろうと、時流に逆らう論文を掲載することが大切な場合を見極める能力であることも確かだ。

現代の医学の方向《カレント・メディカル・ディレクションズ》

これまではサテライトシンポジウムと雑誌の別冊でだけ起こっていることだというふりをすることで、代作をなんとか正当化することが可能だった。雑誌の別冊は健康上の注意が載っているものだと誰もが知っているのに、どこに問題があるだろう？

しかし、ここしばらく前から、主要コミュニケーション代理店のウェッブサイトには、彼らの活動範囲がシンポジウムの別冊の代作をはるかに超えていることがはっきり示されている。ニューヨークを拠点とする医学情報会社、カレント・メディカル・ディレクションズ社（ＣＭＤ）を例にとろう。「科学的に正確な情報を具体的にしぼった対象に合わせたかたちでお届けする」[47]ことを目的に一九九〇年に設立された同社は、論文やレビュー記事、要約、雑誌別冊、医薬品についての小冊子、専門家のコメント、教科書の本文を書く。メタ解析をおこない、雑誌別冊、サテライトシンポジウム、コンセンサス会議、顧客企業のための顧問団を組織する。

一九九八年の一年間で、CMDはファイザー社のために、ゾロフトに関する記事八七編前後の著作をコーディネートした。このうち五五編は二〇〇一年前半までに発表された。掲載メディアは精神薬理学論文の掲載で知られている雑誌に加え、『ニューイングランド医学雑誌（NEJM）』『米国医師会雑誌』『総合精神医学アーカイヴズ』『米国精神医学会誌』などである。(48) この五五編の論文の多くはコミュニケーション代理店で生み出されたもののようだ。CMDが管理する論文のリストを見ると三つのグループの論文がある。第一のグループはコミュニケーション代理店の中で生み出されたもので、執筆者名は「未定」となっている。第二のグループは、学界の研究者とファイザー社内の研究者との連名になっているもので、コミュニケーション代理店の中で生み出されたと一見してわかるものではない。第一のグループの論文も発表時には、同じように学界の研究者とファイザー社内の研究者の連名になり、第二のグループの論文と非常に似た感じになる。第三のグループは小さなグループで、コミュニティー代理店の中で生み出されたようでもなく、ファイザーの資金援助を受けていることを示すファイザー社内の研究者の名も付されていないものだ。この一部はレビュー記事であり、データを含まない。執筆者たちやほかの情報源との接触にもとづいて私が下した判断では、五五編のうち、執筆者たちが自分たちの報告している研究の生のデータに触れたと思われるのは五編だけである。

五五編のうち、それを書いたことになっている人が——執筆という言葉の伝統的な意味において——実際に執筆したと思われるものはほとんどない。執筆者ということになっている著名な人が、自分の名と関連づけられたデータへのアクセスをもち、自分の目で見たと思われる論文はさらに少ない。執筆者が生のデータにふれることができるということがなぜ大切かというと、伝統的に科学の世界では、論文執筆者は、ほかの人が分析できるように自分のデータを提供することができなければならないと考えられてきたからである。しかし、いまや新しいデータは私有財産になってしまった——このことは科学の本質と深いところで食い違っている。

この五五編の論文は別にして、一九九八年にはゾロフトの治療効果について書かれた論文が四一編ある。これらのうち、サートラリン〔ゾロフトの薬物名〕に対して両義的な知見を報告するものは三編、否定的な知見を報告するものは二〇編、肯定的な知見を報告するものは十八編だった。ＣＭＤ論文の載った雑誌と非ＣＭＤ論文の載った雑誌の影響力を比べると、ＣＭＤは平均して、非ＣＭＤ論文の三倍影響力の強い雑誌に載っていた。またＣＭＤ論文の執筆者の発表した論文の数を非ＣＭＤ執筆者のそれと比べると、ＣＭＤの執筆者はそうでない執筆者の平均三倍の数の論文を発表していた。ＣＭＤ論文がのちに引用された割合を非ＣＭＤ論文のそれと比べると、ＣＭＤ論文の引用率は三倍高かった。以上の事実にもとづいて、次のように言ってもいいと思う。世紀の変わり目には、精神薬理学分野の「科学的」文献の約五〇パーセントが代作されたり、企業の中で生まれたり、査読を必要としない専門誌別冊に掲載されたりしたものであった、と[49]。

　ＣＭＤ論文の輪郭から、ＣＭＤとファイザーが、一流の専門誌に論文を載せられる可能性を増すような人々を求めていたであろうことは察しがつく。とくに標的になる専門誌がいくつかあったようだ。ＣＭＤは「顧客の期待を超える働きによって、顧客が戦略的目的を達成するお手伝いをするために鋭意努力」している[50]。高名な専門誌、高名な著者、効率的な配布システム、スポンサーつき講演会といった組み合わせがファイザーの期待を超える結果をもたらしたかどうかは定かではない。しかし、そういう文献が支払いをする第三者やそのほかの関係者に与えた影響力はかなりのものだったろう。文献の影響力の問題は、ゴーストライティングの本質と密接に結びついているように思われる。広く認知されているオピニオンリーダーが書いたかたちをとり、会社の存在はできるだけ目立たないようにし、メディカルライティング代理店のかかわりはけっして表に出さないようにすることで、これらの論文が読み手に大きな影響をもたらすことが期待できる。

　コインの裏側には、この分野の大物たちの多くが「ゴースト」サイエンティストと化しつつあるという事実がある。彼らの論文のますます多くの部分が、いかなる意味でも彼らのものではなくなってきている。これら学界の研究者たちが治療の分野でのオピニオンリーダーとなるのは、高名な雑誌に掲載された論文に名前が冠されることがほかの人より多く、国際的な会合でデータを発表するよう依頼されるからである――たとえそのデータが、自分がじかに知っているデータではないにしても。CMDの執筆者たちがCMD論文が依拠しているる生のデータを見るかどうかは別として、ここに非伝統的な意味での執筆がかかわっていることは間違いない。これらの執筆者たちは、科学分野で伝統的になされてきたように、生のデータをほかの研究者と分かち合うことができないのだ。生のデータとのこの隔たりは、企業関連で生み出される論文の量的な増加とともに、科学論文執筆の変質を示している。この変化の最終的な結果として、治療分野のおもだった研究者が自分自身リサーチを体験することが少なくなり、生のデータもほとんどもたず、したがってほかの研究者たちとの分かち合いもできないという状況がまもなく到来するのかもしれない。

ゴーストライティングにおける最重要問題は、本当の執筆者が世に認知される機会を奪われるとか、著名な研究者たちが、本当は自分の手柄ではない論文に名を冠するとかいったことではない。最も重要なのは、新しいやり方で書かれたこれらの論文と、それらが報告していると称する研究の生のデータとの間に食い違いがあるかどうかということだ。

CMDのリストに載っている論文の中から、最も独立色の強い論文の一つをとりあげよう。ノルウェイのウルリック・マルトが一般診療のうつ病において、ゾロフトとミアンセリンとプラセボを比較した論文である。マルトはファイザーに研究のスポンサーになってもらい、論文の原稿を同社に送った。その中でマルトらは次のように書いていた。「サートラリンを服用していた患者のうち、ひとりが自殺した。そのほかに三人が自殺念慮の増大を報告し、ただちに投与を中止された。これに対しミアンセリン服用者の自殺念慮増大は一例だけで、プラセボの服用者ではゼロであった。三環系抗うつ薬が導入されて以来、服用開始後最初の一週間に、三環系抗うつ薬が自殺傾向を引き起こす可能性があることが臨床医に知られている。このため、うつ病患者に三環系抗うつ薬を投与する際には、注意深く監視することが勧められた(51)」。ファイザーからの返事として、ロジヤー・レーンが少数の例（とはいっても臨床試験参加者は三〇〇人を越える）から推論を引き出さないようにと警告し、とくにその推論はビーズリーのプロザックについての分析により根拠がないことが明らかになっているのだから話にならないとした[52]。レーンは次のように書き直すことを提案した。「うつ病患者の三環系抗うつ薬による治療の最初の数週間は、注意深く監視することが、常に勧められてきた。治療の早い段階では、患者にまだ自殺のリスクがあることが認識されていたからである」。『英国医学雑誌』（ＢＭＪ）に掲載された論文の最終版は、自殺についても注意の必要についてもまったくふれていない[53]。おそらくマルトとファイザーの間にも、マルトとＢＭＪの間にも、ファイザーとＢＭＪの間にも、強制や腐敗はなかったと思われる。しかし、企業のスポンサーシップによって生まれた「友情」が微妙な影響力を行使するという印象をもたないのは難しい。

ゾロフトに関する六編の小児精神薬理学論文に見られる矛盾に目をつぶるのはさらに難しい。この六編はＣＭＤのリストにあったもので、その一つはＪＡＭＡに掲載された。これらの論文にふれられているゾロフト服用者の自殺行動は一件しかないが、実際は、これらの論文が依拠している被験者集団でゾロフト服用者の自殺行動は六件あった――成人について発表されている割合の約六倍の高率だった[54]。

このことから、一流の雑誌に載ったということがもはや論文の内容の保証にならないのは明らかだ。このあとの章ではＳＳＲＩと自殺の話が展開されるが、非常に多くの高名な雑誌が、ＳＳＲＩと自殺に関して科学的なメリットから見てなぜ掲載されたかわからないほどの方法論的誤りに満ちた論文を掲載していることがおわかりになるだろう。企業側の弁護が、生のデータと著しく食い違う論文に依拠している例があることもおわかりになるだろう。一方、私もバランスを是正するため、あるいは少なくとも論戦の糸口をつくるためと思って、ＢＭＪや『ランセット』に論文掲載を打診してみたのだが、相手の最初の熱心な反応は尻すぼみになり、ついには第三者が私に電話してきて、あの論文は「政治的な理由」で掲載不可能だと告げるに至った。

精神薬理学産業見本市

変化しつつある精神医学の相貌において、もう一つ気にかかるのは、精神薬理学研究者たちが旅回りのサーカス一座のようになっていることだ。いまや米国精神医学会のように二万人近い参加者を集める会議から二、三〇〇〇人程度の会議まで非常にさまざまな大集会が開かれている。製薬会社はこれらの会議に多くの研究者を招待する。会議によっては参加者のほとんど全員がそのようなかたちで費用を負担してもらっている。それには旅費（たいていはビジネスクラスのフライトで空港送迎サービスつき）、上等なホテルの宿泊費、上等なレストランでの食事代、会議の参加費はじめ参加に必要なすべての費用が含まれる。

参加者は到着するとすぐ、スポンサーの名前のはいった紙袋を渡される。ホテルと会場を往復する車の費用も、スポンサー企業のいずれかが負担する。社長主催の会食、さまざまな委員会の会合、社交的行事、会議のプログラム、概要その他の資料もたいていはスポンサー企業が負担する。会議に出れば企業のいずれかがスポンサーになった会議ニュースが配られる。ふつうのシンポジウムにもサテライトシンポジウムにもスポンサーがついている。スポンサーがつかないのは、いくつかの全体講演だけであるが、企業がスポンサーになった「特別」講演もあってその埋め合わせをする。

観光に出て行く場合は別として、参加者の多くが会場でだらだらと時間をつぶす。そこには製薬企業がはではでしいスタンドを設営していてさまざまな種類のこまごまとしたものを手渡している[55]。そういうものをほしがるというのは理解しがたいが、現にみんな喜んでもらう。内部にいる人間は、いつのまにか確立したこういう慣行に慣れきってしまって何らショックを感じない。予備知識のない部外者をこういう会場に連れてきたら、健全な目にはどのように映るか教えてくれるだろう——安ピカものと引き替えにマンハッタン島をヨーロッパ

人に与えたのの現代版だと。(56)

参加者を弁護するために、メインプログラムがつまらないので展示場をぶらぶら歩きまわるほうがましな場合が多いことを指摘したい。これらの会議のプログラム構成の背後にある原理にはいろいろな要素がからんでいるようだ。「やったりとったり」の精神にもとづいて、先生方はお互いに招きあう。それによって、みんな主要な会議で発表できるし、おまけに世界中見て回れる。もう一つの側面は実質的にはおとり商法である（中古車販売でよく知られたテクニック。非常にお買い得な車の話で客を釣り、いまそのモデルはあいにく切らしているのだと言う）。精神薬理学界では、会議の運営者はまず自分を釣る。あんな有名な人が講演をするのだから、私の運営しているのはすばらしい科学会議に違いないと信じ込むのである。参加者は「やったりとったり」につきあうのも「おとり商法」につきあうのもごめんなので展示場を歩き回る。講演者の中に今日の重要な問題を扱う人がほとんどいない（たいていは全然いない）からである。メインプログラムも含めてこれらの会議で、安価な従来薬のメリットや、非処方薬の存在価値や、薬物に引き起こされるアカシジアや自殺に関する講演を探すのは、サハラ砂漠で雪を探すようなものである。

展示場に見られる商業色丸出しの企業のスタンドには、一つにつき数万ドルのコストがかかっているが、それに加えて会議プログラムの中で比重を増しているのはサテライトシンポジウムである。(57) サテライトシンポジウムが導入されたのは一九八〇年代のことで、米国精神医学会（ＡＰＡ）のような大きな会議から始まった。その後サテライトシンポジウムはどんどん盛んになり、現在の主要な会議では、会議がスタートする前の一日か二日がサテライトシンポジウムにあてられるようになっている。本会議は三日ないし四日続くが、その期間中の夜、さらなるサテライトシンポジウムが催される。一九九九年現在、ＡＰＡの会議では四〇ものサテライトシンポジウムがもたれ、その費用は一つあたり二五万ドルにのぼる。

企業の招待による会議参加者は、サテライトシンポジウムに出ることを期待される。企業はしばしば、ほかのときに彼らを酒や食事でもてなし、競争相手のシンポジウムに出にくくさせる。他社のサテライトシンポジウムに出ることに決めている参加者にさえ、その前後に食事をふるまうことが多い。精神科医をもてなしておいて損をすることはないのである。参加者たちはあちこちのサテライトシンポジウムを覗く。昼間のメインプログラムにはまったく出ない人もいる。

これらのシンポジウムの講演者はひと握りの著名人から選ばれる。彼らは多くの企業のシンポジウムを次々にこなす。シンポジウムのスポンサー企業の薬を無批判にほめ、薬によって明白な違いがあるにもかかわらず、どの薬についても基本的に同じことを言う。ベテラン研究者たちがこんな猿芝居の片棒を担ぐのも理解しがたいが、聴衆が目をあけていられるというのも不思議でたまらない。居眠りをしないでいるには、講演者がうっかり、スポンサーの薬の名前ではなく、競争相手の薬の名前を言うのを期待するしかなさそうだ。そういうことが起こる可能性は結構高い――講演者たちは同じ時間帯に設定された複数のシンポジウムをかけもちしていることもあるからだ。[58] 自分のスライドをしげしげと見る目つきから、初めてそれを目にすることが丸わかりになる講演者もいる。

ここにはブラックユーモア以上のものがある。臨床試験結果を分析した最近の論文によれば、臨床試験の結果がサテライトシンポジウムの講演集などで、ベテラン研究者によって重複して報告されるので、実際におこなわれた臨床試験の総数をつかむのが非常に難しいという。この混乱が原因で、新しい薬の効果について大幅な過大評価が起こる――ある計算によれば二三パーセントの過大評価があるという。[59] これは企業が否定的な結果を公表しないことによるバイアスをとり除く前の数字である。そう考えると、私自身はっとさせられる。私だって、あちこちで発表されている論文のレボキセチンの臨床試験結果から取り出されたデータをサテライトシンポジウムで発表したことがあるのだ。

主要な会議がどの程度、製薬企業に「浸透」されているかは、ますます見定めがたくなっている。ますます多くの会議でサテライトシンポジウムが催されていることに加えて、会議本体の中のシンポジウムやワークショップも、全部ではないにしてもそのほとんどが「無制限の教育奨励金」に支えられているからだ。これらのシンポジウムの中味や発表者が、サテライトシンポジウムのそれとかなり重なってくるのは避けがたい[60]。精神薬理学分野のビッグネームがビッグネームなのは、製薬企業の支援によって前に押し出されているからだ。中には主要会議の講演者になるにふさわしいような科学的業績に欠ける人もいるだろう。また、いまではほとんどの会議に啓蒙的ワークショップや「専門家に会おう」という一般向けセッションがあり、これらも企業がスポンサーになっている。

ピラミッドの頂上にいる先生方が受け取る報酬はどのくらいなのだろう。コンサルタント料、臨床試験の第一研究者であることへの謝礼、講演の謝礼、会議の議長の報酬その他もろもろ。大層な額になることだろう。一九九九年十月四日付の『ボストングローブ』紙の報道によると、年に八〇万ドル稼ぐ人もいるそうだ[61]。金に加えて、企業は彼らを目立たせ、精神的満足を与える。これらの人々は精神薬理学分野のオピニオンリーダーとみなされる。忙しすぎて、実地の科学的研究も診療もできず、講演で語っている薬の効き目を観察したことがないかもしれないのに、世界中でその薬のことを人に教える――製薬会社が用意したメッセージを伝えることによって。ビッグネームになるのに必要なのは、薬品の商品名を記憶することと脚本に忠実であることだけだ。

商売か科学か

このように科学メディアをコントロールすることは、その分野のある側面を他の側面より優先することを意味する。あるデータは特別に重視され、さかんに宣伝される。それによってその分野に歪みが生じるほどに。

精神医学に限った話ではない。たとえば心臓血管分野では一九六〇年代後半、何が心臓発作を予防するのに重要な要素であるかについてさまざまな見解が競いあっていた。一つは血中のホモシステインレベルが重要だと示唆し、もう一つは血中の脂質のレベルこそ決定的要素だと示唆していた。ホモシステイン仮説からは葉酸やビタミンB類の摂取など、役に立ちそうなさまざまな食餌療法アプローチが提唱された。脂質レベルを下げるアプローチからは、脂質レベルを下げることを狙った特許薬が生まれ、製薬会社にとって非常に儲かる薬の一つになった。ホモシステイン仮説に有利な証拠は効果的に葬り去られ、三〇年近くも埋もれたままになった(62)。

胃潰瘍治療の分野では、胃酸の分泌を抑えるH2受容体拮抗薬のシメチジンとラニチジンがグラクソ社とスミスクライン社によってそれぞれ開発され、一九九〇年代の製薬業界のベストセラーになった。これらは理想的な薬で、胃潰瘍はストレスが胃酸分泌過多を招く一種の心身症であるという、当時、主流だった見解によく合っていた。H2受容体拮抗薬は手術が必要にならないような状態に保つのに役立った。しかし、投与をやめると潰瘍が再発することがよくあり、しばしば長期の投与が必要になった。オーストラリアから、多くの胃潰瘍は、実はヘリコバクターピロリによる細菌感染と関係があるという証拠が出てきたとき、主要製薬企業はこの新しい考えを一笑に付した。国際的な会議も科学的大発見を歓迎することはなく、その後も長い間、H2受容体拮抗薬とそれに続いて生まれたプロトンポンプ阻害薬に力を集中しつづけた。

SSRIの場合、科学研究の議題《アジェンダ》を形づくるこの力は、不安障害を軽視し、うつ病を極端に重視する方向に働いた。それは薬に誘発される自殺傾向についての話を葬り去ろうとする動きである。うつ病の治療法としてのリチウムや電気けいれん療法（ECT）を押しつぶそうとする動きでもある。精神薬理学の会議で最新の薬についての発表が主になるのはもっともなことに思われるが、SSRIよりも気分障害に特異的であるように思われるECTやリチウムを無視することは、精神薬理学にとってよくないことだ。臨床が専門ではない研究者が文献を読んだり、会議に出たりすれば、SSRIによって実験動物に起こっている変化のほうがECTやリチウムの研究よりも、さらなるリサーチのよい糸口になりそうだと勘違いする恐れがある。

ほかの医学分野でも同じだが、精神薬理学におけるリサーチは、鍵をなくした酔っ払いが、そこが明るいからという理由で街灯の下を探すことにたとえられる。(63) 鍵がそこに落ちていれば見つけられるかもしれないが、そこに落ちていなければ見つけられない。ＳＳＲＩの場合、酔っ払いはちゃんと機能している灯りがついている街灯よりも、酒の広告が貼ってある街灯を選り好みして、その下を探しているように思われる。このプロセスから科学的進歩が生まれることはあるかもしれないが、科学的進歩が生まれたとしても、それは科学コミュニティーが理にかなった行動をしているからではない。

向精神薬が何をするのかについてのメッセージを制御する力は、しだいに臨床研究者の手を離れていった。一九八〇年ごろ、米国では独立した研究・教育プログラムに対する連邦政府の資金援助が干上がり、産業界による援助にとってかわられた。いまでは多くの学界の研究者が、自分の給料を産業界からの研究支援金に頼っている。プロザック物語に登場する数人の研究者が先輩から、プロザックについての懸念を表明するのはキャリア戦術上賢明でないと忠告されたというが、そのような状況が生まれたことには、この依存関係が深くかかわっていそうだ。

この新しい状況はどう考えたらいいかわからないことでいっぱいだ。一九九九年三月、ニューヨークで催された米国精神病理学会の会合に出たときのことだが、会場に着いたとたん、誰もがマスコミのすっぱ抜きについて噂しているのに気づいた。『ニューヨークサンデーポスト』紙が「身売りする精神科医」というタイトルの記事で、この会合に出ている大勢の人の名前を、前年に製薬会社のために臨床試験や講演をして得た金の金額とともに載せたのだとわかった。(64) この分野のことを何も知らない人が読んだら、子どもの大学進学費用を得るためにこの種のことにかかわる研究者の像に怯えるだろうと思った。この記事の背後にある問題は、このように明確な利害関係をもつ人たちが生み出した情報を、一般の人がどの程度信頼できるかということだった。

こうした風潮を批判する側としてこの記事に名前が出ていた人たちのひとりは、ローレン・モッシャーだった。彼は社会精神医学研究者で、初期の米国精神医学にとって大きな存在だった。彼は製薬業界の影響力が米国精神医学会（American Psychiatric AssociationまたはAPA）を腐敗させたと考え、それに抗議してAPAから脱退していた。モッシャーによれば、APAは「米国精神薬理学会（American Psychopharmacological Association）」になったという（それでも略称はやはりAPAなのでちょうどいい）。APAの会合は製薬企業の利益に身を売っているし、事務局は企業から資金をもらって動いている。そしてAPAが発する教育的・政治的メッセージは、完全に企業の利益に従っている、というのだ。

私がひっかかったのは、記されている金額が精神薬理学分野のベテラン研究者たちにとっては巨額でも何でもない、という点だった。もちろん、からんでいるのが比較的小額の金であっても、うんと悪いイメージを与えるように書くことができる。しかし、誰かが講演をしなくてはならず、誰もただではやらない。私が独立したメッセージを聞きたいとしたら、その記事に名前をあげられている人たちの一部は、まさに私が耳を傾けたい人たちだった――たとえ企業が講演代を払っているとしても。一方、そこにあげられている人たちの中には、私が尊敬できない人たちもいた。「雇われガンマン」の話を聞かされることはありがちなことだった。彼らは金のために仕事をするタフな連中である。まるで西部劇のようだと思わずにはいられないときもあった。この町に保安官がいるにしても、人目につくところを歩いてはいなかった。

もう一つの連想は、もちろん政治である。政治の宣伝活動でも、おもだった人物が脚本に忠実にものを言い、決まったメッセージを発信しつづける。一見科学的なシンポジウムでくりひろげられていることの多くが、一般のマスコミや科学専門マスコミの記事に織りこむ情報のかけらを生みだすためにおこなわれている。多くの点から見て、自分の語っている薬について専門家たちの知っていることが少なければ少ないほどいいといえる。彼らは自分がかかわってもいないリサーチの結果を発表し、処方したことのない薬の副作用について話したあと、見映えのよい広報担当者に付き添われて報道陣向けの発表をすることもある。

彼らの話を聞く側は概ね、誰かが実際に研究をしたに違いないと思っている。だが、実はそれも定かではない。リチャード・ボリソンは元ジョージア医学科大学の精神医学教授で、一九九〇年代の精神薬理学界のビッグネームであり、現在市場にある抗精神病薬と抗うつ薬の多くの開発の主要研究者だった人物だが、実在しない患者の臨床試験データを捏造して有罪判決を受け、一九九七年に刑務所にはいった(65)。患者が実在した場合でも、評価と監視をおこなうのは若手のスタッフだった。スタッフは新しい薬が引き起こすかもしれない副作用に目を光らせるよう奨励されることはなく、患者たちに臨床試験を通過させなくてはならないというプレッシャーを与えられていた。ボリソンの例が特異なものだと考える人はいない。その後、『ウォールストリートジャーナル』『ニューヨークタイムズ』『ガーディアン』各紙がほかの例について報道している(66)。

科学的な面から弁解不可能なもう一つの慣行は、公表されていない臨床試験についてまったく言及しないことだ。臨床試験に参加し、その結果が封印されてしまったことにあとで気づく臨床医は多い。臨床研究者側に不正行為の疑いがあるために、結果が封印される場合もある――もっとも、ボリソンのかかわった臨床試験がさかのぼって取り消された例はない。臨床試験の結果が企業の期待に添わないために封印がおこなわれた疑いが濃い場合もある(67)。私自身も自分の参加した臨床試験の結果が封印される（日の目を見ない）ということを何度か経験しており、そういうことが現実に起こっていると考えざるをえない。

そして極めつけの不正行為は、臨床試験の結果から都合のいいものを選んで公表することだ。ＳＡＳＳデータの意味を把握しようと努力していた私は、この尺度は社会的機能の評価というより、ＱＯＬ（生活の質、quality-of-life）を示す指標として機能しているという結論に至った。次に浮かんだ疑問は、ＱＯＬを示すほかの尺度も、ＳＡＳＳがレボキセチンとプロザックについて示したように、ＳＳＲＩとノルアドレナリン再取り込み阻害薬の違いを示すだろうか、ということだった。文献を調べた結果は意外だった。一九九九年に、ＱＯＬについて結果を報告した臨床試験は七つしかなかった(68)。これは奇妙だった。私自身がかかわった臨床実験でも、QOLの尺度が用いられているものが七つあったからだ。研究者仲間に確かめてみると、QOLの尺度が用いられたということで皆の記憶が一致したが、その結果生まれた論文については誰も一つも知らなかった。私の推算では、結果が公表されないままの臨床試験が少なくとも一〇〇はあると思う。

SASSについてもう一度考えてみよう

一九九〇年代前半、おそらく副作用が少ない点でSSRIが従来の抗うつ薬より優れているという宣伝に自分自身が影響されたのか、リリー、スミスクライン、ファイザーの各社は、それぞれにQOLの尺度をつくり出した。この背後には、SSRIは従来の抗うつ薬ほど強力ではないという暗黙の理解があった。各社はその埋め合わせとしてSSRIがQOLを高めると証明しようとしたのだった。だが、せっかく尺度をつくりあげ、精度を確認し、臨床試験で用いるという手間をかけたにもかかわらず、その結果は公表されなかった。

それらの結果を把握することは科学的に有益な仕事だろう。SASSのデータとつき合わせ、年齢、性別その他の変数によって分析すれば、新しい科学情報が得られるだろう。しかし、製薬業界にいる私の知人は、私が企業に手紙で問い合わせても何も教えてもらえないだろうと言った。学界には企業の防壁を突き破る力のあるビッグネームもいる。そういう人が手紙を書けば、必要な情報が得られるそうだ。してみると、そのような人は世の中のためになることがたくさんできる立場にあるというわけだ。

プロザックの場合、QOLの欠如には非常にやっかいな側面がある。ほかの病気であれば、QOLの尺度は、治療を受けている患者のQOLがどのようであるかを示すものだ。たとえば人工透析を受けている患者の場合、たとえ治療が功を奏していても、QOLは非常に低いかもしれない(69)。しかし、うつ病の場合のQOLの尺度は、治療が功を奏しているかどうかについての患者の評価を示すという、二重の役割を担っているのである。

ドイツでのプロザックの認可申請がうまくいかなかったことについて、リリーのドイツ支社からリリー本社に送られた一連の連絡メモには、次のように書かれている。「BGA[70]〔BGAはドイツの医薬品監督庁、ヴンデスゲズントハイツアムト〕は効き目についての患者の評価と医師の判断の間に不一致があると述べました。(中略) BGAの意見では、患者の印象のほうが重要だというのです[71]」。「患者自身の評価は製品の効き目の評価に決定的に重要ですが、ほとんどの自己評価方法において、問題の製品(プロザック)を投与されている患者の臨床像にほとんど反応が見られない、〔あるいは〕まったく改善が見られないことが示されています[72]」

公表されたものも公表されていないものも含めてQOLについての結果を総合すると、次のような結論に至らざるをえない。患者の観点から見てSSRIは効かない。あるいは、少なくとも効くことが証明されていない。あるいは、効いているにしても同時に感情鈍麻など、誰も語っていない何らかの精神的影響を生み出している[73]。以上の結論は、薬が効くなどと信じたことのない精神薬理学批判者から見れば当たり前のことだろう。しかし、私のようにSSRIを含め、向精神薬が効くことをほぼ確信している者にとって、この結論が意味するのは、無作為化対照試験が有効でないのか、会社が――少なくとも科学的観点から見て――非常に間違ったことをしているかのどちらかだ。

一九九七年にレボキセチンについてファルマシアのコンサルタントになるよう頼まれてから、一九九九年三月のフォーサイス訴訟までの間に、精神薬理学の世界や、学問と産業のインターフェースについて私が学んだことの大半は、一九九七年末に出版した本『抗うつ薬の時代』にひそかに込められている[74]。それが暗黙のうちに示されるにとどまっている間は、精神医学界の聴衆――たとえば一九九九年三月ニューヨークのAPPAの会合での聴衆――の反応は好意的だった。学究はある程度の量のあいまいさを許容することができる。「人間はあまりにむきだしの事実には耐えられない」というT・S・エリオットの言葉は心に響く――私たちはどの程度のあいまいさに耐えられるのかという自問が生じるまでは。(75) ＡＰＰＡの会合での講演の一週間後、私はハワイに向かう飛行機の中にいて、あいまいさをもつ言葉の渦巻く中心へ突っこんでいこうとしていた。このときにはまだ訴訟にかかわった経験がなかったので、この法律プロセスによって、それまでは秘められていたものが容赦なく、さらけ出されていくかもしれないとは、思いもしなかった。私は多くの学究が、明示されたあいまいさを許容しないことを、やがて身をもって知る運命にあった。

第五章　太平洋断層地帯

一九九九年三月、私はニューヨークで催される米国精神病理学会の会合に出るために英国を離れる前に、ボーム・ヘッドランドの弁護士たちに、ハワイに着く日時を知らせておいた。彼らは私がニューヨークにいた一週間の間に、リリー社の申し立てに対して何度か対応を求めてきたが、そのあとは音沙汰がなかった。訴訟が法廷に持ち込まれる寸前に示談になったのだろうか？　空港には誰も迎えにきていないようだった。やがてレイを首にかけ、アロハシャツに半ズボンというでたちの男が私に挨拶した。私は遅まきながら、アンディ・ヴィッカリーだと気づいた。二年前にサンディエゴで会ったきりだった。

寝室が九つある一軒家が作戦本部だった。ガレージにはファイルの詰まった箱が無数にあった。コンピュータが何台もすえつけられ、電話もファックスもあった。訴訟事件の重要書類は居間の一画に集められていた――そこがこの基地の指令センターだ。仕事は朝の六時から始まり真夜中過ぎまで続いた。この基地で私を待っていたチームのメンバーたち――シンディ・ホール、ヴィッカリーのオフィスの弁護士秘書であるロンダ・ホーキンズ、ボーム・ヘッドランドの弁護士カレン・バース、そしてビル・ダウニーの穴を埋めるためにサーフィンをやめて駆けつけたらしいスキップ・マーガトロイド――が裁判所からの質問に答えるべくがんばっているのだった。

このチームは二つの法律事務所の結婚によってなりたっていた。ヴィッカリーは医療被害訴訟を専門とするヒューストンの小さな法律事務所のパートナー弁護士だった。(1) この法律事務所はアブニー対スプリング・シャドウズ・グレン病院訴訟で、記憶回復セラピストを訴えた。その地域ではこの種の訴訟事件の最も早い時期のものの一つだった。この訴訟は一九九六年に示談になって、虐待をしたと非難された親に高額の金が支払われた。そして同時に、スプリング・シャドウズ・グレン病院の解離ユニットの閉鎖という結果を招いた。ヴィッカリーたちは生物学的精神医学の研究者たちのヒーローになったに違いない。というのは、生物学的精神医学の研究者はたいてい、記憶回復セラピストを目の敵にしているからだ。

チームのほかのメンバーはボーム・ヘッドランドの人たちだった。こちらの法律事務所は安全問題で航空会社を追及したり、汚染した血液によって感染した血友病患者たちの訴訟を引き受けたりしていた。この二つの法律事務所を結びつけたのはバースだった。彼女は元はヴィッカリー&ウォルドナーにいて、この数年前にカナナック・マーガトロイド・ボーム&ヘッドランドに移ったのだった。このカリフォルニアの法律事務所は一九九二年以降、歌手のデル・シャノンの事件を含む十五のプロザック訴訟を扱い、そのうちの十四をポール・スミスが和解に導いていた。リリー社は十五件目の訴訟事件――フォーサイス事件を和解で解決したくなかった。スキップ・マーガトロイドは、単なるサーファーではなく、いくつかの訴訟で成功を収めたあと、引退していた人だ。彼はフォーサイス家の子どもたちが最初に接触した弁護士であり、一九九〇年と一九九一年の早い時期のプロザック訴訟の書類を入手して見直すのに大いに寄与した。

だが、当時の私はこのような背景事情について何も知らず、彼らも私のことをほとんど知らなかった。私にはそのことがとても異常なことのように思えた。彼らにとっては、たくさんの金が私にかかっていたし、私にとっては自分のキャリアが彼らにかかっていた。私の前に、新しい世界があった。その世界の一方には、大きな法律事務所で顧客の企業のために働くスーツ姿の弁護士たちがいた。これらの弁護士たちはフェンスの向こう側から、救急車を追っかけている連中のくだけた格好を軽蔑の眼差しで眺めていた。あちら側からスタートするほうが楽だったかもしれない、と私は思った。

フォーサイス裁判が始まったのは、ウィリアム・フォーサイスが妻を殺して自殺した日から六年近くも経ってからだった。その二年前、スーザン・フォーサイスは、国じゅうの臨床医にプロザックの危険性について警告する文書を送るのに十分な金をリリー社が出すならば和解に応じてもよいと言った。数週間前に、最後の和解審理があったが、いかなる合意も成立しなかった。

公判始まる

裁判長はアラン・ケイだった。私がハワイにいた一週間の間、ケイは常に思慮深い人に見えた。陪審の選択の第一ステップは彼のものだ。一団の人々と向かい合って質問し、陪審員にふさわしくないと思われる人を除くことができるのだ。双方の弁護士団も、裁判長の質問に対する陪審員の反応にもとづいて、彼らに質問する機会をもつ。その結果として陪審員が「理由つき」で除外されることもある。
双方の弁護士団――原告側はヴィッカリーとバース、リリー社側はアンディ・シーとミッシェル・マングラム――は理由を示さずに陪審員を忌避できる機会を三回ずつもつ。ヴィッカリーはプロザックを服用している女性ひとり――ケイ判事はこの人を理由つきで忌避することをしなかった――と保険会社の支払請求担当主任三人と直面した。後者の存在は原告の言い分にとって死の接吻になると考えられた。しかし、プロザック服用者も不都合だ。ヴィッカリーには、シーが支払い請求担当者たちのひとり、ジュリー・ウガルデを忌避したがっていると考えるに足る理由があった。ウガルデは彼女の母親に、薬の副作用について警告することを怠った医師に対する訴訟にかかわっていた。しかしリリー社側はウガルデに質問をせず、ウガルデは生き残った。その後、陪審員は十二人から十一人に減った。ひとりの人が、自分が製薬会社の株をもっていて利害関係があることに気づいたためである。

審理が始まると弁護士たちは、陪審員が証人尋問にどういう反応を示すかを熱心に観察することに費やした。ある男性陪審員はかなりの時間居眠りをしていた。別の男性は最初から、自分には記憶力の問題があると認めながらメモをとらなかった。ふたりの若い女性は陪審の審議の間じゅう、ゆったりと椅子の背にもたれ、議論はほかの人たちに任せていたらしい。陪審員室でいちばんよくしゃべったのはジュリー・ウガルデだったという。三人の保険会社支払請求担当者の中で唯一残った人だ。

陪審員に加えて、双方の弁護士たち、証人たち、弁護士に印象を伝えるために傍聴している一般の人たちがいた。地元のマスコミもいた。そして威圧感のある上等なスーツをきた正体不明の女性がひとりいた。彼女が初めて現れたのは、リリー社がマスコミがはいるのを禁止してほしいという申し立てを却下された日の翌日だった。

スキップ・マーガトロイドは、私が証人台に立ったときに示されることになりそうな重要書類について教えてくれた。その中にはフルオキセチン（プロザック）プロジェクトチームの会議の記録があった。古いものは一九七八年の七月にまで溯る。これらの記録を見ると、リリー社の臨床試験監督者たちが、プロザック服用患者がアカシジアや落ち着きのなさを示したという報告が多いことに気づいていたのは明らかだった。(2) ひとりの患者は精神病症状さえ呈した。これらの報告への対応としてリリー社のプロジェクトチームは、問題を最小限にするためにベンゾジアゼピンを併用してもよいと示唆した。(3) 一九八〇年代半ば、リリー社はドイツの医薬品監督庁BGAとの関係で困難に遭遇した。BGAは、プロザックの臨床試験で見られた自殺はプロザックが原因だと考えているようだった。ようやくドイツで認可されたときも、プロザックは服用開始後の数週間の間に問題を引き起こす可能性があり、プロザックとともに鎮静剤を投与することが必要かもしれないという明瞭な警告を添付することが条件づけられた。(4) 裁判が開始したいま、改めてこのような書類を見ると、これらの書類は陪審を驚かせるに違いないと思わずにはいられなかった。

重要な書類はほかにもあった。たとえばリリー社の臨床試験責任者、ヨアヒム・ウェルニッケが一九八六年七月二日付で書いた社内連絡メモ。このメモでウェルニッケは、ハミルトンうつ病評価尺度の三番めの自殺に関する項目が、自殺傾向の指標としての精度に欠けることを認めている。(5) これこそまさに、私が一九九一年の『英国医学雑誌』への投稿で主張し、リリー側が必死になって否定してきたことだ。ビーズリー論文が適切かどうかを判断する鍵でもある。(6) ビーズリーは私の手紙に対して、私がそのような疑念を抱いていることに驚きを表明した。(7) 私がビーズリー論文に見出したのと同じ欠陥をリリー社も認識していたことは、もう一つの社内連絡メモからも明らかだ。(8)

一九八六年に書かれた別の社内連絡メモには、当時のリリー社の臨床試験データベースにもとづいて、プロザックの服用者の自殺企図数が記されている。フルオキセチン（プロザック）服用者の自殺企図は四七件だった。一方、三環系抗うつ薬では二件、ミアンセリンでは一件だった。(9) この数字とその時点までの臨床試験参加者数との相関を調べると、プロザック服用者の自殺企図率は、ほかの抗うつ薬と比べてもプラセボと比べても三、四倍の高率であることがわかる。(10)

一九九〇年九月、リリー社の科学部門の責任者リー・トンプソンへの社内連絡メモの中で、ジョン・ハイリゲンシュタインは次のように述べた。「プロザック服用患者の自殺傾向を示す行為や攻撃的な行為は患者の障害の反映であり、プロザックとの因果関係を示すものではないというふうなことを言うのは慎重にすべきだと考えます。発売後の報告はしだいに不明確さを増しており、いくつの報告において、かなりの関連性が感じられ（中略）、臨床試験は自殺傾向の問題を扱うことを目的とするものではないことにご留意いただきたいと思います」。(11) リリー社自身、報告されている例の中に、プロザックに誘発された自殺または自殺傾向があるという結論を出さざるをえなかったことを、リリー社内部の人間が率直に認めているのである。

さらにこのメモはリリー社が、薬ではなく病気のせいにしろ、という戦略をとっていたことを証明していた。このことはリー・トンプソンにあてられたもう一つのメモによっても裏づけられた。これは一九九一年四月にE・「ミッチ」・ダニエルズがトンプソンのテレビ出演について書いたもので「原因は薬ではなく病気にある」という一般的メッセージを強調することを勧めている。(12) ほかのメッセージとしては、プロザックは史上最もよく研究された薬である、というメッセージや、このような論争のために苦しむのは、プロザックを投与される機会を奪われる患者たちにほかならない、というインダルピン物語の記憶に訴えかけるメッセージがあった。リリー社は、この問題がとりざたされはじめたときの最初の対応から、ウェズベッカー裁判でのテクニックやローゼンバウム論文に至るまで一貫して同じ戦略をとってきた。薬ではなく病気のせいにする、という戦略が明白に存在したことを示すこれらのメモがある一方で、うつ病でない人たち——たとえば過食症の人たちにも問題が生じているという報告がリリー社に寄せられていたことも注目に値する。(13) 一九九一年のFDAの聴聞会でロバート・テンプルが指摘した種類の患者たちである。

これらの書類に、私のよく知っているポール・リーバーの名前が出てきたことは驚きだった。早い時期に書かれたFDA内部の連絡メモには、ローレン博士が「テンプル博士はリリー社の友人だ。彼は今年の末までに裁定書を出したがっている」と言ったとトニー・デチッチョが述べた、と書いてあった(14)(一九八六年、フルオキセチンの登録手続きがなかなか進まないでいた時期のものだ)。そしてタイチャー論文が発表されたのと同じ月、一九九〇年二月七日のメモで、リー・トンプソンは次のように書いた。「私はプロザックの安全性についての英国の姿勢に関する報告について心配しています。数分前、リーバーは、CSMデータベースを用いて英国でのプロザックの攻撃・自殺念慮をほかの抗うつ薬のそれと比較すべきだと示唆しました。リーバーはプロザックのファンで、プロザック批判の大方はゴミだと考えていますが、彼は明らかに政治的な人であり、プレッシャーに対応しなくてはなりません。パトリック［・P・キーオウン、イーライリリー英国支社CEO］が、プロザックを失えばリリー社はおしまいだということ、英国で何かあればそうなりかねないのだということを理解してくれていることを願います[15]」

そして、リリー社からFDAにあてて、プロザック発売後二年間の安全性問題の要約について書かれた手紙がある。いちばん下に次のような付記がある。「リリー社の要請により、A・W・デチッチョ氏はT・P・ローレン博士のお手元のものを除き、この提出物のすべてのコピーを入手し、破棄しました[16]」。トム・ローレンはほかならぬリー・トンプソンとともに、ある本の薬の副作用の評価に関する一章を書いている。この本は一九九四年、ウェズベッカー事件の公判中に出版された[17]。監督官庁は企業と協力しあうことになっているにしても、薬物の副作用の問題についての一章を、プロザックに誘発される自殺のような大きな問題の当事者である企業の職員とともに書くというのは度外れたことのように思われた。

そして一九九〇年七月のリー・トンプソンのメモには次のように書かれていた。「きのうポール・リーバーから電話がありました。私はけさ六時半に彼と話しました。電話は自殺に関するものでした。彼は自分が前もって同意しないかぎり、ファックスを送ってこないようにと言いました。ポールは外部の人と話す場合の姿勢を決めようとしています。リリー社とFDAは自殺の問題について協力しあい、発売後の事象を注意深く追跡していたが、共通した特徴は見当たらない、と。だから、できるだけ、事象の数に「ふた」をしたいのです[18]」

同じ年の九月十二日、リリー社の認可申請統轄部門のマックス・タルボットはリー・トンプソンにあてたメモに、次のように書いた。「FDAが自殺についてさらなる添付文書（注意書き）の変更を迫った場合にわれわれがとりうる戦略は、この種の薬全体に範囲を広げた注意書きです。しかしながらそれはあくまでも最後の手段です」。トンプソンからの返事には「その提案がすみやかに各段階を通過して、リーバー博士の手元に届くことが**必要**です。（中略）彼は私たちの味方です[19]」。私はポール・リーバーに敬意を抱いていたし、はっきり言って彼が好きだった。だが、これらの書類が彼のイメージに影をさしていることは明らかだった。リリー社は警告書をつけるなら、ほかのすべての会社のすべての抗うつ薬に警告書をつけさせたいと思っていたようだ。その理由としてはリリー社だけが競争で不利になるのを避けたいということ以外にはまず考えられない。

そのあとの一連の書類は、ふたたびリリー社がBGAにてこずっている話に戻っていく。まず、イーライリリードイツ支社の支社長クロード・バウチーからリー・トンプソンにあてたメモ[20]。これは「副作用報告――自殺、フルオキセチン」と題したもので「ハンス［・ヴェーバー］はこれらの指示について医学的な問題を感じています。私はBGAや判事やマスコミに対して、いや私の家族に対しても、なぜ自殺や自殺念慮のような微妙な問題についてこんなことをするのか説明できないと思います」。その後、リー・トンプソンは自殺念慮をどう分類するかについて自分たちが抱えている問題を説明する返事を何度も出した。それに対するさらなる返事の中で、クロード・バウチーは次のように書いた。「医師が自殺企図と報告しているものを過量服用と呼び、医師が自殺念慮として報告しているものをうつ病と呼ぶことで私たちが優れたADE（有害事象報告）システムの信頼性に寄与しているのかどうか、私は私個人としていぶかしんでいます[21]」

証言台に立つ

裁判が始まり、最初にビリー・フォーサイスが証言台に立った。ウィリアム・フォーサイスの友人デイヴィッド・カペルロ、ジューン・フォーサイスの友ボビー・カムストックがそのあとに続いた。証人尋問は二日目の午後三時まで続き、その後、陪審は退廷した。私はその日証人台に立つことになっていたが、それはフォーサイス事件のメインの審理のためではなかった。

リリー社は「ドーバート審理」というものによって、専門家としての私を追い払うチャンスをもう一度与えられることになっていた。ドーバート審理は専門家の意見が適切であるかどうかを決定することを目的としている。のちに私は、遅発性ジスキネジアからＳＳＲＩに誘発される自殺傾向まで、さまざまな問題で医学法学訴訟にかかわった経験のある米国の研究者たちに訊いてみたが、医学法学ジャングルに身を潜めているこの新種の獣のことを知っている人はいなかった。

どうしたらいいか誰もわかっていないように思われた。私がこの訴訟に必要な専門的知識をもっていないことを証明するのが任務であるシーは、無作為化対照試験についての議論とフォーサイス事件の要素とをごちゃまぜにした。ヴィッカリーも大砲をぶっ放す気は十分あったが、どこでぶっ放していいかわからなかった。審理は翌日まで続いた。ようやくケイ判事は、私の専門家証人としての信頼性は十分にテストされたと判断した。彼は私がこの件について証言をする能力があることを認めた。(22)

陪審が法廷に呼び戻され、裁判が進められた。私はまずヴィッカリーの尋問を受けた。彼は私のバックグラウンドとこの訴訟にかかわった理由について尋ねた。通常、薬の服用との因果関係はどのように証明されますか？　プロザックがウィリアム・フォーサイスの自殺の原因だと言う根拠は何ですか？　事はうまく運んでいた。陪審が耳を澄ませている前での「書類」との対面は、さぞ劇的だろうと思われた。シーは証言録取のときに、私が自分を結論に至らせた証拠としてこれらの書類のことを話さなかったという異議申し立てをした。ケイ判事は異議を認めた。

昼の休憩のとき、マスコミの女性が私に声をかけた。私は一日の終わりに彼女と会う約束をした。そのとき例の上等のスーツを着た正体不明の女性がそばにいた。一日の終わりにはその女性ジャーナリストの姿はなかった。それで、正体不明の女性はリリー社のためにマスコミをさばいているのだとわかった。

ヴィッカリーの尋問は午後まで続いた。ヴィッカリーは半ズボン姿で首にレイをかけて空港で私を出迎えたときの彼とは大違いで、ちゃんとそれらしく見えた。陪審に対して、頭がよくてしかも人間味もあるという、ほどよい印象を与えているように思われた。(23)

次はシーの反対尋問だった。彼は私が一九九四年に書いたレビュー記事の話から始めた。「ヒーリーさん。あなたはある記事で次のようにお書きになりましたね。「数千人の患者からとられたこれらのデータとフルオキセチンが自殺念慮を減らすという証拠が、いかなる科学的はかりにかけても、数例の症例報告といううさんくさい証拠よりも重いことは言うまでもない」と。私は正確に引用しましたか?」。私は「はい」と答えた。シーはさっさと次の話に移っていった。私はびっくりした。私は彼が、あの文章は皮肉で書いたもので、その後に補いのために書いた文章で、その点ははっきりさせたと説明させてくれると思っていたのである。正確に引用したかと訊かれたときに、ノーと言えばよかった。次の展開について独りよがりな予想をしたせいで、私は出だしから間違えてしまったのだ。

続いてシーは、メレディス・ウォーショーとマーティー・ケラーによる論文を私に示した(24)。この論文はハーバード/ブラウン不安障害リサーチプログラムと呼ばれる研究の一部だった。シーはハーバードがかかわっていることを強調した。シーは結論を読むように言い、このハーバードの研究ではプロザックによって自殺のリスクが増大することはないという結論を出している、という言い方は正確でしょうか、と私に尋ねた。私はしばらくその論文を見る時間を与えられた。初めて読む論文だった。私はこの論文がうつ病ではなく不安障害の研究であること、結論を引き出すには患者の数が少なすぎることを指摘した。

その夜、ウォルショーとケラーの論文を落ち着いて読んでみると、この論文が含んでいる問題点は目を覆うばかりだった。六五四人の患者を対象とする小規模な研究で、そのうちプロザックを飲んでいた患者は一九一人だけだ。この論文にはシーが引き出していた結論を裏づける力などなかった。しかもこれは不安障害の患者の研究であり、唯一の自殺は、プロザックを飲んでいた抑うつ症状のない不安障害の患者に起こっていた。それまでの法律的な論争の結果、私はうつ病ではなくて、プロザックを飲んでいて自殺傾向を示した患者について言及することを禁じられていた。しかし、シーが持ち出した以上、私がこの問題をとりあげて好きなように展開するのは自由だったのだ。それなのに私は機会を逃してしまった。

翌日、シーは私にさまざまな論文を見せたが、いずれもリリー社がスポンサーになった研究だったり、査読を経ないで発表された論文だったりという理由で斬り捨てることができるものだった。シーと私はステュアート・モンゴメリーの研究について話をした。モンゴメリーはプロザックを飲んでアカシジアを呈したふたりの患者について書き、彼らの飲んだプロザックと彼らの呈したアカシジアの間には用量–反応関係があることを示した。(25) 私はシーに促されて、モンゴメリーと私自身の間にあると思われる差異についてコメントした。その夜私は、自分の語ったことがすべて翌週インターネットに載ることを知った。

善玉と悪玉

夕食をともにしたあと、アンディ・ヴィッカリーは私に、ファイザーを相手取ったある訴訟事件にかかわってもらえないだろうかと尋ねた。それは十三歳で自殺した少年、マシュー・ミラーの事件だった。マシューはゾロフトを飲みはじめて一週間後の真夜中にバスルームで首を吊った。バスルームの隣は両親の寝室だった。私はかかわり合いになりたくない理由をいくらでも挙げることができた。自殺は薬が原因だと言えるかどうかは別にしても、企業が何らかの意味で不注意であったと陪審を納得させられるかどうかという問題がある。パキシルとゾロフトが、プロザックと自殺の論争が勃発したあとに売り出されたことを考えると、ファイザー社とスミスクライン社はきっと、データの中にリリー社が残したような明白な足跡を残さないですむような工夫をしたに違いない。それに精神医学分野のキャリアを追求している者にとってすべてのＳＳＲＩメーカーを敵に回すのは得策とは思えなかった。

私はフォーサイス訴訟の書類を見直しながら、ものごとは見かけどおりなのだろうかと自問した。それらの書類はポール・リーバーに暗い影を落としていた。だが私は腑に落ちなかった。私はポール・リーバーを直接に知っていた。私の考えでは、彼は天使の側にいた。ほかの書類の一つは、彼がある大規模な前向き研究〔発生した時点から観測される事象にもとづく研究〕を擁護していたことを示していた。タイチャーがコンサルタントになることが予定されている研究だった。リリー社のトンプソンが、リーバーはリリーの友人だと言ったからといって、そう決めつけてしまっていいのだろうか？

私がポール・リーバーに初めて会ったのは英国精神薬理学会の会合だった。私はこの学会で、プロザック服用者の症例を紹介していた。リーバーは堂々たる印象の人で、すぐに仲良くなれるようなタイプではなかった。その次に彼を見たのは、ＢＢＣのＴＶプログラム「パノラマ」のハルシオン論争に取材した番組の中でだった。その番組は、ほかの人がほとんどみんなハルシオンは市場から消えるべきだと思っているのに、リーバーひとりががんばっているような印象を与えるようにつくられていて、リーバーが産業界の言いなりになっているということがほのめかされていた。ブレッギンの『有毒な精神医学』のような本も、リーバーが製薬業界のボスたちに操られていると言わんばかりだ。数年後に出た『プロザックへの反論』もリーバーのことを、国民の代弁者であるべき立場なのに、実際は製薬企業の代弁者になっているというふうに描いた。

このころ、私は英国精神薬理学会の事務局長として毎年の会議の講演依頼を出していた。ポール・リーバーにも毎年お願いしていた。リーバーは発表が非常にうまかった。人々はリーバーがどんなことを言うだろうかと興味をもって聴きにきた。製薬企業が聴きにきたのは、明らかに彼が自分たちの市場への参入をコントロールする立場にあったからだ。彼の言葉にどんなニュアンスが込められているのかが綿密に分析されるのが常だった。演壇を離れた食事や酒の席では、リーバーは親しみやすく、裏表がなかった。他人の目を意識して寄っていく相手を選り好みすることのない純粋なタイプの人のようだった。

一九九三年、やはりそういう学術的な会議の場で、リーバーは私を彼の知人のひとりに紹介した。そして会話の流れの中で、リーバーは私が出版したばかりの向精神薬についての本を褒めてくれた。[26] 出たばかりだったので、彼はその本を読んだといってくれた最初の人だった。その本の中には抗うつ薬、とくにＳＳＲＩが自殺の引き金となる可能性があることをはっきりと主張する文章があった。

そういう経緯があったので、また会うことになった。のちに『精神薬理学者たち』三巻[27]にまとめられた精神薬理学史のバックグラウンド研究の一部としてポール・リーバーにインタビューすることを思いついたのだ。リーバーは抗うつ薬の臨床試験におけるプラセボの使用に大いに貢献した。第一回のインタビューは一九九四年六月ワシントンＤＣでおこなわれた。私は彼について多くのことを知った――どこで訓練を受けたか、どのようにキャリアを積んだか、（病理学からスタートしたのに）精神医学に移った理由は何か、どうしてＦＤＡに行くことになったのか。それらの話から見えてきたのは、力強いけれども傲慢ではない男の姿だった。

私がブレッギンの『有毒な精神医学』の名をあげると、リーバーが身構えた感じがした。私は精神薬理学史研究のためのインタビューでは、相手の気を楽にして、本来話すつもりだったことより少し多くしゃべってもらうように心がけていた。だが、相手が無理にしゃべらされたと感じるようではだめだ。インタビューそのものがボツになってしまう。リーバーはたいして何も言ったわけではなかった。ただ私が予想していたより、居心地が悪そうだった。だが、それには理由があった。ハルシオン論争で、ハルシオンの批判者たちは常識はずれの方法でリーバーを攻撃する行動に出た。本来なら彼は公務員であることで保護されていたはずだ。だが、人々はなんとか方法を見つけて彼を個人的に攻撃したようだ。リーバーは産業界と圧力団体の板挟みになった。それは危険で孤独な立場だった。肉体的な危険さえあったようだ。

そのときのインタビューは結局出版されなかった。リーバーはあと数年ＦＤＡにいるつもりだったので、そのようなインタビューを世に出すのは不適切だと考えたのだ。彼はもう一度インタビューを受けると約束し、私たちは一九九七年に会った。このインタビューはリーバーがＦＤＡを去る直前に出版された。[28]

さて、アンディ・ヴィッカリーが、リーバーがFDAにおけるリリーの味方だと信じて疑わないらしいのを見て、私は当惑した。私がポール・リーバーについて知っていることから判断すると、彼に証言台に立ってもらうことこそ名案のように思われた。リーバーなら誰にもまして、リリー社を撃沈することができるだろう。ヴィッカリーとそういうことを話し込んでいるうちに、私はサイエントロジストたちがプロザック論争全体に及ぼした影響に話をもっていった。サイエントロジストたちが介入しなかったら、米国の精神医学界はいまほどリリー社に肩入れしていなかっただろう、と私は言った。

そのとき、ヴィッカリーは私の言葉をさえぎった。シンディはサイエントロジストなんですよ、と彼は言った。ボーム・ヘッドランドにいるサイエントロジストは彼女だけではありません。私は違います。カレン・バースとロンダ・ホーキンズも違います。でも亡くなったビル・ダウニーはサイエントロジストでした。私はそれを聞いて仰天した。事実をのみこむのにかなり時間がかかった。私はサイエントロジストたちのために働いているのか？

シンディもビル・ダウニーも非常にノーマルな人だと思っていた。でも考えてみれば、リリー社の人間でも、個人的に好きな人はたくさんいるのだ。ポール・リーバーのことも大いに尊敬していた。しかし彼がどっちの側の人間なのか、誰にわかるというのだろう？　もしかしたらサイエントロジストもまともな人たちなのだろうか？　シンディは若いときにぐれたそうだ。むちゃくちゃな生活をしていたという。そこから彼女を救い出したのは、サイエントロジストになることだった。彼女の生活は落ち着いた。結婚し、子どももいる。仕事ぶりもしっかりしている。そのように人によい変化をもたらしたものにケチがつけられるだろうか？　サイエントロジストが何を信じているかは別として、サイエントロジストになるというプロセスはシンディに、たとえばキリスト教徒になるとか、イスラム教徒になるとかいうプロセスがほかの人に及ぼすのと同じ効果を及ぼしたのだ。それが真実だとしたら、サイエントロジストの中にも優れた人はいるに違いない。

善玉と悪玉の間の境界線が急速にぼやけていった。そのあと、私は私が読んだ証言録取書にもとづいてポール・スミスを褒めるというヘマをし、この仲間内ではスミスは善玉ではないことを知った。この弁護士たちはポール・スミスを信託義務違反で訴えていたのだった。

されど裁判は続く

裁判は進み、リリー社の地域代表者だったエイミー・リーと、ウィリアム・フォーサイスがキャッスル医療センターに入院していたときの主治医、ランドルフ・ニールが証人台に立った。それ以前、ヴィカリーとバースが、ニールは助けになるのではないかと考えていた時期もあった。事件のあと初めて会ったとき、彼は信じられないと言い、夫妻が侵入者によって殺されたという見方を示した。ウィリアム・フォーサイスは自殺や殺人をするような男ではなかったというのである。(29)

ニールが証人台に立ったとき、私はニールに付き添ってきた男とジュリー・ウガルデとの間に目配せが交わされるのを見たように思った。あとでわかったことだが、ニールは弁護士を連れてきていたのだった。ウガルデの勤めている保険会社がこの弁護士の法律事務所の顧客で、ウガルデはハワイの弁護士会の人々とよくゴルフに行っていた。

ヴィッカリーの尋問で、ニールはウィリアム・フォーサイスに自殺傾向がなかったことに同意した。そればかりかフォーサイスは自分のカルテに自殺傾向があると書かれているのを知って、非常に当惑したという。自殺傾向などまったくなかったからである。ニールはフォーサイス夫妻は仲がよかったことに同意した。審問は穏やかな調子で進められた。これは奇妙なことだった。なぜならニールがウィリアム・フォーサイスに極端な暴力の可能性があることを認識できず、退院させるべきではないのに退院させてしまったか、それとも薬の作用を認識できなかったかのどちらかなのだから。その二つの可能性の中間ということはありえなかった。

次はシーが尋問する番だった。(30) シーはイーゼルを立て、キャッスル医療センターのカルテを非常に大きく拡大コピーしたものを、ニールと陪審の両方に見えるように置いた。シーは一連の質問を始めた。私はやがてヴィッカリーが尋問をさえぎって「誘導尋問です。この証人はシー弁護士にとって敵性証人ではありません」〔敵性証人（証人として出廷を要求した当事者に対し、敵意をもつ証人）には誘導尋問が許される〕と異議申し立てをするのを聞いてはっとした。ヴィッカリーが口をはさんだのは九四問目の質問のあとだった。それまでの九三問は概ねイエス、ノー、そのとおりですのどれかで答えられていた。あまりのワンパターンに私は居眠りしそうになっていたが、ヴィッカリーの異議申し立てで目が覚めたのだ。しかし、そのあと答えはいっそう単調になり、結局一三五の答えはイエス、ノー、そのとおりですのいずれかにとどまり、残りの一六だけがそれ以上のことに及んだ。

シーはカルテをかたづけようとした。ヴィッカリーが立ち上がり、そのまま残しておいてくれと頼んだ。ヴィッカリーはニールに、フォーサイス氏が妻を殺し、自殺したのはあなたが与えた薬のせいだとは考えにくいですか、と尋ねた。雰囲気が緊迫してきた。ヴィッカリーはニールが、ほとんどイエス、ノー、そのとおりですのいずれかで答えていたことに言及した。あなたは尋問の訓練を受けましたか？　ノー。

問い　脅迫されていると感じていますか？　誰かが何らかの方法であなたを脅迫しましたか？

答え　ノー。

ピンが落ちてもわかるぐらい静かだった。ヴィッカリーはさらに質問を続けた。「どうして弁護士を連れてきていらっしゃるのですか？」。ニールはことの最初から弁護士にかかわってもらっているのだと答えた。ヴィッカリーはシーが用いたカルテについて質問し、ニールの証言を武装解除させていった。やがてヴィッカリーは最後の拡大コピーに行き着いた。それは入院経過要録だった。

問い　これは患者が退院するときに、医師の指示によって作成されるものですね。
答え　そのとおりです。
問い　いつもすぐに作成しますか？
答え　すぐにはやらないときもあります。
問い　今回のケースではすぐにはやらなかったのですね？
答え　すぐにはやりませんでした。
問い　あなたが入院経過要録を口述して書きとらせたのは、フォーサイス氏の死後二〇日経ってからですね？
答え　そのとおりです。
問い　そして、あなたが入院経過要録を口述したときには、すでに弁護士から助言を受けていた。これは事実ですか？
答え　たぶんそうだったと思います。
問い　そしてあなたが入院経過要録を口述していたときにあなたに助言していた弁護士は、この訴訟でリリー社を弁護しているバーク法律事務所の弁護士である、というのは事実ですか？
答え　そのとおりだと思います。
問い　あなたはこの入院経過要録で、イーライリリー社の助けになることをおっしゃった。そうではありませんか？

答え　わかりません。

問い　たとえばこのようにおっしゃっています。「退院の際、彼は早くマウイに戻って仕事をしたいので退院させてほしいと言った。私はもう二、三日とどまったほうが彼にとってよいのではないかと感じたが、彼は生きるのを望まなかった」

ヴィッカリーは「とどまるのを望まなかった」と言うべきところを「生きるのを望まなかった」と言ったのはフロイト的言い間違いだと弁解した後で、ニールに彼がウィリアム・フォーサイスの退院の前日に書いた手書きメモを見せた。メモには、フォーサイスが病院にとどまるべきだという記述はなく、それどころかフォーサイスが服用していたトランキライザー、ザナックスの投与の中止のことが書かれていた――フォーサイスが危険な状態だという認識とは食い違う措置だ。ヴィッカリーは尋問の最後を、フォーサイス氏に服用していたインデラル[31]を飲みつづけるように注意しましたか、という質問でしめくくった。ニールはノーと答えた。

見応えのある一幕だった。陪審員だって感心したに違いない。私はこのようなものを見るのは初めてだった。短い尋問だったが、ニールはぼろぼろになった。ところが法廷で最も喜んでいたのは、おそらくシーだったのである。

この時点で、私はジェットコースターのように感情が激しく上下する一週間を経ていた。ほかの関係者にとっては、まだジェットコースターは終わっていなかった。ロン・シュレンスキーはフォーサイス側の二人目の専門家証人として、月曜日に証言台に立つことになっていた。古つわもののシュレンスキーは実際に公判がおこなわれたことに驚きを示していた。こんなジェットコースターは誰しも、何度も体験できることではないし、また、体験するべきでもない。シーとマングラムも彼らの隠れ家で、フォーサイス・チームと同じように懸命に策を練っているだろう、と私は思った。

あとになって、リリー社のゲリー・トレフソンのような人に対するヴィッカリーの反対尋問について知った。トレフソンがリリー社に加わったのは一九九一年で、プロザック論争が火を吹いたあとのことだった。ヴィッカリーはビーズリーを法廷に出させたかったが、リリー社が彼を出すのを拒んだ。そしてケイ判事が驚いたことには――彼の前に、ケンタッキーのポッター判事も驚いたことだが――リリー社にはビーズリーを出す義務がないようだった。リー・トンプソンはウェズベッカー訴訟のあと、リリー社を離れていた。訴訟の核心にある書類が作成されたとき、トレフソンはそこにいなかった。ケイ判事はそれらの社内文書の多くについて、証拠能力を認めなかった。認められた書類についても、それが作成されたときに居合わせなかった者なら、比較的心安らかに、それらが何を意味するのかわからない、と証言することができた。嘘ではないのだから。

トレフソンは彼自身が『米国精神医学会誌』に送り、掲載された手紙にも直面した。その手紙はタイチャー論文が医学・法学分野にもたらしたと思われる好ましくない影響について不満をもらしたものだった。タイチャーの理論は予備的なもので、潜在的に非生産的な性格をもっている、とトレフソンは書いた。これに対する返事の中でタイチャーとコールは、臨床医に情報を与えるべきではないというトレフソンの含意に懸念を示した。[32] トレフソンの手紙は彼が独立した研究者であったと思われるときに書かれたものだが、その数か月後には、リリー社の従業員になっていた。

次のリリー側証人はハワイの司法精神医学教授、ダリル・マシューズだった。[33]

問い　彼［フォーサイス］がもっと長く入院していたら、今日も生きていただろうと思いますか？

答え　彼がどのように治療されたか、彼のうつ病歴の中で何が起こったかによって違ってくると思います。彼は重症のうつ病を患っていました。彼は深刻なうつ状態のまま、退院しました。うつ状態が緩和・解消されていれば、このような事件は起こらなかったでしょう。

これより前に、マシューズはウィリアム・フォーサイスへのザナックス投与が中止されたことを批判していた——「最後に、さっき述べたようにフォーサイス氏がザナックス抜きで退院したことは注目に値します。彼はザナックスを服用したくなかったのです。ザナックスは彼の症状を軽減するのに大いに役立っていた可能性は大いにあります」

ヴィッカリーはそれにふれて次のような質問をした。

問い　おっしゃったことを信じていらっしゃいますね？

答え　はい。

問い　けさ、ザナックスを飲まなくなったことが、ウィリアム・フォーサイスならびにジューン・フォーサイスの死に関与した主要な要素の一つであると証言されましたが、たしかに、そのようにお考えになっているのですね？

答え　はい、おそらくそうだろうと思っています。

シーは弁護のために、プロザックのパッケージに同封されている添付文書（注意書き）だけで十分であるという論法をもちだした。リリー社側の証人のひとりは、ホノルルの開業精神科医、バイロン・エライアショフだった。ヴィッカリーは彼に添付文書のコピーと黄色い蛍光マーカーを差し出した。

問い　エライアショフさん。私は二枚目の……「警告」というセクションにマーカーで印をつけました。さて、あなたにお願いしたいことは何かといいますと、シー弁護士のあなたへの質問にあったような、アカシジアや自殺を扱った警告を見つけて、それらが適切な警告になっていると思われたら、マーカーでそのコピーに印をつけてほしいのです。
答え　この古いバージョンにはアカシジアについての言及はないと思います。でも、よく読まなければわかりません。拡大コピーをお持ちですか？　これは読むのがたいへんなので。
問い　なるほど。それは処方する医師にとっても問題ですね？
答え　時間があれば問題ではないでしょう。
問い　わかりました。ではゆっくり時間をかけてください。あなたはついさっき、これは適切な警告であると宣誓証言なさったのですから。よかったらゆっくりとご覧ください。そして、警告がその問題を扱っている部分を、黄色いマーカーで塗ってください。
答え　このセクションには自殺への言及はありません。
問い　アカシジアへの言及はありますか？
答え　いいえ、ありません。
問い　では、この薬がフォーサイス夫妻に処方された当時、少なくとも、パッケージに同封された添付文書の警告セクションは、二つの問題のいずれについても触れていないのですね。これは事実ですか？
答え　はい。
問い　なるほど。さてあなたはほんの数分前、この添付文書のどこかにアカシジアや自殺の危険について十分に教える警告があると証言されました。そういうわけで私があなたにお願いしているのは、あなたが処方医に対して十分に教えていると判断する根拠になった言葉を見つけることです。
答え　私が言いたいのは、この同封印刷物が、処方にとって十分適切であるということです。自殺にふれていないのは、自殺はプロザックを用いることのリスクではないからです。
ケイ判事　ヴィッカリー弁護士は、あなたがその印刷物に目を通すことを求めています。

答え　ええと、そのような箇所——アカシジアや自殺に触れた箇所は見当たりませんので、マーカーで塗ることができません。

問い　私がお手伝いできるかもしれません。私はいま、あなたのために注意セクションに印をつけました。これは警告セクションとは異なっていますか。

答え　はい。

問い　私はあなたのためにリリー社が注意セクションで自殺について書いているところをマーカーで塗りました。私の代わりにちょっと読んでくださいますか、自殺やアカシジアについて書かれているところを。

答え　「自殺、自殺企図の可能性はうつ病にはつきもので、うつ病がはっきりと緩和されるまでは残ることがあります。ハイリスクの患者に対しては、薬を投与しはじめる際、徹底的な監督が必要です。過量服用の危険を減らすため、プロザックの処方箋は、なるべく少数のカプセルごとに書き、同時に患者管理を十分におこなわなくてはなりません」

問い　その文章はプロザックが一部の患者にアカシジアや自殺を生じさせるということについては何も言っていませんね?

答え　そのとおりです。

問い　過量服用のことや、少数のカプセル数で処方箋を書くべきだということに言及していますが、それを読むときにあなたの頭の中に響く警鐘は、過量服用についての警鐘ですね?

答え　はい。一つにはそれです。自殺はうつ病につきものだということを思い出させる記述もあります。

問い　それは、精神科医としてあなたがもともとご存じのことですよね?　エライアショフさん、その書類の中で、その書類全体の中で、アカシジアについて警告がある箇所を指摘してくださいますか?

答え　あなたは私のために、そこにマーカーで印をつけてくれましたか?

問い　いいえ、私は私のために［ママ］そういうことはしていません。これが適切だと誓ったのは私ではありませんから。(34)

多くの書類を証拠として認めさせることができなかったにもかかわらず、フォーサイス・チームはこのやりとりにかなりの手ごたえを感じた。証人台のエライアショフの傍らには、彼を当惑させるかのように用なしの蛍光マーカーが立てられていた。もうひとりのリリー社側証人でサンフランシスコの精神医学教授のヴィクトー・レウスは、アカシジアが自殺を招く可能性があると述べたロジャー・レーンによるファイザー社の論文に直面させられた。(35)レウスはSSRIがアカシジアを引き起こす可能性があると認めた。そのあと、シーはヴィッカリーに、この論文はリリー社をやっつけようとするファイザー社の試みであるとほのめかした。(36)

しかし、シーは隠し球をもっていた。フォーサイス夫妻は日記をつけていた。多くの記述は一九九三年三月の出来事のはるか以前に書かれたもので、来るべき凶事の予兆を探し求めることが可能だった。シーはマシューズとともにこの日記をほじくり返した。私は日記の内容については心配していなかった。しかし完璧にノーマルな人だって日記にはあらゆる種類の奇妙なことを書くものだ。フォーサイス夫妻が不幸な気分を抱いていたと強調するのに日記が利用されるのは当然予期されることだった。

シーの最終弁論ではお馴染みのメッセージが強調された。曰く、プロザックは史上最もよく研究された薬である。(37)大うつ病は悲惨な出来事を引き起こす恐ろしい病気だ。ウィリアム・フォーサイスはアカシジアを呈さなかった。リリー社は証拠にもとづいて十分な警告をしていた。リリー社はまた、山ほどの疫学的研究もおこなった。シーは、途中何度もヒーリーの証言に立ち戻った――その話は彼の最終弁論の四分の一以上を占めた。リリー社のアプローチと私のアプローチの対比を強調するために、シーはあの懐かしいフレーズをくり返した。「数千人の患者からとられたこれらのデータとフルオキセチンが自殺念慮を減らすという証拠が、いかなる科学的はかりにかけても、数例の症例報告というううさんくさい証拠よりも重いことは言うまでもない」

ヴィッカリーがシーはこの問題について私を尋問していないと異議を申し立てた。シーはいや、自分はこの問題についてヒーリーを尋問したと言った。ケイ判事はこの問題が話に上がったことだけは覚えていたが、それ以上のことは何も覚えていなかった。異議は却下され、シーは話を先に進めた。あの短いやりとりを指して「ヒーリーを尋問した」とはよく言ったものである。

評決

陪審は退廷した。陪審の評決にかかっているものは大きかった。私の理解していたところでは、リリー社は二〇〇〇万ドルを失うかもしれない危機に直面していた。それだけでなく、裁判はそのあと懲罰的損害賠償の局面にはいっていくだろう。この事件が悪質な慣行の結果だと判断されれば、法廷はリリー社に対してそれ以上の罰金を課すことを検討する気になるだろう。この時点でヴィッカリーの選びうる戦略の中には、ウェズベッカー裁判を担当したポッター判事の証言をビデオテープに録って提出するというものがあった。ポッター判事はリリー社がウェズベッカー裁判を和解にもちこみつつ、ポッター判事をはじめ、みなを騙して裁判が評決に向かっていると思わせた顚末を語るだろう。そして、彼がことの結果がどうなったか調べるのをリリー社が阻もうとしたこと、最終的には彼がリリー社に勝ち、ウェズベッカー裁判が評決によるリリー社側の勝訴としてではなく、和解によって終結したと記録を修正したことを詳しく話すだろう。このような証言はリリー社に大きな痛手をもたらすだろう。リリー社はこの少し前にセプラコアという企業からフルオキセチンのある誘導体の権利を得るのに、九〇〇〇万ドルを支払ったばかりだった。リリー社はこの薬の特許を取得し、「プロザックの息子」として売り出すことを考えていた。ヴィッカリーはリリー社が年間二〇億ドルの利益につながるかもしれないとはいえ、一個の分子に九〇〇〇万ドルの値札をつけたことが、フォーサイス事件の懲罰的損害賠償を考えるうえでの一つの基準になると主張するつもりだった。

陪審は評議にはいった。最初の徴候は期待のもてるものではなかった。マーガトロイドによると、陪審は適切な証拠書類を請求していないとのことだった。もし陪審が早くから証拠書類を請求していたら、リリー社が有罪であると判断を下していることを示す徴候だと考えられた。もしかしたら陪審は長い時間をかけて評議し、それから書類を請求するのかもしれなかった。しかし陪審が長い時間をかけて評議している場合、裁判長は起爆装置を導入するという選択肢をもつ。早く決めろと迫ることができるのだ。さて、陪審はようやく書類を請求しはじめた。ところがケイ判事は一部の書類について、法廷では見られるが、陪審が持っていくことはできないという決定を下した。

二日後、復活祭の前の金曜日の夕方、陪審が法廷に戻ってきた。混乱があった。どうやら、判事が陪審に連絡文書を送って、できるだけ早く評議を終えることを要請したらしかった。陪審はこれを誤解したらしい。ケンタッキー州のウェズベッカー裁判の場合と異なり、この裁判に適用される連邦裁判所の規則では、評決は全員一致でなくてはならない。一部の陪審員は自分たちが何が何でも十一対〇の評決に達しなくてはならないのだと考えたらしい。リリー社側が敗訴になる十一対〇にはならないのは明らかだった。このため、ほかの人たちもぐらぐらしはじめた。復活祭の週末だった。誰しも週末の間じゅう、評議をするのはいやだった。

復活祭前日の土曜日、私はまだ金曜日のハワイから、リリー社有利の評決が出たという電話を受けた。ヴィッカリーの短い報告から信じられないという気持ちが伝わってきた。一万マイルの彼方に隔絶されている私は、隠れ家ではみんなさぞ落ち込んでいるだろうと思った。いったい何が起こったのだろう。

やがてフォーサイス・チームの誰彼から、ぽつぽつ情報がはいってきた。評決が出て本部に戻ったあと、陪審員のひとりの年配女性、ダナ・グレインから電話がかかってきたそうだ。彼女は評決に不満を抱いていた。

無罪の投票をするようプレッシャーがかかったそうだ。グレインは宣誓供述書を提出した。もうひとりの陪審員、グレン・マエシロも二日遅れてグレインに続いた。ふたりとも本当はフォーサイスに利する投票をしたかったのだという。宣誓供述書に記された経緯をかいつまんで言うと、最初の投票では九対二で、リリー社とプロザックに不利だった。リリー社に有利な投票をしたのは、ジュリー・ウガルデとダニエル・ホンだけだった。宣誓供述書はウガルデが公判のほぼ最初から、リリー社に不利な投票をしそうにないようすを示していたと示唆していた。この二通の宣誓供述書で武装したヴィッカリーはケイ判事に会って、陪審の違法行為についての審問を請求した。一九九九年七月、その審問がおこなわれた。

ジュリー・ウガルデは彼女の母親に、薬のありうる副作用について警告しなかった医師に対する医療訴訟を起こしていた。彼女の母親はその副作用によって脳に損傷を受けていた(38)。ダナ・グレインはウガルデの「フォーサイス事件の医師に落ち度があったかどうかの判断は、証拠ではなく個人的な経験にもとづいていたようだ」と宣誓証言した。「ウガルデは、私は医者を信用しない、フォーサイス家の人たちも金がほしいなら、製薬企業ではなく医師を訴えるべきだと言った」のだそうだ。グレインとマエシロはウガルデが、自分の家族のひとりが新しいエイズ薬の恩恵をこうむっている、だから製薬会社に打撃を与えるような投票はできない、と言っているのも聞いたと証言した。リリー社弁護団は、会話の切れ端をふたりの陪審員が誤解したのだと主張した。だがこの主張は、公判中、法廷速記者のティナ・ステュアが原告側の弁護士に対して、陪審員のひとり――ウガルデのことである――を排除できないかという話を持ち出したという事実と合致しない。ステュアはウガルデが原告側証人の言葉に耳を傾けていないことに心を痛めていた。実際、ウガルデは原告側証人たちをろくに見もしなかった。ビリー・フォーサイスの証言のときには、あからさまに敵意を見せていた。

審問の末、ケイはこれは陪審制度につきものの危険の一つにすぎないという結論を出した。しかしこの審問は陪審室で起こったことの核心をついていた。

この訴訟事件で訴えられたのはイーライリリーだけだった。フォーサイスはランドルフ・ニールやリグズ・ロバーツを訴訟に含めることをのぞまなかった。人は医師を訴えたがらないものらしい。しかしリリー社は、ランドルフ・ニールを事件の中にひっぱりこみ、専門家証人のマシューズに、ザナックスが中止されなければ、そしてウィリアム・フォーサイスが適切に監視されていれば、おそらく彼はいまも生きていただろう、と証言させた。だが、そうであるための唯一の明白な理由は、その場合には、プロザックの引き起こした問題をザナックスが抑えていただろうと考えられるということにほかならない。ドイツでプロザックが認可されたとき、監督庁がプロザックの添付文書に記すよう求めたのは、まさにそのことである。

禁忌――リスクのある患者――自殺のリスク　フルクティン〔フルオキセチンのドイツでの商品名〕は中枢神経に対して一般的な鎮静効果をもたない。それゆえ、患者の安全のため、フルクティンの抗うつ効果が始まるまで、患者を十分に観察することが必要だ。鎮静剤の併用が必要かもしれない。(39)

公判で警告についてのマシューズの証言に直面したヴィッカリーはもう一度、ドイツの警告にひと働きさせようとしたが、ケイに退けられた。

そういうことがあったので、四月二〇日、フォーサイス・チームは二つの根拠で控訴を申請した。一つの根拠は、アラン・ケイがハワイ州の法律の重要な詳細を知らなかったか、解釈を誤ったかのいずれかであるということだった。ハワイ州の法律はビジネスをおこなうコストとして厳しい製造物責任を課していた。リリー社はこれを、「製造と流通の時点で入手できた最高の科学的・医学的知識に照らして知られていた、または知りえた危険」にまで薄めようとした。(40) ヴィッカリーはこれは誤りであり、ハワイの法のもとでは焦点はリリーが何を知っていたかではなく、医師たちが何を知らなかったかであると主張していた。すなわちハワイの法のもとでは「製品が使用者にとって危険な物質を含むか、または、知られているか、適切に発達した予見を用いることによって知られえたであろう製品使用時の危険についての指示あるいは警告を含まない場合、その製品には欠陥がある」というのであった。

もう一つの控訴理由は、ドイツの製品添付文書の警告文やFDAのデイヴィッド・グレアムによるメモなど、リリー社の臨床試験が自殺の問題を扱うようにデザインされていなかったという見方、ファーヴァとローゼンバウムの論文がプロザックと自殺傾向との関連を裏づけているという見方、そして『英国医学雑誌』に発表されたビーズリーの論文には欠陥があるという見方を提供する重要な書類をケイが除外したことである。私から専門家証人としての資格を奪おうとするリリー社の申請に対応するために、私はそれらの書類の一部を利用した。しかし、それらについて公判で証言することは許されなかった。一五〇の証拠書類のうち、ケイ判事は四〇を全面的に除外し、十七については反対尋問でのみ利用できるようにした。私がそれらに対してコメントする機会を得られなかっただけではない。プロザックに問題があることを示す書いた証拠が見たいとウガルデが言い、陪審は十五の書類を請求したが、結局、見ることができたのはそのうちの一つだけだった。薬ではなく病気のせいにするリリーの戦略についてのメモなどは、見ることを拒まれた。

あとでわかったことだが、控訴の根拠として使えたであろう、さらに強い理由があった。公判時、ヴィッカリーは法廷内にもうひとりのプレイヤーがいるのに気づいていたが、その重要性を十分に認識してはいなかった。そのプレイヤーとはリリー社の弁理士、ダグ・ノーマンだった。彼はこの公判でいったい何をしていたのだろうか？

第六章　カフカの城

プロザック論争が始まったとき、リリー社は臨床実験データベースのメタ解析によって対応した――もしくは、そのように思われた。リリー社はこの証拠を一九九一年のFDAの聴聞会にもちこみ、この聴聞会でプロザックは「潔白を証明」された。一九九一年十二月の米国神経精神薬理学会（ACNP）の会合でも、リリー社はこの証拠を携えてマーティン・タイチャーと対決した。この証拠はチャールズ・ビーズリーを筆頭執筆者として『英国医学雑誌』（BMJ）に発表された。一九九一年九月、ちょうどプロザックについてのFDAの公聴会が始まったのと同じころである。(1) おそらくこの論文はほかの何にもまして、のちの展開に影響を与えた。多くの人にとって科学はリリーの側にあったのである。

リリー社は米国とヨーロッパの精神医学界のおもだった人たちを数多くコンサルタントにしていた。だから論文が発表されると、影響力のある人々からの支持が集まった。この論文は最初、『ニューイングランド医学雑誌』に提出されたが、同誌はうちの読者は関心をもたないだろうと述べて送り返した。(2) そのあとこの論文を受け取ったBMJは掲載について苦悩した。この論文は、一〇〇パーセント、企業の研究者によって書かれたものだったからである。

ビーズリー論文はリリー社のおこなった無作為化対照試験のメタ解析として書かれており、次のように主張していた。「これらの臨床試験のデータからは、フルオキセチンがうつ病患者における自殺や明確な自殺念慮の発生の増加に関係があることを証明できない」。行間から聞こえてくるメッセージは、これこそが「科学」であり、タイチャーらがもち出した逸話はそうではない、というものだった。それは問いかけていた。科学者はどちらを信ずるべきか——このメタ解析か、タイチャーの逸話か？　ジャーナリストはどちらを信ずるのか？

私はＢＭＪに寄せたレビュー記事で、ビーズリー論文がハミルトンうつ病評価尺度の第三項目に依拠しているのは正当化できないということ、そしてこれらの臨床試験は自殺傾向の発生について調べるためにデザインされたものではないということを指摘した。いま考えると明らかなのだが、当時の私が見落としていたのは、この分析では不安や焦燥のために脱落した患者が省かれているということだ。(3)そのような患者は分析の対象となった臨床試験でプロザックを飲んでいた被験者全体の五パーセント——総数三〇六七人のうち、プロザックを飲んでいた患者が約一七〇〇人で、そのうちの約八五人——にも及ぶ。論争の核心にいるこれらの患者たちは、ペンで引いた筋一本で除外されてしまったのである。

当時私は知らなかったが、リリー社の試験にはアカシジアや不安が表に出るのを抑えるために、プロザックとともにベンゾジアゼピンを処方されている患者が含まれていた。(4)そのうえ、メタ解析に含まれる十七組の患者のうち、六組はコーン医師と称する人が提出したものだった。残りの組にはルイス・ファーバーが出したものもあった。一九八五年にリリー社がプロザックの登録を申請したとき、ＦＤＡはコーンのデータを除くよう示唆した。(5)

さらに重要なことに、この臨床データを分析しなおしたジョン・ハイリゲンシュタインとチャールズ・ビーズリーがいずれもリリー社の医師だったことだ。彼らの任務は臨床試験で報告された自殺企図や自殺念慮を、自殺既遂、自殺企図（自殺未遂）、「自殺の素振り」のいずれかに分類することだった。この最後のカテゴリーはある目的のために発明されたものだった。ビーズリー論文は自殺や自殺企図（自殺未遂）については報告しているが、「自殺の素振り」については報告していない。キャサリン・メスナーの証言によれば、ヨーロッパでの臨床試験から得られた同様のデータが評価と分類のために、ビーズリーとハイリンゲンシュタインのもとに送られ、自殺に関連した出来事の十のうち九が、重要でないと再分類されたという(6)。

ビーズリーとハイリゲンシュタインの再分類が正しい場合もあったかもしれないが、彼らのアプローチは科学的に見てまったく不適切だった。正しいアプローチはデータをそのまま統計学者に渡して分析してもらうことだ。プロザック服用者に自殺傾向を示す出来事が起こっていて、それがプロザックに引き起こされたものでないとすれば、同じような出来事がプラセボ服用者にもほかの抗うつ薬の服用者にも起こっているはずである。それどころか、ビーズリーらの評価プロセスは独立したものではなかったし、臨床的に見て優れたものでもなかった。それどころか、ビーズリーは臨床活動に従事した経験がなかったし、ハイリゲンシュタインはプロザックを処方したことが一度しかなかった――それは子どもに対する処方だった。ウェズベッカー事件でのハイリゲンシュタインの証言は次のとおりだ。

答え　自殺念慮は副作用ではありません。
問い　どうしてですか?
答え　それはうつ病の構成要素の一つです。
問い　フルオキセチンのせいで自殺傾向をもつようになった人はいない、というのがあなたの証言ですか?
答え　私の推論では――私の知るかぎり、そういう人はいません(7)。

同じ裁判でのビーズリーの証言はこうだ。

問い　あなたが医師としての判断で、自殺念慮がプロザックの服用に引き起こされたと考えた例はいままでありませんか？

答え　ありません。(8)

ビーズリーらの分析はプロザックがほかの抗うつ薬やプラセボと比べて自殺と関係する可能性が低いことを証明するものではなく、「原則として」プロザックが自殺傾向の症例と関係があるはずがないとするものだった。もしあなたがうつ病になっていなければ、これらの臨床試験でプロザックを服用するはずがない。もし、あなたが自殺傾向をもつとすれば、それはプロザックのせいではなく、うつ病のせいである。同じようにうつ病の特徴である不眠症がプロザックによって引き起こされることはある。また同じようにうつ病の特徴である性的機能不全や疲労がプロザックに引き起こされることはある——しかし、自殺傾向がプロザックに引き起こされることはない。

リー・トンプソンはウェズベッカー事件での証言録取で、リチャード・ハドルストンがハンス・ヴェーバーにあてて書いた一九九〇年十二月七日付のメモに直面させられた。そのメモは自殺したドイツ人の患者についての問い合わせだった。この患者はプロザック以外の薬を飲んでおらず、彼の主治医は、彼の自殺をはっきりとセロトニンレベルの上昇に関連づけていた。インディアナポリスのリリー本社の監督者だったリー・トンプソンはこの報告を「関連なし」と判断した。(9)

同様の思考様式は数年後のミラー訴訟事件でも見られた。次にあげるのは、アンディ・ヴィッカリーがファイザー社のウィルマ・ハリソンからとった証言録取書である。

問い　ゾロフトを三六日間飲んでいた八歳の少年について書いたものがあります。「患者は自殺の素振りを見せ、臨床試験から脱落した。患者は剃刀で自分の脚を傷つけ、首を紐で締めようとした。自傷や自殺傾向の前歴はないが、家族歴は感情障害（母・母方のおじ）、自殺（母方のおじ）において顕著である。少年の自殺の素振りは、研究者によって試験薬が原因であるとされた」。この最後の文はあなたにとって何を意味しますか。

答え　その報告を見たいです。

問い　質問をくり返します。最後の文章はあなたにとって何を意味しますか？

答え　コンテクストがなければ答えられません。この患者が試験に参加していたのは、大うつ病を患っていたからです。そして患者にはうつ病と自殺の両方について強い家族歴があります。ですから自殺念慮や自殺行動が生じるリスクが非常に高い患者だと言えます。

　患者は試験に参加していました。しかし、試験に参加していた時間はうつ病の症状を完全に治療するのに十分ではありませんでした。ですからこの患者が治療中に自殺の素振りを見せたという事実は、患者が自殺の素振りをした時点で、まだうつ状態であり、自殺傾向があったということを意味します。

　自殺の素振りを試験薬に帰するということですが、どういうわけで自殺の素振りの原因が試験薬であるとするのか、私にはわかりません。試験薬が原因であると言いうる可能性もありますが、うつ病そのものが自殺念慮や自殺行動に関連づけられるものであり、この患者が自殺の素振りをしたのは、根底にあって、まだ治療されていなかったうつ病のためである可能性のほうが高いです。

問い　それは研究者の結論とは異なりますね？

答え　私は精神科医です。私に与えられた事実にもとづいて個々の症例を評価するしかありません。

問い　この八歳の少年をご存じだとおっしゃるわけではないですよね？

答え　私はうつ病の治療について知っています。私が臨床的判断を下す立場にあったなら、これを試験薬のせいだとは考えなかったでしょう。問題の病気のせいだと考えたと思います。

問い この八歳の少年について何かご存じですか？

答え 私がこの八歳の少年その人を知っている必要はありません。あなたは感情障害の家族歴があるとおっしゃいました。たった八歳の少年が治療を必要とする深刻なうつ病を患っていて、自殺の家族歴がある。それらのことは自殺行動のリスク要因として非常に強力です。

問い この少年の自殺企図の原因について、ファイザー社の臨床研究者はどういう結論を下しましたか。

答え 研究者は試験薬が原因だと考えました。(10)

この証言録取書のおもしろさは一つには、ヴィッカリーがすでに、ファイザーが臨床研究者を信用していたかどうか調べていて、ファイザーが臨床研究者を信用していたことを知っていたことにある。この八歳の少年は重症のうつ病の治療のためにこの試験に参加していたのではない。彼はうつ病性障害ではなく強迫性障害の患者として、忍容性試験に参加していたのだった。そのため彼のゾロフトの服用量は二〇〇ミリグラムまで押し上げられていた。

リリー社は攻撃的出来事について見直すために自社のうつ病データベースに同様な分析を施し、驚くにはあたらないが、またしてもプロザックの身の証をたてた。ビーズリーとハイリゲンシュタインは一一五件の有害事象を十一まで減らして、この十一だけを再分析の対象とした。(11) ウェズベッカー事件のハイリンゲンシュタインの証言録取書をもう一度見てみよう。

問い ここに列挙されている有害作用、それ自体が、服用者が暴力的、攻撃的になるリスク要因を示しているといってよいでしょうか？

答え　そういうことはあるかもしれません。
問い　それでも考慮にいれられなかったのですね？
答え　うつ病そのものがリスク要因であり、そのことは考慮されました。(12)

心配する根拠はほかにもある。私は一九九一年にビーズリー論文を読んだとき、米国でおこなった研究だけを分析したと明記されているにもかかわらず、なんとなくリリー社が彼らのデータベースにある関係のある臨床試験をすべて分析したような印象をもっていた。ところが実際は、米国でおこなわれた臨床試験もすべて分析されたわけではなかった。臨床試験に登録した二万六〇〇〇人以上の患者のうち、三〇六七人だけがとりだされて分析された。約二万三〇〇〇人の患者は消えてしまったのである。(13)

そういうことがすべておこなわれた末になお、ビーズリー論文の数字は「フルオキセチン服用の場合の過剰なリスク」を示していた。(14) そのため、あるレビュアーはタイトルをもとの「フルオキセチンと自殺傾向――うつ病の対照試験では関連は見られない(15)」から、よりニュートラルな「フルオキセチンと自殺――うつ病治療の対照臨床試験のメタ解析」に変えるよう勧めた。ビーズリー論文はプロザック問題を沈静化しなかった。むしろ、リリー社がいろいろ策を弄したせいで、この問題を単なる無能力の結果として見過ごすことが不可能になった。同時に、何が起こったかに、気づくことができなかった精神医学界の問題をも提起することになった。ビーズリー論文は方程式の一要素にすぎなかった。フォーサイス裁判で、アンディ・シーはロン・シュレンスキーの論拠の科学的妥当性を問題にした。シーは次のように主張した。

［シュレンスキーは］科学コミュニティーで広く受け入れられている標準を満足させるデータをもっていませんでした。……それとは逆にこの事件では、私たちは多くの疫学的論文をもっていて、それらはすべて

同じ方向を指しています。……たとえばファーヴァ論文は、あなたが執筆者たちと同じことを読み取るならば、プロザックにとって不利なことは何も証明していません。そしてジック論文は、科学的に意味のある結論に目を向けていただければ……プロザックとほかの抗うつ薬との間に差がないという結論を裏づけています。ビーズリー論文に加えてヒーリーさんにお話ししたレオン論文、ワーシング論文も……皆、同じ結論に達しています。ビーズリー論文は……対照臨床試験を非常にたくさん集めたものですが、あとのものは疫学的な研究です。ベンデクチン［かつて、つわりの治療で制吐剤として処方されていた薬］に関する訴訟がたくさんありましたが、ベンデクチンが先天的欠損症を引き起こすという証拠はありませんでした。プロザックについても同じようなことなのです。疫学的研究がみな同じ結論に達しているのですから。(16)

リリーは疫学が自分たちに味方しているとケイ判事に思わせようと懸命に努力した。なぜだろうか？　私たちは疫学と臨床試験が法廷でものをいう時代に生きているからである。いわば不戦勝を狙うこの企てに読者の皆さんは――専門家であれ、素人であれ――愕然とされるに違いない。ファーヴァとローゼンバウムの論文に関しては、シーが示唆したように、「執筆者たちと同じことを読み取る」かぎりにおいて、シーは正しかった。もしあなたが、執筆者たち以外の人たちが同じ数字から読み取ることを読み取るならば、それらの数字から、プロザック服用者に自殺傾向が生ずる率がほかの抗うつ薬よりも三倍高いという結論が出ることがおわかりになるだろう。それに加えて、この論文は疫学的研究ではなく、発売後のサーベイランス研究である。(17)

シーがフォーサイス裁判で私に対してもちだしたワーシング論文は、ウォーショーとケラーのおこなった研究で、六五四人の患者が参加し、そのうちプロザックを飲んでいたのは一九一人である。(18)この論文は、この論文が証明しているとリリー社が主張することとは反対のことを立証しているように思われた。もっとはっきり言えば、これは疫学的研究とはとうてい言えないものだった。

ウォーショーとケラーはリリーの社員とともに、リリー社がおしすすめたもう一つの論文の共同執筆者になっている——レオン論文である。この研究はプロザックが発売される二〇年近く前に構想され、プロザックの発売の十年前に開始された[19]。六四三人の患者が参加し、そのうちいずれかの時点でプロザックを飲んでいたのは一八五人だった。この研究が何らかの意味で、プロザックと自殺傾向が関連する可能性をテストすべく設計されたと考えるのはばかげていた。それに参加した患者の数を見れば、これを疫学的研究と呼ぶのは取引表示法違反だろう——疫学的研究というものが存在するとしての話だが。つくづく不思議なのは、『米国精神医学会誌』がなぜレオン論文を掲載したかということである。

乳房インプラント〔豊胸手術や乳房再建手術で用いられる人工挿入物〕に関する訴訟以来、疫学的研究は「いちゃもん損害賠償訴訟（tort wars）」における武器の一つになっていた。リリー社はファーヴァ論文、ウォーシャーとケラーの論文、レオン論文を疫学的研究であると印象づけようとした。しかし疫学的研究はその定義から、住民集団の研究を必要とする。優れた疫学的研究では、ほとんどの場合、サンプルの被験者数が数万人以上である。しかもそれらの研究では大きなサンプルに、広く一般の人を代表させるためにどんなステップを踏んだかが明記されている——一般の人全体を対象に研究することができないのが申し訳ないといわんばかりに。それに引きかえ、リリー社の論文はプロザックを飲んでいた人が一〇〇人ないし二〇〇人しかいないような研究を扱っており、サンプルにもっと大きな集団を代表させるためにどのようなステップを踏んだかを示す努力をまったくしていない。これを疫学と呼ぶのは、控えめにいっても誤解のもとだし、悪く言えば、金にものを言わせて法廷での優位を得ようとするごり押しだということになろう。しかし、望ましい種類の疫学的研究や無作為化臨床試験をするには多くの金がかかる。精神科医の協力も必要だ。原告や原告側弁護団の手に負えることではない。

『英国医学雑誌』向きの問題

次にお話ししたいのは、プロザックが害より益をもたらすと考えている人でもまともな科学者であるなら共感するに違いない問題だ。私は製薬産業が科学的議題《アジェンダ》を「買う」力について論文の第一稿を書き、その中で、無作為化試験と疫学が医薬品被害の訴訟で因果関係を証明する唯一の手段となったこと、そして製薬産業が、企業だけがそのような研究をすることができるという状況を享受していることに異議を申し立てた。富と力は往々にして訴訟で勝利を収める。しかし企業が、その訴訟が法廷にもち出されないようにするという方法で目的を果たす場合もあった。

この種の論文を書くのは初めてだったが、『医学におけるリスクと安全の国際誌』の編集責任者で薬物による被害についての標準的な教科書[20]の著者であるグレアム・デュークスに送ったところ、次のような感想を寄せてくれた。フォーサイス裁判より前のことである。

> あなたのアプローチはオリジナルで公正であると私には思えます。（中略）訴訟の問題、規制の問題、特許の問題がこのように並べられたのをこれまで見たことがありませんでしたが、（中略）私は自分の経験から判断して、あなたのコメントの多くにまったく同感です。薬のもたらす益よりも害のほうが多いことを示す証拠があるのに、利益の多い特許薬に企業がしつこくしがみついているショッキングな例があります。そのような企業の動機は日和見主義と、薬が不当な非難を受けているという盲目的な信念のあわさったものです。また私は、現在の研究アプローチが副作用についての信頼できる像を描き出せないでいること、また薬が被害訴訟の対象となったときに企業が主張する擁護論がしばしば非現実的であることにつ

いてのあなたのコメントにも同感です。[21]

フォーサイス裁判前に先立つ数か月間、あの論文のことは頭から遠のいていたが、控訴の結果を待つ間に、もう一度読んでみた。リリー社有利の評決は処方医にとってさまざまな意味があった。今後の訴訟で、処方医が企業とともに被告席にすわることも大いにありえた。処方医が責めの一部を負うべきであるという見解にもとづいて、陪審がリリー社を見逃すことがありそうな場合、原告にとっての法的選択肢の一つは処方医を「殺し屋」に仕立てることだろう。つまり、企業だけでなく処方医も訴えるのである。そうすれば医師は企業と一緒におぼれ死にしないために、プロザックに誘発される焦燥や自殺傾向の問題をとりあげた教育的会合に出たことがないと証言して、なんとか泳ぎきろうとするだろう。プロザック論争が始まったときから、リリー社はそういうことが起こる可能性を頭に置いていたようだ。というのは同社はプロザックのために訴えられた米国の医師に対して損害を補償することを申し出たからである。[22]

私にとって何かをしなくてはならない切実な理由はほかにもあった。これは生身の人間の問題だった。ハワイから戻ってから、私はデイヴ・ウィルキンソンと知り合った。彼は当時、英国精神科医協会の小児精神医学セクションの事務局長だった。彼は自分も同僚も過去一年、以前よりずっと多くのSSRIを用いており、問題に気づきはじめていると語った。彼はプロザック服用中に人柄が変わった十五歳の少年の症例について話した。静かな子だったのにプロザックを服用しはじめて数日のうちに、しばしば喧嘩をするようになったという。それはやがて住居侵入に発展し、将来が危ぶまれた。ウィルキンソンはプロザックを中止した。数日後、少年はふだんどおりに戻ったと語った。ウィルキンソンが少年に、いまもあんなことをすると思うかと尋ねると、絶対にしないという返事だった。そんなことは怖くてできない、と少年は言った。プロザックを飲んでいるときは、恐怖を感じなくなっていたかのようだった。[23] 私は自分の参加した合意声明が、ティーンエージャーに対する処方の増加にひと役買っているかもしれないことに気づいて、心が落ち着かなくなった。

私は『英国医学雑誌』（BMJ）の編集部に電話して、編集長のリチャード・スミスに状況を説明した。BMJはかつてビーズリー論文を掲載したので、私の論文の背景を知ることに興味をもつだろうと思ったのだ。全国的な組織の事務局長だった人物からのニュースバリューのある報告という意味で、スミスがこれ以上の申し出を受けることはめったにないだろうと思われた。

医学ジャーナルは専門性が高いとはいえ、本質的にジャーナリズムである。BMJや『米国精神医学会誌』への掲載を決める要素は、『ボストングローブ』や『ウォールストリートジャーナル』への掲載を決める要素と同じである。編集長を知っていることや編集長の友人を知っていることは助けになる。編集方針に服することも助けになる。構想が擁護可能なものであることも助けになる。広告収入をふやしそうなものなら、たいていの雑誌は真剣に掲載を検討するだろう。研究の質は優先順位のずっと下のほうである。

BMJの編集部に電話したとき、リチャード・スミスはいなかったが、私は副編集長のジェーン・スミスに概略を話した。論文が正式に採用されるときには、改めて私が編集部を訪れるということに話が決まった。私は背景を説明し、取り扱いの難しい複雑な問題であることを述べた四枚の手紙をつけて論文を送った。私はBMJがこの論文に興味をもち、この問題がどのように扱われるべきかを同誌の立場から述べた解説をつけてくれる気があるなら、喜んで話し合いたいと述べた。

リチャード・スミスの返事はこうだった。

あなたの論文を二〇〇〇ワードまで縮めていただければ、BMJに掲載するのに適したものになると思います。（中略）私はプロザックの話はとても興味深いと思います。BMJはその中であのような重要な役割を演じたのですから、何かをあらたにBMJに掲載することは意味のあることだと思います。私はBM

Ｊで発表されたメタ解析と、当時あの論文をめぐって巻き起こった論争をよく覚えています。ある人々は、あの論文はバイアスがかかっているに決まっていたのだから、ＢＭＪは掲載すべきでなかったと言いました。研究の末プロザックと自殺の関係が証明されたら、リリー社はけっして論文を送ってこなかっただろうと言うのでした。一方、科学的に見て大きな問題となる点があまりないと思われたなら、製薬企業からきたというだけで論文を拒絶することはできないと主張する人々もいました。いま考えると、あの研究が強い出版バイアスをこうむっているという事実に問題があることは明らかです。[24]しかし、一九九〇年には私たちはみな、一九九九年の現在と比べて、出版バイアスへの意識が低かったのも事実です。（中略）あなたが論文の書き直しにとりかかってくだされればありがたいと思いますが、もしもほかで掲載されることが決まった場合は記事をお送りください。ＢＭＪでもその記事をとりあげたいと思いますので。[25]

ＢＭＪは私の論文を「教育と論争」というセクションに載せることを考えているのだろうと私は思った。このセクションには二〇〇〇ワードの記事が載る。私は週末をついやして、論文をこの長さに縮めた。月曜日には「警告を怠ること」という論文ができていた。私はＢＭＪがこの論文をとりあげてくれるなら、私のほうでは編集者の建設的なコメントに応じて書き直したり、言い換えたりする用意があると強調した手紙をつけて、この論文を郵便で送った。

この論文はオクスフォード大学上級講師ジョン・ゲディスに送られ、審査された。送り状にどんなことが書いてあったかは知らない。この時点では、リリー社の声明や社内文書から、同社がプロザック服用中の自殺傾向や自殺に関する多くの報告に対して「おそらく関係があると思われる」と判断していたことがわかっていたので、それ以上の証拠が必要だと私には思えなかった。リリー社が、プロザックが自殺傾向を引き起こす可能性があることを裏づける臨床試験の証拠を通常のかたちで公表しないことに決めたという事実を考え合わせると非常に興味深い状況があった。前年、スミスは企業がデータの公表をしないという問題について、キャンペーンを展開していたのである。だから、彼はこの問題に人より興味をもっていいはずだった[26]。私はリリー社の書類の概略をＢＭＪ編集部に渡していた。

ゲディスはそれを見ていなかった。リチャード・スミスから私に届いた次の手紙には「残念ですが、このままのかたちではＢＭＪに掲載するのに適しないと考えます」と書かれていた。ゲディスのレビューはこの論文が、プロザックが自殺の傾向を引き起こす――あるいは引き起こさない――と証明しているかどうかを考えて書いたレビューだった。しかし、大幅に短縮されたこの論文は、生命倫理に焦点をあてており、そういうことを証明しようと目指すものではなかった。ゲディスは患者や医師に警告する前に、リスクが存在することをどの程度、確信できることが必要か、リスクはどの程度重大でなくてはならないかという問題を提起した。しかし、これはスミスやゲディスが悩むべき問題ではない。ＦＤＡの規則は、たとえ因果関係が証明されていなくても、相関がある場合には警告しなくてはならないと、企業に義務づけている。

私はすぐに返事を書き、私たちの扱っている問題は、一九六六年にヘンリー・ビーチャーによって初めて提起されたインフォームド・コンセントの問題に似ていることを指摘した。ビーチャーの論文は、被験者が明確なインフォームド・コンセントを求めなかった二二の研究について詳述している。ビーチャーは誰も批判せず、誰に罪があるとも言わなかった。しかし論文を読んだ人はみな、これらの研究の被験者の一部が自分に何がおこなわれるかを知らないまま試験に参加せざるをえず、自らそのリスクを選んだのではないのに被害を受けたかもしれないということを理解したに違いない。私たちもいま、同様の立場にいるように私には思えた。仮にＢＭＪや読者がリリー社に罪があると思わなくても、臨床試験が一般にこのようなやり方で実施されているのであれば、手続きのどこかで、間違ったことがおこなわれているに違いなかった。

さらに二通の手紙がやりとりされたあと、リチャード・スミスが私に電話してきた[27]。「教育と論争」に載せるということだったからデータを提出しなかったのだと、私は抗弁したが、彼は無視した。私がデータを出すと約束すると、彼はどういうふうにお書きになろうと、あの論文は掲載できない、という意味のことを言った。あれよあれよという間の展開だった。

一九九一年にＢＭＪはジレンマに直面した。私の知るかぎり、ビーズリー論文は、主要な専門誌に載った主要な論文としては、企業の研究者のみが執筆した最初のものだった。この論文をＢＭＪが受け入れたことが、その後、企業の研究者がおもに執筆した多くの論文が主要専門誌に載るようになる——レオン論文はその好例である——のに寄与したように思われる。一九九八年に催された新しい抗精神病薬に関する米国神経精神薬理学会の会合で、出席者たちは、公表される臨床試験が一様にスポンサーの製品を支持している現状を嘆いた。彼らの不満は、企業だけが執筆者となった新薬に関する論文の中には、ありのままに集計したのではないデータが含まれるということだった。独立した研究者がデータを再分析すると、データが許容できる範囲を超えて「マッサージ」〔一四六頁参照〕されていることが明らかになるのだ。

ＢＭＪを超えて

さて次はどんな手が打てるだろう？　私は英国のリベラルな新聞『ガーディアン』のセアラ・ボーズリーに連絡をとっていた(28)。私は彼女に「警告を怠ること」の原稿を送り、ＢＭＪに載る可能性が強いことを告げていた。彼女はそれがＢＭＪに載れば『ガーディアン』の紙面でとりあげ、そこからさらに発展した記事を書く気になっていた。ジョン・ゲディスはのちに、『ガーディアン』に載るほうがＢＭＪに載るよりずっとインパクトがあるだろうという見解を述べた。そうなのだろうか？

リチャード・スミスの拒絶を受けて、私はセアラ・ボーズリーに会った。彼女が帰ったあと、私のオフィスの電話が鳴った。『サンデータイムズ』〔英国の新聞『タイムズ』の日曜版〕のもうひとりのセアラからだった。私はそのまま、電話口で二時間近くセアラ・トンジュと話すことになった。トンジュはインターネットを通じて、フォーサイス裁判の書類を見、事件のあらましを知って、ボーム・ヘッドランドに連絡をとったのだった。トンジュはもっと詳しい情報をほしがっていた。

私は自分の書きたいことをすべて書きたかった。ボーズリーは『ガーディアン』の論説欄に四〇〇〇ワードの記事を書かせてくれそうだった。一方『サンデータイムズ』のトンジュが申し出ていたのはそれよりずっと短い記事だった。私はボーズリーに連絡をとって、『サンデータイムズ』の記事が先に出そうだと言った。ボーズリーは驚いて、短い最初の記事を出すことにした。その記事は『サンデータイムズ』の記事が出ることになっていた日の前日の土曜日に掲載された。フォーサイス事件のあらましと重要な情報が公表されていないという事実を短く紹介したものだった。翌日の『サンデータイムズ』には何も出なかった。数か月後、プロザック擁護の記事が『タイムズ』に載った(29)。この記事は「中級市場のタブロイド紙や、悪意に満ちたサイト、ベストセラーの本にどぎつい文章を載せてわきたつ反プロザック圧力団体」に言及している。

『ガーディアン』のメインの記事が載ったのはハロウィーンの週末の十月三十日だった。論説セクションにはいかにもハロウィーンっぽい不気味な黒い表紙がつき、「プロザック　殺人を犯させる薬?」というタイトルがついていた。中味はフォーサイス事件について詳述した五ページの記事だった(30)。リリー社がプロザックの開発の早い時期から副作用の危険について知っていたことを示す記事のことも書いてあった——読者の心をつかむ素材だ。しかし、リリー社からは何の反応もなかった。

四日後、『デイリーテレグラフ』〔英国の日刊紙〕がロバート・ウッズの死について詳しく書いた記事を掲載した(31)。サウス・ウェールズのカマーザンの検視官のオーウェンという人が、額を撃ちぬいて自殺した農夫のウッズが二週間前からプロザックを服用していたことを指摘している。オーウェンはプロザックには警告がついているべきではないかといぶかしんだ。このような例を、検視官たちはどのくらい目にしているのだろうか?

『ガーディアン』の最初の記事が出たあと、二人の人が私に近づいてきた。この本のはしがきで描いたジェーンとジェニー・クラークだ。いずれも訴訟を望んではいなかった。しかしジェニーはプロザックについてもっとよく知りたいと強く思っていた。その二年前のクリスマス直後、ジェニーの息子で二三歳のクレイグは一般医にプロザックを処方された。そのことを家族の誰も知らなかった。家族はクレイグが抑うつ的だとは思わなかったし、ふだんと違うとも思っていなかった。しかし、その一般医はクレイグが交際相手と別れて以来、生気がなく無感情になったことに気づいていた。仕事を頻繁に変え、深酒をしているようだった。

新年を迎えるころ、家族もクレイグのようすがおかしいと感じはじめた。いらいらしやすく、落ち着きがなくなった。彼らしくないことをしたり、喧嘩にまきこまれたりするようになった。クレイグがどうしてそんなふうにふるまうのか、家族の誰にもわからなかった。一週間後、クレイグは一家のかかりつけの一般医を訪れ、カウンセリングを求めた。カウンセリングは次の週におこなわれることになった。しかし、第一回のカウンセリングの予約の日の前日——プロザックを飲みだしてから二週間後に、クレイグは自分のアパートメントで首を吊った。数か月後の審問で、ジェニーは息子が飲んでいたプロザックが——その当時、ジェーンは彼がプロザックを飲んでいたことを知らなかったが——息子の自殺に何らかの役割を果たしたのではないか、と言った。検視官はジェニーの懸念をとりあげなかった。審問はわずか数分で終わった。ジェニーはクレイグが重要性の低いものとして片づけられた気がした。ジェニーはかかりつけの医師をよいお医者さんだと思っていた。ジェニーはその医師を責めなかった。おそらくプライマリケア医に対する訴訟が非常に少ない理由の一つは、常々いいお医者さんだと思っている相手を攻撃する行動に出られないということだろう[32]。

『ガーディアン』の記事のあとふたりの女性が近づいてきたのに加えて、ジョン・マーシャルという男性が人の紹介で来た。彼の弁護士は、彼に自殺傾向を引き起こしたプロザックを処方した医師を訴えられるかどうかを知りたがっていた。マーシャルの話はプロザックに引き起こされた焦燥というのにぴたりとはまっていた。彼と精神科医はコミュニケーションがうまくできなくなった。精神科医は彼との関係が悪化していっても、プロザックにまずい点があるとは言わなかった。ある精神薬理学者が、プロザックが焦燥を引き起こすおそれがあることは世界中が知っている、だからその医師には落ち度があるという見解を述べていた。だが、はたしてそうだろうか？　私には、多くの臨床医はまだわかっていないのではないかと思われた。リリー社は常に大丈夫だと言いつづけ、科学を引き合いに出す。このエビデンスに歪められた医学（Evidence Biased Medicine）の時代に、誰があえて、非科学的になり、プロザックを責めようと思うだろうか？　私はジョン・マーシャルの問題がプロザックだったことをほぼ確信していたが、医師に対する訴訟を支持するのは難しいと思った。私のような専門家が、たとえ薬が自殺傾向を引き起こすにしても、医師に責任があるのは難しいと考えているせいで、泣き寝入りしている患者はきっとほかにもたくさんいるだろう。

ジェニー・クラークの例から、私は検視官たちの対応を調べることで、一歩前に進めるのではないかと思った。イングランドとウェールズの一四六人の検視官全部に手紙を書いた。三〇人が返事をくれた。いままでそういうことに気がついていなかったが、これからは注意すると書いてきた人もいれば、たしかに心あたりがある、これからはいっそう気をつけることにしようと書いてきた人もいる。クレイグ・クラークを担当した検視官、レジナルド・ブラウニングは返事をくれなかった。私はその後数回、彼に手紙を書いたが、返事はなかった。私はもう一度手紙を書き、クレイグ・クラークの名をあげて尋ねた。ブラウンニングはようやく返事をくれた。プロザックについては何も知らなかったし、知っていたとしても、検視陪審の評決を記録する以外のことは自分の仕事ではない、とのことだった。

私は英国の保健相、アラン・ミルバンに手紙を書き、あのフランツ・カフカが読んだらにやりとしそうな返事をもらった。ウェールズから手紙を書くときにはウェールズ政府に宛てなくてはならないという。私は再度手紙を書いて、ウェールズ政府に宛てなかったことを詫び、けれどもウェールズだけではなく英国全体にとって重要な問題です、と書いた。ところが私は電話で次のように教えられた。もし私がフランスから手紙を書いているならば、保健省がその問題を検討するが、ウェールズから書いている場合は、それができない。この問題はウェールズの首都カーディフの役所を通らなくてはならない。それからカーディフが、私の手紙をホワイトホールに――医薬品管理局（ＭＣＡ）に回す、と。

私はすでにＭＣＡにも手紙を書いていた。数か月後、返事があったが、それは古い声明をくり返したものだった。彼らは一九九〇年にこの問題を検討し、何も証明されていないという結論を出した。リリー社はちゃんと警告書をプロザックに入れているそうだ――うつ病には自殺のリスクがつきものであるから、処方医は注意をするように、と。私は手紙でＭＣＡに、副作用が記録されないために、英国でもほかのところでも臨床試験に参加する患者たちが自分たち自身ならびにほかの人たちを法律的に不利な立場に置いている可能性があることも考えてほしいと頼んでいた。ＭＣＡはそれに対して何の返事もしなかった。私はこの件について再度手紙を書いた。それに対する返事から、彼らが何も理解していないことは明らかだった。

手紙を書く相手はほかにもあった。英国精神科医協会会長のジョン・コックスからは好意的な返事をもらった。彼は私の懸念を心に留めると言い、私の手紙を精神薬理学委員会に回してくれるとのことだった。そのあとこちらからまた手紙を出したが、一年後、私はまだ待っていた。それから二年経ってもまだ待っていた。その間にもちょこちょこつついてはみたのだが。英国一般医協会のデニス・ペレイラにも手紙を書いた。彼は私の懸念を心に留め、この問題についてコックスと連絡をとると言った。

この話のもつ可能性に興味をもって、テレビ会社もいくつか接触してきた。しかし彼らが番組の企画を「上」に出すと、プロザックの話はもう古いということになるようだった。何か新しいことが浮上してこないかぎり、どんな番組もすでに『ガーディアン』に載っていたことをくり返さざるをえず、それでは不十分だった。のちに『ガーディアン』の社説は、英国のメディアは企業の正体を暴くのを好まないのではないかと言っている。(33)この段階では、情勢がどっちを向いているのかは判断しがたかった。悪い評判などというものはなく、どんな評判でも立てばプラスだという説に従えば、私のやったことはプロザックの売り上げを伸ばしたにすぎないのかもしれなかった。

何とかものごとを前に進める方法が知りたくて、私は企業内の友人に書類を送った。旧い友人がこんなものを二度と送ってくれるなと言った。とくに職場宛ては絶対に困るそうだ。何の音沙汰もなくそれっきりの人も多い。古手の人々は製薬業界の行動規範をもち出して、それによれば他社の悪口を言ってはならないのだと言った。私と話をするのもだめなのだそうだ。長い話を最後まで聞いてくれた人もいた。そういう人たちは、多くのベテラン臨床医と同様、プロザックが自殺の引き金を引くことはあるかもしれないが、まれな出来事だろうと言った。ある幹部社員は怖いよと言い、ほかの者が見ないように書類を金庫にしまった。彼は私がどうしたらいいか助言してくれなかった。こういった問題がメディアにはいっていくと、ほんとうにややこしい状態になるものだ。

私は自分の見方が正しいのかどうか知りたくて、メディアにおける薬論争の泥沼を経験した企業人たちのところに、フォーサイス事件の書類をもって相談に行った。戻ってきた答えは、マーケティングはマーケティングだ、威勢よくやらなければならない、しかし越えてはならない一線がある、この書類から判断すると、リリー社はその一線を越えてしまったのかもしれない、というものだった。私はどうしたらいいのでしょう、と訊くと、「BMJに論文を書きなさい」という助言が返ってきた。企業の演台でこの問題について話せというオファーはなかった。私は英国製薬工業協会に手紙を書いた。返事は来なかった。

私はブリストル、ロンドン、オックスフォード、レスター、カーディフの各大学を含め、英国とアイルランドのさまざまな場所で、発表をした。聴衆の反応はほとんど一〇〇パーセント好意的だった。反論に出くわすことはなかった。しかし私の勤め先のウェールズ大学医学部は、私が個人の資格でしゃべっていることを明確にしてくれと言ってきた。リリー社に訴えられることを誰もが恐れていたのだと思う。ロンドン大学精神医学研究所では「自殺クラブ」で話をした。「自殺クラブ」は通常、リリー社が資金を援助しているのだが、私の演目のせいで、資金援助をひっこめた。

『ヘイスティング・センター・リポート』の二〇〇〇年三月のプロザック特集号に、ミネソタ大学の生命倫理学教授、カール・エリオットの論文やピーター・クレイマーの論文とともに私の論文が載った。ヘイスティング・センターにとって私企業では最大のスポンサーだったリリー社は、資金援助を引っ込めた(34)。コーネル大学医学部学部長で『ヘイスティング・センター・リポート』の編集局のメンバーのボブ・ミッチェルズがセンターを説得して、私の論文が再審査されるようにした。その結果によって、リリー社に謝るか、あえてこの論文を支持するかを決めようというわけだった。私の論文は三人のレビュアーに送られた。そのうちのひとりはニューヨークのマックス・フィンクだった。フィンクのレビューによって、私の論文の唯一の欠点は物言いが控えめすぎることであると、明らかになった。

マックス・フィンクやそのほかの人々が公然と私に味方してくれた一方で、私は友情というものの新たな定義を知ることになった——友だちとは、あなたと話しているところを見られたくないとあなたに言う人のことだ。日本、ヨーロッパ、米国の多くの研究者が電話やEメールをよこして、私と接触をもたないように注意されたと告げた——私はやっかい者で、いままさにやっかいごとの中にはいりこもうとしている、と言われたそうだ。

いい知らせもあった。BMJとごたごたしたあと、私は「警告を怠ること」を『医学におけるリスクと安全の国際誌』のグレアム・デュークスにもう一度送った。彼はそれを受け入れてくれた。「あなたの優れた論文についての検討が遅れて申し訳ありません。(中略)あなたの論文は私たちのレビュアーの審査を通りました。

（中略）いかなる修正も提案されませんでした。あの論文をゲスト社説として掲載することに同意していただけるでしょうか？　私は常々、きわだたせたい論文についてはゲスト社説として扱うのがよいと考えていますので(35)」

ふたたびBMJへ

BMJに二つ目の論文をぶつけてみるときがきた。医薬品管理局に提起した臨床試験と法的危険の問題に関する論説だ。この問題はプロザックが自殺を引き起こすかどうかよりも大きな問題のように思われた。

ウェズベッカー裁判にもフォーサイス裁判にも、『ガーディアン』紙の記事にも私がこの問題について語るあらゆる講演にも、リリーのドイツ支社の支社長、クロード・バウチーの驚くべきメモが含まれていた。その中で彼はこう書いていた。「ハンス［・ヴェーバー］はこれらの指示について医学的な問題を感じています。私はBGAや判事やマスコミに対して、いや私の家族に対しても、なぜ自殺や自殺念慮のような微妙な問題についてこんなことをするのか説明できないと思います(36)」。その後のメモで彼は次のように書いた。「医師が自殺企図と報告しているものを過量服用と呼び、医師が自殺念慮として報告しているものをうつ病と呼ぶことで私たちが優れたADEシステム〔前出一八四頁〕の信頼性に寄与しているのかどうか、私は私個人としていぶかしんでいます(37)」

フォーサイス裁判でリリー社はリリー・トンプソンからバウチーへの返事を読み上げて、これに反論した。トンプソンは次のように書いていた。「それは重要な点ですが……私たちが報告者の言葉を抹消して情報内容を減らしたことは一度もない——けっしてそのようなことはなかったということを再度強調したいと思います(38)」

このやりとり全体を見ると、一つの製薬企業が窮状から抜け出すために試験結果をいじくったという問題ではなく、すべての企業と試験をむしばんでいる構造的なバイアスの問題だということがはっきりとわかる。薬に目新しい難点があるとき、問題を分類するべき箱がない場合がある。ＦＤＡが分析する箱がいずれも自殺念慮にふれていない場合、企業は報告者の言葉を抹消する必要がない。自殺傾向を示す事象がいろいろあっても、それがうつ病に分類されているとしたら、問題はどこにあるのか？

真の問題はリリーとプロザックがどうかということではなく、すべての企業とすべての薬にかかわることだ。もし、副作用に対応する箱が存在しなかったら、ＦＤＡは臨床試験の患者に起こる副作用を分析しないだろう。臨床試験からのデータが単に販売促進目的に使われるだけならまだ許容できるかもしれない。しかし、企業が、副作用が起こらないことは臨床試験により証明されていると主張するのにデータの不在を利用しているとしたら、臨床試験に参加している患者はほかの人たちを法律的に危険な立場に陥らせていることになる。このことは、プロザックが自殺を引き起こすと考えるか否かにかかわらず、事実である。私はこの状況に不満な企業をたくさん知っていた。

もちろん、この論点はリチャード・スミスも反論できないものだった。五八〇ワードの論説を載せてもいいと約束したのは彼としては精一杯の譲歩だっただろう。私は原稿から参考文献を削り、次のようなかたちにした。

　一九八八年の発売に先立つ臨床研究で、プロザックはアカシジアと焦燥に関連づけられた。その頻度と重症度がはなはだしかったので、臨床試験でプロザックとともにベンゾジアゼピンを処方することが勧められるに至った。発売後の無作為化臨床試験では、プロザックについて、二五パーセントのアカシジア発生率が記録された。向精神薬の臨床的プロフィールについての主要な教科書は、プロザックがアカシジアを生じやすいというよく知られた傾向にふれている。アカシジアこそが、プロザックがある状況下で暴力や自殺に結びつくメカニズムだと考えられている。このようなことが起こる生理的メカニズムは比較的よく解明されている。しかし、リリー社が自社の臨床試験データベースにもとづいておこなっている副作用についての発表には、アカシジアについての言及がない。

感情的な平坦さや鈍麻は、プロザック服用の患者の報告に見られる副作用としてはまれなものではない。議論の余地はあるが、おそらくこの効果は、この薬の作用に本来備わっているものにすぎない。この薬の作用は一般的に感情的反応を減らすものだからである。この効果は観察研究で報告され、潜在的に危険な行動と関連づけられている。しかし、プロザックの臨床試験副作用データベースには、感情鈍麻に近いものすらまったく出ていない。

公表されているものも公表されていないものも含めて、ＳＳＲＩの使用が、その治療の初期におけるほかの抗うつ薬よりも高い自殺念慮発生率と関連しているということを示す、無作為化臨床試験での証拠があり、プロザックの投与が一部の患者に自殺傾向を引き起こしうることを強く示唆している。抗うつ薬に自殺念慮を引き起こす可能性があることを読者が信じるにせよ、信じないにせよ、実際問題として、現在の臨床試験システムには、投与中に発生した自殺念慮を認識するためのコードがない。

臨床試験の副作用データの取り扱いには多くの問題がある。一つは、「新しい」問題にシステムが対応できないことだ。もう一つは副作用の収集について自己申告方式に頼っていることだ。ＳＳＲＩの場合、体系的なチェックリストを用いる方式に比べ、この方法では六分の一しか察知できないと思われる。

臨床試験から引き出された副作用プロフィールが、販売促進目的だけに使われているならば、この現状にはほとんど問題がないだろう。ところが、これらのプロフィールは学術的論争に用いられたり、法律論争で、起こったと主張されている副作用が起こっていないと反駁するのに利用されたりしている。このような背景があるので、副作用を自発的報告によって集める臨床試験に参加する患者は、薬に誘発された副作用に苦しむ人を、潜在的な法律上の危険に陥らせているように思われる。処方医の責任が問われるかどうかも不明確である。

これは容易に解決しうる問題である。もし英国の倫理委員会が、臨床試験の同意書に、現行の方法で集められた副作用のプロフィールは販売促進目的だけに限って用いられるという記述を含めるよう主張すれば、現在のお粗末な取り決めを継続しても、私たち全員が法律的危険にさらされるおそれはなくなるだろう。代案として、倫理委員会が副作用を集める方法の改善を求めることも考えられる。そうすることができれば、臨床試験によって得られる科学的情報の質が向上し、法律的危険のリスクが減らせるだろう。多くの重要な臨床試験が国際的な規模でおこなわれ、同じプロトコルに従わなくてはならない現状からすれば、このような単純な対処によって、ただちに国際的な効果が得られることが期待できる。

倫理委員会が生まれたのは、臨床試験の患者の募集の仕方が不透明だったからである。一九六六年当時の慣行に対するビーチャーの批判からは、悪弊が生じている、あるいは生じる恐れがある状況が読み取れる。同じ状況が今日では、臨床試験のデータの利用に関して起こっている(39)。

前の論文の扱いから考えて、この論説が拒絶されたのは驚きではなかった。驚いたのは、その理由づけである。

おもな理由はこの論説が明快にはほど遠いと思われることです。BMJの読者でこの論説を最後まで読みとおす人はほとんどいないでしょう。読んだ人も何が言いたいのかさっぱりわからないと思うでしょう。私たちがあなたの論文を拒絶しているのは失敗を隠すためではないかと思っていらっしゃるであろうことは理解できます。もしかしたら、私たちは無意識にそうしているのかもしれませんが、私はそのようなことはないと信じています。思うに、私たちがあなたの論文を拒絶しつづけるのは、長すぎるし、焦点がぼやけているし、明快さが不十分だからです(40)。

「どうしてこれが長すぎるということになるのか理解できません」と返事をせずにはいられなかった。私はリチャード・スミスに、二週間後にＢＭＪのオフィスに程近いロンドン大学精神医学研究所でこの問題について講演するので、よかったら来てください、数週間後にはオックスフォードでも講演します、と告げた。興味がおありかと思いますが、新しい研究を終えたところなんです、その研究では驚いたことに、健康な被験者がＳＳＲＩを飲んで自殺傾向を示したのですよ、と。

私のような立場の人間が一度拒絶されながら、またもやこの問題についての論文を書いてＢＭＪにもってくるということは珍しいだろうと思いますが、私は土俵が平らだと信じて、喜んでそういうことをしております。いかなる論文も同分野のほかの研究者の審査を経る必要のあることは納得していますし、あなたの反応はレビュアーからの返事によるものだとわかっています。しかし、同時にどのような雑誌であれ、掲載は単なる科学的メリットの問題だけではないことも存じています……。あなたのところに原稿をお送りするように助言されますか？　それともほかのところにもっていったほうがよいと思われますか？(41)

リチャード・スミスはすぐに返事を寄越した。「率直に申し上げて、あなたのお出しになる論文が、フルオキセチンが自殺のリスクを増すかどうかという重要な問題の答えを出すのに役立つとは思えません。私には、それは臨床的疫学の方法によってのみ答えられる問題だと思われます(42)」。つまり、土俵は平らではなかったのだ。私はよそへ行くことにした。

少なくとも英国では、すべての倫理委員会（治験審査委員会、すなわちＩＲＢと同種の組織）が心を一つにして行動すれば、企業は協力せざるえないが、ＩＲＢについては幸先がよくないことがあった。私は北米の倫理研究者たちの出席するワークショップで発表をしたのだが、彼らの反応は、一つの委員会の倫理研究者が産業界のプロトコルを阻止しても、産業界はほかの大学のほかの委員会に行くだけだというものだった。倫理研究者が一致して行動できる北米フォーラムのようなものはないのだという。さらに驚いたことに、治験審査委員会の民営化が急速に進んでいて、製薬企業のために臨床試験を実施する会社が運営するようになってきているのだそうだ。(43)

英国のほうがましな状況のように思われた。倫理委員会の数がずっと少ないからだ。『医療倫理学雑誌』の編集長、リチャード・ニコルソンはこの問題についての記事を受け入れる用意があると言った。数か月後、「臨床試験と法的危険」と題した論文(44)が掲載されるのを待っていたとき、驚いたことがあった。ニューヨークの知人のマックス・フィンクがＥメールで、あなたの論文を入手したばかりだが、まったく同感だと言ってきたのだ。彼はジョナサン・コールからコピーをもらったというが、私はふたりのどちらにも何も送っていなかった。

何人死んだだろうか？

リチャード・スミスとの関係が悪くなったころ、私は、彼の好みそうな種類のデータが私が思っていた以上に多く存在することに気づいていた。一九八六年、リリー社のドイツにおける医学責任者であるハンス・ヴェーバーと、バルバラ・フォン・カイツからインディアナポリスのリリー本社に向けて、ある書類が送られた。それにはこの時点までの臨床試験からの数字が出ていた。それはほかの抗うつ薬に比べて、プロザックを飲ん

でいる患者で自殺企図数が大幅に増加することを示しているようだった。(45)

プロザック服用者では、五四二七人の患者につき、五四あるいは五六の自殺企図があったようだ。おおざっぱに言って、一〇〇〇人につき十件の割合だ。イミプラミン、アミトリプチリン、ドクサピン、ミアンセリンのいずれかに無作為割り付けされた患者では、一九八一人中自殺企図は三件で、一〇〇〇人につき一・五件の割合だった。プラセボでは一一六九人中、データの読み方により七件、五件、一件のいずれかだった。割合はそれぞれ、一〇〇〇人につき、六件、四・三件、一件となる。

どうしてプラセボの割合がいろいろ出てくるのだろうか？　リリー社はプラセボウォッシュアウト期間〔臨床試験の初めに前に飲んでいた治療薬の影響を消すために全員にプラセボを投与する期間〕の間に自殺企図があった患者を何人か、プラセボグループの自殺企図数に入れていた。これは非常に不適切なことだった。この問題への対処の方法としては二つあった。一つはプラセボグループの自殺企図のうち五件だけを勘定することだ。割合は一〇〇〇人につき四・三件となる。もう一つはプラセボで臨床試験に参加したすべての患者をプラセボ患者としても計算に入れることで、自殺企図率は一〇〇〇人につき一件となる。全体としてプロザックはほかの薬を飲んでいた人を皆合わせたよりも三倍、自殺企図を引き起こしやすいことになる。しかも、この数字は四倍、あるいは五倍かもしれないのだ。

一九九九年九月、私はロンドンでのヨーロッパ神経精神薬理学会の会合で、フランスの製薬会社ピエールファーブルのために講演をした。それは同社のセロトニン・ノルアドレナリン再取り込み阻害薬ミルナシプラン〔商品名トレドミン〕についてのシンポジウムだった。ほかの講演者のひとり、ステュアート・モンゴメリーは同社の臨床試験結果のメタ解析を発表した。彼はSSRI、三環系抗うつ薬、ミルナシプランのそれぞれの服用者の自殺企図に注目した。データはその二年前にレビュー論文で公表されたものだった。(46)ここでもまた、SSRI服用者の自殺企図率が、ミルナシプランや三環系抗うつ薬と比べて約三倍高いことが証明された。

同じ会合でモンゴメリーの同僚のデイヴィッド・ボールドウィンが、モンゴメリーによる、反復性短期うつ病性障害に対してパキシルかプラセボのいずれかを投与した研究について話した。発表の中で、彼はパキシル服用者の自殺企図率が三倍高いというデータを紹介した。このデータは活字になっていないが、この発表によって公の場に出た[47]。

ハーバードのロス・バルデサリーニも、新旧の抗うつ薬の臨床試験で自殺企図率を調べていた。研究初期の分析によるデータでは、SSRIの自殺企図率はプラセボより高く、従来の抗うつ薬と比べると五倍も高かった[48]。その後まもなく、二〇〇〇年の四月に『総合精神医学アーカイヴズ』誌に記事が載った[49]。新しいタイプの抗うつ薬の自殺企図率をプラセボと比較したものだった。ここでもまた、SSRIの自殺企図率はプラセボよりも高かった。

これらの臨床試験の数値から、何人の人がプロザックのせいで自殺企図をしたか推定することが可能だった。プロザック服用者の一〇〇〇人中十人が自殺を図り、プラセボやほかの抗うつ薬を飲んでいる人の一〇〇〇人中五人または五人未満が自殺を図るとして、(広く言われているように)世界中で四〇〇〇万人がプロザックを飲んだことがあるとすると、プロザックが用いられなかった場合に比べて二〇万人多くの人が自殺をはかったことになる。十件の自殺企図につき、自殺既遂は一件だと言われている。そうすると、治療を受けないか、従来の抗うつ薬で治療されたかした場合と比べて二万人多くの人が自殺したことになる。

この時点で私は、FDAの「副作用データベース」でプロザック服用者の自殺について調べる機会を得ていた[50]。一九九九年十月の時点で、二〇〇〇件以上の報告があった。FDAは自らのデータベースが深刻な副作用の一ないし十パーセントしか把握していないと推定していた。そうするとプロザック服用者の自殺は、二万件ないし二〇万件ということになる。自殺に先立つ患者の精神状態についての描写の四分の一以上が、はっきりとアカシジアを思わせるものだった。さらにこの統計には、驚くべき特徴があった。通常、男性の自殺と女性の自殺の比率は四対一である。プロザックのデータベースでは男性と女性の割合が五分五分になっていた。何か奇妙な報告バイアスがかかっているのでなければ、自然な反応を超えるアブノーマルな要因があったことになる。

さらに、ジック論文のプライマリケアのうつ病の数字があった。プロザック服用の場合、十万患者年につき、自殺一八九件という数字である。これは、プライマリケアのうつ病における自殺率について唯一入手できる数字——十万患者年につき約三〇件（第三章参照）——という数字と比べてみる必要がある。発売以来プロザックを飲んだ四〇〇〇万人の人から四万もしくはそれ以上の自殺者が出ていることが推定される。

三つの異なるソースから推定した数字がだいたい同じような自殺者数になっている。推定に関しては、FDAのデータベースが数千人の実際の死者を記録していることを忘れてはいけない。この数字を一九九〇年代に二〇〇〇万枚ものプロザックの処方箋が出たカナダや英国にあてはめてみると、(51)少なくとも一〇〇万人の人がプロザックを飲んでおり、この十年でそれぞれの国について、少なくとも五〇〇人が死んでいることになる——一九九〇年代のそれぞれの週について自殺者ひとり、自殺企図十件である。これらの数字を米国にあてはめると一日につき自殺者ひとりと推定できる。

このようなことが見過ごされうるのだろうか？　私は英国の検視官がこのぐらいの率で起こることを容易に見過ごしてしまうことを知っていた。一五〇人の検視官がいるから、この自殺率では一人当たり平均して、毎年一件未満ということになる。

しかし、FDAの副作用システムより優れていると考えられるイギリスの発売後サーベイランスシステムはどうなのだろう？　ここにさらなる驚きが待っていた。救急センターで質問をしてみて、私は次のようなやりとりがごくふつうであることに気づいた。

問い　皆さんが扱う自殺企図の中で、初めての過量服用で運ばれてくる人たちがいますか？　つまり、自殺類似行為の常習者ではない自殺企図者ですが。

答え　いますよ。

問い　そういう患者が、従来の抗うつ薬ではなくＳＳＲＩを飲んでいることが多くなっていませんか？

答え　そのとおりですよ。

問い　そういう人たちの抗うつ薬についてどう対処しますか？

答え　私たちは彼らを家に送っていき、薬が作用している証拠だよと言います。そのうち効いてきますから。(52)

このとんでもないアドバイスから、なぜ医薬品発売後の調査監視システムが警告のサインを把握できていないのかがわかった。薬が作用していると報告しても何にもならないのである。この問題にはリリー社がある役割を果たしていた。リリー社がプライマリケア医にセロトニン回復シンドローム(53)──私にとっては初めて聞く言葉だった──というもののことを話していた時期があるのである。プライマリケア医にこのように話していた背後には、医師が患者にそのようなことがあると警告しなければ、患者が服用をやめてしまうかもしれないという事情があった。リリー社は自殺の危険を最小限にするようにではなく、患者がプロザックをやめないように警告を発していたのである。

南ウェールズの農夫、リチャード・ウッドの場合には、検視官が公然と疑念を表明した。「イーライリリー社は医師や患者に渡しているパンフレットをもう一度見直すべきではないか」と。マスコミに取材されたリリー社の反応は、患者の面倒を見るのは医師の責任だというものだった。「当社ではプロザックに患者向けのパンフレットをつけていますし、臨床医には最善のアドバイスをしています」

リリー社はたしかに英国内で「一日一日」と題する患者向けの小冊子を配布していた。この小冊子には次のような助言が含まれていた。

五日目

がんばって服用を続けましょう！　いま、どんなに気分が悪くても、二、三週間すればよくなりますよ。

六日目

がんばって服用を続けましょう！　治療の成否はあなた次第です——いま、治療を断念してはいけません。

十一日目

ご存じですか？　不安や落ちつきのなさは、うつ病でよく起こる問題です。でもたいていは、薬を飲みはじめて二、三週間すれば改善します。

十二日目

がんばって服用を続けましょう。気分がよくなるのにもう少し時間がかかるかもしれませんが、あとで必ず報われます。

十三日目

がんばって服用を続けましょう！　もし、まだ気分が悪くても心配はいりません。服用を続けるかぎり、あなたは回復への道を歩いているのです。

十七日目

ご存じですか？　病気が重症であるほど、抗うつ薬がよく効くものです。

二〇日目

あなたの薬について。どんな副作用もたいていは心配がいりません。最初の二、三週間が過ぎれば解消します。(54)

薬と「アドバイス」。どちらの毒性が強いか、判断しがたいところだ。

第七章　世紀末の実験

フェントレス対イーライリリー裁判のジョン・ハイリゲンシュタインの証言録取書から。

問い　臨床研究者として、科学者として、プロザックと自殺傾向の間に因果関係があるかどうかについて、あなたの意見を変えうるものが何か思い浮かびますか？

答え　フルオキセチンと自殺傾向の関係を実証するような研究はありえないのではないかと思います（原注1）。

専門家証人になる前、レボキセチンを発売したファルマシア・アンド・アップジョン（P&U）のために講演をしていたとき、彼らが用いるQOL尺度（SASS）がプロザックよりもレボキセチンでよい結果を示すのはなぜだろうかと不思議に思っていた。(2) 一つの可能性はプロザックやほかのSSRIによってもたらされる感情面の無頓着さのゆえに、ある人々は状態が改善はしても、正常に復するには至らないのではないかということだった。レボキセチンはセロトニン系には作用しない。私は一九九七年にすでに、健康なボランティアにレボキセチンとSSRIのいずれかを飲んでもらってSASSスコアに示されるQOLが低下するかどうか調べる実験を提案していた。

ジョーンズ・ホプキンス大学のルドルフ・ヘン＝サリックらは早くも一九九〇年に、感情面の無頓着さについて調べていた。(3) ヘン＝サリックはルボックスあるいはプロザックを飲んで無頓着あるいは抑制がなくなった四人の人々を描写した。ある女性は人柄がすっかり変わり、裸に近い格好でパーティーに出た。ヘン＝サリックはセロトニンと前頭葉の関係について考察し、一部の患者にはSSRIがロボトミー手術と同じような効果をもたらすのではないかと考えた。その後、彼と同様の主張をする論文がいくつも発表された(4)。

臨床医がＳＳＲＩを飲んでいる患者の極端な脱抑制を目にするのはときたまだが、私の経験では、もっと穏やかな例は比較的よく見られる。私の患者でゾロフトを飲んでいた男性は、他人に対する思いやりを失った経験を印象深く語った。この人はふつうなら、通りを横切るのに苦労している老婦人に手を貸すのだが、ゾロフトを飲んだときは、そういう人の脇を通り過ぎても平気だった。当時、私はゾロフトをよく処方していたので、同じような例にしばしば出合った。ある例では知的な専門職の男性が、自分の中で分裂が起こっていると語った。彼の一部が、自分の本能的な側面を意識的に観察しているのだと言う。彼は自分自身が社会的に許容されないこと――たとえば車上荒らしをしようと彼の車をねらった子どもを死ぬほど脅しつけるなど――をするのをやめさせるのに、ふだんよりも意識的に干渉しなくてはならないことに気づいた。この例は脱抑制と鈍麻の中間にあるように思われた。

このことにもよい面があるのかもしれないと思われた。あるすばらしい女性は、ふだんなら仕事に良心的になりすぎて、ｔの横棒やｉの点もきちんと書かないと気がすまなかったが、プロザックを飲んでいると、不安を感じずに午後五時に職場を去ることができたし、彼女の仕事ぶりに関する上司のコメントもいちいち深刻に受けとめないでいられた。彼女の場合、プロザックがある種の有益なのんきさ、あるいは穏やかさを生み出したのだ。この女性は化学的な「ロボトミー」を受けて、ストレスの強い職場環境に適応できるようになったのだろうか？　その代わりに劣悪な労働条件や上司の性差別に抗議したほうがよかったのだろうか？　彼女を見た医学生たちは、彼女は抗議したほうがよかったし、たぶん辞めたほうがよかったのだと言った。私は、君たちは子どもっぽくてロマンティストだね、人生経験を積めば考えが変わるよと言った。彼女が抗議するか、薬を飲むかは私たちが決めることなのだろうか？　誰が医者にそんな権限を与えたのだろう？　これはローレン・スレイターが『プロザック日記』で探求している領域である(5)。

コロラド州リトルトンで一九九九年四月に起こったコロンバイン高校銃乱射事件の報道に接したとき、感情鈍麻の可能性が私の頭に閃いた。銃を乱射した生徒の片方のエリック・ハリスはルボックスを飲んでいたと報じられた。このニュースから数時間のうちに、米国精神医学会のインターネットサイトに次のようなメッセージが出た。「十年にわたってリサーチがおこなわれたが、抗うつ薬と破壊的行動の因果関係を証明する有効な証拠はほとんどない。一方、心の病気が診断されず、治療されないでいる場合、病んでいる本人にも周囲の人々にも重大な痛手を与えるという証拠は十分にある」(6)。また、あの「薬ではなく、病気のせいだ」というメッセージだ。

このような背景のもとに、私はファルマシア（P&U）の知人に、健康なボランティアのグループにSSRIかレボキセチンを飲んでもらってSASSスコアを調べるとよいのではないかと提案した。まず片方の薬を二週間飲んでもらい、二週間休んで、それからもう一方の薬を飲んでもらう。SSRIを飲んでいる人のほうがレボキセチンを飲んでいる人より平均すると、SASSスコアが低いということになるだろうか？　もしそのような結果が出たら、P&Uは、抗うつ薬を飲みつづける場合、レボキセチンのほうがたとえばSSRIと比べて、よりよい生活ができる可能性が高いという声明を出すことができるだろうと思われた。

このような案を製薬企業に出しても、採用される見込みは薄い。まずその地域の、それからその国の、最終的には国際的なレベルでの検討を経なくてはならないからだ。企業はリスクを避けたがるものだ。企業がおおっぴらにそのアイデアに賛成したとしても、誰かが潜在的な欠陥を見つけたら——どんなに小さな、実際には生じそうにない欠陥であっても——たいていそのプロジェクトは中止される。そして学術的プログラムの資金を企業に頼ろうとしたのが間違いだったかという気にさせられる。結局、ファルマシア（P&U）はくいついてこなかった。

大学の部門はたいてい臨床試験や訴訟などに協力して得た金や、企業などの寄付金を口座に蓄えている。幸いなことに私が勤務していた部門にもささやかな基金があった。その最大の貢献者はスミスクライン・ビーチャムだった。

研究の準備

この比較研究を推し進める前に考えておかなくてはならない重要なことがいくつかあった。まず、どのSSRIをレボキセチンと比較するか？　プロザックは半減期が長いので向いていなかった。薬をやめてから二週間経っても、ほとんどの被験者は体内に薬が残っていて、その影響を感じる。ルボックスは吐き気を引き起こすことが多すぎる。パキシルはさまざまな離脱症状と関連づけられていた。私はパキシルを飲んでいた看護スタッフの離脱症状を治療した経験が多いが、短期間服用したあと三か月経っても離脱症状に苦しんでいる人がいた。パキシルでは誰も志願してくれないだろう。

残るのはゾロフトかセレクサ。ゾロフトが二つの理由で当然の選択だった。私が感情鈍麻の現象に最初に気づいたのはゾロフトを飲んでいる患者でだったが、それでも私はこの薬が気にいっていて、ノースウェールズで最もよくゾロフトを処方する医師のひとりになっていたぐらいだった。この二年前、勤務先の病院の処方書委員会に、精神医学部門の代表として出ていたときには、プロザックの処方をやめてゾロフトとセレクサに変えるべきだと主張した。プロザックが誘発すると思われる自殺念慮のことは別としても、それには十分な根拠があった。プロザックは半減期が長く、ほかの薬と相互作用をもつリスクが高いので、総合病院での使用には不向きだった。総合病院はその定義からして、患者がさまざまな薬を飲むところだからだ。

私がゾロフトを選んだ第二の理由は、五〇ミリグラムあるいは一〇〇ミリグラムの錠剤のかたちで利用できることだった。これはプロザックの一〇〇ミリグラムカプセルに相当する。ゾロフトの五〇ミリグラム錠は低用量と考えられていた。それで私たちは次のようなプロトコルを設計することができた。ボランティアに最初の五日間、四ミリグラムのレボキセチンか、五〇ミリグラムのゾロフトを飲んでもらい、続く十日間は八ミリグラムのレボキセチンか、一〇〇ミリグラムのゾロフトを飲んでもらう。これなら誰にも、臨床で用いられるノーマルな服用量を越え、ボランティアに有害なものを与えて結果を出すのか、と非難されることはないだろう。

私はこのような実験が被験者に何を要求するか考えた。一般的な実験では、被験者は四週間も薬を飲み、脳の機能に影響を与える化学物質を摂取し、八週間も評価尺度に記入しなくてはいけない。私たちはボランティアにどのくらい支払うべきか？　治験委員会（ヨーロッパの倫理委員会）は、かなりの時間をかけて、方針にかかわるこの問題ととりくんできた。治験委員会がつくられたのは、医学生、患者、そのほか企業の職員などの被験者が――ある意味で実験を運営する人の好意に頼っているため――参加しなくてはいけないという気持ちにさせられるのではないかという世間一般の懸念に応えるためであった。被験者が経済的利得に影響されて公正な結果が出ないのではないかという問題は、もっと微妙な別のプレッシャーがかかわっているのではないかという問題よりも解決しやすい。理想的な取り決めは被験者が研究の価値を認識して、いかなる種類の報酬も受け取らずに志願するというかたちだろう。しかし被験者がこの理想どおりにふるまってくれることは期待されないし、強要されない。そうではなくて、不便をかけることに対していくらかの金が支払われるのがふつうである。

この計画をうちのＩＲＢに通すと、実験終了後に被験者に四〇〇ポンド支払うことを勧められた。一週間につき五〇ポンドである。(7) 結局誰もが、その金額の金で被験者が耐え忍ばなくてはならない不便の埋め合わせがつくだろうと考えた。

被験者グループは二七歳から五二歳までの、十一人の女性と九人の男性から成っていた。(8) その一部は顧問医や研究医だった。上級ならびに下級の看護スタッフもいたが、看護訓練生はいなかった。上級管理スタッフもいた。ほとんどがお互いに見知っているどうしだった。ひとりの女性は脱落した。たまたま個人生活に変化があって、気分や感情や幸福感の評価が薬の作用を反映しているのか、彼女の状況を反映しているのか判断しがたくなったためだ。これで十九人の被験者が私たちに残された。

彼らはどういう理由で実験に参加しようとしていたのだろうか？　第一の動機は、単純な好奇心であるようだった。常々患者に手渡している薬がどのようなものか知りたがっている人もいたし、自分自身に対して興味をもっている人もいた。私たちは彼らに、人格を評価して結果をフィードバックすると伝えていた。この研究はプロザックについて言われる「元気以上《ベター・ザン・ウェル》」現象を調べる研究だとも言った。単純に何か新しいことをやってみたいという人もいた。これらのさまざまな動機がサンプルを歪めることはありうる。たとえば、冒険好きな人は保守的な人よりも、この研究に参加しやすいだろう。

私はニュージーランドのピーター・ジョイスとロジャー・マルダーのうつ病患者を扱った研究に影響を受けていた。(9)彼らは人格プロフィールの違いによって、セロトニン系に作用する薬に反応しやすい人と、ノルアドレナリン系に作用する薬に反応しやすい人がいることを証明した。世の中はこの研究に注意を払わなかった。この知見はビジネスに役立たなかったからだ。この研究の結果が示唆したのは、うつ病患者にはＳＳＲＩが効く人と効かない人がいること、そしてレボキセチンのような薬は一般的な抗うつ薬ではないが、独自の小さなニッチをもっているということだった。私たちのボランティアの人格が、彼らのゾロフトとレボキセチンへの反応に影響するかどうか調べるため、私たちは彼らに、ジョイスとマルダーが用いたものも含めて多くの人格尺度テストを受けてくれるように頼んだ。

臨床試験が実際に始まる一週間前に、人格評価の最初の規準線が定まり、ほかの評価尺度の記入もおこなわれた。私たちはすべての薬が同じに見えるようにした。誰が何を飲むかについては実験に携わる誰にもわからないようにした。すべての薬がすべての被験者に同じ日に手渡された。

常識的に言うと、抗うつ薬は最初の二、三週間は効かない。被験者にそれぞれの薬を四週間飲んでもらうのが理想的だったが、四週間飲みつづけるのを、薬を変えて二回やってもらうのは、健康な被験者には長すぎた。それで私たちはそれぞれの薬について二週間飲んでもらうということで妥協した。これでは同僚たちにリスクを払ってもらったうえに何もわからないのではないかという不安もあったが、仕方がなかった。

第一印象――「元気以上」

一日目から何かが起こっているのは明らかだった。私の非常に親しい同僚であるトニー・ロバーツは、彼の患者たちが気づくほどに変化した。いつもよりも穏やかだと誰もが言った。トニー自身も自覚していて、以前ならいらいらしたであろうと思われる状況の例をいくつも挙げてくれた。これはよいかたちの感情鈍麻だった。ジョアンナという女性も最初の日から同様の効果を体験した。彼女はいつもよりずっとリラックスしていた。そして自分が飲んだばかりの「熱さまし」について、これなら飲みつづけたい気がすると言った。

しかしほどなく、私たちは感情面の無頓着さをSASSで測るというもともとのアイデアにうまくはまらない事態が起こっていることに気づいた。まず、誰がどちらの薬を飲んでいるか判断するのが非常に難しかった。私たちは二つの薬の既知の副作用によって見当がつくと考えていた。ところが吐き気を引き起こすのはゾロフトだけのはずなのに、どちらの薬も吐き気を引き起こすようだった。レボキセチンのほうが不眠を引き起こす可能性がずっと高いと考えられているのに、どちらの薬も不眠を引き起こすようだった。また、どちらの薬も、とくに男性の性的機能に影響した。それはゾロフトでだけ起こると思っていたのだが。

私たちはどちらの薬の副作用リストにも載っていない奇妙な結果に遭遇した。被験者がしもやけと冷や汗をともなう悪寒を訴えたのだ。この奇妙な副作用はどちらかというとレボキセチンによって引き起こされているように思えたが、製薬会社からのデータにはまったく出ていなかった。二日目には顎のこわばりや痛みがあるとか、やたらにあくびがでるとか訴える人がいた。彼らが私たちの言葉や二つの薬についての説明書きからヒントを得てこのような訴えをしているということはありえなかった。だが、私はそれが何なのかピンと来た。この数年前、私は同僚とともにＳＳＲＩを飲んでまさしくこれと同じ問題を生じた六例の患者について書いていたからだ――当時ではこの不気味な問題についての最大規模の報告だった(10)。結局、ボランティアのうちの半数が程度の差はあれ、この副作用に悩んだことがわかった。私はこの程度の服用量の二週間の実験で、このような副作用が生じるとは思ってもいなかった。グループの半数に生じたのは驚きだった(11)。

私はレボキセチンによって、人々が自分の感情や気持ちを強く意識するようになると予想していた。もしかすると過度に感情的になるかもしれない。対照的にゾロフトは、よかれあしかれ、人々をいくぶん鈍くするはずだった。だが、実際に起こったことはもっと複雑だった。レボキセチンはリタリンのような逆説的鎮静効果を発揮しているのだろうか？　肝心なのは、被験者が二つ目の薬に移行したときに、二つの薬を区別できるかどうかということだった。もし、区別できなければこの研究は的外れだったのだ。二つ目の薬の服用が始まって一、二日のうちに、被験者たちが二つの薬を区別でき、どちらが好きか即答できることが明らかになった。

かなりの数の人がゾロフトで快適に過ごしていた。トニー・ロバーツは自分が最初に服用した薬がゾロフトだったと判断した。ゾロフトにありがちな下痢と性機能の変化が見られたからだ。彼がレボキセチンだと信じる薬に変わって、排尿困難、便秘その他さまざまな問題が出てきた。そういうわけで、彼はゾロフトを飲んでいた二週間のほうがずっと快適だった。ＳＡＳＳスコアがそのことを反映するだろうと思われた。

ブラインドを取り払う前に数人を集めて話し合いをしてもらい（フォーカスグループ）、それで研究を終える計画だった。参加者は実験期間中ずっと日記をつけるように頼まれていた。また、薬の作用と思われる変化をパートナーや親など一緒に暮らしている人に指摘してもらうように言われていた。さてここで問題になるのは、参加者たちが二つの薬の違いを言葉にできるかということだった。SSRIはレボキセチンと違って、一種の感情鈍麻をもたらすのだろうか？　もしそうならそのことで日常生活はどんな影響を受けるだろう？　起こっていることがどんな日常語で表現されるだろう？

ブラインドをとりはらうと

フォーカスグループは実験が終わった二週間後に招集された。ほとんど全員が二つのうちの片方を他方より好んだのはわかっていた。しかし、三分の二が二つの薬のいずれかの服用中「元気以上」だったと評したのは意外だった。これは幸福感（ウェルビーイング）の研究だったが、抗うつ薬は正常な人を「元気以上」にするとは考えられていなかった。ピーター・クレイマーでさえそんなことは言っていなかった。彼の有名な本『驚異の脳内薬品』の主張は、軽症のうつ病の人がプロザックを飲めば元気以上になれるというものだった。ところが私たちの被験者のグループでは、うつ病になったことのない人が何らかの意味で正常以上になったと言っていたのだ。

同じぐらい意外だったのは、グループの三分の二の人が二つの薬のいずれかを飲んでいたときに、かなりひどい気分になったことだ——単に、排尿困難などの不都合な副作用のためではなく、抑うつ的になったり、心をかき乱されたりして、何らかの意味でこの薬は自分に合わないと感じたのだ。このことが意味するのは、おそらくは五分五分に近い非常に高い率で、プライマリケア医が患者に対して、その人に合わない薬を処方しているのではないか、ということだった。

一般に人が抗うつ薬を長い期間飲まない理由もこれでわかる。調査で、服用開始後四週間経っても抗うつ薬を飲みつづけている人が四〇パーセントを越えることはまれである。ＳＳＲＩのセールスポイントはノルアドレナリンやアセチルコリンのような神経伝達物質に影響を与えないということだった。それゆえに、よりクリーンで副作用が少ないはずだった。それならばコンプライアンスがよくなるはずなのだが、けっしてそうはならない。(12)

レボキセチンに好反応を示す人とゾロフトに好反応を示す人との人格上の違いについてのジョイスとマルダーの知見は、私たちのグループでの知見とぴったりと重なり合う。(13)それぞれの人に合う薬と合わない薬があった。クリーンになった分子が多くの患者にとって「合わない部分」をもちつづけているとしたら、単純に薬をよりクリーンにするだけでは役に立たないだろう。それどころか、より「クリーン」になり、強められた「合わない部分」は、ごたごたした従来の薬よりずっと危険かもしれない。

このことには大きな意味があった。製薬企業の臨床試験では、どのＳＳＲＩもプラセボに対する優位は（あるにしても）わずかだった。このため企業は、ＳＳＲＩは効かないという批判にさらされた。しかし、もしも企業が人格プロファイルによって対象とする患者を選んでいたら、ＳＳＲＩとプラセボの差がもっと開く臨床試験結果が出ていただろう。もっともその場合は、薬を売るターゲットにできる患者の数が減っていただろうが。ゾロフトについて私たちが得た結果は、ゾロフトが合うと感じた健康なボランティアに限っていえば、ファイザーが認可を求めてＦＤＡに提出した臨床試験結果よりもはるかによかったのである。

ブラインドをとりはらったとき、トニー・ロバーツは自分がゾロフトを飲んでいたときは調子がよく、レボキセチンでは調子が悪かったことを知った。そのため彼は、調子がよかった人は皆ゾロフトを飲んでいたのだろうと考えたが、実際はそうではなかった。ゾロフトは調子がよくレボキセチンでは悪かった人と、レボキセチンで調子がよくゾロフトでは悪かった人とはほぼ五分五分だった。ゾロフトでは調子がよくレボキセチンで悪かった人の隣に、まさに逆の経験をした人が座っているという具合だった。(14)

ゾロフト服用時に調子がよかった人がたくさんいたにもかかわらず、全体の結果を分析すると、もともとの仮説が裏づけられた――ゾロフト服用時には、QOLや社会的機能のスコアが落ちたが、レボキセチン服用時には落ちなかった。このことによって、SSRIについてQOLの結果が発表されなかった理由がわかるように思われた。

さて、ゾロフトが感情鈍麻を引き起こすかどうかという問題だが、グループの半数がゾロフト服用時には「何も気にならない」という気持ちになったと答えた。これに対する反応は分かれた。その効果を好む人もいれば、感情が死んだようだったと言う人もいた。対照的にレボキセチンは人を無頓着にすることはないようだった――穏やかにするかもしれないが、無頓着というのではなかった。レボキセチンの効果は賦活的というほうがぴったりするようだった――これについてもそれが気に入った人もいればそうでない人もいた。

誰かほかの副作用に気づいた人はいませんか、と私が尋ねたとき、ある女性が、自殺をする生々しい悪夢を何度も見たと言った。別の二人が自分もふだん以上に夢を見たと言ったこともあって、私はその発言を重視しなかった。私は質問の幅を広げて、二つの薬のどちらかを飲んでいたときに抑うつ的になりませんでしたか、と尋ねた。レボキセチンを服用していたときにそうなったという人が二人いた。どちらも女性で、「産後のうつ病」のような感じだったと語った。だがいずれも自殺傾向というにはほど遠かった。

自殺傾向(15)

私はこの研究で自殺傾向の生じた人が二人いるのを知っていた。思えば研究の最初からその兆候があった。トニー・ロバーツは実験の最初から非常に調子がよかったが、そのころ、ジョアンナも同じくらい調子がよかった。薬を変えると、トニーは見るからに調子が悪くなり、排尿困難や泌尿生殖器の痛みを訴えた。彼は参加者の中で、自分が何を飲んでいるかわかっていると思われる唯一の人だった。しかし、トニーが身体的な問題に悩んでいたとき、ジョアンナははるかに激しくつらい変化を迎えていた。二つ目の薬を飲みはじめて数日のうちに、ジョアンナにとって今度の薬は熱さましどころではないことがはっきりした。ふだんなら外向的で自信にあふれたジョアンナから輝きが失せた。なんだか萎びて見え、心に悩みがあるようで、ぴりぴりしていた。ジョアンナは皆の輪の中から身を引き、この研究の監督者の一人であったダイナ・キャッテルにサポートを求めはじめた。ダイナはジョアンナが衝動的に浪費するなど、あとで後悔しそうなことをしていると、私に知らせた。さらに悪いことにジョアンナは、ダイナに言えないこともしているらしかった。

これは、健康なボランティアを対象とする試験に、懸念をもたらすことだった。治験委員会（ＩＲＢ）に計画を示したとき、私はこれほどの問題が起こるとは予想していなかった。私は何か問題が起こるとしても抗ヒスタミン薬で起こる程度の問題でしょう、と治験委員会に言った。二つ目の薬を飲みだして一週間経った時点で、この薬がジョアンナにもたらした効果は小さな問題とは呼べないものだった。ジョアンナはひどく動揺していた。私は彼女がレボキセチンを飲んでいると確信していたが、彼女は自分がゾロフトを飲んでいると考えていた。

二週目にはいると、事態はいっそう悪くなった。その前の週末、ジョアンナは自分の喉をかき切ってパートナーの傍らで失血死するという夢を見ていた。夢を見て午前三時に目が醒め、怖くてたまらず、もう眠れなかった。同じ夢を三夜続けて見た。

二週目の半ば、私たちはジョアンナがいま飲んでいる薬を飲みつづけるべきではないと決定を下し、一度ならず、ジョアンナに薬をやめるように言った。彼女が私たちの言ったことを心に留めていないとは知る由もなかった。だが、これは珍しいことではないのかもしれない。ジョゼフ・ウェズベッカーはコールマン医師にプロザックをやめるように言われたが、この薬は自分にとっていいのだと言ってきかなかった。(16)

このころにはジョアンナの変化は驚くばかりだった。明らかな理由なく泣き出すこともあった。周囲が心配しても取り合わず、すぐにもよくなると言った。数分で気分がひどく上下するので、多くの人がまるで躁うつ病のようだと思った。ジョアンナは自分が人に対してすぐに苛立ち、反発しやすくなっていることに動揺していた。彼女の日記には子どもの自分と大人の自分の二人がいて、子どもの自分が衝動的、感情的に反応するのを大人の自分は見ているしかないような感じがすると記されている。

その夜、ジョアンナは薬を飲んだ（そのことが次の日発覚したので、薬は取り上げられた）。ジョアンナは周囲にあるものが自分を見ているような気がした。何か隠れているような気がしてドアの裏をチェックした。日記を書きはじめたが、集中できなかった。日記には、なんとか今夜を切り抜けたいと書かれている。突然、ジョアンナは外に出て車か列車の前に身を投げなくてはならないと考えた。自分が身を投げ出すべき乗り物以外には何も存在しないかのようだった。パートナーのことも子どものことも頭になかった。彼らに対するこの感情の欠如はあとになってジョアンナを苦しめた。体内環境が変化すると私たちは変化する。だが、高熱で現実感を失ったときでさえ、ジョアンナは自分が娘を愛していることを知っていた。ところがいまは何も感じなかった。

死の思いが心の中で結晶すると、不安がすっかり消えた。苦悩と苦痛を解消するには、自分に終止符を打つという過激な方法しかないように思われた。ジョアンナがまさに自殺するために外に出ようとしたとき、電話が鳴った。催眠術がとけたかのようだった。ジョアンナは家族にそばにいてくれと頼むだけの分別をもっていた。今夜はおかしいと話し、目を離さないように頼んだ。相手は笑って、いったいどうしちゃったのと言った。ジョアンナは正常に見えた。誰も彼女の状態を推し測れなかった。人がいてくれて助かったが、本当にわかってくれる人はいなかった。翌朝、ジョアンナはくたびれはてて、ダイナに電話した。ダイナはその日、ほとんどずっとジョアンナのそばにいた。ジョアンナは弱々しく脆い女性になっていた。自殺のリスクはまだ深刻だった。私の指示に従い、ジョアンナはフォーカスグループではこのことをひと言も話さなかった。

フォーカスグループの話に戻る。マックスが口を開いた。私は彼女の問題をこのとき初めて知った。マックスは一つ目の薬のときは調子がよく、いつもより精力的で、しかも穏やかになった。ところが、二つ目の薬の服用が始まるとすぐ、彼女は自分がいらいらしやすくとげとげしいのに気づいた。同僚の多くが変化に気づいて、そのことを口にした――自信がついたようだと言った人もいた。だが、マックス自身はそういうふうに見ていなかった。彼女は自分が衝動的になり、抑制を失っていると思った。他人がマックスは自信に満ちた話し振りをしていると思っても、彼女自身は結果を考えずに行動しているとしか思えなかった。ジョアンナ同様、マックスの気分は激しく上下した。ふたりとも泣いていたかと思うと一時間もしないうちにはしゃいでいた。

マックスの脱抑制は深刻な意味合いを帯びてきた。ある日、母親と買物に行って車で帰る途中、道路の幅が狭くなって車の流れが滞っているところにさしかかった。十八歳ぐらいの少年の一団が卑猥な身振りをして聞くに耐えないことを言いはじめた。マックスは道路の真ん中で車を止め、外に出た。少年たちのところにつかつかと歩いていって、ひとりの少年の胸ぐらをつかみ、いますぐやめないと「ぼこぼこにしてやる」とすごんだ。

少年たちをこんなふうにたしなめる前に、もう少し考えたほうがよかった。彼らがマックスの車のナンバーを書き取って、家を探し当てないともかぎらない。あげくの果てに、タイヤを切り裂かれたり、車を盗まれたり、家のガラス窓に煉瓦を投げ込まれたり、ということにもなりかねない。彼女の母親は、ふつうなら娘はそんなことはわかっているはずなのにといぶかりながら、はらはらして見ていた。同僚たちはマックスが自信をもってばりばりと仕事をしているだけだと思っていたが、マックス自身は、単なる自己主張の範囲を越えていることを自覚していた。だが、マックスが実験に参加するのをやめようと思ったのは、この新たな攻撃性のせいではなく、自殺を思うようになったせいだった。マックスはもともと夢遊病の気味があった。そのため実際に何が起こったのかははっきりしないのだが、二週目の半ば、二晩続けて、気がつくと寝室の天井の梁のことを考えていて、そこから首を吊ろうと計画するという経験をした。マックスは梁に惹きつけられ、梁に支配されていた。そして翌日、自分の遺体を家族が見つけて驚き悲しむだろうと思っても、それが全然気にならないことを自覚していた。

マックスはのちに、もしも自分がボランティアでなかったなら事態は違っていたかもしれないと考えた。もしもあの薬を何週間も飲んでいて、医師が必要だと言うのでやめられないという気持ちになっていたら、自殺していた可能性は大いにあった。梁のことを考えはじめた次の日服用量を二錠から一錠に減らしたので、状態はましになった。実験はあと三日を残すばかりだった。実験がすんだら、もう二度とこんな薬は飲むまいと思った。

尾を引く影響

ジョアンナとマックスは、こんなふうに感じるかもしれないという警告を誰からも受けていなかった。私たちの研究は人がどれくらい幸せになれるか、「元気以上」になれるかどうかを調べることを目的としていた。私たちは自殺念慮について警告するなど思いも及ばなかった。私には自殺傾向についてのバックグラウンドがあったが、それでも私はこのようなふうに、まったく健康な人に自殺傾向がもたらされる可能性は、単なる理論上のリスクにすぎないと思っていた。そういうことを調べる実験を設計するのであれば、一〇〇人のボランティアを募っていただろう。それまでに公表されていた研究の結果からは、このような小規模なグループによる実験でそのようなことが起こるとはとうてい思えなかった。

マックスは現に起こっていたことに対してまったく心の準備ができていなかったので、提出書類に何も書かなかった。気がふれていると思われるのを心配して、ほかにも自分と同じような経験をした人がいることを知るまで、誰にも何も言わなかった。

ジョアンナもマックスも、単に薬の「せい」だという結論を出さなかった。お互いの存在を知ることで孤独感は減ったが、問題が解決したわけではなかった。この研究のもたらした結果の一つは、私たちが人々に自殺傾向をもたらすことによって長期的な被害を与えうることを痛感させられたことだ。彼女たちをはたから見ていて、自殺傾向は薬の服用中に起こったのだから、薬によって引き起こされたに違いないと確信している私でさえ、何か納得しきれない感じがしたのだ。それはもともと本人に何か問題があったのではないか、人格障害があったのではないかという思いだ。彼女たち自身にとってはもっとつらいことだっただろう。彼女たちが自分自身について安心感を得ることは難しかった。

実験前におこなわれた人格テストにも、幸福感や社会的機能についてのさまざまなテストでも、このふたりの被験者について異常を示すものは何もなかった。イーライリリーにもファイザーにも、これらのテストの結果から、二〇人の被験者の中でこの二人が自殺傾向の問題に悩むことを予見するのは不可能だっただろう。ジョアンナとマックスに抑うつ的な思考の傾向が見られたとしても、平均より弱かった。つけ加えて言うと、プロザックについての初期の報告によれば、自殺傾向は男性よりも女性において顕著だった。FDAのデータベースでプロザック関連の自殺の男女比が、予測される四対一ではなく、五分五分であるのはおそらくそのためだろう。

思いがけなくも、私たちは薬物によって自殺傾向が引き起こされることを疑う余地なく証明するめぐり合わせになったのかもしれない。しかし、この獣の顔をまともに見ても、その正体はわからなかった。レボキセチン服用中に「うつっぽく」なった被験者が二人いたが、いずれも自殺傾向は生じなかった。マックスとジョアンナはゾロフト服用中、抑うつ的にはならなかった。しかし、アカシジアのようでもなかった。ほかの二人の被験者がゾロフトでアカシジアを呈したが、自殺傾向はなかった。問題の核心には脱抑制が関係しているように思われた。ゾロフトは脱抑制をもたらしたのだ。そしておそらく、マックスとジョアンナではそれがほかの人より強く表れたのだろう。この問題について、私たちは探求する用意が整っていなかった。さまざまな臨床試験の結果から判断すると、かなりの頻度で脱抑制がもたらされるのではないかと思われたが、この問題はまだ、誰もよく調べていない問題だった。

マックスの症例では、首吊りというテーマがクローズアップされた。首吊りはSSRIの自殺では非常に多い。私たちの印象では、SSRIで首吊りをする人というのは淡々とした気分でするようだ。このことは家族の眠っている寝室の隣で首を吊ったという、よく聞く話と符合する。彼らは首を吊りたいと思ったとき、どうしてよそに行ってしなかったのだろう？　どうして、家族が眠る寝室の隣で首を吊るのか？　どうして、四階の窓から身を投げて、自分の子どもに発見されそうな場所に落ちるのか？　共通して流れているテーマは、遺される人への関心の欠如だと思われた。

この実験に、リチャード・スミスはまったく価値を見出さないと言った。もちろん、懐疑家は私たちに、マックスとジョアンナに二重盲検試験でもう一度薬を飲ませて、問題がふたたび起こるか調べることを求めるだろう。もちろん私たちは、このふたりをもう一度、安全を保証できない状況にさらすことはできない。そのような実験に対して倫理委員会の許可が下りるはずがないことは別にしても、もともとの研究の価値を信じない人たちは、難癖をつけて二度目の実験の結果も否定するだろう。「二度目には副作用によって薬を見分けることができたはずだ。彼女たちは自分たちに多くのものがかかっていることを知っているから、今回は自殺傾向を「装った」のではないか」と言うかもしれない。

私たちがふたりの女性に与えた被害は、そんなことができるほど生易しいものではなかった。数か月経っても、ふたりともまだ立ち直れなかった。ふたりとも自分の人格の安定性について深刻な疑念をもっていた。最初、私はそんなことはばかげていると思った。しかし、あれが純粋に薬のせいだということを納得させるのは至難の業だった。彼女たちの自分自身への見方は揺るがされていた。私たちは彼女たちの自己評価に、長期的とは言わないまでもけっして短期的ではない影響を与えたのだ。

これに関しては、いろいろと思いあたる事実があった。よい例は、数週間前に会ったジョン・マーシャルだった（第六章参照）。治療記録によれば、彼を診察した医師たちは、薬に誘発された神経過敏とのちの自殺企図を人格障害の証拠だと解釈した。また、薬の過量服用のあとで私のもとに送られてきた女性がいた。彼女は父親が危篤だという知らせを受け取ったところだった。しかも、社会人学生として大学に戻ってすぐ、パートナーに去られ、経済的苦境に陥っていた。そのうえ、病身の長男が突然、家に戻って同居する決意をした。ストレスに耐えかねて、彼女はプライマリケア医に相談した。医師はプロザックを処方した。彼女はその後の数週間の間に、人に知られない自殺未遂をくり返した。そしてとうとう人に発見されて、地域の救急センターに運び込まれることになったのである。診断は、人格障害の可能性があるというものだった。プロザックをやめてからは、自殺企図はなかった。だが、彼女の治療記録の「人格障害」というレッテルは今後、何年も残るだろう。そしてまた、自殺企図のあと、受診した六一歳の女性の例があった。彼女はベンゾジアゼピンを服用していたが、プライマリケア医は何か月もかけて投与量を減らしていった。最後の段階でベンゾジアゼピンが一日〇・五ミリグラムになったとき、医師はプロザックに変えた。一週間もしないうちに、彼女は生まれてはじめての自殺傾向を示した。

以上は典型的な例だった。どのくらい多くの同様なストレス反応に、人格障害のレッテルが貼られていることだろうか？　思いはトニー・Lにまでさかのぼった。私がプロザックの問題を見出した最初の患者だ。彼の予後は悲惨だった。

はたから見れば、プロザックやほかのＳＳＲＩによって引き起こされる自殺未遂はニアミスであり、運よく助かったということになる。しかし自殺についてのどんな調査でも、自殺既遂のファクターとして最も多いのは過去の自殺未遂である。プロザックやゾロフトが自殺未遂やはっきりした自殺念慮を引き起こすとしたら、そのことはある意味で次なる自殺企図への敷居を低くする役割をしているのではないだろうか？

理屈ではわかっていても、マックスやジョアンナにとりついた考えの力を感じないでいるのは困難だ。「こんなことになるなんて、もともと私に変なところがあったに違いない」とか「どうしてほかの人には起こらなかったの」とか、人はつい思ってしまうものである。

物語に加えられたもうひとひねり

私たちが次にすべきことははっきりしていた。リサーチや製薬企業のための第一相試験で、健康なボランティアに薬を投与した研究者が、このようなことに遭遇した例があるかどうかを調べることだ。はたしてそういう例はあった。それどころか重大な問題が起こった頻度が私たちの研究を上まわるものさえあった。

私はレボキセチンのヨーロッパでの発売に先立って一九九八年三月に開かれたファルマシア（P&U）のための顧問団の会合に出席した。ほかの大勢の委員の中に、サリー大学の精神薬理学教授で健康なボランティアを使った研究の専門家であるイアン・ハインドマーチがいた。彼はSSRIの熱心な擁護者だった。SSRIは運転シミュレーションテストその他の認知機能テストの結果が、従来の三環系抗うつ薬の一部よりずっとよいように思われるという。

会合の席上、私は『ニューヨーカー』誌に掲載されたばかりのアンドリュー・ソロモンの手記にふれた。(17) ソロモンはその中で、ゾロフトの効果をブラックコーヒー十五杯分に、パキシルの効果をブラックコーヒー十一杯分に喩えていた。驚いたことに、ほかの出席者の全員がそのコピーを欲しがった。とりわけハインドマーチは熱心だった。あとで説明してくれたところによると、彼は数年前、同様の経験をしていたそうだ。多くの企業のために実施した試験の一部として、彼はある研究を実施した。彼の記憶によると被験者は十人ないし十二人だった。その研究ではゾロフトに無作為割り付けされた人が全員顕著な焦燥や不安を示して脱落したという。ハインドマーチはそれまでそのような経験をしたことがなかった。当時、ＳＳＲＩが自殺傾向を引き起こす可能性はまだ問題になっていなかったし、誰もその問題についての研究に着手していなかった。しかし、その反応は——それが何であるにせよ——私たちの研究以上に顕著であったようだ。

「そういう薬が健康なボランティアに妙な作用をするというのは前からわかっていることでしょう」。私はマーヴィン・ウィットフォードにそう言われた。彼は製薬業界で幅広い研究をしてきた人だった。ほんとうにそうなのか？　調べた結果、そのとおりだとわかった。早くも一九八〇年代に、ウィーンのベルント・サレトゥ(18)やイングランドのスティーヴン・ウォリントン(19)などの研究者が、健康なボランティアに対する（ゾロフトを含む）ＳＳＲＩの副作用を記録し、うつ病の患者にはよい作用をすると思われるこれらの薬が、健康なボランティアをひどい気分にすることがあることに注目していた。彼らはこれについて、うつ病患者の脳が健康な人の脳と非常に異なっているためだろうと理由づけた。

一九六〇年代や一九七〇年代なら納得のいく説明だった。一九六〇年代、七〇年代にはうつ病と診断される人たちは年がいっていて、ヴァリウムには反応せず、ＥＣＴには好反応を示した。ＳＳＲＩについてやっかいなのは、この薬を飲む人の大部分が内因性のうつ病患者よりもむしろ、健康なボランティアにずっと近い人たち——学校でのストレスに悩む十三歳のマシュー・ミラーやケイトリン・ハーカムやクレイグ・クラークのような人たち——であるという状況を誰も予想しなかった。ヴァリウムの適応症がプロザックの適応症になっていくことを誰も知らなかった。そういう背景を考えあわせると、企業がＳＳＲＩの健康なボランティアへの有害な作用について知っていただけでなく、まさにそのことを証明する研究を実施させていたという事実はすごいことである。

健康なボランティアについての研究は、ゾロフトのような薬がマシュー・ミラーのような人の自殺のリスクをどのくらいふやしているかについて推定するよすがになる。英国を例にとって考えよう。まず、イングランドとウェールズを合わせた人口は五〇〇〇万人をわずかに上まわる。第二にイングランドとウェールズで自殺は毎年平均五〇〇〇件をほんの少し上まわる。この第二点から推算すると、イングランドとウェールズでは二週間につき約二〇〇件の自殺があることになる。

いくつかの仮説がたてられる。まず、この二〇〇人の自殺者のうちどのくらいが、精神疾患や個人間の法的・財政的問題——これらは自殺の先触れとなることが多い要素だ——に悩まされていない正常な人であるかという問題だ。私たちの健康なボランティアは誰もそのような要素をもっていなかった。多くの専門家は、そのような要素のまったくない、まったく正常な人が自殺することはないだろうと言うだろう。しかしながら、この二〇〇人の自殺者のうち十人がまったく健康で、ストレスにもさらされていない人であると仮定しよう。

自殺既遂一件につき、自殺企図十件があると言われている。そうするとまったく健康でストレスのない人による自殺企図が、ウェールズとイギリスで二週間のうちに一〇〇件あることになる。さてもう一つ仮定をする。一件の自殺企図につき、はっきりと自殺傾向を示す人はどのくらいいるか？　一件の自殺企図につき、はっきりと自殺傾向を示す人が十人いると仮定すると、まったく正常で、個人間の法的・財政的問題を抱えていない人がはっきりと自殺傾向を示す例が、イングランドとウェールズで二週間の間に一〇〇〇件あることになる。はっきりした自殺傾向のリスクにさらされている人はどのくらいか？　五〇〇〇万人をわずかに超える人口から、子どもと精神疾患患者と個人間の法的・財政的問題を抱えている人、あわせて三〇〇〇万人を差し引くと、そのリスクのある人は二〇〇〇万人となる。(20)

精神疾患がなく個人間の法的・財政的問題を抱えていない健康なボランティア二人が、ある二週間にはっきりと自殺傾向を示す確率を計算すると p＝0.0001 未満という小さな値になる。(21)

別の言い方をすれば、まったく健全な人二〇〇〇万人のうち一〇〇〇人がはっきりした自殺傾向を示すのに対してゾロフトを飲んでいる人では十人に一人になるならば、ゾロフトを飲んでいると二〇〇〇倍も自殺傾向を示しやすくなるということだ。

仮定に仮定を重ねているではないかと批判する人もあるだろう。しかし、極端にリリーやファイザーに有利なように、それらの仮定を修正したとしても、結論は変わらない。ゾロフトが原因でないとしたら、自殺傾向について私たちが発見したことをどのように説明しうるだろうか。

私たちの異議申し立てにこの分野のお偉方たちはどう反応しただろうか？　まっこうから受けてたつことはせず、最初の報告が掲載された『プライマリケア精神医学』の編集者たちにコンタクトをとって、エビデンスにもとづく医療の時代に、このような逸話を掲載するとは何ごとかと詰問した。

新たな問題

一九八〇年代後半、企業は薬と市場の開発を外注していたから、大学医学部の研究者たちはSSRI服用患者の激しい焦燥に気づいていたかもしれないが、おそらくどうしていいかわからなかったのだろう。一九八〇年代半ばから後半にかけては、自殺の議論はまだ始まっていなかった。どうしても専門誌その他の公の場で、その発見を報告しなければならないという理由がなかった。報告することはスポンサーである企業のご機嫌を損ねる危険があった。企業に報告することも、ビジネスを失う恐れがあった。企業はおそらく知っているに違いないのに、わざわざ報告する必要があるだろうか？　大学の人々は、巨大な企業の内部で実地の研究がまったくおこなわれていないということがありうるのを知らなかった。

何かを知っているかもしれない唯一の人々は管理官庁だった。私は英国のMCAと、FDAに手紙を書き、私たちの研究の詳細を伝えた。彼らは私たちのデータに似たデータをすでにもっているだろうか？　FDAにいる私の知り合いは、きっとそういうものがあるに違いないとほのめかした。もしFDAがそういうものをもっているとしたら、もっていながらどうして適切な対処をしなかったのかということになるし、もっていないとすれば、どうしてもっていないのかということになる。

時代はいまや、困った状況に陥っていた。治験委員会の議長が私たちの研究やほかの研究の結果を知っていたら、医療・看護スタッフだけを被験者とするものも含めて健康なボランティアを使う研究にゴーサインを出すのが難しくなるだろう。はっきりした警告と細心の監視が必要だし、そういう条件が整っても、健康なボランティアは保険で保護されなければならないだろう。はたして、そのような研究についての保険契約を引き受ける保険会社があるだろうか？　それなのにこれらの薬は警告や監視なしに入手でき、うつ病ではなくストレス反応に対して処方される量がどんどんふえており——さらに困ったことに——子どもやティーンエージャーにもしばしば処方されるようになっていた。明らかに深刻な状況だった。

ウェズベッカー裁判のリー・トンプソンの証言録取書に戻ろう。

答え　効き目や安全性などほかの問題とは切り離して、とくに自殺傾向の問題を扱う研究を設計したかどうかというなら、答えはノーです。

問い　そのときは、なさらなかったんですね。その後もしていませんか？

答え　私たちはどうやってこの問題を扱うかを考え出すために、非常に努力してきました。ええ、どうしたらいいかを見つけ出そうと、すごい［ママ］たくさんの時間と金を費やしました。

問い　どのくらいの時間ですか？

答え　私の時間ですか、それともリリー社の人たち全体の？

問い　すごく［ママ］たくさんの時間と金を費やしたと言われたときに、おっしゃっていた時間のことです。
答え　私自身についていえば、とくにこの問題に何百時間も費やしました。専門家と話したり、文献を読んだり、どうしたらそういう研究ができるか考えたりしました。私が言えるのは自分のことだけですが、私よりもはるかに多くの時間をこのことに費やしていた人がリリー社にはたくさんいたと知っています。
問い　誰も方法を考えついていないのですか？
答え　私の知るかぎりではそうです。
問い　どのくらいの金が費やされましたか？
答え　総額がどのくらいになるのかはわかりません。

詰問と逃げ口上がくり返されたのち、次のようなやりとりがあった。

問い　非常にお金がかかったとおっしゃいましたね。
答え　はい。
問い　事実にもとづいておっしゃったんですよね。思いつきでおっしゃったのではありませんね、トンプソンさん？
答え　思いつきではありません。
問い　結構です。どのくらいの額の金でしたが？
答え　何百万ドルという額です。[22]

健康なボランティアの研究の役割は、方程式からうつ病という項目をとりのぞくことだ。そのような環境下でプロザックやゾロフトやパキシルの服用時に自殺傾向が生じるとしたら、少なくともその一部は薬によって引き起こされたものだと考えられる。私たちの研究にかかった費用はわずか一万五〇〇〇ドルだった。もっとはっきりした結果を示す同じような研究が企業の保管庫に眠っていた——英国のMCAなど各国政府の監督官庁の手が届かないところに。MCAは私が彼らに手紙を出しはじめてから一年近く経ったころ、イアン・ハインドマーチの論文を四ページに要約したものを送ってきた。それでおしまいにしたいということらしかった。(23)

SSRIの開発事業の一部としておこなわれた健康なボランティアの研究のうち、公表されたものはごく少ない。プロザックの場合には五三のうち一二が報告された。パキシルでは、健康なボランティアに対しておこなわれた発売前臨床試験三五のうち、一四前後が発表された。ゾロフトでは約三五の発売前臨床試験のうち、手に入るのは七つだけである。報告されたデータからは行動毒性に関するものが除外されているのがふつうで、自殺が起こってもふれられていないので、発表された論文にはあまり信頼が置けない。

こういった資料はプロザックに対する世間の関心が高まるまで、眠っていた。それまでにも論争はあったのに、どうしてそれにひと役買うことがなかったのか？　監督庁はこのような研究が明らかにしたことをどうして知らなかったのか？　こういった資料を見せろという声が学界から上がらなかったのはなぜか？　健康なボランティアについての私たちの研究と、私が進行中の訴訟にかかわっていたことが結びついて、私はファイザーとスミスクラインの健康なボランティアの研究の書類を見られることになった。データを見るために、ファイザーの書類保管庫のドアを通り抜けてまもなく、トロント大学から手痛い肘鉄をくらったのは単なる偶然だったろうか。

第八章　話はますますややこしく

健康なボランティアの論文を書き上げてまもなく、ミラー訴訟事件、ヴィクトー・モータス訴訟事件、トゥビン訴訟事件の裁判がきっかけとなって、私はファイザーとスミスクラインの健康なボランティア研究の資料を見る機会を得た。ミラー事件の社内文書を調べていたとき、アンディ・ヴィッカリーが、一九八〇年代前半にイアン・ハインドマーチによって書かれた論文を見つけた。私はこの論文の概略を、数年前、ハインドマーチ自身から聞いていた。彼の研究結果は私たちの研究以上に、驚くべきものだった。

この試験には十二人の健康なボランティアが参加した。第一週、五人がゾロフトに、七人がプラセボに無作為割り付けされた。ゾロフトに無作為割り付けされた五人は、かなり重症の不安あるいは焦燥と思われるもののために、第一週のうちに全員脱落した。(1)

二〇〇〇年三月にミラー裁判の証言録取書をとられたとき、私はファイザー側の弁護士に、この論文の詳細がFDAに送られたと聞いた。(2)私は自分たちの研究の詳細をFDAと英国のMCAの両方に送ったばかりだった。(3)いまや監督官庁の手元には、ゾロフトが焦燥を引き起こすという問題について、監督官庁がゾロフトを抗うつ薬として認可したとき以上に、説得力のある証拠が集まっていた。私は二つの監督官庁に論文を送った際、お手元に何かこれに似た記録があるだろうかと問い合わせた。FDAからはついに返事が来なかった。しかしMCAとの興味深いやりとりが始まった。MCAはこれらの薬を服用した健康なボランティアについての研究の内容を知らないとのことだった。(4)

たとえば、彼らは一九八〇年代にゾロフトもパキシルも、用量依存性の焦燥と不安を健康なボランティアに引き起こすと証明されたことを知らなかった。これらの研究は、しばしば企業の社員を対象に実施され、精神科よりも耳鼻咽喉科や消化器内科の臨床医が監督することが多かった。それでも、ボランティアの四分の一に及ぶ焦燥発生率が記録された。SSRIを飲んでいて脱落した人がたくさんいた。自殺も一件あった。パキシルに関するある研究では、健康なボランティアの八五パーセントがわずか数週間服用しただけで、薬をやめると同時に顕著な依存症状を示した。(5)

子どもの自殺――ミラー事件

一九九〇年代前半、十代で発病したケイ・ジャミソンのような人の躁うつ病の悲惨さやそのような病気のもたらす自殺リスクの深刻さがクローズアップされ、DARTや「ディフート・ディプレッション」などのキャンペーンが盛んになった。これらのキャンペーンの目的はそのような病気への認識を高めることだった。これは正しい、高邁と言っていい大義だった。躁うつ病やある種の重症のうつ病は子ども時代や思春期に発症することがある。しかしこの年齢層では、これらの障害は非常にまれなので、この患者グループで抗うつ薬の臨床試験が実施されたことはない――単に、十分な数の患者がいないのである。しかし子どもやティーンエージャーが不幸や悩みを経験することは多い。一九九〇年代以前には、子どもやティーンエージャーの悩みは躁うつ病や内因性うつ病とは異なるものだという のが大方の認識だった。

一九九〇年代にその見方が変化した。米国でもほかのところでも、子どもやティーンエージャーに向精神薬が与えられることが多くなった。ある場合にはもっともな処方だったからかもしれない。たとえば古典的な強迫性障害（ＯＣＤ）は早ければ三歳から始まる。成人のＯＣＤは多くの場合、ＳＳＲＩに好反応を示す。ほとんどのＳＳＲＩが子どもでは試験されていないとはいえ、子どものＯＣＤがＳＳＲＩに反応しないと考える理由はなかった。けいれんしている子どもを前にしたら、ほとんどの抗けいれん薬が子どもではテストされていないとはいえ、たいていの臨床医は投与をためらわないだろう。[6] 躁うつ病のティーンエージャーに対するリチウム投与やＥＣＴも同様に正当化されうる。

重症のうつ病は子どもでは非常にまれだが、悩みを抱え不幸せな子どもは、子どもや思春期の年齢層での抗うつ薬の試験を実施するのに十分な数だけいる。一九八〇年代から一九九〇年代前半にかけて、そういう試験が始まった。いずれの試験も、薬が効くという証拠を示すことができなかった。一部の薬物療法家は、この年齢層には三環系抗うつ薬は効かないが、新しいＳＳＲＩが解決策になるかもしれないと主張した。実際のところ、ＳＳＲＩもよい結果を出さず、シーモア・フィッシャーとロンダ・フィッシャーは一九九六年のレビューで、科学の通常のルールが停止されているのではないか、と問いかけた。臨床試験結果は一様に否定的なのに、臨床医が子どもに処方する抗うつ薬の量はふえる一方だと彼らは指摘した。[7]

しかし、臨床医たちは子どもやティーンエージャーがプロザックなどのＳＳＲＩに好反応を示すと見ていた。ややこしいことに、悩んでいる子どもたちに抗うつ薬の試験をすると、プラセボに好反応を示す率が非常に高い。それらの好反応は単に誰かが自分に注意を向けてくれたという理由によるものかもしれない。プラセボの好反応率が非常に高いということは、ほかのいかなる薬にとってもそれを上まわるのが難しいということを意味する。しかし、一九九七年前半に英国精神薬理学会で子どもとティーンエージャーへの処方についての合意会議を開いた私は、グレアム・エムズリーが実施した臨床試験の結果がいま印刷中だが、この論文によってプ

ロザックが確かに効くということが証明されるだろうと言われた。(8)

てっとり早く言うと、エムズリーらはまず、プラセボに反応する被験者を除外した。そして残った被験者をプロザックあるいはプラセボに無作為割り付けした。この被験者グループの中で、プロザックの結果はプラセボをわずかに上まわった。薬物療法を批判する人たちは、プラセボウォッシュアウト〔この文脈での意味は、プラセボに反応する被験者を除外すること〕は極端に人工的な状況を生み出すと主張する。しかしこの設計は、確かにプロザックが何かをすることを証明している。多くの人があると思っていた効果が実際に、一部の患者について証明され、SSRIを子どもやティーンエージャーに処方することにいくらかの正当性が与えられた。しかし、この治験はこの年齢層への幅広い処方を正当化するものではない。むしろ、この試験は多くの子どもたち——おそらくは大多数の子どもたち——にとって、プロザックの服用の効果は、単に親身な医師に診察を受けることによる効果を上まわらない、ということを証明したものだ。

にもかかわらず処方は急増した。一九九〇年代半ばには、『ニューズウィーク』その他の雑誌がリタリンの隆盛をとりあげた。子どもに薬を与えることの是非はどうあれ、中枢刺激薬が多くの子どもの生活を改善する可能性があることを示す証拠は山ほどあった。九〇年代末には、『USニューズ・アンド・ワールドレポート』などの雑誌は、リタリンから、プロザックその他のSSRIの訴訟で何が起こっているかに関心を移していた。(9)『USニューズ・アンド・ワールドレポート』はマシュー・ミラーについての記事を載せた。

十三歳のマシューは落ち着きのない子どもで、転校したあと、新しい学校になじめないでいた。彼の行動を心配した教師たちはさまざまなテストをした。彼のスコアは正常範囲よりやや低かった。両親はマシューを精神科医のところに連れていくことに同意した。一九九七年六月、マシューはダグラス・ジーネンズのところに行った。(10)ジーネンズはファイザーのためにコンサルティングや講演をしている人だった。ジーネンズはマシューを診て、うつ病性障害あるいはADHDではないかと考えた。マシューの抑うつは——抑うつがあったとしての話だが、軽症で非特異的だった。躁うつ病の始まりであることを思わせるサインはなかった。入院は検討されなかった。ミラー家の加入しているＨＭＯ（健康維持組織）が精神療法もカバーしていたら、おそらく精神療法が施されていただろう。しかし、そうではなかったので、七月におこなわれた二度目の診察で、ゾロフトの処方が決まった。マシューに与えられた最初の薬は、ファイザーのその地域の担当者がジーネンズに渡したサンプルだった。ジーネンズは、もしかすると吐き気や不眠があるかもしれないと、マシューの親たちに言った。

次の週、親たちの目からマシューは正常に見えた。彼の祖母は一度食事中に、彼がひどく落ち着きがないことに気づいた。「いてもたってもいられないふうだった」と言う(11)。診察時にジーネンズ医師によって記入された質問表によると、マシューは自殺するかもしれないという考えが浮かぶことはあったが、自殺しようという意思はもっていなかった。しかし、それに変化が起こった。マシューはふたりの少女に会い、両親の家を焼き払うつもりだとうちあけた(12)。ゾロフトを飲みはじめて一週間後の早朝、マシューは両親の寝室の隣のクロゼットで首を吊った。

ファイザー社は、ゾロフトを飲みはじめて十日後に夫を殺して自殺したブリン・ハートマンの事件(13)では和解をしていたが、ミラー訴訟は裁判で戦った。ファイザーは十三歳の男子では自殺は二つ目に多い死因であると主張した。だが、それは十三歳の子どもはめったに死なないからにすぎない。一九九七年には十三歳の男子十五万五〇〇〇人において、自殺はたった六一件しか起こっていない。専門家のパーク・ディーツは、マシュー・ミラーは高所から首を吊ったのではないことから、自己性愛的窒息〔首を締めながら自慰をおこなうこと〕の事故の可能性もあると主張した(14)。

公判前の手続きの期間に、私はファイザーの臨床試験データベースを調べることができた。このデータベースにはゾロフトがアメリカで発売される直前の一九九一年十二月までの八〇〇〇人の患者のデータがはいっていた。私の分析結果は、ゾロフトを服用している患者はプラセボを飲んでいる患者の二倍近く、自殺行動を起こす率が高いということを示唆していた。(15) それとは対照的に、ファイザーはゾロフト服用者の自殺傾向の相対的リスクはプラセボのそれとほとんど同じであると見ていた。

別の書類では、うつ病とOCDの研究で、ゾロフトを服用していた六人の子どもとティーンエージャーが自殺傾向を示したことが報告されていた。四四人のうつ病の子どもに四件の自殺行動が見られた——おとなの場合と比べて十倍の高率だ。ある八歳の少年の例では研究者が、ゾロフトが原因だと考えた。(16) この例について、ファイザーのウィルマ・ハリソンは薬のせいではないと証言しているが(六章参照)、ファイザーの臨床試験監督者たちはゾロフトの賦活的な作用がこの子どもの自殺傾向を招いたという点で意見が一致していたのだ。(17) ファイザーによってこの報告が提出され、ほかのSSRIについてもこの年齢層での自殺傾向が高率であることを示す証拠があったのに、FDAは何もしなかった。(18)

二〇〇〇年三月、私はミラー事件について証言録取書をとられた。このことからファイザーは私たちが健康なボランティアでレボキセチンとゾロフトを比較した研究を綿密に調べ、それについて次の数週間にわたってマスコミでふれまわった。その内容は私がファイザーの弁護士に渡した資料とはまったく食い違うものだった。すべての被験者が私の雇い人だったとファイザーは主張した。(19) 実際は十九人の被験者のうち、私のスタッフはひとりだけだった——迷惑料をもらったからといって私の雇い人だという論理は無茶だ。私がボランティアの医学的・精神医学的検査をしなかったということも言われた。これは事実だった——私が検査をするのは不適切だったろうから。ほかの医療スタッフが彼らを検査した。最後に、マックスはアルコール依存症だと言われた。実際は平均一週間に二杯のワインをたしなむだけだった。しかしこのような言いがかりにいちいち反論できるだろうか？　これがその後どんどんひどくなっていった私に対する個人攻撃の始まりだった。訴訟の準備書面やジャーナリストの感想などに、私はまるで狂信者のように描かれ、法廷やマスコミでは金のためにものを言い、学術的な場では全然違うことを言うと非難された。

プロザックの特許

ミラー裁判の情報はすぐにプロザックの物語に織り込まれていった。二〇〇〇年二月二五日コネティカット州ミルフォードの裁判所は、銀行強盗の罪に問われていたクリストファー・デアンジェロを、そのときプロザックを服用していたからという理由で無罪にした[20]。英国のある裁判所も婦女暴行の罪に問われていたプロザックを服用中の男を無罪にした[21]。フォーサイス事件の原告弁護団も控訴審へと駒を進めていた。

互いに絡みあったこれらの物語に触発された『インディアナポリス・スター』紙は、一九九〇年代半ば、リリー社はどのようにしてプロザックの法的時限爆弾の爆発をまぬがれたかという問いを発した。ポール・スミスがほかの弁護士たちから信託義務違反で訴えられていることも含めて、ＭＤＬ訴訟がインディアナポリスで何年も棚上げになっている事情を説明する記事が載った。リリー社のスポークスマン、ミッチ・ダニエルズはサメたちがお互いを喰っているのは見ものだとコメントした。かつてロナルド・レーガンの首席補佐官やハドソン研究所所長を歴任し、のちにはジョージ・Ｗ・ブッシュ政権の閣僚となるこの人物は、プロザック訴訟でリリー社が出したことが世に知られている五〇〇〇万ドル以上の和解金を「比較的小額」だと形容した[22]。たしかに、もし、リリー社がプロザックを市場から引っ込めざるをえなくなっていたら、あるいはパッケージ内の注意書きを大幅に変更しなくてはいけなくなっていたら、二〇億ドルないし三〇億ドルの和解金請求に直面していただろう。リリー社の損失（がもしあるとしたら）はおもに、論争が引き起こしたかもしれない売り上げ減少によるものだった。

一方、ジョゼフ・グレンマリンの『プロザックの揺り戻し[23]』が二〇〇〇年四月に出版されたあと、ＡＢＣの番組『20／20（トゥエンティー・トゥエンティー）』はマーティン・タイチャーにアプローチしたが、プロザック支持でも反対でもない、どっちつかずの彼の態度にとまどった。彼らはタイチャーがリリー社のために「新しい」プロザックの研究と思われるものに従事していることを知った。

セレクサもプロザックも分子がある形とその鏡像の形とをとる（これらを異性体と呼ぶ）。工業生産の初期にはこれら二つの異性体を分離するのが難しいことが多いので、企業はその二つの「混合物」をつくる。鏡像異性体の副作用はかなり異なることがある。だから、企業は二つの鏡像異性体のうち、より効果的で患者が耐えやすいほうの特許を申請することができる――もしそれらを分離することができれば。

一九九一年マサチューセッツに本拠をおくセプラコアという企業が、プロザックの異性体――S－フルオキセチンとR－フルオキセチン（またはデクスフルオキセチン）と呼ばれる――を分離した。セプラコアはこれらの異性体の可能性を見極めるのに誰かの力を借りる必要があった。タイチャーほどそれにふさわしい人はいなかった。一九九〇年にプロザックの危険な副作用を詳述したのち、彼はプロザックに引き起こされたアカシジアを動物でつくる研究に転じた(24)。そういうわけで彼は、セプラコアの新しい薬の行動プロフィールをうちたてるのにうってつけの人だった。彼の研究によって、R－フルオキセチンはS－フルオキセチンの賦活的な性格を欠くことが示唆された。セプラコアは一九九五年にR－フルオキセチンの特許をとった(25)。そのことはタイチャーとマクリーン病院とを結びつけた。一九九八年、リリー社がこの薬の販売権を買った。この契約はセプラコアに毎年一億ドルもの金をもたらす可能性のあるものだった(26)。

最初にもてはやされたあと、『プロザックの揺り戻し』はひっそりと死んだかのように見えた。ABCはつくった番組を放送しないでいた。ところが『ボストングローブ』やニューヨークの『ニューズデー』その他のメディアに、依頼もしていないのに、この本の書評がたくさん送られてきた。その中にはウェズベッカー訴訟のリリー側証人だったウィスコンシン大学のジョン・グライストのコメントが含まれていた。もう一つはグレアム・エムズリーのものもあった。エムズリーについては、この章の初めで子どもにおけるプロザックの研究を紹介した。リリー社の臨床試験担当者で一九九一年のFDA諮問委員会の委員だったデイヴィッド・ダナーも書評を寄せた。イェール大学のハーヴィー・ルーベンも書いた。いずれも、うつ病の恐ろしさ、プロザックについてなされた研究の豊富さ、薬を恐れたせいで自殺にいたる患者が出るであろう懸念、といった標準的な線にそって書かれていた。

そういった書評の一つで、トニー・ロスチャイルドは次のように書いている。

遺憾ながらグレンマリンは自説を補強するために多くの他者の研究を見境なく借用している。その中には私の研究も含まれている。（中略）いかなる時点でも彼が私に相談し、私の研究について質問したことはない。彼は自分の説を証明するために、私の研究のうちの二つを、自分の都合のよいように利用している。(27)

私はこの件について話すために、ロスチャイルドに接触しようとしたがうまくいかなかった。ロスチャイルドとロックの論文のシニア執筆者であるキャロル・ロックが、自分たちの研究により、プロザックと自殺傾向の間の因果関係が示唆されたと考えていることは広く知られていた。マサチューセッツ総合病院のジェロルド・ローゼンバウムは『プロザックの揺り戻し』を全部読んだわけではないらしいが、彼の発言もロスチャイルドが『ボストングローブ』に寄せた書評の中で引用されている。ローゼンバウムは『ボストングローブ』の取材を受け、リリー社のコンサルタントをしていることについて尋ねられると、彼は精神医学分野で長いこと研究を続けている研究者なら誰でも、さまざまな企業のコンサルタントをしている――そのような関係がなければこの分野で研究者として機能するのは不可能だ、と言った。(28)

ニューヨークの『ニューズデー』に送られた書評の包みには、チェンバレン・コミュニティー・グループのロバート・シュヴァドロンによる傑作な手紙が同封されていた(29)。

あの本は臨床的抑うつに悩む人々の恐怖を餌食にしています。あの本のせいで、治療薬を飲むのをやめ、医学的に立証されていない代替療法に走る人も出るでしょう。うつ病は人を衰弱させ、ときには命にかかわる結果をもたらす恐ろしい病気ですのに。もし貴社が情報を得たい、あるいは抗うつ薬に関する世論のバランスを回復したいとお考えでしたら、喜んでご協力いたします。イーライリリー社の広報担当者ならびに医学界の独立した研究者へのインタビューをアレンジさせていただきます(30)。

『ボストングローブ』に書評を送ったのはリリー社のために仕事をしている広告会社の一つラスリー・ベアラインだった。これを受けとったリー・ガーネットは取材調査を始めた。彼女は健康欄のスタッフで、その数か月前に『ハーバード・ヘルス・レター』から『グローブ』に移ってきたばかりだった。プロザックの話がこみいってきたころ、『グローブ』を退社し、フリーランスの道を選んだが、プロザックについての調査を続けた。ガーネットはリリー社が、原告側弁護団から出てきた偏った文書だといえないような、プロザックについての新しい材料がほしかった。真夜中にふと閃いて、新型プロザックの特許を見ようと、政府のウェッブサイトを開き、タイチャーとセプラコアというキーワードを使った。そしてそこから、自分が退社した数日後の『グローブ』の第一面の記事にたどりついた(31)。新しい特許には次のように書かれていた。「そのうえ、フルオキセチンは内面的に落ち着きのない状態（アカシジア）を生じさせる。これはフルオキセチンの重大な副作用の一つである(32)」「フルオキセチンのR(-)異性体を用いることによって減少される副作用には、頭痛、神経過敏、不安、不眠、内面的落ち着きのなさ（アカシジア）、自殺念慮、自傷などが含まれるが、これらに限定されるものではない(33)」

新しい「プロザック」が市場まで到達するとしたら、自殺念慮を引き起こすおそれがあるという警告がつけられることだろう——もともとの薬よりは、自殺念慮を引き起こす可能性が低いにしても。リリー社を代表して『ボストングローブ』の取材に応じたゲリー・トレフソンはお馴染みの方針をとった。うつ病という恐ろしい病気に悩む患者が不当にも危険にさらされている。その結果、彼らは治療薬を求めることができず、多くの人命が失われるだろう、と。彼は多くの科学的研究により、プロザックがいわれているような問題を生じないことが十二分に証明されていると主張した。(34)

これによりサイエントロジー教会のような団体にとっては、臨床試験結果が意味することについてのリリー社自身の解釈を逆手にとり、新しい特許薬を粉砕するのに利用する可能性が開けた。新しい特許薬は有効な新しい発展を何ら含んでいないではないか、というわけだ。はたしてリリー社は特許の根拠を否定し、なおかつ特許薬にしがみつくことができるだろうか？

Rーフルオキセチンの特許薬の発見は、未解決の訴訟に影響を与えた。その一つはナンシー・ゼトラーの受け持つ訴訟だった。これはもともとの訴訟事件の一つで、一九九一年八月のシカゴのビジネスマン、「コーキー〔元気な〕」・バーマンの自殺に溯る。バーマンはミシガンアベニュー沿いのアールデコ様式の高層建築、カーバイド・アンド・カーボン・ビルディングの三七階から飛び降りた。そのビルの中にはバーマンの通っていた心理士のオフィスがあった。(35)バーマンはマネージドケア（管理医療）によくあるスタイルの療法に落ち着いていた。つまり、心理士の「セラピー」に通い、薬理学者（精神科医）から処方箋をもらっていた。(36)バーマンは、プロザック十ミリグラムの服用でさまざまな副作用があったので、解毒剤としてトラゾドンなどの薬を併せて処方してもらっていた。私たちの健康なボランティアの一部に見られたのと同様、バーマンにも人格の変化があった。彼の心理士はしばしばそれに気づいたが、プロザックがそのようなことを引き起こす可能性があるということを知らなかった。プロザックの投与量が急にふやされて二週間後、セラピーのために心理士に会ったわずか数時間後に、バーマンは死に向かってジャンプした。心理士にはバーマンがノーマルに見えたという。自殺傾向があるようにはけっして見えなかったそうだ。[37]

バーマンの未亡人が訴訟を起こしてまもなく、処方医のデイヴィッド・マクニールは保険会社を変え、リリー社が米国の精神科医に提供している損害補償パッケージを利用するよう説得された。[38] バーマン訴訟は、このような取り決めに潜む危険を明るみに出した。このような取り決めのもとではマクニールには新しい弁護士たちのアドバイスに従う以外の選択肢がほとんどない。その弁護士たちはリリー社の弁護に携わっている弁護士たちでもある。企業を擁護するための最善の策がマクニールをさらし者にすることだったらどうなるのか？彼はプロザックの副作用を打ち消すために鎮静作用のあるトラゾドンを処方していた。「先生、あなたがそのようにする根拠はどこにありますか？」「イーライリリー社はそうすることがよいことだとあなたに言いましたか？」

私がバーマン訴訟で証言録取書をとられていたころ、アンディ・ヴィッカリーはインディアナポリスに招かれて彼の担当の未解決訴訟について和解の話し合いをしていた。一方、ボーム・ヘッドランド&ヴィッカリー法律事務所は二〇〇〇年七月八日に、フォーサイス訴訟の評決に対する控訴に追加して、新たに訴えを起こし、リリー社が法廷に対して詐欺行為を働いたと主張していた。[39] またリリー社とセプラコア社は、一九九八年の十二月に最終的合意に達していた。そういうわけでその三か月後、フォーサイス裁判のおこなわれた法廷には、リリー社の特許弁護士ダグ・ノーマンの姿があったのである。さて、原告側の訴えは銃器メーカー、トンプソンツール社に対する勝訴の先例にもとづいたものだった。トンプソンツール社は同社の銃を落とすと暴発する恐れがあることを示すビデオをもっていた。まさにそのような状況で死亡したパンフリーという名の男性の身内が「無罪」の評決に対して控訴し、米国の控訴裁判所はトンプソンツール社がビデオの開示をおこなわず、法廷に対して詐欺行為を働いたことを認定した。フォーサイス事件に関する新たな訴えは、特許の詳細を開示しなかったことは同様の詐欺行為にあたり、リリー社の特許弁護士が法廷内にいたことから考えていっそうたちが悪いと主張するものだった。(40)

ヴィッカリーはR－フルオキセチンの特許のことをフォーサイス訴訟のほか、三つの訴訟で利用した。その一つはプロザックを服用しはじめて一週間後に首を吊ったハワイの十七歳の少年、ヒュー・ブラウアーズの訴訟事件だった。ブラウアーズは自殺の直前に、友人へのEメールでアカシジアの症状を描写していた。また、彼の友人たちは、彼はすっかり性格が変わったように見えたと語った。彼の寝室の壁にはプロザックを宣伝し、セロトニン系を正常にすることでどんないいことがあるかを示したポスターがあった――このポスターはブラウアーズが抗うつ薬を変えてほしいと強く医師に頼んだ理由の一つだった。この事件では、バーマン訴訟におけるマクニール医師とは違って、医師は考えるべき要素から外れる。しかしそれでも、ヴィッカリーはインディアナポリスに出かけていって、ブラウアーズ訴訟の和解をまとめた。

リリー社はもとのプロザックの米国での特許が二〇〇三年十二月まで有効であると考えていた。ところが二〇〇〇年八月の第二週に控訴裁判所が、二〇〇一年二月から競争相手がフルオキセチンのジェネリック薬〔後発医薬品。新薬の特許が切れた後に、同一の有効成分、規格で、臨床試験などを省略して認可される医薬品〕をつくりはじめることができるという判断を下した。リリー社の株は急落し、自己資本総額が一二三〇億ドルから八五〇億ドルまで落ち、企業買収の危険にさらされた。リリー社では、すべての訴訟を和解にもちこみ、かつプロザックや二〇〇一年に現れるフルオキセチンのジェネリック薬を粉砕して、二〇〇三年に市場に出したいと思っている改善されたR－フルオキセチンの新薬のために道を開きたいと考える動機がにわかに高まった。ゼトラーとヴィッカリーは相談して、タイチャー、ビーズリー、そしてダグ・ノーマンを含むリリー社の弁護士たちの証言録取を申請した。タイチャーは事実上、リリー社の科学者として証言録取をされ、またビーズリーは新しい薬が自殺を引き起こす潜在的可能性を見定めるのにどのような方法がとられているかについて問われるはずであった。

ところが二〇〇〇年十月、リリー社はR－フルオキセチン（ザリュトリア）の開発計画を棚上げした。R－フルオキセチンの心臓に対する作用の研究から、すみやかに市場に出して競争相手の機先を制することができないかもしれないという危惧が生じたためである。[41] セプラコアの株は二五パーセント下落した。[42] リリー社の抗うつ薬開発ラインに残されたのは、一九八〇年代のセロトニン・ノルアドレナリン再取り込み阻害薬、デュロキセチンだけだった。[43]

利害の衝突

フォーサイス訴訟事件の控訴にかかわる仕事を進めていたシンディ・ホールは一九九四年以来、埃を積もらせてきた二つのメモに遭遇した。その一つは一九九〇年八月一日に「私はプロザックを守った」チームにあてて、リー・トンプソンが書いたものである。

本日のPSC（プロザック安全性委員会）はLRL／メディカル（リリー・リサーチ・ラボラトリーズ／医学グループ）にとって最良の時でした。デイヴ・トンプソンとジーン・スタップは突然、メディカルがどこまで来たかが見えた、と私に言いました。（グローバルなデータベース、ADEの巧みな取り扱い、よく先を見越してFDAとの良好な関係をもつこと、複雑な分析と簡潔なプレゼンテーション、DEN（（リリー社の）医療品経験ネットワーク）、GPTなどについての）いままで知識として知っていただけだったビジョンが、初めて、複雑なものを優雅に完璧に統御するみごとさとともに、脳に焼きつけられたのだそうです。

私たちの多くはオラフレックスやモクサムなどの危機のときには居合わせなかったので、この数か月に多くの前線で達成された進展の大きさを測ることは難しかろうと思います。

皆さんがメディアや政治家と闘うとき、肝心なことはただ一つ、最初の言葉です。反駁は常に最後のページに載り、忘れ去られます。皆さんはまっさきに前に出て、味方の応援をとりつけなくてはなりません。ボストンに飛んでタイチャーに会ったり、FDA参りをしたり、コンサルタントに来てもらったりしなくてはなりません。巨大なデータベースをもち、大規模な臨床試験を実施して、洗練された方法で迅速に分析し、医薬品経験ネットワークに有害事象データをとりこませることができなくてはなりません。そういうことを一丸となって、全力をあげてやっていかねばなりません。

明日私はDENのサイトに、わが社の過去（とくにオラフレックスとモクサム）とわが社の現在、わが社の未来（メビウスやサイエントロジーが私たちを狙っています）についての世界的な概観を書き込もうと思っています。どうか私のお祝いの気持ちと深い感謝を、あなた方のパートナーやお友だちに伝えてください。あなた方が長時間働き、重いプレッシャーに耐えていることをその方々が許容してくださっていることを感謝します。私がこのメモを出すのを急ぐあまり、宛て先からうっかり漏らしてしまった同僚の方にもよろしくお伝えください。

私は「私はプロザックを守った」といったふうなロゴのついたバッジか何か、記念の品をつくることを考えています。デザインや言葉についてのアイデアをお寄せください。(44)

この「私はプロザックを守った」運動から、ビーズリー論文の最初のバージョンが生まれた。当時、リリー・ヨーロッパの臨床研究部門の長は、ローラ・フルジンスキーだった。彼女はウェズベッカー事件で証言を録取されたが、スミスとゼトラーの関心がドイツでの出来事に集中していて、イギリスには向いていなかったので、フルジンスキーの証言録取書の中の二八番目にして最後の証拠物件は顧みられることがなかった。この証拠物件にはリリー社のデイヴィッド・ホイードンがタイチャーの問題について意見を集めるために一九九〇年八月にイギリスとヨーロッパ大陸を回った出張旅行についてのメモや、のちにビーズリー論文になるものの初期の原稿に対するリリーのコンサルタントたちからのコメントが含まれている。

ホイードンのメモには、出張経費の記録を見るときアラン・ワインスタインのご機嫌がよいといいのだが、と書かれており、また、ホイードンが会った人たちの一部が、この問題について必ずリリー社を助けてくれるつもりでいることが記されている——「もちろん、これだけあれば、私たちを助ける方法はいくらでも考えられる、と言っています」。これだけあれば、というところから、ホイードンが潤沢な資金提供を申し出たことがうかがえる。

それから添え状が一つと、いくつかの報告が見つかった。一つ目の報告はブライアン・レナードからのものだった。彼が私にタイチャー論文をどう思うか尋ねたのはリリー社に意見を求められたからだろうと思った私の勘はやはり当たっていた。レナードの書いた内容は、当時私が書いたであろうものと大差なかった——周期的に起こる恐怖感にすぎないのではないかという懐疑論だ。彼はタイチャー論文が現に起こっていることについての神経生物学的説明を欠いていること、フルボキサミンについて出てきた証拠から考えるとむしろ、SSRIは自殺傾向のある患者に有益なのではないかと思われることを指摘していた。

ミアンセリンを巡る経緯から、危機が勃発したとき企業にとって「友人」のネットワークが切実に必要であることが明らかだった。ロジャー・ピンダーはミアンセリンとオルガノンのためにそのようなネットワークを組織した。証拠物件二八には、ミアンセリンの件にかかわった人たちの多くからの回答が含まれていた。うつ病のセロトニン仮説の最初のものをうちだしたジョージ・アシュクロフトからの回答もあった。

フルジンスキーの証言録取書の証拠物件の中での掘り出し物は、また別の専門家の報告だった。添え状には、この報告は、その意見が監督官庁にとって非常に影響力のある人物からのものだと書かれていた。報告の名前の部分は黒く消してあった。書き出しは次のようである。

フルオキセチンと自殺傾向の問題が表面化してリリーが困窮しているのは、意外でも何でもありません。私は四、五年前にそのようになると予言していました。（中略）ご存じのようにフルオキセチンには、焦燥や興奮を引き起こす性質があり、そのことが自殺傾向を増加させるのではないかと懸念されていました。（中略）私は英国の監督官庁への専門家報告書でこの問題を論じ、のちにはオランダとドイツの監督官庁への専門家報告書で、より詳しく論じました。

そういうわけで、私はリリー社が正式な前向き研究に着手すればよいのに、と感じていました。ご存じのように私は複数回自殺未遂経験者のグループでフルオキセチンとプラセボの効果を調べることを約束しました。当時、リリー社はこの研究が優先すべき事項であると考えておらず、それは資金面にも反映されていました。（中略）しかし、私は自分自身の時間と自分自身の金を使っても研究しなくてはならない重要な問題だと考えました。(45)

このころ、ステュアート・モンゴメリーが複数回自殺未遂経験者のグループでプロザックの研究を始めていた。一九九四年の証言録取でリリー社の社員がこのことについて質問されているが、そのときは活字になったものは何もなかった。その後、同じ年のうちに、モンゴメリーは「フルオキセチンは反復性短期うつ病性障害と自殺企図に効果がない」というタイトルの論文を発表した。(46) このタイトルにもかかわらず、本文は自殺傾向が増加する証拠はなく、そのことがタイチャーの論文の反証であると主張していた。しかし、本文中の数字はこの主張と矛盾していた。実験プランが縮小され、もともと計画されていた被験者数一五〇人のうち一〇七人しか集められなかった。(47) そのうえ、集まった人についても、実験を完了したのはプロザックでもプラセボでも半数以下だった。完了した人の自殺企図率はプロザックグループでもプラセボグループでも変わりがないと報告された。しかし被験者の約半数が脱落したという事実から、この研究がタイチャーの主張を「反証」したというのは無理である。その定義から言って、タイチャーの描いているような人たちは早期に脱落したであろうから。しかも、この論文では報告されていないが、リリー社の社内連絡メモによれば、ほかの尺度で見るとプラセボはプロザックよりずっと成績がよかったのである（p＝0.006）[48]。

次にモンゴメリーは、反復性短期うつ病性障害にパキシルを用いる同様な実験に着手した。プロザックの場合と同様、この実験も早々と切り上げられた。パキシルに有利な結果は示されなかった。そして、ある重要な詳細が発表されないままになった。一九九九年九月ロンドンで催された精神薬理学の会合で、モンゴメリーの元同僚のデイヴィッド・ボールドウィンが、パキシルを飲んでいた人の自殺企図率はプラセボを飲んでいた人の三倍高かったと報告した[49]——パキシルグループで一年に四五件の自殺企図があるとすれば、プラセボグループでは一年に十二件という割合になる[50]。スミスクライン・ビーチャムはのちに、この結果は統計的に有意でないと主張して、パキシルを擁護した。しかし、結果が統計的に有意にならなかったおもな理由は、実験がはやばやと切り上げられたためである。被験者はわずか三六人だった。最も深刻な自殺企図は、パキシルを飲んでいて背骨に損傷を負った女性で、彼女はのちにセントメアリーズ病院を訴えた[51]。

これらの研究を、当時の新薬ＳＳＲＩがとくに難しい患者グループ——自殺傾向の強いグループ——に提供するかもしれない利点を検証するためにおこなわれた価値ある努力とみなすこともできる。結局、そのような利点は皆無だとわかった。仮にＳＳＲＩがそのような高リスクグループでの自殺傾向を減ずるとしても、それは、自殺リスクのないほかの人たちに自殺傾向を誘発しないということを意味しない。実際、皮肉な言い方をすれば、ＳＳＲＩが誘発する自殺傾向を隠したければ、高リスクのグループをこそ、選ぶべきだ。もともと自殺行動の生じる率が高いので、それがいっそう高くなる余地が少ないからだ[52]。

先の報告書の中でこのリリー社の専門家はビーズリー論文の第一稿を「がっかりさせる出来だ」と評している。リリー社がこの証拠物件の報告の名前を消したいと思ったのも無理はない。リリー社はジェニー・ウェイクリンがとったアプローチを継承し損ねたのだと彼は言っている。ジェニー・ウェイクリンのアプローチは、自殺傾向の強い患者からのデータを分析して、彼らがほかの患者たち以上に薬の益を受けるかどうかを調べるというものだった。「これらの〔ウェイクリンの〕データが発表されている以上、リリーも同様の分析をしているはずだと思われるのは当然だ。それが報告されていないとなると、フルオキセチンは好ましい効果が〔フルボキサミンと比べて〕少ないのだろうと思われてもしかたがない」

リリー社は実際にやったよりも少ない数の臨床試験にもとづいて報告をおこなった、と彼は指摘した。「データベース全体よりも少ない数の臨床試験について報告しようと決めたことは、逃げているように見えるだろう。何であれデータについて選択的な報告をする場合は、適切な説明が必要だが、それが欠けている。（中略）データベース全体が調べられていないという感じが少しでもあると、そのデータは潜在的に誤りを導くものではないかと思う人が出てくる」

彼はこうも言った。臨床試験では、自殺念慮は「訊き方もいいかげんだし、集め方も誤りが多くあてにならない」と。ハミルトンうつ病評価尺度の第三項（自殺の項目）はお粗末で、モンゴメリー・アズバーグうつ病評価尺度のほうがずっとよいと述べ、彼はこう結論づけた。

この分析はつぎはぎだらけであり、同社が利用できるプラセボならびに実薬の盲検対照データのすべてにもとづいているとは思えない。ゆえに疑わしい。すでに発表されているデータとも矛盾している。

この報告論文〔ビーズリー論文〕はプロザックの添付文書が最近変更され、フルオキセチンに関連する自殺念慮について警戒をうながすようになったことに、無防備に言及している。このことは私の目には――

おそらくほとんどの臨床医が同じように感じると思うが——リリーはこのデータがフルオキセチンと自殺念慮誘発の間の関係を裏づけているのだと確信しているのだと映る。この報告論文がそれを裏づける証拠を供給していないことは理解しがたく、ここに示されていないほかのデータがリリー社に因果関係の存在を信じさせたに違いないという感じを強く与える。

全体として、報告はがっかりさせられるものである。結果の評価はつぎはぎだらけで不適切だ。試みられている分析は発表されたデータと食い違っており、含まれている臨床検査の数を示さず、肝心の問題について限定されたデータしか供さない。報告論文の結論は添付文書の最近の変化と矛盾している。これではフルオキセチンが自殺念慮を誘発するかどうかの問題が適切な扱いを受けていないという疑念が強まるばかりだ(53)。

リリーは一九九〇年五月二九日の発売後報告の添付文書についての項目で、自殺念慮と暴力的行為に自発的に言及した。この項目は発売後のクレームを報告している。しかし、それは警告でも注意でもなく、因果関係があるかもしれないことを認めたものですらない(54)。皮肉な目で見れば、それはリリー社が、医師が読むためにちゃんと書いてあると主張できるようにするものだった。そうすれば、陪審はリリー社ではなく医師を責めてくれるだろう。

リリー社の立場についてこのように包括的な批評がおこなわれたにもかかわらず、数年後にはパキシルについて、ビーズリーの分析と非常に似た分析が、ほかならぬモンゴメリーの論文の中に現れた(55)。モンゴメリーは元英国のMCAのコンサルタントであった。そうして、一九九三年、もう一つ似たような分析がファン・ロペス＝イボールの名のもとにシンポジウムを特集した別冊の二ページの記事のかたちで現れた(56)。この二つの論文はスミスクラインにとって、初めてぶつかった訴訟――トウビン訴訟事件での医学的・法学的弁護の柱となった。しかし後述するように、これらの論文で報告されているデータと、そのもとになっているスミスクラインの臨床試験から出てきた生のデータとの間には大きな食い違いがあった。

リリー社側の専門家証人として報告を書いた九年後、ステュアート・モンゴメリーはロンドンで催されたECNP（ヨーロッパ神経精神薬理学会）の会合で、ピエールファーブル社のメタ解析のデータを発表した。それはミルナシプランや三環系抗うつ薬と比べて、SSRIが自殺傾向と関係している可能性がはるかに濃いことを示すものだった。まさにちょうどそのとき、『ガーディアン』のセアラ・ボーズリーは「プロザック　殺人を犯させる薬？」を書いているところだった。ボーズリーがリリー社に接触すると、リリー社は「独立した」コメントをしてくれそうな人としてモンゴメリーを紹介した。学者の中にはずいぶん微妙な境界線を歩いている人がいるようだ。

二〇〇〇年五月にR-フルオキセチンの特許が引き起こした困難が世に知られるようになると、リリーは次の主張をくり返すようになった。「タイチャー論文は一連の逸話の報告であり、因果関係の「可能性」があるという彼のほのめかしは、多くの大規模なプラセボ対照前向きならびに後ろ向き臨床試験によって論破されている。これらの臨床試験ではプロザックの服用に関連して自殺率が増すことは立証されていない」[57]。しかし二〇〇〇年にミラー事件で、ファイザーの専門家として証言録取されたダニエル・ケーシー（一九九一年のFDA聴聞会の司会を務めた人物）は、プロザックが自殺を誘発することがありうるかどうかをテストする目的でデザインされた前向き研究については聞いたことがない、と言った[58]。同じ訴訟事件のもうひとりのファイザー側専門家、ジョン・マンもこれに同意した[59]。ファイザーのロジャー・レーンも、元リリー社員でこのときはスミスクラインにいたデイヴィッド・ホイードンとリリー社のチャールズ・ビーズリーも同意した。すべて一九九九年から二〇〇〇年にかけてのことである[60]。

ボスの中のボス

二〇〇〇年七月ケンブリッジで催された英国精神薬理学会の年次総会で、米国精神薬理学界の大物でアトランタのエモリー大学の精神医学教授、チャールズ・ネメロフがゲスト講演をおこなった。私はこの会合で、健康なボランティアの実験結果をポスター展示のかたちで発表した。私はゲスト講演を聴きに行かなかったが、ネメロフはその講演の中で健康なボランティアを対象にした薬の実験を批判したらしい(61)。聴きにいった人が私にそのことを教えてくれた。それで、ポスターセッションのときに彼が、私が展示をしているコーナーに来るのではないかと思っていたら、やはり来た。

私の記憶によると、ネメロフはいきなり、こんなものを発表するなんて、君の身のためにならないよと言った(62)。どうしてですか？　これは明快な科学的研究だし、ほかの未発表の研究も私たちの知見を裏づけていますよ、と私は言った。だが、彼はこんなことにかかわっていると、キャリアがおしまいだぞ、と警告した。ネメロフは何度も、私に対する訴訟に加わらないかと誘いを受けたそうだ。不吉なサインだ、と彼は言った。

ネメロフは一九九一年のＦＤＡの聴聞会の折に、リリー社のデータベースを調べたという。彼の意見ではそこには変なことは何もないそうだ。たしかに彼はＦＤＡの聴聞会で、リリー社のためにデータを発表していた。私は反論した。自分もリリー社のデータベースを調べたし、ほかの会社のデータベースも調べた、そして私の意見では、そこにはたしかに変なことがある、と。私はＦＤＡに提出された臨床試験結果において、プラセボよりＳＳＲＩのほうが自殺行動が多いことを指摘した。あなたも私も信じているように、ＳＳＲＩは一部の人の自殺傾向を減ずるのだろう。しかしほかの人たちの自殺傾向を誘発しているに違いない。でなければ自殺行動の数の説明がつかない。私はそう言ったが、無視された。

私はハインドマーチの論文のことを頭において、私たちの研究はほかの健康なボランティアの研究と一致していると言った。ネメロフは即座に、その、ほかの研究には用量‐反応関係がからんでいるだろうと言った。これはＳＳＲＩと自殺傾向の発現との間の因果関係を認めたも同然だった。おまけに、もし私が正しく理解しているとすれば、ネメロフの返答の仕方から、彼もおそらくはほかの専門家たちも、そのような研究の存在を知っていることがうかがえた(63)。

ネメロフは言葉を続けて、相手は八〇億ドルもの売り上げを誇る大企業なんだよと言った。彼自身もずっと以前、ファイザーともめたことがあり、そのとき、彼も彼の研究スタッフも、彼とかかわりのあるほかの人々もたいへん生きづらくなったそうだ。

君はＳＳＲＩのような薬のことで面倒を起こしたいのか、と彼は尋ねた。米国のプライマリケア開業医はただ単純に、ＳＳＲＩには問題があるというメッセージだけを受け取って処方するのをやめるぞ。そうしたらもっと多くの人が自殺することになるじゃないか。公衆衛生も経済的痛手をこうむるだろう。君の良心はそれに耐えられるのかね？　いかれた連中が君に話を聞いてもらいに、次々にやって来るだろう。君も私も知っているように、薬のせいではない問題を抱えている連中だ。君はそれに耐えられるのかね？

私は問い返した。処方箋がなくては手にはいらない薬を処方する医者としての私たちの義務はどうなるのですか？　治療をできるだけ効果的かつ安全にするために、ほかの処方医や患者に治療のリスクについて警告する義務があるでしょう？　ネメロフはその問いにくいついてこなかった。彼は言った。君や私のような人間が何をしようと、とるにたらないと人は言うだろう。ああいう巨大な企業は、邪魔立てする者はすべて轢き殺して進んでいく――タバコ会社がそうしたように。彼らは株主に対してだけ責任を負う。利益を最優先して。

しかし、ネメロフは処方医であるだけではなかった。のちに、ネメロフはほかの会合の利害関係ガイドラインに従い、リリー、ファイザー、スミスクライン・ビーチャム、ファルマシア、フォレスト――いずれもＳＳ

RIをつくっている企業だ——の株をたくさんもっていることを明らかにしている。[64] ネメロフと話した数週間後、私は『T.E.N. 神経科学の経済学』という名前の、つやつやした紙の新刊雑誌を見つけた。表紙はネメロフの肖像写真で、「ボスの中のボス　やり手で論争好きなネメロフは、精神医学界最大の実力者?」というキャプションがついていた。[65] 見出しや中味のネメロフ像は、皮肉で書かれたものではなさそうだったし、このようなタイトルや本文が何を意味するか、書き手たちはわかっていないようだった。[66]

小さなグループの人々が大きな影響力をもちうるというのは、アラン・シャッツバーグとネメロフが一九九八年にアメリカン・サイカイアトリック・プレスから出した『精神薬理学教本』において明らかだ。この本のSSRIに関する章を書いたのは、リリー社のゲリー・トレフソンと、マサチューセッツ総合病院のローゼンバウムだ。プロザックと自殺の問題についての証拠としては、ウォーショーとケラーの論文だけが引用されている。[67] この章はのちにモータス訴訟事件で、ファイザーによって利用された。うつ病ではセロトニンレベルが低くなっており、SSRIはセロトニンをふやす機能を促進する、そしてSSRIの選択性は、ほかの抗うつ薬よりも副作用を起こしにくいことを意味しているということを主張する、疑う余地のない事実の陣述の根拠の一部とされたのである。[68]

私たちは新しい世界にはいった。それはハーバード大学医学部の学部長が利害の衝突の問題についての苦悩を世の中にさらけださなければならない世界である（ハーバードは最近まで、外部からの資金援助に一万ドルの上限を設けていた。しかし、そのために人材を他大学に奪われているのではないかと恐れて、この方針の見直しを決めた）。この新世界で、学究は社会に対して、どのような義務、責任を担っているのだろうか？　株主としての義務には、昔日の象牙の塔の学究にはできなかったようなやり方で企業の方針にインプットを与える機会がともなう。株主として、人は大きな善をなすのに必要なコネクションへのアクセスを得る。ブッシュ大統領の父のジョージ・ブッシュ・シニアはかつてリリーの重役だった。それゆえ、重役会のメンバーたちがかなりの影響力をもっていたのは言うまでもない。しかしブッシュであれ誰であれ、適切なことをするには、状況の適正な評価が必要だ。専門家たちが何も問題はないと判断を下せば、ブッシュであれ誰であれ、できることはほとんどない。

プロザック物語は米国の精神薬理学界の大物たちを複雑な相関関係の中に巻き込んだ。株主である彼らは公開討論や学術的討論の場で、主要問題について議論をねじふせるのに絶妙な位置に配置されている。タイチャーによれば、最初に問題を提起しようとしたときに、このような大物の一部がそれを阻止しようとしたそうだ。大物たちがタイチャーに述べた理屈は、私が一九九九年とその後に直面したものと本質的によく似ている。(69) 私の受けた「アドバイス」は私の身の上を心配してくれている言葉とも解釈できるものだったが、それでもそれに従えば、問題を論ずることができなくなるのだ。しかし、そもそも、いったい誰が、リリーの株主に——あるいは私に——プロザック問題が含んでいる世の中にとって重要な事柄を左右する権利を与えたのだろう？

フルジンスキーの証拠物件〔に含まれていた専門家の意見〕は、一部のプレイヤーの役割が、株主としての義務を超えていることを示している。これらの専門家の一部は、同時に監督官庁のアドバイザーである。プロザックと自殺について公開されている情報があって、MCAがその存在を知っていることを考えると、どうしてプロザックが警告文の添付もなく、英国市場にとどまってこられたのか理解しがたい。

FDA聴聞会にどのくらい利害の衝突があったかは、二〇〇〇年九月二五日付の『USAトゥデー』で、第一面の見出しに始まる長い記事の中で詳しく調べられている。(70) この記事によれば、FDAのアドバイザーたちが、彼らが評価するように頼まれている薬や問題に関して、直接的な利害関係をもっているのは、むしろ当たり前のことになっている。利害の衝突についての免責〔利害関係があってもかまわないとする〕の手続きは形式だけのものとなった。この問題に対するFDAの回答は、FDAにとって最良の専門家はしばしば、産業界にとっても最良の専門家である、というものだった。だが、この弁明が常にあてはまるわけではない。産業界とのつながりがもう少し薄い専門家を見つけるのは難しくないはずだ。

プロザックや豊乳手術をめぐって論争が戦わされて以来、ＦＤＡは「諮問委員会委員のプライバシーの侵害を懸念し、利害関係の詳細について公表するのをやめ」た。[71] この懸念は理解しがたい。ここにかかわっているプライバシーの権利とは厳密にいって何なのだろう？　同様の議論がちょうど同じころ、英国でも沸き起こっていた。こちらはＣ群髄膜炎の新しいワクチンをめぐってのことだった。[72]

監督官庁と友人たち

第七章で書いた健康なボランティアの実験のあと、私はＭＣＡに手紙を書き、ゾロフトが深刻な焦燥の引き金になりかねないことを示す三つの論文に彼らの注意を促した。[73] ＭＣＡは一連の疫学的研究によって問題がないことが証明されていると回答した。ではその疫学的研究の名前を教えてくれと迫ると、ＭＣＡは六つの論文の名をあげた――フォーサイス訴訟でシーが名をあげた論文とほぼ同じである。[74] 一つはジック論文。これは実はプロザックが自殺を引き起こすことをほとんど証明していると言っていい論文だ。もう一つはファーヴァとローゼンバウムの論文だが、この論文のデータは多くの再分析で、むしろプロザックが自殺を誘発することを示していると解釈された。三番目はレオン論文、四番目はウォーショーとケラーの論文だが、これらはすでに見たように疫学的研究ではない。五番目は英国の発売後サーベイランス調査で、プライマリケア医の報告を用いて、ＳＳＲＩ薬を相互比較している。[75] ここであげられている自殺率を全人口にあてはめると、英国の自殺率の三倍になる。最後の「論文」はアシュリーとフェスラーが過去にプロザックを処方した二〇六人の患者を回顧したもので、『米国精神医学会誌』の縦欄一本分の手紙にすぎない。[76] この時点で、二つの真正な疫学的な論文が発表されていたのにＭＣＡは書いてこなかった。その一つはＳＳＲＩ服用者の自殺行動の増加を証明し、[77] もう一つはＳＳＲＩ服用者の自殺率の増加を証明するものだった。[78]

上述のような監督官庁の対応は大きな問題をはらんでいる。このＭＣＡの対応の仕方をどう解釈すべきだろうか？　私には数個の可能性しか頭に浮かばない。一つは彼らが無能であるということ。二つ目は忙しすぎるということ。三つ目はこれらの論文が問題のない疫学的研究であるという専門家の言葉を鵜呑みにしたということ。アドバイザーたちが利害関係をもたない世の中であれば、それは当然のことであったろう。第四の可能性は、これらが疫学的研究だという製薬会社からの直接の言葉を鵜呑みにしたということ。これらの解釈に共通する要素は、面倒を起こしたくないということだ。

私がＭＣＡに初めて手紙を書いて、健康なボランティアについての私たちの研究に似た結果を出した論文をもっていないか問い合わせたとき、彼らは回答をしばらく待ってほしいと言った。彼らはＳＳＲＩメーカーに手紙を書き、健康なボランティアに対しておこなった実験の結果の詳細を求めた。四か月後、私は返事をもらった――各社がそれぞれ自社のデータが何を示しているかを評価したものだった。これらの企業の評価報告は、難点や危険についていっさい触れていなかった。ファイザーのものもそうだった――私はファイザーの健康なボランティアに対する試験で有害事象が生じたことを知っていた。ＭＣＡに対して、具体的にハインドマーチ論文の名前をあげて訊くと、ＭＣＡはあとになって、「深刻な有害副作用と多くの脱落者というパターン」[79]を示すこの論文をもっているという返事をよこした。それにしても、ＭＣＡは私からの要請があって初めて、この論文を入手したのだろうか？　彼らの回答から考えるとどうもそうらしい。ちなみにオーストラリアの監督官庁はこの論文をもっていないようだった[80]。その後、ＭＣＡがもっていたのはハインドマーチ論文の四ページの「要約」だけであることが明らかになった。この時期の、企業の健康なボランティアの研究報告は一〇〇ページを優に超えるのがふつうであった。

一九九〇年代前半にプロザックに関して、ＦＤＡ内部ならびにＦＤＡとリリーの間でかわされたＥメールには、マーティン・ブレッチャー、ポール・リーバーなどＦＤＡの職員の名前がたくさん出てくる。ブレッチャーはのちにヤンセン社にはいり、その後アストラゼネカに移った。ポール・リーバーは一九九八年にFDAを離れ、自分でコンサルティング会社をつくった。彼の最初の顧客――しばらくの間は唯一の顧客だった――はファイザーだった。

FDAの職員の企業への転職に、懸念を抱く人もあるだろう。英国では人の流れは逆である。米国もいまでは英国にならっているようである。私がMCAに手紙を書いたとき、宛て先はキース・ジョーンズだった。もとメルクにいた人だ。スミスクラインのインターナショナルセーフティー部門の長だったイアン・ハドソンは二〇〇一年の前半、MCAの認可部門の責任者になった。その数週間前にはハドソンはまだスミスクラインにいて、トウビン訴訟事件のための証言録取を受けていたのである。トウビン事件は本書で扱っている問題が集約されている事件である。

トウビン対スミスクライン訴訟事件

一九九八年二月、ワイオミング州ジレットに住む六〇歳のドナルド・シェルは、自分の中に閉じこもりがちになり、妻のリタに眠れないとこぼした。シェルが神経の不調に悩んだのは一九八〇年代の半ばで、それ以降、仕事のストレスや死別などをめぐって、五回ほどつらい時期があった。ドンとリタは知人たちの目には仲のいい夫婦に見えた。彼らは結婚して三七年になり、マイケルとデボラのふたりの子どもがいた。娘のデボラは一九九二年にティム・トウビンと結婚し、一九九七年にシェル夫妻にとって初孫にあたるアリサを産んだ。一九九八年二月、デボラは九か月のアリサをつれて、モンタナ州のビリングズから数日の予定で両親のところに泊まりに来ていた。

シェルが神経を落ち着かせる方法は、仕事を休むことだった。ほかの者に自分の代わりをさせることが容易にできる立場だった。ドンは妻とともに散歩をし、食生活に気をつけ、友人と雑談をした。ティムがいるときには彼ともおしゃべりを楽しんだ。一九九〇年の不調のときにスハニーという医師にかかってよくなったので、一、二週間を超えて神経の調子の悪いときにはスハニー医師の診察を受けることにしていた。スハニーは最初はシェルにプロザックを投与したが、インデラル〔プロプラノロールの商品名〕、アティヴァン〔ロラゼパムの商品名〕、デジレル〔トラゾドンの商品名〕など数種の「解毒剤」を併用したにもかかわらず、緊張、不安、神経過敏が見られたので、プロザックをやめて三環系抗うつ薬のイミプラミンを処方した。シェルはイミプラミンにはすみやかに好反応を示した(81)。スハニーは知らなかったが、シェルはプロザック服用中、幻覚さえあったようだ。一九九〇年にシェルがイミプラミンに好反応を示したので、一九九〇年代にさらに二回あった不調の際にも、三環系抗うつ薬を処方され、いずれもすみやかに効いた。

一九九八年二月、シェルが不眠に悩みはじめたとき、夫妻はプライマリケア医のペイテル医師を訪れた。ペイテルは徹底的な検査をした。それに含まれた評価尺度の結果は、シェルのおもな悩みが不眠であること、彼が将来に希望をもち、自分自身をよく思っていることを示していた。ペイテルは不安状態という診断を下し、シェルがかつてプロザックによくない反応を示したことを知らないで、パキシルを処方した。予防的な働きをする解毒剤は処方しなかった。四八時間後、ドナルド・シェルは二丁の銃からの三発の銃弾を、まずリタの頭に、それからデボラとアリサの頭にうちこみ、そのあと自分も銃で自殺した。

一年以上、精神的混乱に苦しんだ末、ティム・トウビンはアンディ・ヴィッカリーを探し当て、不当な死についてスミスクラインを相手に訴訟を起こした。同社は当時、世界最大の製薬企業、グラクソ・スミスクラインになっていく過程にあった。私がこの訴訟にかかわることになったのは、勤め先をトロントに変えることに同意したころだった。

トロント・スキャンダル[82]

二〇〇〇年十一月の末、私はトロント大学の精神医学部門に頼まれて、七五周年を祝う会で講演をおこなった。会のテーマは「後ろをふりかえり、前を見よう」だった。ネメロフもその会で講演をした。

私はその一年前、トロント大学から嗜癖・精神衛生センター[83]（CAMH）の気分・感情障害プログラムの精神医学教授に任命され、ヴィザの発給を待っているところだった。トロントでの式典の翌週にはニューヨーク州のコーネル大学医学部で精神医学の歴史について、ゲストとして講演とセミナーをおこなうことになっていた。私はこの二か所で同じ話をするつもりでいて、二つの講演の間にニューヨークのファイザー社に、ゾロフトに関する書類を見にいく手配をしていた。

トロントでの会の前の週、私は自分が運営することになるプログラムのポジションに応募してきた心理学者を面接し、新しいオフィスのインテリアを考え、CAMHの所長であるデイヴィッド・ゴールドブルームを相手に、英国からカナダへの移転についての細かい打ち合わせをした。私の給料の一部はゴールドブルームが動かしている予算から来ることになっていた。私は自分がかかわっているSSRI訴訟の話をしたが、彼はまったく関心がないようだった。七五周年記念の式典の当日、精神医学部門の一部はリリー社と「新しい研究成果」について話し合うためにインディアナポリスのリリー本社に行っていた。リリー社はトロント大学の精神医学部門の研究に資金を提供していた。

私がトロント大学とコーネル大学でおこなった講演はもともと、アストラゼネカの会合のために用意したもので、内容はハーバード大学出版局から出ることになっていた『精神薬理学の創造』[84]〔仮訳題〕の概略だった。私は精神薬理学五〇年にわたる歴史をたどった——主要な薬、臨床試験の発達、増大していく利害関係。本書の中心的な主張――ＳＳＲＩは自殺傾向を引き起こすことがあること、そして問題が起きて以来、その重要性をはかり、これらの薬が投げかけるリスクを最小限にする方法を探るためのリサーチがまったくおこなわれてこなかったこと――にも触れた[85]。数週間後、トロント大学から受けとった参加者アンケートでは、私の講演は内容的に最高の評価を受けていた。数日後、ニューヨークで同じ講演をしたときには、コーネル大学の精神医学部門の長で『総合精神医学アーカイヴズ』の編集責任者のジャック・バーキャスが、精神医学の歴史についてあなたがした仕事は人々の記憶に残るだろうと言ってくれた。

講演後の食事会で、コーネルの学部長、ボブ・ミッチェルズが、私の顔を見るなり、トロントで何があったんだと尋ねた。私は驚いて、あなたがいま聴いたのと同じ講演をしただけだと言った。私はミッチェルズやほかの人たちに、七月にネメロフに会ったことや、トロントでの講演のあとゴールドブルームが、ＳＳＲＩが自殺傾向を誘発することがあるというあなたの考えや、リリーがそのことを知っていたはずだというあなたの憶測（ゴールドブルームはそういう表現を使った）には反対だと言ったことを、かいつまんで話した。ネメロフの弁護士ニーナ・ガサックによれば、ネメロフはトロント大学のある人々と「ヒーリー（呼び捨て）について話をし、決断が下されたという印象をもった」という[86]。このあとの手紙で、ゴールドブルームは、自分に話をしにきたのはネメロフだけではないと言った。彼はそれらの人々が、それぞれ自分の考えで話をしにきたのだと信じていた。ほんとうだろうか？　彼らはみな、何らかのかたちでネメロフに出会っていたのではないか？[87]

ミッチェルズは、私は解雇されたのだと教えてくれた。次の日ニューヨークからうちに戻ると、ゴールドブルームからＥメールが来ていた。

率直に申し上げて、私たちは、あなたには、ＣＡＭＨの気分・不安障害の学術プログラムのリーダーという役割は合っていないと考えます。あなたは現代精神医学史の研究者として高く評価されていますが、あなたのアプローチは、私たちの目指す学術的・臨床的な知識の蓄積という目標にふさわしくないと思います。この見方は、最近、CAMHでおこなわれた学術的な講演の場でのあなたのお話しぶりによって、いっそう固まりました。

どうしてこんなことが起こったのかわけがわからなかった。トロント大学はナンシー・オリヴィエリという研究者の件で陥った窮地から、まだ抜け出していなかった。ナンシー・オリヴィエリは臨床試験の有害事象データを公表したために解雇されたのだった(88)。国際的な抗議の声によって彼女は復職し、新しい学部長は大学というものの中心的価値観を維持することを誓った(89)。またオリヴィエリのような騒ぎが起こることは、トロント大学にとっては痛手だろう。リリー、ファイザー、スミスクラインには、いっそう大きな痛手になるかもしれない。この種の話は陪審にとってわかりすぎるほど、よくわかる話だからだ。

トロントで講演をした翌日、私がファイザーの健康なボランティアの研究結果を探すために同社の文書保管所へはいっていったころ、ネメロフはアメリカ自殺予防財団の評議会で、ニューヨークの精神科医たちを前に「ヒーリーとその意見」についての長い話を終えていた。私の情報源によると、金曜日と私がコーネルで講演をした火曜日との間のいつかに、米国精神薬理学界の重要人物がコーネル大学の重要人物に電話して「ヒーリーは躁うつ病で凶暴な、インチキ科学の売人だ」と言い、ヒーリーの講演はキャンセルしたほうがいいとほのめかしたらしい。

私は以上のことのほとんどを、ゴールドブルームのEメールを受け取ってからの数日間に研究者仲間からの電話を通して知った。CAMHや大学の人たちと話をしても、何ら建設的な回答が得られなかったので、私はCAMHと大学に手紙を書き、状況はあなた方が思っている以上に複雑かもしれないと述べた。私が以前、同じ分野について書いた論文が『ヘイスティング・センター・リポート』に掲載されたあとで、リリー社が同研究所への資金援助をひっこめたという事実があるので、マスコミはおそらく、トロント大学が精神医学部門へのリリー社からの援助が断ち切られるのを恐れたと解釈するだろう(90)。たとえ意図的ではなくても大学が、訴訟事件の証人をおびやかすのに加担していいものだろうか。

企業は都合の悪い証人をどのように扱うだろうか？　マーティン・タイチャーはプロザック論争から撤退する前に、ある訴訟事件に登場した。グリアー訴訟である(91)。リリー側弁護士ニーナ・ガサックは、彼から証言録取書をとるにあたり、彼の六人の患者のことを詳しく尋ねた。

タイチャーは二人目の患者をローゼンバウムのもとに送っていた。ほかの医師の意見を聞きたかったのだ。ローゼンバウムによると、その男性患者は「プロザックを飲んでいたとき、その前や後と比べて、自殺したい気持ちが強くなったとは思いません。タイチャー先生はえらく気にしているようですが」と言ったという。タイチャーはその言葉の含みに驚き、ローゼンバウムの手紙を受けとったあと、もう一度患者を診察した。患者は自分のカルテを見せられて、プロザックを飲んでいたとき、どんなにひどい気分だったかを思い出したようだった。タイチャーのカルテには患者の母親からの電話の詳細も含まれていた。その電話はプロザックを飲んでいたときに彼がどれほどひどい状態だったかを裏づけるものだった。

タイチャーへの別の手紙の中でローゼンバウムは、患者は必ずしも過去のことを正確に語るわけではないと「わかった」と書いている。ローゼンバウムが患者から聞いたかぎりでは、その患者はもう一度プロザックを投与されたが、自殺したくはならなかったということだった。タイチャーのカルテはそれとは異なる展開を示している。自分の自殺傾向をプロザックの服用と結びつけない患者に対して、タイチャーは一年後、もう一度プロザックを試してみた。はたして彼はまた自殺傾向を示した。プロザックがこの患者に自殺傾向を誘発するという見方が、再投与によってさらに強まったか、そうでなかったらタイチャーが患者の嘘にふりまわされているかのどちらかだということになる。プロザックを飲んで自殺したくなったことを思い出せないというのは、トニー・Lの場合と同じだと私は思った。あたかもプロザックが出産と同じように状況に依存する変化をもたらし、そのためにそれがどんなだったか、本人は覚えていないかのようだ。それにしてもガサックはどのようにして、ふたりの医師の間の患者に関するやりとりを入手したのだろう?

証言録取の二日目、タイチャーとガサックは第二の患者から第六の患者まで話を進めた。タイチャーは彼の弁護士から、六番目の患者については活字になっていることだけを話すようにと指示されたという。しかしガサックは、その患者が提出した(と彼女が言う)医療過誤訴訟のことを尋ねた。彼女はマサチューセッツ州医師免許登録局への彼の登録に関する係争中の訴訟問題についても質問した。

ガサックは尋ねた。「あなたが同時に多種の薬を彼女に処方したのは不注意だったと彼女が言ったことに同意しますか?」「彼女は証言録取書であなたが数回彼女と性的な関係をもったと主張しましたね?」「このように言うのは正確ですか? あなたがこの患者を、注意を引くためならどんなつくりごとでもするひどいヒステリー症だと言い、現実検証について——あらゆる分野で現実とファンタジーを区別することについて、深刻な問題を抱えていると言ったというのは?」「彼女はいつもあなたの自宅に電話してきたがったとおっしゃいましたね? あなたが彼女を治療している間、ずっとでしたか?」「彼女は夜がとてもつらかったのですよね。『とても寂しく、とても怖くて、夫が寝てしまうと自殺したくなって困った』と言っていますね」

「これは事実ですか? 医療過誤訴訟の過程で、六番の患者は一九八四年の秋からあなたは彼女と性関係をもっていたと……バトルグリーンホテルで性関係をもったと言っていますが。あなたは証言において、次のことを否定されましたね? 患者六番に対して不適切な接触やキスをしたこと。彼女が三、四回、あなたの自宅であなたと性関係をもったこと。あなたが何度となくあなた「ママ」とオーラルセックスやセックスやアナルセックスをしたこと。あなたが何度となくあなたのオフィスで彼女と性関係をもったこと。あなたが彼女に贈り物を与えたこと……つくりものの植物、扇子、イヤリング、「マーティーより愛をこめて」と書いた誕生日カード、あなたのギター演奏を録音したカセットテープ。以上は事実ですか？」

これは尋問の二日目の遅い時間だった。法廷速記者さえいらだって、代名詞を間違えている。グリアー側の弁護士アンディ・グリーンウォルドが「その質問に異議あり」と言いつづけるなかで、タイチャーはいっさい、問いに答えなかった。グリーンウォルドは「どうして私は「異議あり」と言いつづけなくてはならないんでしょうね。ずうっと「異議あり」なのだから一回ですましたいんですが」と言った。

この種の症例の生々しい詳細を読めば、ほとんどの臨床医は、たとえコンテクストを知らずとも、タイチャーがしたと非難されていることが事実ではない可能性が高いと判断するだろう。一九九〇年の論文では、この女性は境界性人格障害であると書かれている。そしてこのような患者には医師と患者の関係における問題がつきものだった。タイチャーが困ったのは、何一つ事実ではなくとも、グリアー裁判で証人台に立ったときに陪審の信頼を得ることができないということだった。実際、マサチューセッツ医師免許登録局は医療過誤はなかったという判断を下していたのだけれども。(92)

この証言録取の数週間前、タイチャーは新しいニュースを知った。タイチャーは離婚しており、元妻の近くに住んで育児を手伝っていたが、その妻が引っ越したのだ——インディアナポリスのリリー社の腫瘍学のポジションにつくために。

私がトウビン訴訟の反対尋問で、のっかけら「ヒーリーさん、あなたがトロント大学をくびになったというのは事実ですか？」という質問を浴びせられる可能性は高かった。ジャーナリストたちはすでに、トロント大学やＣＡＭＨやニーナ・ガサックについて訊きはじめていた。トロント大学からもＣＡＭＨからも皆無といっていいほど反応がなかったので、私としては三月末のトウビン訴訟の証言録取で、先制的にこの問題を持ち出し、それからこの問題についてのマスコミの質問に答える以外にやりようがなかった。数週間後、スミスクラインからの申請に応えて、ウィリアム・ビーマン判事が緘口令を出し、弁護士たちがマスコミに話すことも、法的手続きの中で私の雇用状態の問題をとりあげることもできなくなった。

大詰め

トウビン訴訟の審理はワイオミング州のシャイアンで二〇〇一年五月二一日から六月六日までおこなわれた。公判が始まる直前にオーストラリアのニューサウスウェールズ州で、ある最高裁判事が、ゾロフトに対する有害反応を過去に示したことがあり、ゾロフトを服用しはじめた翌日に妻を殺し、自殺したデイヴィッド・ホーキンズという七三歳の男がもしゾロフトを飲んでいなかったら、その行為をおこなわなかっただろうという判断を示した。しかし、これはトウビン訴訟の要素として組み込むには遅すぎた。

五人の女性と三人の男性からなる陪審はまず、原告側弁護士のヴィッカリーとフィッツジェラルドから原告の言い分を聞いた。トウビン家とシェル家の遺族が証言をした。それから、元ロシュ製薬の安全責任者のドン・マークス、ハーバード大学のテリー・モルツバーガー、そして私が専門家としての見解を述べた。そして陪審はペイテル医師が、もし自分が警告を受けていたら、もう少し気をつけていただろうと語るのを聞いた。

スミスクラインは一連の専門家たちをくりだした。コロンビア大学のジョン・マン、サンアントニオ大学のアラン・フレーザー、ハーバード大学のフィリップ・ウォン、コーネル大学のケネス・ターディフ、そして同社のデイヴィッド・ホイードン、イアン・ハドソンらである。

たくさんの主張を柱に弁護が展開された。一つはドナルド・シェルは慢性のうつ病で、理想的に言えば、最初に抑うつ状態になったときから、ずっと抗うつ薬を飲みつづけるべきだった、という主張だ。この主張の根拠の一つはモンゴメリーの研究である。この研究では、パキシルに好反応を示した患者を数か月後、パキシルまたはプラセボに無作為割り付けした。プラセボに割り付けられた患者は状態が悪くなり、その結果、モンゴメリーとスミスクライン社はパキシルはうつ病を治療するだけでなく再発を予防すると主張するに至った(93)。この研究を根拠として、FDAとMCAはスミスクラインにそのような主張をすることを許した。しかし健康なボランティアでのスミスクラインの研究で八五パーセントの身体的依存性が報告されていることを考えると、これは実にとんでもない主張だ。

第二の主張はモンゴメリーとロペス＝イボールが別べつにスミスクラインの臨床試験のデータベースを分析し、いずれも、パキシルが自殺を誘発しないことを証明した、というものだった。原告側は知らなかったが、これらの分析の数字には非常に問題があり、公判が終わってからそのことが明らかになった。

第三の主張は、ある報告――スミスクライン社に寄せられたパキシル服用者の自殺または殺人についての報告をまとめたチェン報告と呼ばれるもの――によると、その率は人口全体における率と大差ない、という主張だ(94)。しかし、この弁護は、そういった事例がスミスクライン社に報告されるのはせいぜい、十例に一例ぐらい、悪くすると一〇〇例に一例ぐらいかもしれないということを考慮していない。報告された例が人口全体における率と大差ないということは、自殺や他殺が疫病のように蔓延していると考えてよい。

スミスクラインの書類を見ると、研究者や社員が、アカシジアや幻覚も含めて臨床試験で出てきた反応を、明確にパキシルによって引き起こされたものとして分類しているのに、同社は個々の症例で因果関係を確立するのは不可能だと主張していた――因果関係の確立は無作為化対照試験によってのみ可能だというのだ。

この戦略がはっきりと表に現れたのは、公判全体の中で最もおそろしい瞬間――イアン・ハドソンとヴィッカリーのやりとりにおいてであった。ハドソンはスミスクライン社が個々の自殺例について、それが薬のせいなのかどうかを判断するのは不可能であると、ヴィッカリーに対して何度もくり返した。そのあと次のようなやりとりがあった。

問い　わかりました。あなたのご意見はこうですね。スミスクライン・ビーチャムにとって、パキシルがある個人の自殺行動あるいは殺人行動に関与したかどうか判断するのは不可能である。そう証言なさるのですね？

答え　もちろん、私たちはあらゆる情報を集めるでしょう。しかし個々のケースで、パロキセチンがある出来事を引き起こしたかどうか判断するのは不可能でしょう。

問い　わかりました。では——ちょっと待ってください。証拠物件二番の「攻撃性研究（チェン報告）」を見てください。おや、ページがわからなくなった。ちょっと待ってくださいね。ええと、六三ページあるうちの二一ページを見てください。見ていただいていますか？

答え　はい。

問い　では、そのページのいちばん下にある五番目の報告の患者の行動がパキシルによって引き起こされたかどうか判断するのは不可能だということですね？

答え　個々のケースで、ある薬がある出来事を引き起こしたかどうかを判断するのは不可能でしょう。

問い　わかりました。そこに書かれている患者が私の依頼人の亡くなった身内であるかどうか、おわかりになりますか？　それはドナルド・シェルですか？

答え　ええ、そうだと思います。

問い　あなたは宣誓をしておっしゃっていますね、スミスクライン・ビーチャムにとって、シェル氏が妻と娘と孫娘を殺し自殺した原因がパキシルなのか、そうでないのかは単純に言って判断不可能だ、と。そうですね？

答え　個々のケースで——個々の報告から——因果関係を引きだすのは不可能です。とりわけこのような複雑な問題では。ですから何か起きたときには、私たちは入手可能なすべてのデータを見直し、判断を下します。入手できるすべてのデータにもとづいて、問題があるのかないのかを決めます。

問い　なるほど。パキシルが世界のどこかで誰かが殺人行為あるいは自殺行動を起こす原因となったということがありうると思いますか？

答え　そのようなことを示唆する証拠はまったく見たことがありません。(95)

ハドソンはここで巨大なブラックホールのふたをあけてしまっている。医師その他どんなに多くの人がスミスクラインに、パキシルと関係があると思う自殺や殺人を報告しようとも、スミスクラインは因果関係についての証拠をいっさい、否定するだろう。無作為化対照試験による証拠がないからである。同社がそのような試験に着手したこともなければ、そうしようと計画したこともないという事実は、キリストの処刑を前にして手を洗うような責任逃れのにおいがする〔ローマのユダヤ総督ピラトは、群集の前で儀式として手を洗い、「この人の血について、私には責任がない」と言った（マタイ伝）〕。このときまでに、企業は多くの社内評価で、その薬がその問題を起こしたのではないという臨床試験研究者の意見をくつがえし、それらの反応を薬によって引き起こされたものとして分類してきたが、この新しい弁護によれば、そのような評価も有効ではないのだ。

陪審はハドソンの見解に納得しなかった。六月六日、二週間半の審理のあとの三時間足らずの陪審評議を経て、陪審はスミスクライン有罪の評決を下し、ワイオミングでの過去最高の賠償額の四倍にあたる損害賠償を裁定した——向精神薬の精神医学的副作用について製薬会社を有罪とした初めての評決だった。

トロントの学界に自由はあるか？

トウビン裁判の評決はトロントには何のインパクトも与えなかったようだった。トロント大学からもＣＡＭ

Hからも、問題を見直そうという動きはなかった。

この時点で大学とCAMHがとっていた立場は、学問の自由を考えるうえで、臨床領域には独自の特別な問題があるというものだった。患者は無防備で、他人が言うことに影響されやすいので、ここでは通常のルールは通用しないという意味だ。私のような者に、SSRIを貶す発言を許すことは、満員の劇場で馬鹿者に「火事だ！」と叫ぶことを許すようなものだというのだ。

臨床領域で特別な注意が必要なことは、古くから認識されていた。だからこそ規制がなされてきたのだ――やぶ医者が無防備な患者に価値のない治療薬を売りつけるのを制限するために。しかし、薬の危険性についてはっきりとものを言うことができるからこそ、処方箋薬の制度ができたのではないか。知られている危険について沈黙を守ることは事実上、法の精神にそむくことだ。

このときすでに、カナダ大学教員連合（CAUT）が私のために大学その他の機関に働きかけてくれていたが、彼らも私同様、何の回答も得られなかった。九月、精神医学分野の錚々たる研究者二九名――その中には二名のノーベル賞受賞者や、米国精神医学会、米国神経精神薬理学会ほか世界中のさまざまな精神医学・精神薬理学関係機関の長の経験者が多数含まれていた――の連名で、「ヒーリー事件」における学問の自由の侵害に抗議する手紙がロバート・バーゲノウ学長に送られた。ヨーロッパからも、南北アメリカからも、日本、中国、オーストラリアからも抗議が寄せられた。

バーゲノウの回答は、これらの署名者たちは事情を十分に知っているわけではないとほのめかしていた。二週間後、CAUTの支持のもと、私は大学を訴えた――まず第一に学問の自由の侵害について、そして契約違反と名誉毀損について。(96) それがこの問題の本質をあばきだす唯一の方法だと思われた。

第九章　訴訟社会の医事紛争

サリドマイドの悲劇は皆の心の深いところに焼きついている。薬が、それが治療するはずの病気よりもはるかにひどいものをもたらす場合があるというのは衝撃だった。大きな幸いをもたらすべく、第二次世界大戦後に開発された新しい薬の力が、同時に新たなリスクをもたらしたことが認識されはじめたのは一九五二年ごろで、この年、薬の副作用についての最初の本が出版された(1)。しかし、薬が引き起こす損傷が広く一般に知られたのは、炎が野を焼いて進むように、サリドマイド禍が監督官庁、政治家、学者に痛手を与えながら法廷に至ったときだった。

おそらく、昔からある病気を癒す新しい力が、一般の人や医師の、薬に対する自然な警戒心にストップをかけたのだろう。もしも治療医が薬のハザードについて非常に用心深かったら、患者にリスクを冒して薬を飲むよう説得する仕事は困難になる。もし病院や大学が、臨床医が新しい薬のハザードについて公言することを阻むとしたら問題はいっそう複雑化する。

精神医学治療の歴史をたどれば明らかだが、このような治療と組織の力学のせいで、いかなる種類の治療者にとっても、自分のやっていることに潜むリスクが見えにくくなっている。精神分析医は、患者がよくならないのは、根底にある神経症のせいだと考えた。精神科医は、抗精神病薬に誘発された遅発性ジスキネジアの、容貌を損なう慢性的なしかめ面を、患者の統合失調症のせいにした(2)。そしていまでも誰もが、ベンゾジアゼピンやSSRIの引き起こす依存を、患者の人格や患者の病気のせいにする。リリー社と多くの臨床医は、プロザックに誘発された自殺傾向について、プロザックをではなくうつ病を責めたてた。この歴史が示唆しているのは、治療をもたらす人たちが、その治療の危険性を明るみに出すという点で最適の人たちではないということだ。しかし、サリドマイド禍の余波の中で、同じような悲劇がまた起こるのを防ぐために政府が目を向けたのは、治療をもたらすことを任されている人々だった。

一九五六年にグリュネンタール化学によって合成された(3)サリドマイドは、のちにプロザック、ゾロフト、パキシルも登場する大河ドラマの第一話となった。サリドマイドはヨーロッパやオーストラリアで睡眠薬として、コンテルガンあるいはディスタヴァルの商品名で売られた。カナダではケヴァドンあるいはタリモルという商品名で売られた。サリドマイドの広告では、幼児がバスルームのキャビネットに手を伸ばしているようすが描かれた。伝えたいメッセージは、もしそこにバルビツール酸系薬物ではなくサリドマイドがはいっていたら、万一誤って大量に飲んでも害はない、というものだった。サリドマイドは急速に売れ行きを伸ばした。

災いの兆しは一九六一年に現れた。ウィリアム・マクブライドというオーストラリアの産婦人科医が、さまざまな重い先天的欠損症にサリドマイドが関係しているのではないかという疑念を報告した。(4)一九六一年十一月二六日、ドイツの新聞『ヴェルト・アム・ソンタグ』は「錠剤が奇形を誘発」という見出しでシーグフリート・レンツの疑念を報道した。グリュネンタール社はその記事をいたずらに不安をあおるものだと決めつけた。同社はのちにドイツの市場からサリドマイドを引き上げるが、そのときも「新聞報道が科学的議論の土台をむしばんだ」と主張した。(5)

米国ではFDAの認可制度の煩雑さがサリドマイドの進出をくいとめた。ヨーロッパで薬害が発覚したとき、サリドマイドはアメリカではまだ認可されておらず、市場に出ていなかった。この劇的な展開のあと、ほどなくエステス・キーフォーヴァー上院議員は、新興製薬産業の実態を調べる議会の聴聞会を閉会した。この聴聞会は五〇年代に何年も続けられ、広告、価格設定、処方箋薬のステータスなどの問題を調べてきたが、あまりに論争が沸騰しすぎて成果があがらず、息も絶え絶えになっていた。(6) しかし、サリドマイド禍がキーフォーヴァーの聴聞会をふたたび活気づけ、一九六二年の食品医薬品法の修正法案の採択へとつながった。この法案は一九六二年十月十日に上下両院を全会一致で通過した——たった一日でそんなことが起こったのは、宣戦布告以外では例がないだろう。何かしなくてはならないという雰囲気だったのだ。

問題は新薬の発売前ならびに発売後の試験にあった。しかし一九六二年の修正法で成立した新しい規則は、安全基準を改善するという点では何の役にも立たなかった。そのかわりに、新しい薬は処方箋薬としてしか売れないという制限が継続された——サリドマイドが処方箋なしで入手できない国でも、処方箋なしの売薬として手に入る国でも、どちらでも悲劇は起こったのに。処方箋薬制度を続けることによりＦＤＡは、治療薬のハザードについて大衆に警告する責任を、治療者に——歴史が示唆するところ、それらの危険性を察知することもそれについておおっぴらに語ることもできない人たちに委ねた。

新しい規則は製薬会社に、ライフスタイルや、たとえば口臭のような些細な不都合に対処する薬ではなく、病気のための薬をつくるように促した。新薬は本質的に危険であるから、治療しないで放置することのリスクが治療のリスクをはっきりと上まわるのでなければならないというのが、政府の認識だった。病気のための薬のマーケティングに専念させられることで、企業が病気をマーケティングし、私たちがある意味で、かつてなかったほど病的になるかもしれないという可能性はほとんど、感知されていなかった。

薬物療法を病的な状態に制限することが強調されたのには、隠された意味があった。一九六二年には、代表的な病気といえば細菌感染だった。新しい規則を支えていたのは、新しい治療薬の最善のものは、患者の置かれた社会心理学的状況や患者の体質・体型のタイプとは関係なく、抗生剤のように作用して、迅速に効果的に、病気のプロセスを正すはずだという考えだった。臨床医が抗生剤を処方するとき、医師の患者に対する扱いのよしあしは関係がない。患者の性別や社会的・民族的立場も考慮する必要がない。そんなこととは関係なく、治療は進められる。FDAの規則はまさにこの種の病気、この種の治療を狙ったものだった。うつ病のアミン仮説が勝利を収めて「神経の不調」を、このように観察でき治療できる病気へと変えた。そしてうつ病について語るときには、うつ病治療が細菌感染の治療同様、価値判断とは無関係であると強調されるようになった。実際はそうではないのに。

一九六二年以後の規制システムは、一〇〇回のうち九八回は効き、おそらく一人か二人の患者が特異反応を示すような薬を歓迎することを目指していた。このシステムは、一〇人のうち三、四人がその薬のせいで悪くなるかもしれず、一〇人のうち一人は命にかかわるほど悪化するかもしれないような薬を歓迎するものではなかった。このシステムはまた、患者と主治医の関係の質によって効き目が変わるような薬を歓迎するものでもなかった。

最後に、一九六二年修正法は、薬が効くことを証明する手段としての無作為化対照試験（RCT）の利用を認めた。医学界はこの一片の「科学」が規制プロセスに組み込まれたことを喜んだ。(7) しかし、RCTはトロイの木馬、現代医学が自ら掘った墓穴だったということになるかもしれない。RCTを実施するには非常に金がかかる。RCTの利用は製薬産業に大がかりな開発研究を強いる。その結果、新しい市場に座を占めることができるのは莫大な開発予算をもつ企業だけになる。研究開発コストの増大により、そのような試験の実施は、複数の大学の部門が協力し合っても手が届かないものになった。一九七〇年代に、独立した研究への国からの援助が干上がってからはなおさらだった。結果として「科学」は製薬産業の手にわたった。(8)

一九八〇年代後半以降、臨床医ならびに政策立案者は「エビデンス（科学的根拠）にもとづく医療（evidence-based medicine 略してEBM）」というスローガンを掲げ、臨床試験が科学的に施行されていることを信じ、効果的な治療薬が開発されて長い目で見れば安くつくだろうと期待している。しかし、プロザック物語が示すように、そうすることで臨床医は「エビデンスに歪められた（evidence-biased）医療」に向かっており、財力というラクダに科学という針の穴を通らせる努力が、とんでもない逆効果をもたらしていると信ずる理由が十二分にある。(9) 私たちはいま、これらの展開がもたらした医学的・法学的な、そして学問的な結果とともに生きている。だが、これらの結果とその大元の原因を結びつけて考える人はほとんどいない。

サリドマイド訴訟とプロザック訴訟

現在の学術的・法律的問題点はおもに、どのような場合に（そのような場合があるとして）薬が傷害を引き起こすと言えるのか、という問題だ。因果関係を証明する一般的なルールをつくりあげたのはローベルト・コッホである。彼は一八八〇年代のドイツで、どういう場合に細菌が感染を引き起こすと言えるか、そのルールを考えたのだ。(10)

コッホとそのチームは世界で初めて細菌を分離し、染色によって顕微鏡の下で目に見えるものにした。細菌が感染病を起こすことは、パスツールがすでに主張していたが、誰も信じなかった。当時のエスタブリッシュメントである衛生学者たちは、病気は蒸気と遺伝によって伝わると考えていた。その結果、同じ家系に多発することの知られていた結核の場合、家族や友人が患者と同じベッドに寝てもかまわないと思っていた――むしろ体のぬくもりが伝わるので、患者にとってよいと考えられていた。(11) 結核菌が結核を引き起こし、コレラ菌がコレラを引き起こすとコッホらが主張したとき、衛生学者たちはコッホに、それを証明せよと迫った。コッホが顕微鏡で、さまざまな種類の細菌が存在するらしいようすを見せても、批判者側は、それらは一見違う細菌に見えるが、さまざまな成長段階にある同じ細菌かもしれないと反論した。(12)

コッホはいくつかの原理が、薬物または細菌のような原因と結果との関係を指し示しうると主張した。第一に、原因を与えると結果が生じる。第二に、原因をとりさると結果がなくなる。第三に、原因への曝露が大であるほど（薬の場合、服用量が多いほど）、結果が大になることが多い。第四に、薬物または細菌に対する解毒剤によって結果がくつがえされる。第五に、原因が結果につながることが頻繁でないにしても、原因がないときには結果が生じない。たとえばジフテリア、コレラ、結核と比べると、HIVは曝露のあとすぐにはっきりした感染につながることがずっと少ない。しかし、これらの病気はどれも、細菌あるいはウィルスの存在なしには起こらない。

もっともコレラの場合でさえ、曝露が病気につながらない場合もある。コッホを最も手厳しく批判したマックス・フォン・ペッテンコッファーは、コッホの説が誤りであることを証明しようとして、自らコレラ菌がいっぱいはいったビールを飲んだ。運がよかったのか、軽い下痢を起こしただけですんだ。彼は得意満面で、病気が個人の体質やその人の住む環境の土壌や気候などの要因にも左右されることがこれで証明されたと言った。フォン・ペッテンコッファーは実験では死ななかったが、論争に勝ったのはコッホのほうだった。フォン・ペッテンコッファーはこの敗北を苦に病んで、のちに自殺した——象牙の塔の中での論争物事がいかに熱を帯びうるかを示す一例である(13)。

薬のもたらす結果はたいていの場合、細菌のそれよりも顕著であるが、そうでない薬もある。たとえば抗うつ薬が、うつ病の患者を回復させることを証明するのは難しい。喫煙が肺ガンや心臓病につながることを証明するのは、それよりもさらにずっと難しい。薬のもたらす結果が小さく、薬の摂取と効果の間の時間があいているほど、それがたしかにその薬の結果であるか確かめるのに多くの人を調べる必要がある。薬はときには非常に奇妙に見える作用をし、しかも同じことが薬とは関係なく起こる場合もあるからだ。サリドマイドが起こす四肢の欠損は自然にも発生するが、頻度はずっとまれである。

ここで、疫学とRCTが構図の中にはいってくる。コッホ以前にも衛生学者たちが、どのような人に感染のリスクが高いか調べるために、人の集団を調査した。初期の疫学調査はロンドンのような都市の全人口を対象とするか、人口の一部をサンプルとした。後者の場合には、抽出したサンプルが全人口を代表していることを証明しなくてはならなかった。市内のどの場所の、そしてどの階級の住民が感染しやすいかを示した当時の疫学的地図は、細菌の分布とみごとに一致することがのちに証明され、コッホの主張を裏づけた。

コッホの細菌説が受けいれられると、疫学はおおざっぱすぎるように思われた。疫学調査に代わって研究室での実験が、法廷で証拠として認められるようになった。疫学は関係をうちたてるが、何がその関係をもたらしたのかを証明することができない。対照的に、研究室での細菌培養実験は普遍的なやり方で因果関係についての、より確かな証拠を提供した。たとえば、無作為化対照試験の父であるロナルド・フィッシャーは喫煙と肺ガンの間の疫学的関係は、何一つ立証しないと主張した――喫煙にもガンにも弱い、ある種の個性があるのかもしれないというのだ。

薬の結果が顕著でない場合、古典的な疫学的方法で治療効果を証明するのは非常に手間がかかる。抗うつ薬の場合、一般の住民を代表するサンプルを得るには何千人もの被験者が必要だ。そしてその何千人もの人々を長期にわたって観察しなくてはならない。この種の困難を避けるために、フィッシャーの後継者のオースティン・ブラッドフォード・ヒルは一九四〇年代にRCTを提案した。年齢・性別・環境などの要素が実験結果に偏りをもたらさないようにするために、以前は何万人もの被験者が必要だったが、無作為化により、場合によっては一〇〇人に満たない被験者でもすむようになった(14)。

しかしRCTは本質的に疫学的研究の一部である。疫学的研究でありながら、弱い効果に焦点をあてることが可能な方法である。抗生剤が、命にかかわる感染症の子どもを助けるように、薬に強力な効果がある場合には、それが効きめがあることを疑う者はいない。しかし、抗うつ薬の作用はそれにはほど遠い。抗うつ薬の好ましい効果は――それらの副作用とは違って――非常に弱く、RCTの証拠に頼らずして、それらが本当に効くことを陪審に納得してもらうのは難しい。

いちばんいい比喩は、遠くにあるものを拡大してみせる双眼鏡の力だろう。しかし、手近にあるものを見るのに双眼鏡が役に立たないように、RCTも因果関係を証明するどころか、起こっていることをぼやけさせる。RCTは抗うつ薬と反応の間に関係があることを示すことはできても、何も立証しない（フィッシャーもおそらくそう言うだろう）。ある薬が効果を生じるのが、（ノルアドレナリン再取り込み阻害薬のように）活力を増すことによってなのか、（SSRIのように）不安を和らげることによってなのか、私たちにはわからないままである。

RCTの証拠だけにもとづいて医療をおこなうことは、医療を「安売り」することになるだろう。臨床試験で抗うつ薬が「効く」と証明されているからという理由だけで、無頓着に抗うつ薬を処方することになってしまう。これは悲劇に直結する。なぜならば同じ臨床試験で、かなりの割合の人がその薬によって悪くなることが示されているからだ。「抗うつ薬が効くことは臨床試験で証明されている」からという理由だけで、薬を投与しはじめた最初の数週間の間に患者が悪化しているサインを無視するのは、望遠鏡を覗いているときに自分のすぐ前にあるものが見えないのと同じである。(15)

コッホのルールを臨床にあてはめると、因果関係の立証には、投与（challenge）・投与中止（dechallenge）・再投与（rechallenge）関係〔このような関係を以下本書ではCDR関係と表記する〕、用量－反応関係、解毒剤の使用によって有害反応が最小限になるか、または打ち消されること、の三つの基準が満たされなくてはならない。一九九一年までのプロザックと自殺については、これらの規準のすべてが適用されていた。薬理学者、疫学者、監督官庁、グラクソ・スミスクライン、リリー、ファイザーなどの企業研究者はみな、同じルールを用いて、ある薬がある問題を引き起こすかどうかをはっきりさせようとした。これらの方法を適用していた企業の多くは、長い間、自殺を薬によって引き起こされたものとして分類してきた。試験の実施者がそうではないと考えた場合でさえ、そのように分類した。またこれらのルールは連邦裁判所のための法律マニュアルでも中心な位置を占めていた[16]。

しかし、法廷ではそう単純明快に事は進まなかった。サリドマイドのもたらした結果として四肢を欠損して生まれた六〇〇〇人の赤ん坊は、私たちの時代の原型的なイメージの一つであり、サリドマイドがその悲劇を引き起こしたと考えない人を見つけるのは難しいだろうが、それでもグリュネンタール化学の責任を問うことは難しかった。実際のところ、同社が敗れた訴訟は一件もない[17]。

グリュネンタール化学は、サリドマイドが胎児に奇形を引き起こしたという決定的な証拠はないと証言してくれる専門家を見つけることができた。同社は、胎児にはそもそも法律的権利がないし、奇形は放射性物質の降下や、テレビ放送の電波や、母親自身による中絶の失敗や、胎児の奇形がひどいのに、母体が自然流産を引き起こせなかったことなど、いろいろな原因で起こると主張した。サリドマイドが奇形を引き起こす仕組みについての証拠がなかったため、四肢の奇形の分布がベルリンの壁で止まっているという疫学的な証拠があったにもかかわらず、原告側はグリュネンタール化学に、決定打を与えることができなかった[18]。

米国の卸売業者リチャードソンメレルは、配送を適切に監督せず、新しい薬に対して適切な配慮をしなかったことについて責任があるとされた。しかし、これはサリドマイドが異常を引き起こすことが法廷で証明されたからではない。リチャードソンメレルはカナダでもこの薬を配送していた。ここでは何が起こったかが明らかにされないまま、一部の原告との間に示談が成立した。このことから、カナダ国民がリチャードソンメレルをその本拠地であるニュージャージーで訴えるという結果になったが、この訴訟も示談で解決された[19]。

誰もサリドマイドが四肢の損傷を引き起こすことを実証できなかった。喫煙による肺ガンの場合も同様だった。一九六〇年代までに、大規模な疫学的研究の結果、喫煙者は非喫煙者に比べて肺ガンになるリスクが十五倍高いことがわかっていた。タバコ会社は疫学的研究は関係を示すにすぎず、実験室で立証されうるような確固たる因果関係を示すものではないと主張した[20]。彼らは、タバコの影響下でヒトの肺にガンができ、タバコの影響を取り去るとガンが縮小することを立証するよう求めた。動物で喫煙が直接にガンに結びつくことを立証するだけでは、裁判に勝てなかった――コッホの原則に従えば、喫煙がヒトのガンを引き起こすことが証明されなくてはならなかった。

サリドマイドについては、今日ではこの薬が奇形を引き起こすメカニズムが解明されているので、もし今後、新たな訴訟が起これば、かなり違った結果になるだろう。タバコの訴訟については、違う種類のことが起こった。タバコがガンを引き起こす場合があり、ニコチンには依存性があるということを、企業が隠していたことが明らかになったとき、振り子が反対に振れた。結局、陪審は企業に不利な判断を示した。因果関係が証明されたからではなく、企業が警告を怠ったからである。そこまで来るのに三〇年かかった。タバコ企業はこの問題を直接的に調査することを避けた。そうすることは自分たちの法的責任を増すからだ。この問題に関する社内文書は弁護士を経由したようだ。弁護士のところにあれば、弁護士と依頼人の間の秘密保持特権のおかげで、精査の手が及ばないからである(21)。

疫学の復活

サリドマイドとタバコの企業は、因果関係の証拠としての疫学を断固として拒否した。CDRで見られた関係や用量‐反応曲線によって実験室で立証されたことだけに、因果関係を示す証拠としての価値があった。ところがその後起こってきたベンデクチン(つわりの薬)や乳房インプラント(豊胸手術や乳房再建手術で用いられる人工の挿入物)に関する訴訟は、メディコリーガルの磁石の針を激しく動かした。

サリドマイド禍のあと、妊娠中の服薬はデリケートな問題だった。ビタミンB_6とジシクロミンとドキシルアミンの混合物であるベンデクチンはつわりの薬として、メレルダウ製薬から売り出された(22)。一九七〇年代前半、ベンデクチンが先天的欠損症を引き起こすという声が上がった。ベンデクチンを服用した多くの女性から奇形児が生まれ、二つの出来事の間に関係があると多くの人が考えた。サリドマイドの危険性を提起したウィリアム・マクブライドは、ベンデクチンと奇形を結びつける証拠をもっていると主張した。訴訟が起こされ、原告側はかなりの額の賠償金を得た。

そのような賠償金が裁定されたのは、一つにはメレルダウが早い時期におこなった実験室での研究から考えて、もっとはっきりと潜在的危険についての警告を出すべきだったと法廷内の人々が「感じ」たからだった。いかなる企業も「感じ」だけで断罪されるべきではないが、のちにタバコ訴訟が示すように陪審は、法廷で薬と損傷の間に確立された関係だけでなく、企業と、利益に対する企業の姿勢や人々に対する姿勢との間に確立された関係にもとづいて有罪判決を下す。

妊娠中の薬の服用と損傷についてCDR関係や用量‐反応関係を調べるのは不可能だから、疫学的研究が、何が起こっているか判断するためのほとんど唯一の方法であった。疫学的研究がおこなわれた結果、ベンデクチンが動物に引き起こすと思われる奇形がヒトでは起こらないことが示唆された。これが、薬に誘発された損傷の訴訟で疫学的研究が役割を果たしはじめた最初であった。

ベンデクチン訴訟のあとに乳房インプラント訴訟が続いた(23)。一九八〇年代の間に、当時非常に人気があったインプラントが、慢性関節リウマチや全身性エリテマトーデス（SLE）などの結合組織異常（膠原病）に関係があるのではないかという懸念が高まった。インプラントは一部の女性に、乳房の瘢痕や変形などをもたらした。それを確言するのに、実験室の研究も疫学的研究も必要なかった。問題は、どうも調子がよくないという漠然とした訴えがある場合だった。それには、診断が難しいことの多いSLEなどの病気の複数箇所の痛みや不定愁訴と重なり合う部分があった。インプラントメーカーは、乳房インプラントに使われているシリコンは不活性物質だと主張した。そうかもしれない。だが、それは異物であり、インプラントから周囲の組織にしみでることがしばしばあった。結合組織異常は比較的多い病気である。豊乳術に人気があり、インプラントからの漏出が珍しくないことであれば、必然的に結合組織異常とインプラントからの漏出をあわせもつ女性がたくさんいることになる。だが、はたして漏出が結合組織異常を引き起こしているのだろうか？

決定的な証拠はなかった。しかし多くの訴訟で法廷は原告に有利な判断を示した。その結果、多額の和解金や懲罰的損害賠償金のためにダウコーニングは倒産した。このような展開に対する懸念が、独立した疫学的研究の確立へとつながった。疫学的研究は乳房インプラント騒ぎがピークに達したころに、メディコリーガルな土俵にはいってきたのである。

疫学的研究では、インプラント手術を受けた女性の大きな集団と、年齢、社会的・経済的背景、民族その他の要因はその集団と同じだがインプラント手術を受けていないもう一つの集団からデータを集めなくてはならない。二つの集団での結合組織異常のリスクは同じであるはずだ。もし、インプラント手術を受けた女性のリスクがそうでない女性のリスクより二倍以上大きければ、疫学者はインプラントと結合組織異常の間に関係があると主張する根拠があると結論づけるだろう。(24) 疫学的研究からは、インプラントのある女性のリスクが、ない女性のリスクの二倍には及ばないことが示唆された。多くの女性とその弁護士が異議を唱えたが、この結果は残っていた訴訟をつぶすのに十分な根拠となった。

この騒ぎがおさまりきらないうちに、『ニューイングランド医学雑誌』の編集者、マーシャ・エンジェルが『裁判にかけられる科学』〔邦訳『裁かれた豊胸材』〕という本を書き、原告と弁護士が、金のためだけに訴訟にかかわる偽科学者をメディコリーガル専門家として使い、企業をひざまずかせるようすを描いた。この「専門家」たちは一見科学のように見えるが中身のないメディコリーガルな証拠をでっちあげる。何でもかんでも訴訟になる制度を改革することが政治問題になった。この猿芝居はやめさせなければならなかった。

しかし、これらの訴訟には、新しい動きの原動力となるものがもう一つあった。疫学的研究は乳房インプラントと結合組織異常との因果関係を裏づけなかったが、インプラントが一度もテストされたことがないことが明らかになって、インプラントに関する法律的論争はいっそう熱を帯びた。インプラントはＦＤＡその他の独立した機関はおろか、メーカー自身によってさえテストされたことがなかった。ただ無害であろうと考えられただけだった。乳房インプラントにともなうべき警告のレベルについては誰も答えることができなかったのである。

警告を怠ること

これらの問題の中心には、警告の問題がある。サリドマイドの場合は、警告が必要だったことを企業が認めなかったため、人々の怒りはさらに燃え上がった。タバコ企業の場合、多くの人の心にひっかかっているのは、喫煙には依存性があるとか、喫煙が肺ガンその他の病気を引き起こすとかいう問題ではない。私たちは自由な世界に生きている。しかし、自由な世界でも、証拠につりあった警告を発するのが適切だ。警告があればこそ、私たちは比較的自由に生きられるのだ。しかし、産業界は警告を与えるのを怠った。ベンデクチンの場合、早い時期の実験室での研究は、科学が最終的に示唆した以上のレベルの警告の必要性を示していたのに。同じことがエージェントオレンジ〔枯葉剤〕にさらされたベトナム戦争の復員軍人の訴訟にもあてはまった。エージェントオレンジにさらされた直接的結果として障害を負った復員軍人は、いるにしてもごく少ないかもしれない。しかし、彼らが健康に対する危険があるという警告をいっさい受けていなかったことが問題なのだ。

精神医療についての苦情をめぐる一連の訴訟は、この問題をはっきりと提示している。精神療法の分野で因果関係を証明するのは難題だ。精神療法の影響力についての疫学的研究は誰もやろうとしたことがないし、おそらく不可能だろう。だとしたら、被告人はどのような場合に有罪になりうるのか？

精神療法についての訴訟で飛びぬけてよく知られているのは、医師オシェロフに関するものだろう。オシェロフは一九七九年に抑うつ状態になった。[25] 彼はさまざまなところに助けを求め、抗うつ薬もいろいろ飲んだが、どれも決定的には効かなかった。一九八一年、オシェロフはボルティモアにある精神分析指向の施設チェストナットロッジに入院した。そこで自己愛性人格障害と診断され、療法を受けた。九か月そこにいた間に、オシェロフは体重が五六ポンド（約二五キロ）減った。仕事を失い、結婚生活もだめになった。焦燥にかられて歩き回るため、足から血が出るようになった。オシェロフの治療者は何度も彼の症例を見直したが、アプローチを変えることはなかった。結局、オシェロフは一家の友人のおかげで解放され、シルバーヒル病院に転院した。そこでの診断はうつ病だった。彼は抗うつ薬を投与されて好反応を示し、三か月たたないうちに退院して家に帰った。そして仕事を再開し、再婚し、チェストナットロッジに対する訴訟を起こした。

この訴訟で問題になったのは、精神医療が害になると証明できるのかという問題ではなく、精神医療が効くと証明できるのかという問題でもなく、チェストナットロッジの治療医がオシェロフに、ほかの治療法もあるという情報を与えなかったことである。ほかの治療法によってリスクが最小限になるかもしれないのに、彼らは患者の悪化をまのあたりにしながら自分たちの方針に固執し、オシェロフにもほかの人にも、この種の悪化が起こりうることを警告するのを怠った。結局、チェストナットロッジは法的責任を認めた。

記憶回復訴訟の根底にも、患者に情報を与える義務の問題がある。これらの訴訟では、治療者は実際にはなかった虐待の記憶を「回復」させることによって家族関係を崩壊させた責任を問われた。虐待が実際にあったのかどうか、たしかなことは陪審には知りようがない。これらの訴訟の原告たちに疑念をもつ人も多いだろう。たいていの場合、治療者は患者の受けた重い傷を明らかにしたいと願っているだけの善良な市民のように見える。治療者が「筋の通った」行動をしているかぎり、実際問題として、虐待があったと感じてその問題を探し求めた善良な治療者を訴えて勝つのはほとんど不可能だ。しかしこのコンテクストで「筋の通った行動」とは何だろうか？　それは記憶回復療法にとりかかる前に、患者や家族に警告をすること、そして、患者が悪化した場合とくに気をつけなくてはならないが、問題に対して偏狭な見方をしないことを意味する。悪化は記憶回復療法の結果ではなく、虐待の結果だと説明してますますような融通の効かない治療をしていた場合には、陪審は有罪判決を下している。

プロザック、パキシル、ゾロフトの大渦巻きの中へ

ＳＳＲＩ訴訟はメディコリーガル訴訟史上重要な時点で起こった。プロザックは一連のＣＤＲと用量－反応の研究によって、自殺との関係が示されていたし、リリー社の書類から、同社が以前から有害性を知っていたことが明らかになっていた。しかしフォーサイス裁判では、伝統的に裁判で使われてきた種類の書類でリリー社を有罪にしそうなものがあったのに、同社がこの件で問題になっている科学的問題と関連性がないと主張したために、証拠として認められなかった。トウビン対スミスクライン裁判で、イアン・ハドソンがリリー社の社員が因果関係について何を認めていようと、ＲＣＴで関係が証明されていない以上、それは意味がないと主張したとき、この議論はその論理的帰結に至った。これらの問題を調べるためのＲＣＴも疫学的研究もおこなわれていないことを考えると、これはオーウェルの小説か『キャッチ22』なみの科学の濫用である。

フォーサイス裁判以後、リリー、スミスクライン、ファイザーは方針を変え、ＳＳＲＩと自殺の間のＣＤＲ関係や用量－反応関係はこの問題との関連において意味のある科学的事実ではない——ＲＣＴと疫学は意味のある科学的事実なのだそうだ——と主張し、それを根拠に、私が訴訟にかかわることの妥当性に異議を唱えた。(26)

企業の新たな挑戦は、一連のドーバート審問へとつながった。ドーバート審問はベンデクチン訴訟に対するアメリカ司法制度の対応——ドーバート対メレルダウ裁定として有名である——から生まれた。(27) 重要課題はメ

ディコリーガル問題における科学的な妥当性をいかにして確保するかということだった。科学の他の領域で基本的なルールを定めた判例は、フライ対アメリカ合衆国事件で、科学の専門家の見解が考慮に入れられるためには、その見解がその専門家の分野で「広く受け入れられている」ものでなくてはならないとされた。一九七五年、新しい連邦証拠規則が定められ、科学者の見解は「(争点と) 関連性のある」ものでなくてはならないということになった。(28)

メレルダウは新しい連邦証拠規則に異を唱え、フライへの回帰を求めた。同社の主張は、まともな科学があれば、企業にとって不利な判決の多くはそもそも生じなかったはずだ、というものだった。メレルダウは敗れた。ドーバート裁定は新しい連邦証拠規則を支持した。これによって地方裁判所は、科学的証拠がその訴訟で有効かどうかの決定権をもつことになった。

しかし、判事はどうやってそれを決めるのだろう。製薬企業側の弁護士たちがくり返し、関連性についての判断を判事に強いて、判事が詳しくない分野に追い込むかもしれない。そこで判事は、さまざまな歴史的な理由により、RCTや疫学的研究こそ因果関係を証明する方法であるとする専門家を頼りにしてしまうかもしれない。これが、ミラー対ファイザー事件でキャスリン・ヴラティルが直面した問題だった。(29)

フォーサイス裁判でのリリーに対するフォーサイス側の主張は有力に思われた。多くの社内文書があり、プロザックと自殺傾向との間のCDR関係と用量‐反応関係を示した研究論文がたくさんあった。それに解毒剤がこの危険を阻止できるという事実もあった。ジックその他の論文からの疫学的証拠も同じような方向を指し示していた。パキシルとゾロフトが市場に出るころには、SSRIが誘発するアカシジアや自殺傾向についての報告は、科学の世界ではもはやニュースではなくなっていた。まともな科学の世界なら、次はRCTと疫学的研究の段階――何かが起こっていることを証明するためではなく、どの程度起こっているのかを量的に把握するためのそれだった。

だが、ここはまともな科学の世界ではなかった。ゾロフトあるいはパキシルと自殺傾向との関係について、優れたCDRあるいは用量－反応研究がなく、RCTも疫学的研究もない、ということが決め手になってしまった。いかなる議論も、プロザックが誘発する自殺傾向についての先例（ならびに、ゾロフトのかかわるミラー事件の場合には、SSRIがアカシジアを起こすことがあり、アカシジアは自殺につながることがあるとはっきり述べているように思われるファイザー社のロジャー・レーンの論文）に強く頼らざるをえなかった。[30]

ミラー裁判において、ファイザーは証人に対する厳しい尋問で原告側弁護士に挑戦し、ゾロフトがアカシジアや感情面の無頓着さや代償不全的な精神病状態を引き起こすこと、アカシジアや感情面の無頓着さや代償不全的な精神病状態が自殺につながるということ、ゾロフトが自殺につながるということなどのどれ一つをとっても、RCTや疫学的研究によってそれを証明する証拠について聞いたことがないと認めさせようとした。

そのうえ、ファイザーは、RCTあるいは疫学的研究によって、上記のどれかが起こる相対的リスクが二・〇以上であることを示す証拠を求めた。この要求はひょっとしたら、マーシャ・エンジェルの本のページからそっくりそのままアイデアを頂戴したものかもしれない。だが、この要求は不適切だ。百日咳のワクチンが、ワクチンをしない場合の十分の一の相対的リスクを生じるとすれば、その証拠はワクチンが脳損傷を引き起こすことを証明するのに十分であろう。従来型の抗うつ薬では、臨床試験での自殺傾向の相対的リスクはプラセボの場合の二分の一前後だが、それでも臨床医の多くが、それらの薬は全体として自殺のリスクを減らす一方で、一部の人に自殺を誘発するのではないかと考えている。ある薬がある状態を引き起こす一方で、軽減もする場合には相対的リスクという考え方は、無意味である可能性がある。乳房インプラントの場合には二倍というリスクの規準は有効だった。なぜならば、インプラントが膠原病を減らすとは誰も思わなかったからだ。

SSRI訴訟における究極の皮肉はタバコ訴訟との対比にある。タバコ訴訟では、タバコ企業の弁護士たちは疫学的研究は何一つ「立証」しないと主張した。[31]彼らは、タバコの影響下でヒトの肺にガンが育っているところを陪審の目の前で見せろと言った。そうしなければ立証したことにならないというのだった。SSRI訴訟では、人々の目の前で、SSRIの影響下で自殺が育っているのに、(ときには)タバコ会社の顧問弁護士をしているのと同じ法律事務所が、これは確実な証拠でないと主張する。そして彼らはその代わりに疫学的研究を求める。だが疫学的研究には莫大な金がかかり、正義は原告の手の届かないところにいく。疫学的研究をおこなう資力があるのは製薬企業だけだからだ。

ミラー訴訟では、ファイザー社の主張に対してヴラティル判事が「極端で、信じられない。この問題にどういう「科学」が適用できるかについてのファイザーの見方は、自己の利益になるほうに大きく傾いています」と言った。(32) しかしヴラティル判事は難しい立場にあった。RCTがこの種の問題を扱うのに適切な方法であるという声明はどこにもないが、RCTがこの種の問題に対する標準的方法ではないという声明も(ここを除いて)どこにもなかった。

裁判所が独立した専門家を指名することをヴィッカリーが提案し、ヴラティル判事は同意した。ファイザーは誰を指名するかについての提案を数回蹴った末にシカゴのジョン・デーヴィスの指名に同意した。彼はゾロフトが認可されたときのFDA諮問委員会にいた人である。ファイザーは次いでイェール大学のジョン・コンカトを追加するよう働きかけた。専門家証人に私を含めることにファイザーが難色を示したので、ヴラティル判事はデーヴィスとコンカトに対して、私が専門家証人としてふさわしいかどうかについて非常に具体的な質問をした。ファイザーが科学的証拠をどのように利用するかについては疑問の余地がなかった。ヴラティル判事自身が利己的で極端で信じがたいと詳したとおりのものだった。

デーヴィスとコンカトはこの問題を丸一年考えた末、私の意見は少数派の意見であり、ファイザーの臨床試験から私が引き出した結論――ゾロフトはプラセボに比べて自殺率が二・一九倍高いという結論を自分たちは導き出せなかったという返事をした。この結果、二〇〇一年十一月カンザス州で審問がおこなわれた。そこでコンカトは、抗うつ薬の自殺率については二・〇倍というリスク基準は意味がないということに同意した。[33] それにもかかわらず、そして審問の最中に、ファイザーがRCTデータを操作したことが明らかになったにもかかわらず、ヴラティル判事は私を原告側専門家証人から外した。この裁判と並行するほかの動きに新たな展開がなかったなら、SSRIメーカーに対する訴訟はみな葬り去られていたかもしれない。

新たな展開はトウビン対スミスクライン訴訟に関連してやってきた。ミラー対ファイザー事件で専門家報告を書いた当初は、強力な事実とプロザックの先例と、墓穴を掘っているような社内からの論文のほかにはたいして闘う材料がなかったが、トウビン訴訟が進められるころには、私たちのゾロフトについての研究が私をファイザーとスミスクラインの健康なボランティアの研究結果を含む文書倉庫へと導いていた。そしてそのほかにも、予想もしなかったところから貴重なデータが現れた。

一九九〇年代後半、FDAは抗うつ薬の臨床試験からプラセボを排せという、かなりのプレッシャーを受けていた。自殺のリスクのある患者を治療されない状態にすることは倫理的に問題があるのではないかという懸念が高まっていたのだ。[34] プラセボと比較して抗うつ薬がとくによく効くわけではないということも、大きな声では言えない困惑の種であっただろう。これについては二〇〇〇年四月の『総合精神医学アーカイヴズ』に、アリフ・カーンらの論文が掲載された。[35] この論文は一九九〇年代前半にゾロフト、パキシル、サーゾン〔薬物名ネファゾドン〕、ウェルバトリン〔薬物名ブプロピオン〕、レメロン〔薬物名ミルタザピン〕の認可申請の一部としてFDAに提出されたデータからとった自殺と自殺企図の数を示している。入手した数字（表1）にもとづき、カーンらは世の中に対して喜ばしいニュースを告げた。プラセボは脅威をもたらしてはいない――プラセボの自殺行動件数は実薬の抗うつ薬と変わらない、と。『アーカイヴズ』にコメントを求められたポール・リーバーはこの結果を歓迎した。

これらの数字はプラセボの冤罪をはらしたが、自殺のリスクを避ける目的でうつ病の発見と治療にSSRI

表1　FDA 抗うつ薬試験における自殺と自殺企図（自殺未遂）の件数

薬品名（患者数）	患者曝露年	自殺数	自殺企図（自殺未遂）数
ゾロフト（2053）	508	2	9
実対照薬（595）	91	0	1
プラセボ（786）	209	0	5
パキシル（2963）	1008	5	40
実対照薬（1151）	218	3	12
プラセボ（554）	72	2	6
サーゾン（3496）	1018	9	12
実対照薬（958）	225	0	6
プラセボ（875）	204	0	1
レメロン（2425）	672	8	29
実対照薬（977）	195	2	6
プラセボ（494）	71	0	3
ウェルバトリン（1942）	–	3	–
プラセボ（370）	–	0	–
総計（19639）	4491	34	130
新しい薬すべて（12879）	3206	27	90
実対照薬（3681）	729	5	25
プラセボ（3079）	556	2	15

を用いようと主張する人々には新たな問題を投げかけた。FDAのトム・ローレンがこれらの数字を分析した結果、抗うつ薬はプラセボと比較して自殺企図と関係する率が二倍高いことが示された。[36] もっとも、ローレンもほかの人もその数字に悩まなかったようだ。

プロザックを市場に出そうとしていたとき、リリー社は、患者が実際にプラセボを飲んでいたのでないときに起こった自殺を「プラセボ自殺」に分類していた。[37] スミスクラインやファイザーも同じことをしたのだろうか？　答えはイエスだとわかった。そして、そのことを発見するには、封印された企業の文書倉庫にはいる必要もなかった。FDAのファイルに、FDAの職員による再分析の結果があった。ゾロフトについてはヒラリー・リーが、[38] パキシルについてはマーティン・ブレッチャーが[39] 見直しをおこなっていた。それを見れば、ファイザー社とスミスクライン社のデータのプラセボ自殺ならびにプラセボ自殺企図（自殺未遂）の五〇パーセントもが、患者が前の薬をやめてから、実験薬またはプラセボを飲みはじめるまでの間に起こっていたことが明らかであった。この点について表1を訂正し、プロザック、[40] セレクサ、[41] エフェクサーのデータをつけ加えると表2のようになる。

新しい数字を見れば、プラセボの自殺・自殺未遂がはるかに少ないとすぐにわかる。ゾロフト、パキシル、プロザックの臨床試験で不適切な分類をしていたことを考えると、セレクサやエフェクサーでプラセボの自殺・自殺未遂とされているものがすべて本物だとは考えにくいので、本当の数はさらに少ないと思われる。

新しい数字では、SSRI、あるいはすべての新しい抗うつ薬の自殺率・自殺企図（自殺未遂）の率はおおざっぱにいって、プラセボの二・五倍高い。この差異は統計的に有意である。[42]

プラセボの倫理的側面が問題であるならば、カーンがプラセボへの曝露の時間的な長さについてのデータを計算したのは適切だった。プラセボへの曝露期間の特定の時点で自殺が起こると信じる理由がないからである。しかし、企業がしたようにSSRIについて患者曝露年を用いることは、「スペースシャトルのまやかし」と

表2　FDA 抗うつ薬試験の自殺と自殺企画（自殺未遂）の件数[43]

薬品名	患者数	自殺件数	自殺企図件数	自殺と自殺企図（自殺未遂）を合わせた%
ゾロフト	2053	2	7	0.44%
実対照薬	595	0	1	0.17%
プラセボ	786	0	2	0.25%
前の薬からの離脱期間		0	3	
パキシル	2963	6	42	1.59%
実対照薬	1151	3	12	1.30%
プラセボ	554	0	3	0.54%
前の薬からの離脱期間		2	2	
サーゾン	3496	9	12	0.60%
実対照薬	958	0	6	0.63%
プラセボ	875	0	1	0.11%
レメロン	2425	8	29	1.53%
実対照薬	977	2	6	0.82%
プラセボ	494	0	3	0.61%
セレクサ	4168	8	91	2.38%
プラセボ	691	1	10	1.59%
プロザック	1427	1	12	0.91%
プラセボ	370	0	0	0.00%
前の薬からの離脱期間		1	0	
エフェクサー	3082	7	36	1.40%
プラセボ	739	1	2	0.41%
新しい抗うつ薬すべて	19,613	40	229	1.37%
SSRI すべて	13,693	23	188	1.54%
実対照薬	3681	5	25	0.82%
プラセボの総数	4509	2	21	0.51%
SSRI のプラセボ	3140	2	17	0.61%

でも呼ぶべきものを生み出す。仮に宇宙飛行士が旅する一マイルごとの死亡数を推算するならば、スペースシャトルで旅をすることは、私たちのほとんどにとって、自宅付近を歩き回るよりも安全だろう。スペースシャトルを超安全なものに変える魔法の変換は、スペースシャトルに乗っている間にとくにリスクの高い期間――大気圏を出るときと大気圏に再突入するとき――があるという事実を度外視することによって達成される。

まったく同じことがSSRIにもあてはまる。それはつまり、自殺と自殺未遂の数を薬を服用している患者の数との関係で計算するほうが適切だということだ。実際、かつては、副作用を患者の絶対数との関係で計算するのが、副作用を調べる標準的なやり方だった。一九八〇年代後半にFDAが、患者の絶対数と曝露期間の両方についてデータを分析することを提案した。実際にそれをやってみて、リリー社は曝露期間を背景にすると、自殺率のデータの見映えがよくなることに気づいた。

これらの数字を見てデータの取り扱い方について考えてみると、多くの疑問が沸き起こる。まず、証拠を見直したFDA職員は、自殺と自殺未遂の一部が前の薬からの離脱の局面で起こったことを知っていたのに、それらがプラセボに分類されることに反対しなかった(44)。これはおそらくヨーロッパとカナダの監督官庁にもあてはまると思われる。

第二に、データを曝露期間だけでなく絶対数に関しても処理するようにというFDAの指示により、これらの企業はみな、ある時点で、自社の薬の自殺行動のリスクが、プラセボの自殺行動のリスクの二倍大きいことを示す数字を生み出した。しかも、世の中でプロザック論争がもりあがっていたまさにそのとき、パキシルとゾロフトのデータはFDAの机に上にあったはずだ。

第三に、これらの数字は、抗うつ薬からの離脱の際の危険を指し示している。臨床試験に参加することに同意した人が別な薬を服用中である場合、実験薬を飲みはじめる前に、一週間何の薬も飲まない期間をもたなくてはならない。これをウォッシュアウト期間という。前の薬から離脱する、この一週間はとりわけ危険な時期であるようだ。抗うつ薬をやめることは、ほとんどの精神科医が考えるほど無害なことではない——ビタミンAをやめてビタミンCを飲む、というのとは話が違うのである。

第四に、薬をめぐる仕組みそのものから、たくさんのオバケが姿を現してきたように思われる。トウビン訴訟でスミスクラインは自分たちの言い分のよりどころとして、パキシルの臨床試験データを分析したものと思われるステュアート・モンゴメリーの研究(45)と世界精神医学会のもと会長のファアン・ロペス＝イボールの研究(46)を利用した。モンゴメリーとロペス＝イボールの論文はカーンの提供したのと同じ数字を出している。ということは、これらの論文執筆者が生のデータを見ていないか、論文をゴーストライターに書かせたか、共謀して不適切なデータ操作をしているかのいずれかなのではないか。

企業がウォッシュアウト中の自殺をプラセボ自殺として数えることを正当化する根拠は、プラセボは「ゼロ」である、それゆえ何も飲んでいない患者はプラセボ服用者に等しいという理屈である。企業にならってウォッシュアウト中の自殺行動をプラセボ自殺行動として分類するならば、これらの臨床試験におけるプラセボ服用者の数は臨床試験に参加した人の総数になる。これを考えに入れて計算しなおすと、ゾロフト・パキシル・プロザックが自殺の引き金をひくリスクは、プラセボの二倍ではなく三倍から十倍になる。

この新しい数字はＳＳＲＩ論争を一変させる。前の話の仮説はＳＳＲＩは患者の大多数に効くが、少数の患者だけがＳＳＲＩに対して好ましくない反応をするというものだった。この仮説が事実であれば、抗うつ薬の臨床試験で、自殺から救われた患者の数が悪化した患者の数を上まわれば、相対的リスクは一・〇未満になる。この筋書きでは、ＳＳＲＩで悪化する患者の小グループがあるかどうかを解明するのに、リリーとＦＤＡが一年かけて準備したような、特別なデザインの臨床試験が必要になる。だが、この新しい数字によれば、そのような複雑な試験は必要なさそうだ。標準的な試験に、精密な自殺念慮尺度を組み込めば、それで解決するはずだ。

しかし、これ以上に心を悩ませる数字がある。フォーサイス裁判で、リリー社は医薬品安全性研究ユニット

表3　DSRUによる，英国のプライマリケアでのSSRIの研究(47)

薬品名	患者数	自殺者数	自殺率（患者10万人あたりの自殺者数）
プロザック	12692	31	244（C. I. 168–340）
ゾロフト	12734	22	173（C. I. 110–255）
パキシル	13741	37	269（C. I. 192–365）
ルボックス	10983	20	183（C. I. 114–274）
SSRI薬の総計	50150	110	219/100000

（DSRU）からのデータへの注意を喚起した。DSRUのデータはプロザックに何の問題もないことを示している、とリリー社は主張した。DSRUは英国内で市場に出た薬の発売後の調査監視をおこない、一万二〇〇〇ないし一万三〇〇〇人の患者からなるコホートのデータを記録する。表3の自殺のデータについて、リリー社はプロザック、パキシル、ゾロフト、ルボックスの数字がほぼ同じであるからプロザックの疑いは晴れたと主張した。

治療を受けた一〇万人あたり自殺二一九件という数字は、SSRIの臨床試験の数字（一〇万人あたり自殺者一八〇人）とほぼ一致する。一八〇という自殺率は、プライマリケア患者の自殺率と比較しなくてはならない。プライマリケア患者の自殺率はジックとボードマンの研究（第三章に概略を記した）によれば、患者一〇万人中二七人ないし六八人である。企業の臨床試験から出てくるプラセボの自殺率は一〇万人中四四人と六四人の間である。プライマリケアのうつ病において、SSRI服用者の自殺率を〔臨床試験の数字に即して〕一〇万分の一八〇であるとすれば、プラセボの場合、または治療しない場合の一〇万分の六〇という自殺率と比べて、SSRIは二倍から三倍のリスクがあると考えられる。(48)

CDR関係や用量－反応関係からRCTや疫学までのさまざまな研究結果と企業内部の因果関係評価を総合すると、SSRIについての警告が命を救うであろうことは明らかだ。しかし、そのことを脇においても、企業やその弁護士が疫学やRCT、相対的リスクに対する誤った解釈を利用するのは間違っている。もしSSRIに反対する言い分がこれほど明確でなかったとしたら、法律的な結果はどうなっていただろうか？　たとえば、ＳＳＲＩが一部の人に自殺を引き起こすが、それよりも多くの人を救っているというのが事実であったとしたら、原告が正義を勝ち取ることは非常に難しかったに違いない。専門家証人がいんちき科学をひけらかし、企業を倒産させ、集団ヒステリーを引き起こそうとしているとしたら、それは恐ろしいことだ。だが、正義をすべての原告の手の届かないところに遠ざけるために科学が用いられるのも同じようにおぞましい――そして、ときにはいっそう危険だ。

ほとんどの弁護士や学者がまったく気づいていないことだが、一九九〇年代中ごろのＦＤＡの要求の変更に続いて、ＳＳＲＩメーカーは二〇〇〇年から、故意の過量服用と自殺企図を薬に関連する副作用として報告しはじめた。この関連の証拠はＲＣＴに由来するが、ＦＤＡはＳＳＲＩが故意の過量服用や自殺企図を引き起こすということを誰にも言わせないし、企業にそのような副作用について警告することを要請してもいない。なぜなのだろうか？　どうやらＦＤＡは重要なメディコリーガル問題について態度を決めたように思われる。つまり、この分野では、ＲＣＴは因果関係の証拠を提供しない、ということだ(49)。

スミスクラインが私の専門家報告の妥当性に異議を申したてドーバート審理を求めたとき、ビーマン判事はトウビン裁判の前にも後にも、彼らに反対する判断を示した(50)。トウビン裁判の結果はスミスクラインの敗訴だった。それは向精神薬の精神医学的副作用について製薬企業が負けた最初の評決だった。その後、さらに数回のドーバート審理とフライ審理がおこなわれ、本書で述べている議論が法律的に受けいられるものであることが裏づけられた。そしてそれ以来、パキシルやプロザックをめぐる多くの訴訟が示談に至った。

企業は一線を越える

原告たちが直面する医学的・法学的な困難さを増幅するのは、アカシジア、脱抑制、感情面の鈍麻など、薬による副作用が記録されないことから生じる法的な危険である。記録されないためにある種の副作用は存在しないも同然になっている。企業のマーケティング部門が副作用を消したがるのは当然予想されることだ。たとえばプロザック服用中の性機能不全が五〇パーセントにのぼることを知る人はほとんどいないが、リリー社の五パーセントよりは高いに違いないということは誰でも知っている。(51) 納得できないのは、企業のために意見を述べる医学専門家が法廷全体を欺き、ＲＣＴがそう証明しているのだから、性機能不全が生じる率は五パーセントにすぎないと考えるようにしむけることだ。そしてまた、そのような専門家たちが、自殺念慮の件数を適切な方法で集めた数字がないから、自殺傾向を示す患者はひとりもいないと主張することだ。

理想的な市場であれば、リリーがプロザックの副作用の存在を消そうとしても競争相手の企業がそれをよみがえらせるだろう。真実と正義を市場に委ねるリスクは何かというと、薬はしばしばグループとして売り出されるので、特許期間中の抗うつ薬がすべてＳＳＲＩだったりすることだ。それは、どの企業もある特定の薬の危険性を調べる動機をもたないという悪夢のシナリオを生み出す。どうやらＳＳＲＩについては、この悪夢が現実になっているらしい。

そもそも特許システムは、革新的な化合物の開発を促すもののはずであった。(52) だが、当然ながら、ものごとは開発のもとになる科学が進むスピードより早くは進まない。ＳＳＲＩ、ＡＣＥ（アンジオテンシン変換酵素）阻害薬、カルシウムチャンネル拮抗薬などの場合、現行の特許システムはすべての企業を、同時に同じような化合物をつくる方向に導いた。法律的な面からいえば、これは災厄である。市場の力が消費者を保護できるのは、新しい化合物に本当の意味での競争相手がある場合だけだ。

現在の特許法は別な影響も及ぼしている。技術革新を促すため、特許は企業に開発コストを取り戻し、利益を得るチャンスを与える。プロザックなどの薬がもてはやされた一九九〇年代、この仕組みのために、企業は、有益だが儲けの薄い薬をいろいろつくるよりも、少数のベストセラー薬を開発することに熱心になった。タイチャー論争が勃発する前の一九九〇年二月七日付のメモでリリー社のリー・トンプソンが描いたような状況はそこから生まれた。

私はプロザックの安全性についての英国の姿勢に関する報告について心配しています。数分前、リーバーは、CSMデータベースを用いて英国でのプロザックの攻撃・自殺念慮をほかの抗うつ薬のそれと比較すべきだと示唆しました。リーバーはプロザックのファンで、プロザック批判の大方はゴミだと考えていますが、彼は明らかに政治的な人であり、プレッシャーに対応しなくてはなりません。パトリック［・P・キーオウン、イーライリリー英国支社CEO］が、プロザックを失えばリリー社はおしまいだということ、英国で何かあればそうなりかねないのだということを理解してくれていることを願います。(53)

これは消費者にとっても治療医にとっても、企業の幹部にとっても、よい状況ではない。現行の特許システムは大きな利益を生むが、大きな科学躍進を生まない。(54) そして大きな責任をもたらす。アストラ、ローヌプーラン、ヘキストそのほかが抗うつ薬を市場から引き上げたのはそのためだ。しかし、もしも薬のもたらす副作用が、病気のせいにできそうなものだったら、そして自分の会社の命運がかかっていたら、企業の幹部はどうするだろうか？　この本を読んでいらっしゃる皆さんの中にも、自分がそのような状況でどう行動するか自信をもって言える人はほとんどいないだろう。プロザックが自殺を引き起こすかどうか、リリー社がプロザックを擁護するために一線を超えたかどうかは別として、現行のシステムではほとんど必然的に、企業はどこかの時点で一線を超えざるをえない。そしてその結果、本来なら防げるはずの健康災害を一般の人々にもたらす。

私たちがおかれている、このような法的危険の状態は、比較的簡単に解消できるはずだ。まず、臨床試験のプロトコルを精査するIRBが、副作用に関するデータの利用はマーケティング目的に限る、学術的あるいは法律的目的での利用は許されないという条項を同意書に含めるよう、主張することだ。産業界は耳を傾けるだろう。企業の顧問弁護士の助言がどうであれ、企業で働く多くの人が、現在の状況に間違った点があると認識しているからだ。これまでとは違う適切なやり方で副作用を集めるのは簡単なことだろう――市場の信用がそこにかかっているのだから。この方法でお役所の手続きがいまよりも煩雑になることはない。もう一つの解決策は患者の組織に、臨床試験の設計と管理を委ねることだ。こういうことは米国では起こりそうにない。米国では近年、民間のＩＲＢが次々に生まれ、その多くは製薬会社のために臨床試験を実施するのと同じ会社に運営されている。[55] アメリカ国民の法的権利を守る役割は、ヨーロッパ諸国やカナダが担わなくてはならないのかもしれない。

もう一つの解決法は企業が、独立した専門家に自社のデータへのアクセスを許すことだろう。これは科学の世界では標準的なことだ。科学の世界では、研究者が生のデータをほかの科学者に求められたら、与えることができなくてはならないとされている。しかし、ＳＳＲＩメーカーに生のデータを要求するとはねつけられる。[56] データは私有物であり、企業によって所有される。科学というものに対する昔からの了解事項に従えば、開示をともなわないで所有されるデータは、科学的データではなくテクニカルなデータである。

誰がいつ、何を知っていたか

因果関係の有無を決定するためにリリーその他の企業が用いるシステムは、ＣＤＲ関係と用量－反応関係の監視を要求している。その結果、一九九〇年までにプロザック、パキシル、ゾロフトと自殺との間に関係がありそうだという社内的判断が生まれた。健康なボランティアの研究やほかの研究によって、一九八〇年代半ばには、少なくとも内々では因果関係が認識されていた。

リリー社内ではおそらく一九八〇年代のいつかの時点で、これをどう扱うかという戦略が定まった。一九八五年三月二九日付の次のようなメモがある。

そういうわけでフルオキセチン投与下での［自殺行動の］発生率は、純粋に数学的には、実対象薬イミプラミン投与下の五・六倍です。（中略）フルオキセチンのもたらす利益とリスクのどちらが大きいかという問題ですが、いまのところ、はっきりと利益が大きいとは言い切れません。それゆえ、イミプラミンよりもフルオキセチンに好反応を示す患者のサブグループがあるかどうかを決めることが、非常に重要です。そのようなサブグループがあれば、自殺企図発生率が高いということが許容されるかもしれません。(57)

軽症のうつ病の患者はリスクが少ないだろうという考えから、この戦略は軽症のうつ病に向けられたが、これは誤りだった。

長い時間的枠組みの中で、リリーは事態の変化を読み間違えてしまった。プロザックの開発中には、うつ病市場がいまのようになることを誰も予想していなかった。ヴァリウムの適応症がすべて、プロザックの適応症になることも、軽症のうつ病患者はプロザック服用中の自殺のリスクがないどころか、おそらくは最も高いということも、誰も予想していなかった。最初の一群の報告が、単純な症例を扱っているクリニックからではなく、マクリーン病院のような高度に専門的な病院からきたということも不幸な偶然だったかもしれない。やがてほかのSSRIメーカーもリリー社にならい、皆が同じ方向を向いて進みだした。

企業内で頻繁に人事異動があることも、起こったことの一因になった。ウェズベッカー訴訟でスミスとゼトラーは、リリー社の社員にその人自身のファイルにあった書類を見せて、内容について何も知らないとか、意味がわからないとか言われる経験を何度もした。ホイードンはヨアヒム・ウェルニッケから受け継いだ書類を前にして、何を言っても憶測になる、と口をつぐんだ。ウェルニッケも前任者のポール・スタークからの書類について同じ反応を示した(58)。しかも、それはリリー社に限ったことではなかった。パキシルのことが問題になったとき、ＦＤＡのローレンも、健康なボランティアの研究で深刻な副作用が示されたことの意味合いについて詳しいことは知らないと言った。マーティン・ブレッチャーからそのファイルを受け継いだのに(59)。

これは陰謀なのだろうか？　この話は陰謀の話が好きな人を満足させる要素を、すべて備えている。決定的証拠と思われる数々のメモはＦＤＡの中心部にまでくいこんでいるし、動機は完璧だし、誰が善玉で誰が悪玉であるかをわかりにくくする万華鏡のような仕組みもある。

プロザックは認可に手間取った薬だ。ドイツでは何年も認可が下りず、監督官庁の諮問委員会のメンバーである独立した専門家であるはずの人たちが異例の働きかけをして初めて、認可された(60)。米国では、プロザックの臨床試験にともなう支障から、不適格な試験という新しい概念ができた。発売の前と後のさまざまな問題の中で、リリー社幹部はＦＤＡのＣＮＳ（中枢神経系）部門の長に、勤務時間外に会ったり、ＦＤＡ長官だったデイヴィッド・ケスラーを自宅に訪ねたりした(61)。このような特別な接触が問題の解決に役立ったのか、さらなる問題をつくりだしたのかは、興味深いところだ(62)。

リリー社がドイツでプロザックが受けた評価についてＦＤＡに言ったことをどう解釈するかで見方はわかれる。ＦＤＡのロバート・テンプルは、プロザックが認可されることを示した一九八七年九月九日付のリリー社宛ての手紙に、次のように書いた。

　外国の監督官庁がフルオキセチンに対しておこなった決定、あるいは検討中の決定についての詳しい状況報告を出してください。認可の決定についても書いてくれればよろしいが、とくに否定的な決定の一つ一つについて詳しく書いてください。すべての関係者の見方と問題点の解決の仕方を詳述してください(63)。

これに対して一九八七年十月二日、リリー社は一連の報告を送った。その中にはドイツの監督官庁BGAからの報告が含まれていた[64]。BGAの示した論点の第一（一・〇）は「この薬は十分にテストされていない。（中略）そして［プロザックについて］あると主張されている治療面での効力も、十分に実証されていない」というものだった。そして第二点（二・〇）はプロザックの「受け入れがたい有害作用」について述べていた。これに続き、二・一としてBGAは「気分を高める効果よりも先に、焦燥を誘発する作用が高まり、自殺のリスクが増加する」と指摘した。二・二にはこの薬の投与下で、「もともとある病気の症状（不安、不眠、焦燥）の一部が強まること、この副作用は医学的標準から見て許容できる程度を超えていること」が指摘された。このような内容を含む手紙をFDAに送ったのは、リリーの規制問題アドバイザーで元FDAの職員のマックス・タルボットだった。

FDAが「受け入れがたい有害作用」というのが何を意味すると理解したのか、FDAが正しく理解したことを確認するのは誰の仕事だったのか——リリー社かFDAか——は定かではない[65]。FDAは薬の認可に先立って、その製薬会社に手紙を送り、外国の監督官庁の下した決定についての情報を提出するよう要請するのを常としていた。FDAのローレンとリチャード・キャピットと、リリー社側との間に、電話でのやりとりがあったようで、それが十二月四日付のタルボットの手紙につながっていく。その手紙は「一九八五年二月、（中略）BGAは「受け入れがたい有害作用」についてほのめかしましたが、（中略）この言葉はちゃんと定義されていません[66]」と述べている。タルボットは続けて次のように書く。「BGAに提出されたデータはFDAにも提出されています。現時点までにFDAはBGAに提出されたデータよりも多くの患者を、より洗練された方法で分析したデータをご覧になっています」

リチャード・キャピットが十二月八日に書いたメモには、この手紙を受けとったことと、その前に電話でのやりとりがあったことが記され、次のような考えが述べられている。

ドイツの監督官庁は「深刻な組織損傷」「受け入れがたい有害作用」といった語句について定義もせず、根拠も示していません。リリー社はBGAが入手した情報はすべてFDAの手にはいっていると主張しています。（中略）〈結論〉BGAのコメントは臨床的事象を反映していない。そのような事象はこれまでFDAに報告されていないし、リリー社によれば私たちはBGAに提出されたすべての情報を受けとっているから。〈私の意見〉BGAのコメントを、NDA18－936は認可してよいというFDAの結論に影響させるべきではない。[67]

十二月末、プロザックは認可された。
その後、七年近く経って、ウェズベッカー事件の証言録取を受けたリー・トンプソンは、パーティーに出ていて廊下で誰かがプロザックの副作用の話をしているのを耳にしただけでも、FDAに報告するだろうと言い、ナンシー・ゼトラーにこの話を持ち出された。

問い　ドイツ政府がこの問題を提起し、一九八四年から八五年にかけて徹底的に分析したという事実を報告しなくてはならないと感じませんか？

答え　そのことをどう解釈すべきか法務部の人たちに訊いてみたいと思いますが、現在のNDA（新薬申請）規則は、外国の監督官庁による否定的な発見についての情報を要求していると思います。しかしそれが何を意味するのか――BGAからあの薬は認可しませんという手紙を受けとったというだけでいいのか、彼らが何を問題としていたのか徹底的に調べてそのすべてを報告しないといけないのか――が法廷で確かめられたことはありません。私の知るかぎり、その問題が解明されたことはありません。

問い　では、私がちゃんと理解しているか確認させてくださいね。あなたは廊下で耳にした会話について報告するのは絶対的な義務であると感じている一方で、外国の監督官庁によって提起された問題と、それについて会社がおこなった分析についてのは、報告することが義務であるとは必ずしも感じない、そういうことでしょうか？

答え　ＦＤＡの法律と規則のもとでは、おっしゃるとおりであると私は思います。(68)

「受け入れがたい有害作用」が何を意味するかはかなりはっきりしているが、ＦＤＡがこの点について誰かに助言を求めたかどうか、そして助言を受け取ったかどうかは定かでない。リリー社でプロザックの認可にあたって重要な役割を果たしたひとりであるヨアヒム・ウェルニッケが、誤りがあったと、ウェズベッカー裁判で証言したことについてＦＤＡ職員がどう考えたかを示す記録もない。(69)

こんな状況では、ＦＤＡのような監督官庁が保護してくれるとあてにしていた人は失望し、ＦＤＡは義務を放棄していると考えるだろう。しかし、ＦＤＡにその種の保護を提供する義務があるとは、一度も構想されたことがないのである。ＦＤＡが消えたからといって私たちがさらされるリスクが大きくなるかどうかも疑問だ。最終的にものごとを決めるのはＦＤＡの精査ではなく、新しい薬がどのように評価されるかという企業の計算である。その計算には医師がどのように反応するかということも含まれている。新薬を市場に出すのは管理官庁ではなく企業である。

そうは言っても、ＳＳＲＩメーカーが自殺行動の数字を操作することを、ＦＤＡが許しているように見えるのは嘆かわしいことだ。ＦＤＡが企業に対する勧告では、患者の絶対数を用いたデータと患者曝露年を用いたデータの両方が必要だと言いながら、各企業にそれらを提出することを要請しなかったらしいのも気にかかる。ＳＳＲＩ服用中の自殺のような問題で、ＦＤＡの官僚が公式のルート以外で企業幹部に接触しているのも気になる点だ。

医師の組織の責任について言えば、ＡＰＡのＤＡＲＴも英国精神科医協会（ＲＣＰ）のうつ病撲滅キャンペーンももともとは最小限の資金で始められた小規模なキャンペーンで、うつ病の発見を促すことがよい変化をもたらすと信じる少数の人々によって組織された。それらの人々の誰ひとりとして、自分たちの行動が自殺率を減少させるどころか逆の結果をもたらすかもしれないとは夢にも思っていなかった。彼らにはリリー社のような製薬企業から比較的小額の資金を受け取ることが自分たちの立場を汚すと考える根拠もほとんどなかった。しかし、以上のことが、キャンペーンを押し進めたＡＰＡやＲＣＡ内の少数だが積極的な臨床医のグループにあてはまるとしたら、私たち医師が薬の危険についてはっきりとものを言う集団的義務をもっていることから考えて、彼らにまったく落ち度がなかったとは言えないだろう。

プロザックの物語の怖さの一つは、もしこれが誤りもしくは陰謀によるものであったなら失われる命はもっとずっと少なかったはずだということだ。しかし実際には、お粗末な薬を時代の寵児にし、ある病気の治療を公的政策の問題とし、私たちを守ってくれるはずの自然な警戒心や防衛手段をとり除いたのは、一連の歴史的な出来事だった。そしてその中で、処方箋薬制度にもとづいて、私たちを私たち自身から守らなくてはならないという職業的信念をもつ一集団――つまり医師たち――がこの物語のほかの関係者に劣らず、私利私欲を追求していたように思われる。

ヴィッカリー、一度はすっからかんに

原告が法にもとづく賠償を追求する方法は国によって異なる。「勝たなければ報酬なし（no win, no fee）」という制度〔原告弁護士の成功報酬システム〕を含む米国の制度は、その批判者たちによれば、とるにたらない訴

訟がたくさん生まれる原因であるという。英国では最近まで、法律家の助けを必要とする場合、平均的な原告が無料でそのような助けを得ることができた。たしかに英国では米国よりも訴訟の数が少なかったが、政府はその制度のコストを負担に感じ、一九九七年の選挙での労働党政権の誕生に続いて、「勝たなければ報酬なし」制度への動きが起こった。

米国では「勝利なければ報酬なし」は、原告が負けた場合、原告側の法律事務所がコストを引き受けなければならないということを意味する。これは非常な高額になる場合がある。ＳＳＲＩ訴訟を裁判に持ち込むにはドーバート審問その他の申し入れに対応したり、精神薬理学から企業のデータの分析、臨床的な問題までをカバーする専門家をそろえたりすることも含めて、二五万ドルぐらいの金が必要である。法律事務所がこの種の訴訟を扱う方法を発見するのはいくつかの訴訟で負けてからだというのが標準的な見方なので、このゲームに参加するには一〇〇万ドル程度の出費を覚悟しないといけない。こんなに金がかかるのでは、とるにたらない訴訟はあったにしてもごく少数だろう。

原告と法律事務所が訴訟を起こすとき、彼らが直面する問題はけっしてとるにたらないものではない。ヴィッカリーのウェッブサイトには次のように書かれている。

私たちの責任――私たちはそれを非常に真摯に考えている――は、誰が見ても言語道断な場合をのぞき、訴訟を断念してもらうことである。無限の資源をもつ相手を被告とする訴訟にかかわることは、たいへんな企てであり、あなたの感情的・精神的・経済的資源を吸いつくしてしまう。あなたに起こった悲劇によって、これらの資源はすでに深刻に枯渇しているのに。私たちの経験によれば、製薬会社は何十億ドルにも相当する大切な薬を守るためなら手段を選ばない。あなたが製薬会社を訴えれば、製薬会社の弁護士はあなたの生活のすべてのクロゼットのドアを開き、すべての骸骨を顕微鏡で調べるだろう。あなたの生活のすべての側面——配偶者のアルコール問題、娘の中絶、職場のトラブルなど——が、彼らの薬が起こしたと思われる悲劇の原因としてもちだされる。訴訟の厳しさを言い表すのに、訴訟のプロセス自体が、訴訟を起こす理由である悲劇以上の苦痛をもたらすだろうと言ってもけっして言いすぎではない(70)。

マシュー・ミラーの事件では、ファイザー側の捜査官が、この十三歳の少年が自分の首を絞めながらオナニーをしていて誤って死んだというとんでもない主張を実証するために精液の痕跡を求めてカーペットその他の調度品からサンプルを採取した。遺族はそれに耐えなくてはならなかった。

英国やカナダやヨーロッパ大陸の国々の制度では、原告が負けた場合、自分たちの裁判費用だけでなく被告側の費用も払わなくてはならない。相手が製薬企業の場合、十人以上の専門家を雇い、ときには多くの法律事務所を使って準備書面を用意させるのがふつうなので、裁判費用は莫大だ。製薬会社が、敗れた場合に備えて法律事務所のために掛ける保険の保険料だけでも数百万ドルにのぼる(71)。このシステムはヨーロッパや英語圏では、製薬企業に不利な判決が出たことがないという伝統を維持するためにあるもののように思われる。

フォーサイス裁判のあと、ヴィッカリーはひどく落ち込んだ。ミラー訴訟事件では、独立した報告を頼みにするという彼の考えが裏目に出て、その後のほかの訴訟をあらかたつぶしてしまった。トウビン裁判の評決では勝ったが、スミスクラインは米国第十巡回控訴裁判所に控訴した。巡回控訴裁判所で負けた場合には、最高裁判所に上告することができる。上訴のプロセスは数年を要することもある。企業側は一銭も払わずに、原告側が力尽きるのを待っていればよい。ヴィッカリーが訴訟を戦うための資源が限られているのは明らかだった。ヴィッカリーのために働いた専門家たちは金を支払われていなかった。ヴィッカリーとポール・ウォルドナーは共同法律事務所を維持するために年金プランを現金化し、ほかの方法でも金を集めた。この状況下でのヴィッカリーにとっての選択肢のひとつは、評決で勝った場合に得られそうな金の一部に対する権利を、推定額よりも大幅に低い価格で、そういうものを買うことをなりわいとしている会社に売ることだった。彼はそれをおこなった。それでも二〇〇一年十二月半ば、ヴィッカリーとウォルドナーの共同法律事務所は解体した。ヴィッカリーは補助職員のロンダ・ホーキンズが去るに任せた。税金の負担のために、ヴィッカリーが破産を申請することは避けられないように見えた。

トゥビン評決のあとヴィッカリーは付随的禁反言申し立てをした。もしそれがうまく通れば、これ以後、パキシルの訴訟で一般的因果関係を論じないですむはずだった。そうなれば、経費が大幅に削減できたはずだ。しかし、スミスクラインがSSRI服用中の自殺はSSRIに共通する作用であり、フォーサイス裁判で被告側に有利な評決が出ている以上、付随的禁反言申し立ては不適当だと主張し、ヴィッカリーの申し立ては却下された。トゥビン事件でのスミスクラインの弁護側の主張においても、ミラー事件のファイザーのそれにおいても、プロザックで起こると主張されている現象がほかのSSRIでも起こると仮定すべきではないということが重要ポイントになっていただけに、これは皮肉だった。

しかし二〇〇一年十二月、スミスクラインはトゥビン事件の控訴をとりさげ、この事件ならびにほかの事件を、ヴィッカリーその他の弁護士を相手に示談で解決した。和解の条件には内密の書類をすべて返還するということが含まれていたが、一つの和解が成立したという事実は、ほかの訴訟が続いていくということを意味していた。その中にはトロントで何が起こったのかを見極めるために二〇〇一年九月に私が起こした訴えもあった。

第十章　「プロザックを食べたらいいじゃないの」

一九六六年、『ニューイングランド医学雑誌』は風変わりな論文を掲載した。書き手のヘンリー・ビーチャーはハーバードの麻酔学教授だった。この論文はその前に『米国医師会雑誌』にはねつけられていた。科学的なことが理由ではなかった。というのは、この論文は科学的な論文ではなかったからである。これは倫理に関する論文だった。(1)

無垢な時代の終焉

一九六〇年代にはＩＲＢも、病院の倫理委員会もなかった。患者に何が起こりそうか告げたり、リサーチや治療研究に被験者として参加する同意をとりつけたりする手続きもなかった。医師と患者の関係は父と子のようなものだった。医師は患者にとっての最善を追求しているものと考えられ、本人に相談することなく、患者をリサーチや治療研究に駆り出すことができた。(2)

ビーチャーの論文は被験者が、自分がリサーチに参加していることを知らず、ルーティン的な医療を受けていると考えていた二二のプロジェクトの概略を描いた。彼が描いたのは地方の無名の病院の片隅の病棟で起こった事例ではない。米国有数の病院で高名な教授によっておこなわれている正規の業務を描いたのだ。それらの教授のひとりはのちに、米国ガン研究学会の会長になったし、別のひとりはラスカー賞を受賞した。

ビーチャーはそれらのプロジェクトのいずれかで何らかの具体的な不正行為がおこなわれたと主張しているわけではない。彼はただほとんど統計的に確実なこととして、これらのプロジェクトの少なくとも一つで――もしかするとそのすべてで――患者が、知らされないことによって被害を受けたと言っているのである。

この論文には、はかりしれないインパクトがあった。よくもわるくも世の中が変わった。病院、大学、NIHは同意書のフォームをつくり、IRBを設置した。世界中の監督官庁は、すべてのリサーチについて参加者のインフォームド・コンセントを書類で証明しなくてはならないと言わざるをえなかった。

ビーチャーの論文によって、リサーチについての懸念が高まり、そのような懸念はすぐに、医療のほかの分野に飛び火していった。医師の毎日の判断に患者が異議を唱えるようになった。患者支援グループがたくさんできて、ふつうにおこなわれている医療が仰々しくとりあげられるようになった。いったい誰が医師らにそんなことをする権利を与えたのか、と。家族が患者を安らかに死なせてやりたいと願っている場合に、医師が生命維持装置のスイッチを切るのを拒むと、いったい誰が医師たちに、家族の願いを拒む権利を与えたのか、という声があがった。健康への意識の高まりとともに患者たちは、彼らに対して、彼らのためになされる医療についての発言権を要求しはじめた(3)。

医学がハイテク化し、人間味の乏しいものになっていくにつれ、一般の人々は医学から疎外されているという感じをますます強くもつようになった。かつては医師と患者の関係は長く続く複雑な関係で、多くのことがはっきりとは口に出されないままであった。しかしいまや、何もかもはっきり言わねばならなくなった。現代医療のもたらすすばらしい利益しか眼中にない臨床医たちは、新たに生じたこの明文化主義に抵抗した。社会が恩知らずにも、医学の力を制御し、医学の決定権を制限しようとする行動に出たことに、彼らは呆れ返った。

この医師たちが気づかなかったのは、新しいテクノロジーを生み出す企業がコミュニティーではなく、株主のほうを向いているということだ。医学研究が金に従うプロセスが始まっていた。医学研究がより選択的になり、コミュニティーの人すべてではなく選ばれた少数に益する存在になっていく可能性があった。いまや社会的予防的研究よりも好まれているように思われる遺伝子研究は、たとえば肺ガンの原因になる遺伝子だけに働きかけ、喫煙が肺ガンの避けうる原因であることを無視するだろう。新しい製薬企業が――とりわけ向精神薬をつくっている企業が、社会問題に「生物学的解決策」を提供する優生学の伝統に沿っていることを理解している人はほとんどいなかった。

ビーチャーの起こした革命には直接的なマイナスもあった。お役所の手続きの複雑さが増し、人々のために何かよいことをするということが前より困難になった。何もできそうにない場合もあった。かつての医師と患者が黙っていてもわかりあっているような状況下では、医師が家父長的になる傾向はあっても、最善の医療がおこなわれていた。しかし革命のもたらした新しい状況は、すべてが教科書どおりに進められることを要求した。これは冗談だが、医師と患者が本に書いてあるように感じないとしたら、感じないのが間違っていると言われた。

便宜上の結婚

企業と医師の関係は医師と患者の関係の鏡である。最近まで誰も、企業と医師の関係にあまり注意を払わなかった。最初のうち、製薬企業は小規模な会社だったからだ。現在、巨大企業となっているこれらの会社は、第二次世界大戦後まもなく、化学会社の小部門として出発した。そこは人々がお互いをよく知っていて、多くのことがはっきりと言葉に出されないままにおこなわれる小さな世界だった。ガラスと鋼鉄の近代的なビルディングにおさまっている現在の姿とは大違いだ。現在の製薬企業では、企業のある部門の人を同じ会社のほかの部門の人に私が紹介してあげなければならないことがしょっちゅうである。過去の製薬会社もいろいろ誤りは犯しただろう。なにしろそこは、貪欲、短期成果主義、権力、金銭的だらしなさなど、さまざまな動機がからまりあう人間臭いところだったから。しかし、そこには現在の多くの製薬企業が抱えているような真空はなかった。

現在では部門間、企業間での人の異動は、めまぐるしいばかりだ。このめまぐるしさは、企業から見れば都合のいいことなのだろう。それぞれの人に多くの秘密を知られなくてすむからだ。だが、その結果として生ずる状況はトム・レーラーの有名な歌を思いださせる。「いったんロケットが打ちあげられたら、それがどこに落ちてくるかなんて誰も気にしない。それはウチの仕事じゃありません、とヴェルナー・フォン・ブラウンは言う」[4]。フェントレス対イーライリリー訴訟事件でナンシー・ゼトラーがキャサリン・メスナーからとった証言録取書を見てみよう。

問い　どうして会社は再投与プロトコルを実施しなかったのですか？

答え　わかりません。

問い　二か月かけて準備したのにどうして実施しようとしないのか、不思議に思いませんでしたか？［メスナーはプロトコルが実施されると思っていたので、この臨床試験のための資料を整えていた］

答え　とくに思いませんでした。

問い　誰かにどうして再投与プロトコルを実施しないのかと尋ねましたか？

答え　いいえ。私は次の仕事に移りました。

問い　再投与プロトコルの次の仕事は何でしたか？

答え　私は尺度の有効性を確かめる実験のプロトコルにとりかかりました。［リリー社がＦＤＡに開発すると話していた自殺傾向をはかる尺度、ＭＳＳＩＲに関するものである」

問い　ＭＳＳＩＲの尺度の有効性を確かめるためのプロトコルは、どのようなものに仕上がりましたか？

答え　それが仕上がる前に、私はその担当を離れました。(5)

一九九一年までリリー社の社長だったリチャード・ウッドの証言録取書も、知らないとか、よくわからないとかいう言葉でいっぱいだ。

問い　プロトコル２７の対象になった患者は何人でしたか？［これはプロザックの認可申請のためにＦＤＡに提出された中心的な研究計画だった］

答え　さあ、何のことでしょうか。

問い　プロトコル２７の実施方法が科学的に見てよくなかったと考える理由をおもちですか？

答え　さあ、何のことでしょうか。

問い　それがリリー社によって実施されたことはご存じですか？

答え　プロトコル２７というのは聞いたことがありません。(6)

「旧きよき時代」にも間違いはあった。サリドマイドの悲惨な例が示しているとおりである。しかし、医学はまだ、製薬産業というパートナーをコントロールしていた。それが米国食品医薬品法の一九六二年の修正法で、新たに開発される薬が処方箋によってのみ手に入る状況を継続することが定められた理由である。医師が消費者の護り手となることが期待されたのだ。医師は製薬会社を脅しつけ、情報を引き出すだろう、と。医師は製薬会社にやるべきことをやらせる力をもっているだろう、と。(7)一般の人たちは、薬のことについては監督

役割を果たさせるようになっているのだ。

官庁が面倒を見てくれるのだろうと考えがちだ。しかし、監督官庁のメカニズムは、医師による処方箋にその役割を果たさせるようになっているのだ。

この取り決めは二つのものに依存している。それは聞きたがり屋の医師と正直で誠実な製薬会社だ。その関係は信頼関係であり、医師と患者の関係に酷似している。信頼に依拠した関係は大量殺人を容易にする条件をつくる。二〇〇人を超える人を殺したといわれる史上最悪の大量殺人者、ハロルド・シップマン医師がよい例である。(8) ちょうど同じように、企業が医師という無防備な立場に対する尊敬の念を忘れれば、医師と企業の関係から、サリドマイドを超える規模と程度の薬害悲劇が生まれる可能性がある。

一九六〇年ごろには、製薬会社は十分な利益を得るようになり、親会社から独立した。かつては科学者や医師が責任者であったが、新会社になるとMBAをもつビジネス専門家がはいってきた。彼らは企業経営についての標準的なアプローチをとった。何ごともプロトコルに従ってやるのが当たり前になった。薬の開発という非常に創造的なプロセスはルーティン化するにも、プロトコルの中に押し込めるにも向かないものだった。組み立てラインでの製造とは正反対の、横方向の思考を必要とするものだった。しかししだいに、化学部門もマーケティング部門も薬理学部門もプロトコルに縛りつけられるようになった。(9)

薬の臨床試験はプロトコルに縛られるようになった。すでに、一九五〇年代から六〇年代にかけて北米の研究者たちは、無作為化対照試験ならびに向精神薬の効き目を評価するための評価尺度をつくりあげていた。研究者たちの狙いは、一つには製薬企業を押さえ込むことだった。だが、皮肉なことに、彼らの努力の結果として、企業が、臨床試験が何を証明し、何を証明しないかが本当にわかっている人に相談せずに使うことのできる臨床試験の枠組みができてしまった。一九六〇年代から一九七〇年代にかけて精神医学の裾野が広がり、企業は、単に金のために仕事をする研究者をたくさん得ることができるようになった。

かつて独立した研究者たちが初期の向精神薬のために臨床試験プログラムを実施したとき、彼らは自分で結果を分析した。ＳＳＲＩ開発が軌道に乗ったころには、企業は多くの施設で試験をおこない、結果を集めて社内で分析した。試験に参加した臨床医たちは、新しい薬の働きを全体的な視野で見ることができなくなった[10]。薬が効くことが証明されても、どの、、、ように効くのかという手触りは、もはや感じられなくなった。ドイツの監督官庁によるプロザックの評価には、次のような文章がある。

有望な治療法の条件［の一つ］は作用プロフィールが臨床像に合っている抗うつ薬を選ぶことだ。提出された研究結果から、この薬［プロザック］の作用プロフィールを特定するのは難しい。やや不安緩和的作用をもっているのではないかと思われる[11]。

この評価を読むと、誰も監督官庁にプロザックが実際に何をするのか教えられなかったらしいことが察せられ、臨床活動の中心にも、製薬企業の中心にあるのと同じような真空があることがわかる。

ここまででたらめなことをやっていても、結果を論文にするには、臨床研究者を表看板にすることが必要だった。もしも、最終的論文が社内の人間によって書かれていたら、誰も、できあいの臨床試験プロトコルや社内分析の結果を信じないだろう。こうして便利な虚構が用いられてきたが、一九九一年、ＢＭＪにビーズリー論文が掲載されて、企業の論文が正当なものと認められた。とはいえいまでも多くの論文に有名な臨床研究者の名前がついている。実は治療に関する論文の五〇パーセントまでがゴーストライターによって書かれているのだけれども。

成長途上の製薬企業の経営にビジネス専門家が参加するようになり、一九八〇年代にはビジネス専門家のCEO就任があいついだ。(12) スミスクライン・ビーチャムは元国際的テニス選手のヤン・レシュリーを、イーライリリーは元AT&TのCEOのランドール・トバイアスを迎えた。CEOがフィップモリスやブリティッシュアメリカンといったタバコ会社から回ってくることも大いにありえた。これらの新CEOたちは、給料の一部を自社株購入選択権の形で支払われた。株価が上がれば彼らの個人資産の価値も上がる。株価が下がれば、彼らは金を失う。一九九九年の『ガーディアン』紙の報道によればこのような取り決めのもと、レシュリーの個人資産は正味一億五〇〇〇万ドルだった。(13)

弁護士はすべての顧客企業に同じように助言するのが建て前となっている。弁護士たちが企業と臨床医との間の特殊な関係を許容しているかどうかは定かでない。一九八〇年代と一九九〇年代のアップジョン社とリリー社の場合、助言を受けていた法律事務所の一つは、大手のタバコ企業の法律アドバイザーを務めるシュック・ハーディー&ベーコンだった。(14) 名誉毀損訴訟でイアン・オズワルドの弁護士だったデイヴィッド・フーパーはのちに次のように語った。

アップジョン社の法律戦術は、タバコ会社を巧みに弁護したことで有名な米国の法律事務所によって磨き抜かれていた。製造物責任訴訟の戦い方をタバコ会社が製薬会社から学んだのか、その逆なのかは議論の分かれるところだ。(15)

もちろんタバコ企業の幹部たちは、タバコの煙がヒトの肺や心臓に与える影響や、ニコチンが依存を生じる可能性についてリサーチをしても、会社の法的責任を増すだけだというメッセージを受けとった。[16]このことは、安全性の高い紙巻タバコについてのリサーチの中止につながったようだ。そのようなリサーチは法律的な観点から問題になるかもしれないからだ。弁護士たちはどのリサーチは公表してよく、どのリサーチは公表できないか助言した。

興味深いことに、プロザックに対する一般の懸念がもちあがってから十二年もたつのに、プロザックあるいはほかのSSRIのどれかが自殺を引き起こすかどうかという問題に答えるよう設計された研究は一つもない。[17]リリーはそのような研究を設計するのに一年を費やしたが、それはついに実施されなかった。[18]この点を指摘しただけでも、トロントの聴衆には大いに受けたようだった。

安全性の高いプロザックをつくりだすためのプログラムが中止されたことはあるだろうか？　早くも一九八六年、ステュアート・モンゴメリーは、一週間に一度のプロザック服用の効果は毎日の服用の効果に劣らないと報告していた。[19]一週間に一度の服用でよいということになれば、焦燥の誘発などの重要な副作用からくるリスクが減っていただろう。[20]そしてもちろん利益も減っていただろう。

一九八八年には別の研究で、一日五ミリグラムのプロザック服用の効果が二〇ミリグラム服用の効果に劣らないということが示された。[21]そのような低用量でプロザックが利用できるようになったら、焦燥を引き起こすことが少なくなるのではないかと臨床では期待されたことだろう。しかし、それを実現するとしたら、さまざまな用量のプロザックを導入することになり、リリーが最終的に選択した「一つのサイズで誰のどんな症状にも合う」というマーケティング戦略には合わない。[22]

最後にもう一つ。リリー社がR－フルオキセチンの特許をもっているという記事が二〇〇〇年に『ボストングローブ』紙の第一面を飾ったが、この背後にはもう一つの物語がある。R－フルオキセチンの特許は、フォーサイス事件の控訴の際の、法廷における不正行為の訴えのもとになった。そしてこの訴えの結果、セプラコアが、プロザックよりも焦燥を起こしにくいとしてS－フルオキセチンの特許もとっていたことが明らかになった。一九二二年、リリー社はS－フルオキセチンを買うことを考えた。しかし、プロザックよりも安全性が高いかどうかは別として、S－フルオキセチンを買うことには、リリー社が抱えている二〇〇件近い訴訟に、安全性の高い紙巻タバコがタバコ会社にもたらしたであろうものに似た困難をもたらすリスクがあった[23]。

驚いたことに、R－フルオキセチンとS－フルオキセチンについては入手できる論文がほとんどない。しかしそれは、データが存在しないためではない。国際神経精神薬理学会（CINP）の一九八六年の会合のプログラムに、モンゴメリーの研究のタイトルが載っているが、要約はない。そしてその後、論文は出ていない。S－フルオキセチンに関する論文もいくつか出る予定があったが、出ていない。この異常な状況の理由として考えられるのは――タバコ訴訟の例と同じで――企業の弁護士が論文の発表を阻止したのだろうということだ。

以上を背景にすると、一九九九年に元米国司法長官ジェネット・レノがタバコ訴訟について語った次の言葉は、いっそう心をかき乱す。

> タバコを製造し販売する企業は、不正行為と欺瞞に満ちたキャンペーンを意図的・組織的におこなってきました。（中略）それは、人の命、人の苦しみ、医療資源がどれほど犠牲になってもおかまいなしに、タバコ企業の巨額の利益を守るように設計されていました。（中略）真実が明らかになることは、彼らの商売にとって致命的でした。彼らは折あるごとに、喫煙が病気を引き起こすこと、タバコに依存性があることを否定しました[24]。

二〇〇〇年四月八日、『ランセット』誌はタバコ産業が、受動喫煙についての論文の信用を傷つけるための組織的努力に多額の金を費やしたことを証明する論文を掲載した[25]。『ランセット』の社説は次のように述べる。

企業の歪んだコミュニケーション戦略にさらされている医学的問題はタバコだけではない。一九九八年のある論文によれば、カルシウムチャンネル拮抗薬についての公表された意見の内容は、意見を述べる人に製薬会社が与える経済的報酬と相関している。すべての政策立案者は、リサーチのデータが企業によって操作されている可能性、科学者が産業の物質的な魅力にたぶらかされている可能性に対して警戒しなくてはならない。信頼は、攻撃的なまでに欺瞞的な企業セクターに対する防御にはならない[26]。

もちろん製薬産業とタバコ産業は違う——しかし、どのくらい違うのだろう？　有名な話だが、二〇〇〇年、ＢＭＪの編集責任者リチャード・スミスはノッティンガム大学を辞職した。同大学がタバコ会社から研究資金援助を得たことが理由である。ＢＭＪはいったい何があったら、製薬企業の広告を載せるのをやめなければならないと感じるだろうか？

タバコ産業には企業が資金を提供する製品についての「純粋な」リサーチが欠けていたが、処方箋薬制度はそれが少しでも欠ければなりたたない。タバコ企業のふるまいがふるまいだったので、タバコの危険性を研究する倫理的責任は、医学研究者が担うことになり、彼らを支えるための独立した資金が生まれた。タバコ企業は、現在製薬企業が臨床研究者をコントロールしているような具合に、研究者をコントロールすることはなかった。タバコの場合、コミュニティーは自分たちの研究者が企業から研究資金や講演の機会やコンサルタント料をもらっているような状況、彼らが企業側に回っているかもしれないというような状況にはなかった。

製薬企業はその分野の臨床研究者を必要とする。臨床試験研究について助言をしてもらい、かつ、ほかの人に、研究の進捗について説明してもらうためである。そういう臨床研究者はこれらの企業と、機嫌よく夕食をともにする術を心得ていなくてはならない。医師その他の医療研究者が、タバコ企業を見たような目で製薬企業を見たら、世の中は回っていかないだろう。

ここに、日々切迫度が高まっていく緊急事態がある。近年私たちは遺伝子技術の躍進を迎えている。ヒトゲノムの解読は人類によって着手された最大のプロジェクトの一つだ。それは人類全体の健康を増進し、かつ人間の本質についての長年の問題のいくつかを解決する可能性を秘めたプロジェクトである。このプロジェクトの成功が予想されただけで、製薬企業の株は磁石のように人を引きつけた。しかし、この遺伝子革命によって新しく遺伝子会社が生まれることはないだろう。遺伝子も特許の対象になるが、これらの遺伝子はタンパク質をつくる。次世代の薬はこれらのタンパク質に由来するものになるだろう。タンパク質そのものが薬になるか、タンパク質をターゲットとして作用するものが薬になるかだろう。遺伝子革命の勝利者になるのは製薬企業である。

この新しい展開が何をもたらすか心配になるのは当然のことだ。しかし、問題は科学の進歩にあるのか、それとも、株主に対してしか責任を負わない弁護士に助言される経営者が新しい知識を支配するという危険にあるのか？　問題は新しい知識にあるのか、それとも、遺伝子治療における死やそのほかの不都合な結果が報告されなかったこと（すでに証明ずみの事実である）にあるのか？　新しい研究自体か、それとも、人類の努力の一部であるこの重要な分野に説明責任が欠如していることか、どちらについて心配すべきなのだろう？

これらの問題の一部を指摘して、世界保健機構（ＷＨＯ）のジョナサン・クィックは次のように述べた。

もしも臨床試験が、公的利益が私利私欲に支配され、科学が欲望に支配されるような商業的ベンチャー事業と化すならば、科学の進歩と引き替えにヒトの被験者へのリサーチを許している社会的契約はすでに破棄されている。(27)

この新世界にふさわしい取り決めを受け入れることは、貧しい者にも富む者にも等しい医療を保証するということを意味しない。最初のうち、この新しい展開を享受できるのは金持ちだけだろう。しかし金持ちが、社会のほかの人々のためにモルモットになる場合、彼らは起こっていることに対してインフォームド・コンセントを与えなくてはならない。製薬企業はいまのところ米国をターゲットにしているようだが、米国社会は、自分たちを被験者にしておこなわれている実験に対して、コンセントを与えたのだろうか(28)。

セロトニン文化

この本を読んでくれている皆さんの多くはＳＳＲＩを飲んだ経験がないだろう。これからもずっと飲まない人も多いだろう。それでも、誰もがＳＳＲＩから生ずる一連の副作用のリスクにさらされている。プロザック、ゾロフト、パキシルは飲料水に混入されているわけではないが、私たちが呼吸している文化の中に混入されている。

十年前には想像できなかったほど、うつ病の人はセロトニンレベルが低いという考えが大衆文化に浸透している。たとえば一九九九年、ゴア副大統領（当時）夫人のティッパー・ゴアは『ＵＳＡトゥデー』紙に、自分のうつ病体験についてこう語った。

それは間違いなく臨床的抑うつでした。治療を受けなければ克服できない病気でした。私がそれについて学んだのは、脳はある量のセロトニンを必要としていて、それが足りなくなると、ガソリンが切れたみたいになってしまうということです(29)。

また、一九九〇年代半ばのある日の『ガーディアン』紙の評論ページの表紙には、誰もがうつ病になった英国の絵がかいてあり、中のページでは心理学者が、イギリスは「低セロトニン国」になったと主張していた(30)。もっと影響力の少ないさまざまな雑誌は、主張を正当化しようとする努力もしないで同じようなことを言っている。この信念体系は人を誤らせる。

もう一つの新聞『オブザーバー』の健康欄には次のような記事が載った。

セロトニンとノルアドレナリンはおもに砂糖や炭水化物を多く含む食品に由来する。チョコレートやマッシュポテト、アイスクリーム、食パンなどを食べたあと、幸福感を感じる人がいるのはそのためだ。また、天気が悪く陰鬱な季節にプディングや麦芽ココア飲料やパスタがほしくなるのも、それで説明がつく(31)。

しかし、(この記事によれば)これらの吸収の早い糖は最初、セロトニンレベルを急激にあげるが、じきにインシュリンによってセロトニンレベルが下げられ、前よりも気分が悪くなる。私たちの体は糖によるセロトニン増加を保とうとして、私たちにもう一枚ビスケットが食べたいという気持ちを起こさせる。しかし「甘いものを食べれば食べるほど、幸せな気分になるのに多くの甘いものが必要になり、しょっちゅう気分が変わるようになる」。この本は「自然のプロザック」についての情報を提供すると称して、こんな調子で話を続ける。だが、プロザックを飲みはじめてから九日後に人を殺して、殺人容疑でつかまった男が私に言ったように「チョコレートを食べたり、運動したりしたあとは気分がよくなると書いてありますよね。私もそういうことをしたあとには気分がよくなる。でも、プロザックを飲んだあとの気分はそれとは全然違う」のだ。

トークショーのホストたちは、うつ病ではセロトニンが不足していることが確認されています、と言って番組を始める。私は、実際にはそんな証拠はありません、と言って話をぶったぎった経験が何度もある。相手も私も次に何を言ったらいいかわからなくなる。そのような考えにはまったく根拠がないということを説明させてもらえるとは思えない。ホストは、ゲームの基本的なルールの一つを破った私を許してくれないだろう。

問題の一つは、「いんちき生物学用語」が氾濫していることだ。二〇世紀中葉にはフロイトの概念が大衆文化に漏れ出た――ハリウッドがこの新しい脚本を魅力的だと思ったためと、人々が自分の苦境を説明し、言い訳を与えてくれる本に、あくなき欲求をもっていたためである。こうして俗流精神分析が創造された。そこで用いられる「コンプレックス」や「転移」といったいんちき心理学用語は、もともとの言葉がもつ理論的な枠組みとはほとんど関係がなかった。これは無害な展開ではなかった。それは私たちが自分自身を見る見方、子どもの育て方、道義的な罪や法的な罪のような問題に対する見方に大きな影響を与えた。

いまでは、この「いんちき精神分析用語」は姿を消し、同じように空虚な「いんちき生物学用語」がはびこっている。そして今度は「いんちき生物学用語」が私たちが自分自身を見る見方や、思春期の悩みや学業不振、道義的な罪や法的な罪を見る見方に影響を与えている。これをイーライリリーのせいだとは言わないが、かなりの部分がプロザックやＳＳＲＩのマーケティングから生じていることは間違いない――そしてそれはプロザックの名を聞いたことがない人の生活にも影響を与えている。

セロトニンを食後の話題に変えた本は、ピーター・クレイマーの『驚異の脳内薬品』だった。[32] 元気以上《ベター・ザン・ウェル》になることができる、これらの薬は化粧品のように気軽に使えるというメッセージによって、このクレイマーの本は突出したベストセラーになった。彼は新しいライフスタイルの選択肢を提供していた。彼が成功したということは、それを人々が探していたということだと思われる。でもいったい、なぜなのか？

数年後、バイアグラが現れたとき、ファイザーはこれは生活改善《ライフスタイル》薬だと公言した。しかし、生活改善という言葉に対して、人々が考える意味と、企業が考える意味は異なっていた。薬が生活改善薬になることができるのは、メーカーによって約束された反応を確実に生じさせる場合だけである。私たちのほとんどにとって、クオリティーのよい医療という言葉は、もうひとりの人間との共感と敬意に満ちた相互作用を意味する。産業にとってクオリティーがよいとは、再現性が高いことである。ビッグマックはできてくるたびに同じだから、クオリティーのよいハンバーガーだ。この論理を押し進めるとしだいに、すべての点でビッグマック並のクオリティーを備えた医療や学界へと近づいていく。

難点は、抗うつ薬は必ず効くとは限らないことだった。プロザックはときには本当に元気以上になる反応をもたらした——しかしいつもあてにできるわけではなかった。薬があてにできないとき、企業にとって病気の概念が非常に重要になる。背景にある病気が、薬のきかない言い訳になる。もし抗うつ薬がバイアグラのようにあてにできる薬だったら、たとえば一〇〇回中九五回は反応を生じる薬だったら、企業はうつ病という病気の概念を捨てることができるだろう。それができるという可能性は、企業がそれをやりたい誘惑にかられる程度に濃い。第七章に描かれた健康なボランティアでの実験ははからずも、プロザックとゾロフトが健康な被験者にも元気以上になる反応をもたらしうることを、ほとんどほかのどの研究よりもよく証明していた。

抗うつ薬から生活改善薬への移行には、人々の気質や人格についての情報を提供する薬理遺伝学的テストと神経イメージング技術が必要になるだろう。それらによって、その薬に対する反応の悪そうな人を前もって見つけ出すようにすることで、ＳＳＲＩのような現在ある薬からでも、バイアグラに近い確度で反応が得られるようになるだろう。しかし、プロザックが合わないとわかった人はプロザックを飲まないだろうから、企業が売り上げを減らしたくないなら、プロザックから利益を得ると思われる人を特定して、飲めば利益があると説得する必要が生じるだろう。消費者への直接の宣伝が、一つの役割を担うようになるだろう。雇用主たちは、生産性がかかっていると説得されるだろう。しかし、まだ手つかずの最大の市場は子どもである。それに対して誰が抗議をするだろうか？　医師は向精神薬の時代にうつ病の診断が一〇〇〇倍もふえたことに抗議しただろうか？

一方で、うつ病はセロトニンが減少している状態であるという考えは、プロザック服用を正当化するのに大いに寄与している。薬を飲むことにためらいを感じる人は多い。プロザックとヴァリウムを比較すると、ヴァリウムは暗くて危険な薬だと見られている。他方、プロザックは異常を正すと考えられており、しかも人々を正常に復させると暗示されている。この事実はプロザックを飲むことへのさまざまなためらいを圧倒する。依存性がないという断言もまた、ためらいをうち消すのに役立つ。そして効くまでに数週間かかるという言い方は、服用後の最初の二、三週間に現れる自殺傾向とこの薬との関係から、多くの人の目をそらす。(33) しかし実際は、SSRIとベンゾジアゼピンは類似点が多い。この二種の薬は同じような患者に投与される。どちらの種類の薬も身体的依存性を引き起こす――おそらく、SSRIはベンゾジアゼピン以上にその傾向が強い。そしてSSRIはベンゾジアゼピンと違って、服用者にかなりの率で自殺傾向を引き起こす。

個人のグローバル化

プロザックが異常を正しているという考えは、私たちがしばしば子どもたちにSSRIを投与するようになったことにひと役買っている。わずか三〇年前には、子どもたちの成長中の脳を強力な向精神薬にさらすなど、とんでもないことだと思われていた。しかし、子どもへの投与は別の理由からも強く求められている。その理由とは臨床試験である。

プロザック、パキシル、ゾロフトが「効く」ということを示す臨床試験は、すべての場所のすべての個人に一般化できる結果をもたらすものとして解釈された。無作為化対照試験（RCT）は製薬企業のグローバル化の鍵であった。これらの結果は民族グループ、性別、年齢を問わず、時を超えて有効であるというのがメッセージだった。治療されている病気が、治療後に消えれば、この暗黙の主張が裏づけられるだろう。神経性の障いうのは驚くべきことだ。医師に、あなたがいろいろな要素にどの程度影響されるか評価してくれと頼めば、医師はおつに澄まして、マーケティングをリストの最後に置く一方で、エビデンスを最上位に位置づけて、自分にとっての主要な目安だと言う。彼らは臨床試験を設計し、まとめあげ、宣伝しているのが企業のマーケティング部門であることを認識していない。

子どもについて言うと、伝えられるメッセージは、これらの薬が逸脱した子どもを行動面での標準に近づけ、将来に影響するリスクを減らすということだ。現在、二〇世紀前半の流行の再来のように、新たなIQテストが次々に生まれている。これらの新しいテストの結果、自分の子どもが標準から逸脱していることを発見した親たちによって、教育心理学と児童心理学における巨大な市場ができた。

二〇世紀半ば以前には、子どもたちは、第二次世界大戦後と比べてはるかに多くの向精神薬を与えられていた。たとえば十九世紀には、おとなしくさせておくためにアヘン剤が与えられた。この種の薬は短期間で効き目が現れる。しかし、二〇世紀後半には、薬物よりも行動主義的方法が好まれ、子どもに向精神薬を与えるのは多くの国でタブーになった。そしていま、私たちは臨床試験が、子どもたちの発達上のリスクを回避するのを手助けしてくれるのをあてにする新しい局面にはいったところだ。

高血圧症の管理は、リスクの医療対象化がじわじわと進んでいることを示す好例だ。抗圧薬は当初、悪性、つまり命を脅かす高血圧症にしか用いられなかった。しかし、現在の抗圧薬市場――薬の市場の中で最大のものだ――は、非常に微妙な血圧上昇を治療することによって将来のリスクを減らすという考え方にもとづいている。しかし、軽症の高血圧症の治療によって得られるリスク軽減効果はごくわずかで、一九八〇年代と一九九〇年代に用いられていた薬では、八五〇〇人の患者を治療して初めて、ひとりの命が救われる計算だった。(34)それでも企業も医師も一丸となって、そのような患者の治療に励んだ。QOLという観点や、病気であると告げられる結果として起こる病気行動という点から見ると、軽症高血圧症を治療しようとする努力は、道義的に言って、よいとは言いきれないかもしれない[35]。

プロザックを支えている神話は、低くなったセロトニンレベルを正常に戻すという言い方で、プロザックに心の抗生物質の役割をふりあてている。だが実際の使われ方はむしろ、軽症の高血圧症の治療に似ている。今日のベストセラー薬は、異常を正すものではなく、存在しうるリスクを減らすという、リアルというより、むしろヴァーチャルと言っていい理由によって、長期にわたり——ときには死ぬまでずっと——処方される薬である。これらの薬を飲んでいる人々のほとんどは、自分が受けている治療の本質も、その治療の根拠の薄弱さも理解していない。SSRIの場合、売り込み文句は自殺リスクを減らすということだ。しかし、SSRIで自殺リスクが減ったことが実証されたことはない。

SSRIが効くという証拠はまったく出ていないが、一般に向精神薬のRCTは都合のいいサンプルを取り出して治療効果の証拠とする。SSRIが何かをするということを証明することは可能だ。しかし、SSRIがもたらす効果がよいものかどうか、あるいは長い目でみてよいものかどうかという問いの答えは、これらの臨床試験からは出てこない。SSRIが与えるかもしれない利益を利用しようという決断は、臨床の知恵の問題であるはずだ。子どもやティーンエージャーへのSSRIの長期投与がよいことなのかどうか、あるいは、大人にだってよいことなのかどうかということを明らかにするような独立した臨床試験をおこなうのは事実上不可能だ。これらの問いに対する答えは、一九九〇年代前半以来、私たち医師がおこなっている制御されない巨大な実験〔つまり医療〕からしか出てこないだろう。SSRIの特許が切れ、おぞましい知見の市場ができるころになって初めて、私たちはその答えを知るだろう。

SSRIについておこなわれた臨床試験のごく一部で治療効果が実証されたことでこれらの薬は市場に出た。このことは、思慮分別をもってこれらの薬を利用することの根拠を与えた。しかし、広範で無差別な利用を正当化する理由は与えていない。患者も子どもの親もそれを理解していないようだ。そして驚くべきことに、患者がかかる臨床医のほとんども、それを理解していないらしい。

麻酔術の発達以来、医師は患者の大多数に利益を与えるために、少数の患者に害を与えるのは仕方がないと考えてきた。ヒポクラテスの誓いは、事実上「あなたの患者の大多数に害を与えてはならない」であった。SSRIの場合、臨床試験の証拠は、一部の患者に利益を与えられるかもしれないということを示している。そのような証拠のどれ一つとして、SSRIの投与によってどのくらいの割合の患者が利益を得て、どのくらいの割合の患者が害を受けるのかを示してはいない。麻酔の場合、麻酔術を受けた患者のうち、リスクがあるのは一パーセント未満である。SSRIは、服用者の一パーセント以上に重大なリスクをもたらす。しかし社会も精神科医も、これらの被害が許容される要件について意見を示していない。

話は変わるが、体重計は数値というものの圧政を示す好例だ。一八七〇年代に人々の体重を量るはかりが考案されて以来、体重の基準値というものが出てきた。保険会社は、体重過剰が――それまで考えられていたように、健康である証拠などではなく――リスク要因であることに気づいた。次の五〇年間に、体重計はドラッグストアの店内に置かれるようになった。最も普及していたモデルには、身長と体重の基準値を書いた金属プレートがついていた。やがて体重計は小型化し、ほとんどの家庭にはいりこんだ。このプロセスで、私たちの美に対する考え方――自分をどのように見るか――がすっかり変わった。

まず拒食症が、次いで過食症が現れ、世界中の家庭用体重計を使っている地域に蔓延した。摂食障害の起源については生物学的・心理学的・社会学的諸説がある。だが、摂食障害を創り出し維持することにおいて、フィードバックの源である体重計が果たした役割に注意を払っているものはない。しかし、私たちが自らに課している体重計の圧政を抜きにしては、今日のような摂食障害の蔓延はありえなかった(36)。

以上のことから、数量化が私たちに及ぼす影響がよくわかる。もしある一連の数値がリスクの存在を示しているとすると、そのリスクを最小限にするために何かをしたくなるものだ。その過程で私たちが失うかもしれないもの（たとえば体重計の数字に注目しすぎることで私たちが冒しているリスク）についての数字がほかからはいってこないかぎり、私たちは自分が目にしている数字の奴隷になってしまう危険がある。向精神薬の臨床試験の導入にともない、ハミルトンうつ病評価尺度のような基準値付きチェックリストが山ほど生まれた。チェックリストの使用は生活のあらゆる分野に広がった——学校の運動場から雑誌のページまで。人格の特徴から、性的行動や活動レベルまで。私たちは自分や自分の子どもが正常域から外れていると、自分や子どもが冒していると「知った」危険を最小限にするための行動をとらずにはいられない気持ちになる。

私たちがこれらの数値に囲まれながらもなんとか自分のバランスを崩さずにいようと思えば、薬の場合には、ほかに二種類の数字が必要になる。一つは、ひとりの人がはっきりとした利益を得るために治療されなくてはならない人の数だ。もし十人の人が薬を投与されて、そのうちひとりの命が救われるとしたら、たいていの人はその薬を飲んでもいいと思うだろう。だが、軽症の高血圧症のように、その数字が八五〇人のうちひとりであれば、たいていの人はそんな薬を飲みたがらないだろう。私たちが喜んで薬を飲めるかどうかは、第二の種類の数字にも左右される。それは薬が私たちの性生活、活力レベルなど私たちの自己のさまざまな側面に及ぼす影響を報告する数字だ。どちらの種類の数字も、ＳＳＲＩ薬を処方される人に提示されることがルーティンにはなってはいない。

ハミルトンうつ病評価尺度のスコアしかもたず、その数字にもとづいて医療をしている臨床医は、体重計の数字にとらわれているティーンエージャーのようなものだ。体重計の数字が人生でいちばん大切な数字だとは誰も言わないだろう。ところが、医療ではそれが現実になっているのだ。しかもここに、処方箋薬制度による、もうひとひねりがつけ加わる。数字ばかりを見つめている臨床医がだいなしにしているのは、彼自身の人生ではなくほかの人の人生なのだ。

それではどんな代替案があるだろうか？　臨床試験はいまやたいへんな金がかかるので、製薬会社にしかできない。臨床試験は多くの施設で実施されるので、数字の背後に何があるのか、個々の臨床医にはつかめない。だが、こういう問題が起こるのは、現在の世代の薬の効果が非常に弱いからにすぎない。抗うつ薬がうたい文句どおりのものであれば、一つの大学病院で実施した臨床試験だけで、評価尺度も必要ないぐらいはっきりした結果がでるはずだ。そうなっていないという現実からわかるのは、これらの薬は思慮分別をもって用いなければならないということだ。

犬は吠えるが、キャラバンは進む

企業はＳＳＲＩと自殺についての懸念を封じこめることに成功した。真実はいずれ明らかになるという楽天的な見方はできない。ウェズベッカー裁判のあとにエド・ウェストが言ったように「評決は人に危害を加える犯罪的行為について医薬品に責任を問うことの無益さを証明している」のだ(37)。

企業にとって、抗議の声は砂漠を過ぎ行くキャラバンに向かって吠えたてる犬の吠え声だ(38)。しかし、キャラバンが力を失うと、犬の脅威が増す。ＳＳＲＩはいまでは特許が切れはじめている古い薬だ。新しい抗うつ薬が登場したら、それを売り出す企業はＳＳＲＩを貶める強い動機をもつはずだ。ところが精神医学における薬の開発は遅々たるものになっていて、いまのところ新しい抗うつ薬は見当たらない。

それにもかかわらず、ある亡霊がＳＳＲＩをおびやかしている。たいていの人はＳＳＲＩ服用中の自殺は自分には起こらないと思っている。だが、薬に依存することはあるかもしれないという気がする。そして、抗うつ薬に依存性はないというＤＡＲＴのキャンペーンやうつ病撲滅キャンペーンの主張に疑いを抱く。

プロザックのパッケージにはいまでも「長期にわたってプロザックを服用しても心配はいりません――プロ

ザックに依存性はありません」というメッセージがついている[39]。また、ごく最近までグラクソ・スミスクラインは、パキシルでは「離脱」反応はまれにしか起こらず、起こった場合でも軽くて自然に治まる、と言っていた。しかし「抗うつ薬」であるから依存を起こさないと考えられていたこれらの薬が、実はベンゾジアゼピンでも見られなかったほど深刻な依存を引き起こすようなのだ[40]。

そういう懸念に対して、企業がとる対策のひとつは、離脱ともともとの病気の症状とを区別することは不可能だと主張することだ。またしても、ベンゾジアゼピン騒ぎのときのシナリオの再演である[41]。私は二〇〇一年三月に、トウビン訴訟のためにスミスクラインの文書保管所の資料を見たときに知ったが、パキシルが市場に出るずっと前に同社は、パキシルを数週間飲んだだけの健康なボランティアが離脱症状に苦しんだことを知っていた[42]。一九八〇年代半ば、同社は健康なボランティアによる研究をおこなった。それらの研究では参加者の大きな部分が、短期間パロキセチンを飲んだだけで、その後にはっきりした離脱症状を示した。ひとりの参加者の死亡を含むこの結果の詳細は公表されなかった。このような結果にもかかわらず、スミスクラインは長期治療の臨床試験を設計した。その試験では、以前パキシルに好反応を示した患者がふたたび無作為割り付けされて、パキシルを継続するか、プラセボに変わるかいずれかに分かれた[43]。ファイザーもゾロフトで同様の研究をおこなった。プラセボに変わった人たちに問題が起こると、うつ病の再発だと解釈された。それにもとづいてスミスクラインとファイザーは、パキシルとゾロフトにはうつ病を予防する効果があると主張する許しを得た。その後、スミスクラインが離脱症状ともともとのうつ病の症状とを区別するのは不可能だと何度も公言しているにもかかわらず、このお墨付きはいまだに有効である。

この問題で企業は、ＳＳＲＩが患者をジャンキーに変えることはなく、精神科医も皆、それに同意しているという事実を利用している。しかし、そういう意味で中毒にならないということは、服用者がやめたいと思ったときにいつでも服用をやめられるということと同じではない。この十年近く監督官庁もほかの者も、離脱症状は軽く、せいぜい一、二週間しか続かないと一般大衆に告げてきた。しかしその科学的データは、臨床試験の最初のほうで、あるいは二、三週間後に服用を中止した患者からのものだ。数か月にわたって服用したあとで、中止しようとした患者に何が起こるかについてのデータはまったくない。実際にはやめられない人がたくさんいる。永遠にやめられない人もいる。

離脱時に最もよく見られる症状は、抑うつと不安である。ほかにも奇妙な症状がいろいろあるが、アヘン剤やアルコールの離脱症状よりもむしろ、遅発性ジスキネジアのような抗精神病薬の離脱症状に重なるところが多い。通常二、三週間で終わるアヘン剤やアルコールの離脱症状とは対照的に、遅発性ジスキネジアは月単位、年単位で続くことがあるが、SSRIの離脱症状にもそういう場合がある。(44)

薬をやめたときの苦しさをうつ病の再発だと言われても信用しない患者がふえてきている。実際、医療現場では離脱時の困難が顕著なので、一九九七年、リリー社は、「中断症候群」について一連の広告を打ち、会合を催し、精神科医の意見を集めた――プロザックは半減期が長いので、離脱時の困難と結びつけることは難しいだろうと期待していたようだ。

パキシルの依存と離脱の問題については、二〇〇一年八月に、ボーム・ヘッドランドがスミスクラインを詐欺で訴えた。(45)二〇〇二年一月、スミスクラインは服用中止時に問題が生じることがあるという事実を反映する(46)ように、パキシルの添付文書を修正した。しかし、それでもカナダと米国の弁護士たちがグラクソスミスクラインを相手どって集団訴訟を起こすのをとどめることはできなかった。

精神科医たちはパキシルその他のSSRIが離脱症状を生じうることを否定しつづけ、その問題に触れる人に個人攻撃をした。これはまったく理解に苦しむことだ。依存を生じやすい傾向は抗うつ薬グループの中のさまざまな薬の間でも、SSRIに属するさまざまな薬の間でも異なる。依存が生じうると認めることが、薬どうしの間の違いを探る第一歩であり、違いを探ることが、何が依存を引き起こしているかを解明する唯一の方法である。依存の基盤が解き明かされないかぎり、それを避けるように治療をデザインすることは不可能だ。依存が起こるという事実を受け入れるのを拒むと必ず、その薬の利用が制限される結果に至ることは、すでに数々の先例によって証明されている。こういう話になると、精神医学の組織は決まって誤った行動をとる。

解決策を探る手順

医師を消費者の守り手に位置づけた規則は、医学あるいは精神医学の世界には変化を起こす力をもつ消費者グループが存在しないということを意味している。一般大衆は、消費者グループは必要ない――監督官庁が私たちの面倒を見てくれる――という幻想にすがりついている。監督官庁は、その目的を果たせるような備えをもっていないので専門家に意見を求める。この専門家という人たちは、自分たちはすべての製薬会社のコンサルタントをしているから独立していると主張するような人たちだ。ポール・リーバーが暗に言ったように、監督官庁は一般の抗議に対応するかたちでしか動けない。自分から動いたら、問題の薬の排除によって害を与えられたという人々に訴えられかねないからだ。そして製薬企業は、そういうことで監督官庁を脅迫しないほど高尚ではない。

プロザックはいかなる条件でも許容できないほど危険なのだろうか？　この問いは私たちを、FDAが一九九一年に直面したジレンマに引き戻す。警告をつければ、一部の処方医、一部の消費者は気をつけてくれるだろう。しかしそれでも無鉄砲な処方医、無頓着な消費者はなくなるまい。薬が絶対的に安全でないかぎり、警告によってすべての人を守るのは不可能だ。許容できる問題の数というのはどのくらいなのだろう？

向精神薬の歴史の中で、規制の強化が解決策になるという証拠を見出すのは難しい。今日まで非常にしばしば、規制は企業に、自分たちはルールに従ってプレイしているという口実を与えてきた。実際には企業がルールブックを金で買っているのだが。規制は企業を抑制するどころか、保護するはずの消費者にとっての脅威になりがちだ。成功報酬制度のもとで弁護士が提訴する民事訴訟は、企業に対抗するための一つの方法だ。しかし米国では、共和党も民主党も損害賠償訴訟では企業に甘く、原告に厳しくするという姿勢をはっきりと示している。消費者の立場は、カナダやヨーロッパのほうがまだましである。

しかし、法システムが適切に働くためには、原告が頼れる専門家が必要だ。昔は原告の主治医がその役割を果たしたかもしれない。悲しいかな、そういうことはもはや不可能だというのが、プロザック物語の教訓である。

市販薬化？——一つの思考実験

医薬品が処方箋なしで店頭で買えるようになれば、医師はいまよりも製薬産業から独立した立場になれるだろう。産業は消費者に直接求愛するようになるだろう。それはつまり、少なくとも一部の医師が、製薬企業の製品によって被害を受けた原告のために法廷で証言する気になることを意味するだろう。もしタバコ製品が処方箋によってのみ入手可能で、特許制度に保護されていたら、紙巻タバコやニコチンの害を確定するのに、医学界の人々があれほど貢献できただろうか。医師も研究者もタバコに反対することで生計を立てている。もし、彼らがタバコを入手できるようにすることで生計を立てている立場だったら、どうなっていただろう？　そのような状況下では、真実が明らかになることは永遠に望めなかったのでないだろうか。

処方箋薬制度は消費者を保護する目的でつくられたものだ。最初のうち、製薬企業はそれに反対するロビー活動をした。いまではその同じ取り決めが、医薬品に関する災いが生じたときに、企業が法的責任を問われないようにする役割を果たしていると言っていい。医薬品以外の分野では、タバコ製品であれ、コンピュータゲームであれ、企業は警告文によって、その製品の消費によって生じうる危険について大衆に教えなくてはならない。処方箋薬制度のもとでは、添付文書はあるにせよ、患者を教育し、警告を与えるのは医師の責任である。企業は医師と患者の神聖な関係を冒したくないという。消費者向けの広告によって、医師と患者の神聖な関係に多大の圧力を加えることならあるかもしれないが、冒すなんてとんでもない、というわけだ。

代替案として、プロザックのような薬を店頭で買えるようにすることを考えるのは可能だろうか？　驚かれるかもしれないが、そうなれば危険が減るだろうと思われる。プロザックを店頭で買う人は、その薬が自分に利益をもたらすかどうかをすみやかに判断し、必要とあれば服用を中止するだろう。それとは対照的に、現在のところ、薬の投与・服用は、医師と患者の流動的な関係に組み込まれている。そのため、副作用が出ても服用を中止するのが難しい。

ＳＳＲＩを処方された人が元気以上《ベター・ザン・ウェル》の反応を示す場合は問題がない。だが、いったん不都合が生じると、事態は急激に悪化する。そして事態を悪化させる仕組みはまさに、すべての人質事件のそれと同じである。おそらく自分では気がつかずに患者を罠にはめてしまった医師自身が患者にとって唯一の頼みの綱なのである。患者は服用中止を含め、医師が助言する以外のことは怖くてできないかもしれない。「おかしくなっている」患者は、医師の助けを切実に必要としている。医師が薬を飲みつづけろと言うのに逆らうには、よほどの勇気がいる。

七一歳の女性患者、アーニャを例にとろう。彼女はいくつもの身体的な病気を患っていたが、神経性の病気にはなったことはなかった。いろいろなストレス要因が重なって疲れ果てた彼女は、アスピリンを過量服用した。身体的な病気もあったし、彼女の娘の神経性の不調にプロザックがよく効いたことがあったので、私は彼女のプライマリケア医へのメモで、ゾロフトの処方を勧めた。ゾロフトを服用しはじめてすぐ、アーニャは息苦しさと胸痛を感じた。結局、彼女は心不全の治療のため、入院しなくてはならなかった。それでも医師はゾロフトを続けた。『臨床医のためのデスク・レファレンス』に心臓や呼吸器の副作用の記述がなかったからである。私はアーニャを再度診察し、ゾロフトを中止させた。彼女の息苦しさはゾロフトによる呼吸器のジスキネジアのためだと思われた。データシートには出ていないが、私はゾロフト服用者に心臓症状が起こった例を何度も見ていた。ゾロフトをやめると、むくみも喘鳴もたちどころに解消した。アーニャ自身もこれらの症状はみなゾロフトのせいだと考えていた。ではなぜ、飲むのをやめなかったのだろう。自分でもばかばかしいとは思うのだけど、と前置きしてアーニャは答えてくれた。いつか夜中にほんとうに具合が悪くなって往診してもらわなくてはいけないかもしれないという不安が強まっていたので、医師にさからうとそのときに来てもらえないのではないかと心配だったそうだ。

人質問題は子どもの場合、さらに深刻だ。子どもは医師と親の両方によって罠にかけられる。医師も親も子どもがどういう経験をしているのかまったくわかっていない。医師が故意に、状態が悪くなるような薬を子どもに与えるとは誰も考えない。悲劇が起こってしまったあと、「罪のある」医師はどうするだろうか？　医師は病気のせいにする。これはけっしてまれな話ではない。医療施設での死の四分の一は、何らかの薬によって引き起こされている。医師がよいことをしようとする努力の中で引き起こしてしまった損傷のすべてを直視しなくてはいけないとしたら、医師の仕事をするのはとても難しいと感じるだろう。

近年の「生物学」への方向転換がもたらした結果の一つは、精神科医が患者との関係に働く力学を軽んじる傾向が強まったことだ[47]。薬物療法と精神療法との間の裂け目はますます大きくなっている。これはとくに北米で顕著だ。医師が患者とともに過ごす時間がどんどん減っている。初めての患者に短時間会っただけで薬を処方し、あとはときどき経過を見るだけ、というのがふつうである。ＲＣＴをほとんど全面的に頼りにしていて、ＲＣＴ以外の証拠に頼るのは科学的でないような、古臭いような感じがある。抗うつ薬を処方するのは、抗生剤を処方するのと同じくらい、冷静で客観的な治療行為となった。

薬を店頭で買えるようにすることで、もう一つ驚くべき結果が生まれるかもしれない。それはこの恐ろしい病気、うつ病の消滅である。企業が消費者に直接売ることができるようになれば、セントジョンズワート〔抗うつ作用のある薬草。ここではそれを原料とするサプリメント〕を売りこむのと同じような仕方で――ストレスや燃え尽き対策に、また強壮剤として――売り込むだろう。私たちはじきに、自分の心の状態を「元気がない」とか「燃え尽きた」というふうに解釈しはじめるだろう。そして抗うつ薬ではなく強壮剤が必要だと思うだろう。うつ病は減少して、一九六〇年代のレベルに戻るだろう。

医学関連ビジネスも所詮はビジネスにすぎないのだろうか？　もしそうでないとすれば、企業はビジネスルールに従ってプレイし、最大限の利益をあげることを狙うだけではいけない。どこかの時点で、利益よりも患者を優先しなくてはならない。それが期待できない世界では、処方箋薬制度はまったく場違いなのかもしれない。処方箋薬制度は「消費者」の判断力を麻痺させ、自然な警戒心を忘れさせる。

以上に述べたこととはまったく関係のない理由により、政府レベルと企業レベルで、医薬品の市販薬化を進めようという動きがある。(48) その兆候の一つは、直接消費者に向けられた広告の出現である。

精神科医《シュリンク》

処方箋薬制度がこれからも続くなら、医師は自分の責任をもっと重大に受けとめる必要がある。私は製薬会社の株はもっていないが、処方医として、製薬会社の科学者が自社の薬を熱心に擁護するのは当然だと思っている。弁護士諸君の巧みな策略も理解できる。しかし、新しい抗うつ薬の自殺傾向を生ずる相対的リスクがプラセボよりも大きいということを示す、公表されている臨床試験の証拠を見せられた精神科医《シュリンク》の、耳をつんざくばかりの沈黙にはがまんできない。この沈黙に接すると、精神科医《シュリンク》という呼称にしりごみという意味を与えたくなる。

精神科医の神経を強化する一つの方法として、監督当局の仕組みの中に、発売後に現れた副作用に対処する部門を新設するのがいいかもしれない。睡眠薬ハルシオンをめぐる論争についての最近の論文によれば、発売後の副作用を調べるには、製薬企業からも、認可を受け持つ監督官庁からも独立した組織が必要だという。(49) これは、空の旅を規制する連邦航空局と航空機事故を調査して教訓を引き出す航空安全局との違いに相当するものだろう。

SSRIの認可の際、FDAが手にしていた臨床試験データは、ほかの国の監督官庁なら、抗うつ薬として認可するのに不十分だと考えそうなものだった。この臨床試験結果に対してポール・リーバーがとった立場は、これらの薬が何かをするということは証明されうることであり、うつ病の一部の症例に効果があるかもしれないと考えるのは不合理ではない、というものだった。私の意見では、これは勇敢で正確な決定だ。それに続いて企業が猛烈にSSRIを売り込んだことは、リーバーにもFDAにも責任がない。臨床医が製薬産業を押さえられなかったことについても、リーバーもFDAも責任の負いようがない。

SSRIとハルシオンの物語が示唆しているのは、ある薬を認可に向けて推薦した人が、その薬の発売後に明らかになった副作用について判断する座についてはいけないということだ。発売後に副作用が明らかになると、その薬を批判する人は、それに先立つ審判の判定が間違っていたのだと考えがちだ。だがそのような考え方が感情的な攻撃につながると、抗議のプロセスを混乱させるうえに、薬を支持する人たちの今後の行動を歪めることになるだろう。この理由一つだけでも、監督機構内の力を分割すべきだ。米国と比べて英国の状況はいっそうまずい。認可された薬についての問題点を監視する組織が、英国の製薬産業の振興をも担当する部門の一部になっているからだ。

力の分割によって、発売後のサーベイランスはいっそう高度になるだろう。RCTのおかげで、まったく効力のない薬が市場にはいることはない。しかしRCTの隆盛のせいで、発売後の有害事象をどう扱うかという問題に対する理解が乏しいという事実がぼやけてしまっている。これも薬が効くかどうかを確かめる必要性と同じくらい大切な問題なのだが。プロザック物語によって、監督官庁がしばしば、実態を把握していないことが明らかになった。発売後の有害事象を専門に担当する部署をつくるのは有益だろう。

データは誰のもの？

最後にあげる解決策は、臨床試験に参加するボランティアに関するものだ。製薬企業は地球上で最も儲かっている企業の部類にはいる。それはなぜかというと、私たちがただで臨床試験の被験者になっているからだ。多くの医師は患者を臨床試験に参加させても、自分自身や家族が被験者になる気はない。しかし、医療施設では、患者は人質状況に置かれている——医師が頼みの綱なのだから、ご機嫌を損ねてはまずい。臨床試験への参加に同意するとき、私たちは体液のサンプル、個人情報その他のデータを提供する。薬がまったく効かないとか、市場に出すには危険すぎるとかいったことを決定するのに必要なリスクだと思うからだ。企業は私たちの命を利用して、ある薬が危険すぎて市場に出せないことを発見したり、私たちが知らされていない副作用について調べたり、その薬にあった市場のニッチを決定したりする。私たちは見返りなしにそれらのリスクを冒す。私たちの無償の自己犠牲が、これらの企業の莫大な時価資本総額を生み出しているのである。

企業はこれらのデータを入手し、それを私有物と呼ぶ。データから都合のいい部分を選び出し、科学と称して臨床医や大衆に売りつける。科学のほかの分野では、データの提供を拒むと、誰もその研究者の主張に注意を払わなくなる。だが、科学界のこのルールは、データの提供を拒むのが製薬企業である場合には適用されない。

私たちは臨床試験に参加することは、りっぱな市民としての行為であると説得される。臨床試験がなかったら、新しい画期的な薬の開発はありえないと言われる。だが、これは単純にいって事実ではない。いまの臨床試験の大半はマーケティング研究である。製薬企業にとっての優先事項は、純粋な医学的ブレイクスルーではなく、薬をベストセラー薬にすることだ。実のところ、画期的な薬が新たに生まれるペースは落ちている。

これらのデータは誰のものかという問いかけは、ますます増加している学問の自由に関する訴訟を支えるものである。学問の自由に関する訴訟のなかで最も有名なのはオリヴィエリ訴訟事件だろう。この訴訟の一方には大学と研究のスポンサーである製薬企業がおり、他方には学者たちがいて、両者の間に激しい議論の幕が切って落とされた(50)。大学と企業の側は、大学や科学についての伝統的な価値観は、患者の福祉を追求する臨床的価値観とのバランスにおいて見直されなくてはならないとほのめかしている。ありうるハザードについてはっきりものを言うことは、多くの患者を不必要に悩ませることになるというのだ。トロントの大学のスポークスマンたちは、薬の危険性について公言することは、満員の劇場で「火事だ！」と叫ぶようなものだと言った。人々が出口に押し寄せて将棋倒しになり、負傷者が出るだろうという含みである。しかし、もし本当に劇場に火事が発生したのに警告が発せられなかったら、それよりも多くの死者が出て、火事に気づいていたのに警告しなかった人にその責任があるということになるのではないか。

科学の価値観と臨床の価値観との間にあるとされている相違は、実はつくりものである。学問の自由についての訴訟の多くには、科学の価値観とビジネスの価値観の衝突がかかわっている。製薬企業の臨床試験によるデータが私有物であり、外部の人が調べることができないものであるかぎり、それは科学的データとはいえない。

いま、各大学は産業と学問の関係に対処するために、リサーチセーフガードや倫理的枠組みを整備するのに忙しいが、そんなことよりも、生のデータを入手可能にすることのほうが、研究者や大学の清廉潔白さを保つのに役に立つ。誰でも生のデータを見ることができるようになれば、主要専門誌の論文の多くがゴーストライターによって書かれ、研究者が多くの企業とつながりをもっている現状が変わらなくとも、現在生じているような問題はなくなる。

これらのデータを誰でも入手できるようにするには、どんなことが、なされなければならないのか？　考えられる一つの方法は、臨床試験の参加者が署名するインフォームド・コンセントの書類を、参加者と企業の間の契約書に変えることだ。契約法はほかのどんな法よりも強い。患者、ボランティア、または患者とボランティアの協同組合が、データについて企業と同等の権利を得ることができるだろう。被験者が、実験の結果として出てきたデータへのアクセスを主張することが可能になるだろう。

ニシキヘビとのダンスは、マレー半島の伝統芸能だ。その魅力の一つは、ヘビがしっぽを何かに巻きつけようとするのを、女が巧みな技で妨げることだ。そうしないと、ヘビに巻きつかれて命を失いかねないのだ。私たちの生み出したデータを産業が自分のものにする、その時点こそ、彼らが私たちに巻きついて命をしぼりとりはじめる時点である。臨床試験が少数箇所の医療施設の学者によっておこなわれていたときには、そういうことは不可能だった。臨床試験が多数の施設でおこなわれるようになったとき、力の働く仕組みが変化して、全体像がわかるのは企業だけになったのだ。

私たちには選択の余地はほとんどない、と聞かされる――新薬がほしいなら、多くの施設で試験をしなくてはならないと。しかし、多施設での試験が必要なのは、薬の効果が比較的弱いときだけである。新しい薬の効き目がはっきりしていれば、一つの施設の試験でも、それがもたらす利益を証明することができるだろう。つまり多施設試験では、私たちにとって得になることはほとんどない。だからこそ、私たちと私たちを実験台にする企業との間で契約を結ぶよう、声を大にしても求めなくてはならない。学界と産業のダンスでは、産業が大衆と大衆の学者たちを必要とする度合いは、私たちが産業を必要とする度合いよりはるかに大きい。

善意の共謀(51)

抗うつ薬を店頭で入手できるようにするという選択肢を挙げたのは、読者に、現在の状況の隠された側面に気づいてもらうための思考実験だった。現在の状況から見て店頭販売よりも現実的な代替案を、向精神薬全体について考え出すのは、一個人の手に負える仕事ではない。

精神療法の歴史をたどると、精神分析から記憶回復療法騒動まで、プロザックの物語と似たような原動力が働いているのがわかる。効果があるかもしれない治療薬やテクニックが、思慮分別をもって用いられれば限られた利益をもたらすかもしれない新しい道具としてではなく、人生の複雑さを一挙に解決するものとして熱狂的に迎えられる。人は皆、まったくの善意から、証拠不十分な場合には、これら新しい治療法を提唱する人々に有利な解釈をする。これが善意の共謀である。薬物療法の場合には、企業も監督官庁も、政府自体も皆、その薬が効くことを願っている。

精神分析の盛衰に目を向けると、このことがとりわけ、よくわかる。治療の力学をうまく利用できる治療者グループがあるとすれば、精神分析専門家こそ、そのグループであるはずだった。だが、彼らもまた、切に解決策を求める私たちの気持ちに迎合してしまった。善意の共謀については現状を記して、先に進むしかない。共謀を解消させるのは容易なことではない。

プロザック物語とハルシオン物語は、精神医学の分野で、この「共謀」が企業による猛烈な製品擁護に補完された例である。医学のほかの分野でも同じような例はいろいろある。最も早い時期からとりざたされていたものに、喘息治療に用いられるβアドレナリン受容体作用薬の問題があり、のちにはとくにフェノテロールの使用が問題になった(52)。フェノテロールの科学的データを発表した研究者は、訴えるぞという脅しにあい、『ランセット』誌への論文掲載を阻止された。研究者の人格に疑いがさしはさまれ、企業は自分の立場を支持してもらうために「専門家のコンセンサス」を発動させた。

一九五〇年代、六〇年代に無批判に受け入れられた精神分析が、一九九〇年代に無批判に拒絶されたことから、もう一つの教訓が読み取れる。精神薬理学分野ではベンゾジアゼピン系薬物が同じような運命をたどった。SSRIの行く先にも同じ暗礁が待ち構えているのかもしれない。もしそうだったら悲劇だ。というのはSSRIにせよ、ほかの抗うつ薬にせよ、多くの患者の役に立つ潜在的可能性をもっているからである。

SSRI物語に加えられたひねりの一つは、もし、企業が出来のよくない薬をマーケティングするのは得意だが、新薬の開発はまったく苦手だったという事実がなければ、同じ会社――リリー、ファイザー、スミスクライン――が私を利用し、フルオキセチンやサートラリンのジェネリック薬を粉砕して、新しい薬を擁護するのに、ひと役買わせていただろうということだ。もう一つのひねりは、私は市販薬化を論じたために批判されるだろうが、その批判のスポンサーになる企業が、まさにその市販薬化を求めてロビー活動をしているらしいということだ。そして最後に残る問題の一つは、フルオキセチン、サートラリン、パロキセチンで起こる有害事象の法的責任がどこにあるのか誰にもわからないということだ。副作用プロフィールについての主要な問題が未解決のまま、特許期間の終わりを迎えた薬など、ほかには例がない(53)。

その一方で、抗うつ薬市場はいまや年一〇〇億ドルの規模になり、今後も拡大していくことになっている。とくに子どもやティーンエージャーへの抗うつ薬使用がふえていきそうだ(54)。一九九九年には米国だけで、SSRIの処方箋が八四〇〇万枚書かれ、五五〇億ドルが費やされた。これらの薬は市場最もよく研究された薬だと言われているが、実際はそれにはほど遠い。市場に出て売り上げを伸ばしていくのに必要とされる最小限のテストしかされていない。これらの薬が何をするのか、私たちにはまださっぱりわからない。確実にわかっていることがほとんどないような薬がこのような規模で使われれば、きっとどこかで破綻するに決まっている。

善意の共謀といえば聞こえはいいが、その善意が、共謀をときほぐそうとする者に及んだためしはない。どのような反発があるかは容易に思い描ける。たとえば本書がどんなに危険なものかについて「独立した」意見がマスコミに多数寄せられるだろう。それらの意見は私がどれほど主流から外れているかを示そうとして、市販薬化の思考実験を引き合いに出すかもしれない。それらの独立した意見の出所は、専門家のコンセンサスを構成しているといわれる比較的少数の人たちである——関連するデータについての私の講演を聴いたことがなく、私と話そうとしたこともなく、問題を話し合う場をつくる気などさらさらない人たちだ。

九・一一

プロザック物語はある九月十一日ともう一つの九月十一日の間にぶらさがっている。一九七五年九月十一日にフルオキセチンという名を与えられたこの薬は、二〇〇一年に世界が変わったとき、気がつけば競争に不利な立場にいた。

ＳＳＲＩは抗うつ薬として市場に導入された。これは科学的な決定というよりはビジネス上の決定だった。ベンゾジアゼピン系のトランキライザーの依存性についての大衆の懸念が高まっていたので、そうせざるをえなかったのだ。ＳＳＲＩが最初は抗うつ薬として売り出されたが、やがて各社がうつ病という上陸地点から不安という後背地——ほんとうに金があるのはここだ——に進んでいくことは、一九九〇年には容易に予想できた。(55) 意外だったのは、うつ病がこれほど儲かる中間地点だったことだ。

パキシル、ゾロフト、エフェクサーの市場展開は、この脚本にわりあい忠実だった。二〇〇〇年から二〇〇一年にかけて、これらの薬のメーカーは、それぞれのＳＳＲＩのために全般性不安障害（ＧＡＤ）、心的外傷後ストレス障害、社会恐怖、パニック障害、不安をともなう抑うつを適応症とする認可をとっていった。それとは対照的にプロザックは、不安障害を適応症に含まないまま、特許切れを迎えた。そしてその直後、世界貿易センターのビルが崩壊し、製薬企業は私たちが皆、うつであるよりは不安であることに気づいた。

九月十一日以降、雑誌も一般紙もタブロイド紙も、私たちが全般性不安障害や心的外傷後ストレス症候群を患っていると書きたてた。ＧＳＫ、ワイス、ファイザーの各社はその前年に、それぞれのＳＳＲＩのために、これらの不安障害を適応症とする認可をとっていた。またセレクサのS異性体、Ｓ－シタロプラムも、うつ病ならびに不安障害の薬としてすでに二〇〇二年前半に市場にはいっていく準備が整っていた。(56)

これによって、なかなか現れなかった次世代の薬のために用意されていた開発計画が少しずつ動きだした。もう十分な時間が経っていたので、新しい薬を抗不安薬と命名することで、「トランキライザー」の亡霊を克服できると考えられていた。ベンゾジアゼピンが抗不安薬であったことを、もはや誰も指摘しないだろうと思われた。

こんな単純なトリックが通用したのだろうか？　精神科医やプライマリケア医は納得したのだろうか？　いや、納得したに違いない――九月十一日の記憶も生々しいうちに全般性不安障害の治療薬としてパキシルを売り込もうとする次のような広告を受け入れたぐらいなのだから。


　パキシルは（中略）この障害を引き起こす化学的不均衡を正します。（中略）パキシルで副作用を経験する人のほとんどは軽症で、服用を中止するには至りません。（中略）習慣性のないパキシルについて、あなたの主治医にきょう相談してください。(57)

どんな化学的不均衡のことを言っているのだろう？　セロトニン減少のことだ。ゾロフト、パキシル、エフェクサーの広告はいずれも、販売促進用重要メッセージとしてこのメッセージを含んでいる――「不安には、セロトニン系の化学的不均衡がかかわっています」

臨床試験でパキシル服用者の大多数が脱落しなかったのは事実だ。しかし発売前の臨床試験でパキシルを服用したボランティアは、アミトリプチリンを服用したボランティアよりも高い率で脱落した。アミトリプチリンは一般に、従来薬の中で副作用が最もひどいと考えられている。

これらの企業のすべてが掲げている販売促進用メッセージの第二は、不安はベンゾジアゼピンでも治療できるが、ベンゾジアゼピンは依存を生じる、そしてSSRIはベンゾジアゼピンではない、というものだ。だから、SSRIは依存を生じない、というわけだ。どうやら習慣性を否定しつづけるこの癖は、向精神薬の習慣形成特性の一つであるらしい。この病気は精神科医にも治せない。

フォーサイスからトロントへ

S－フルオキセチンとR－フルオキセチンという決定的証拠をつきつけられたイーライリリー社は、二〇〇二年にフォーサイス訴訟を示談で解決した[58]。その後、バーマン訴訟はじめ一連のプロザックとパキシルに関する訴訟が和解に至った。

二〇〇二年十月十日は一九六二年に食品医薬品法の修正法が可決されて四〇年経った記念日だったが、この日はまた別のことでも、米国の公共安全史と政府の歴史の記録に残るだろう。ＦＤＡの最高レベルからの申し立てを受けて、この日、アメリカ合衆国の裁判所が、グラクソ・スミスクラインがパキシルに習慣性がないと添付文書に記す権利を支持したのである。その根拠は、ＦＤＡがそういう表現を認めたのであれば、常識に照らして無意味であっても、裁判所にはどうしようもないということらしかった。ＦＤＡが訴訟事件にかかわることを選んだという事実は、現代政治の基本である権力の分立——司法権の行政権からの分離——を冒すものだと思われる。

一方、同じ日に英国では、グラクソ・スミスクラインのスポークスマンが、彼らの薬で離脱症状が生じることはまれであり、生じた場合も軽症であると主張したことについて、製薬業界の業務協定に違反したという裁定が下された。この問題について同社に対してこのような裁定が下されたのはこれが最初ではなかった。しかも、英国の製薬業界の業務規約は、企業は自社の薬に依存性がないと主張してはならないと明確に規定している。ＳＳＲＩ問題を一変させることになる「パノラマ」の番組も、まもなくＢＢＣで放映されることになっていた。

二〇〇二年、九・一一の一周年がめぐってくる前に、トロント大学とＣＡＭＨ（嗜癖・精神衛生センター）はヒーリー問題を、調停による和解で解決するに至った。もともとの訴訟は、契約違反、名誉毀損、学問の自由の侵害にかかわるものだった。訴状はトロント大学の数学教授、ピーター・ローゼンタールと、社会問題の最前線に位置する数々の訴訟を手がけたことで有名なある弁護士によって書かれた(59)。私の第一の関心は、真相を究明することだった。契約法はほとんど何にもまして優先される。大学は契約違反については、示談金を払って解決した。名誉毀損については私を客員教授にすることで償った。私の職が消えたときに何が起こったかについては、第二章に書いたことを、その後知ったことによって変更する必要を感じない。

よい意図から出た動きであることはほぼ間違いないと思うが、トロント大学は臨床試験その他のリサーチのセーフガードを整備した。産業界がマスターしなくてはならない規則とルールブックが、またひと組ふえたということだろうか？

結びの言葉

——逸話的な死

二〇〇二年十月、ＢＢＣの番組「パノラマ」で、グラクソ・スミスクライン（ＧＳＫ）の医学スポークスマン、アラステア・ベンボーは、唯一公表されていたパキシル（英国ではセロキサット）の子どもに対する臨床試験について、シェリー・ジョーファーに問い詰められた。この臨床試験では、プラセボを飲んでいた子どもに比べてパキシルを飲んでいた子どもの自殺率がはるかに高かった。(1) 子どもにパキシルを使うことの是非を問われてベンボーは次のように答えた。(2)

いろいろ批判がありますが、いずれも正しくありません。子どもにパキシルを使えるようにすべきかどうか、ですか。もちろんそうすべきです。子どもの二パーセント、ティーンエージャーの四パーセントがうつ病になります。とくにティーンエージャーは自殺のリスクが高いです。

当社には当社の薬がそれを必要とする患者の手に渡るようにする義務があります。ティーンエージャーは最も抗うつ薬を必要とするグループの一つです。自殺はティーンエージャーの死亡原因の第三位なのですよ。（中略）彼らの手助けができるかどうか知るために、彼らを対象にして薬の研究をするのは私たちの大切な義務です。

これらの患者の圧倒的大多数には、臨床試験から抜けなければならないほどひどい副作用はありませんでした。この年代層のうつ病はとても深刻で、多くの場合自殺につながるというのが現実です。

ベンボーはこのように語ったとき、GSKが子どもとティーンエージャーを対象にパキシルの臨床試験を総計九つおこなっており、そのうちの八つは公表されていないことを知っていた。二〇〇三年六月にこれらの結果を調べた英国の監督官庁は、パキシル服用者に自殺傾向が生ずるリスクはプラセボ服用者の一・五ないし三・二倍だという結論を出した。子どもとティーンエージャーに対するパキシルの使用について、ただちに警告が出された。しかし、GSKは医師たちに、急に治療を中止するとうつ病が悪化し自殺する恐れがあると警告する手紙を送った。(3)

英国で起こった批判を受けて、米国のGSKのスポークスマンは問題の存在を否定し、データの解釈は監督官庁によって異なると言った。訴訟事件でGSKを助けているコロンビア大学のジョン・マンをはじめとする専門家たちが、公然とGSKを擁護した。英国議会の貴族院では、「パノラマ」の報道がもたらした不幸な結果に対する不満が聞かれた。GSKのやり方を批判する声はどこからもあがらなかった。患者の安全にかかわる主要な問題についての重要度の高いデータが隠されたままであることに抗議する学者はいなかった。ジョーファーがベンボーにつきつけたデータは何千人もの精神科医の目にふれたはずだが、誰もひと声も発しなかった。「裸の王様」の話を思い出さずにはいられない状況だった。

パキシルを飲んでいる子どもの自殺行動の相対的リスクが二倍になるという結果は、パキシルその他のSSRIを飲んでいる大人の自殺行動の相対的リスクが二倍になるという結果と重なりあっている。子どもの場合、このハザードがパキシルに限られると考える理由は何もない。事実、このあとすぐ、エフェクサー（薬物名ベンラファキシン）のメーカー、ワイスはエフェクサーも自殺傾向を引き起こすおそれがあるという警告を出し、英国の監督官庁もパキシルについての警告に続き、エフェクサーの使用についての警告を出した。

以上の経緯の中でたくさんの重要な事柄が判明した。一つは子どもを対象とする臨床試験から生まれたごく少数の論文が問題をうまく隠していたことだ。ある子どもたちは薬を飲んで「情緒不安定」になったと書かれている。この言葉はおおむね、自殺傾向を意味していたようだ。またほかの子どもたちは「敵対的」になったという。この言葉は、実際の殺人、殺人の企て、殺人念慮、そのほかの攻撃的な行動などのさまざまな意味で用いられていた。学者たちの沈黙のかなりの部分は、この特殊な言葉づかいと関係があるのではないかと思われる。第二に、カレン・ワグナーなど、中心的な臨床試験実施者やこれらの研究をまとめた論文の執筆者が、カレント・メディカル・ディレクションズがゾロフトに関するファイザー論文のために集めた人たちとダブっていることだ。臨床試験実施者として名前が載っている人の少なくとも一部は、生のデータがどのようだったか知らなかったようだ(4)。

そこからさらにもう一つの問題が浮上して、監督官庁を悩ませた。監督官庁は企業に、情緒不安定とは実際に何を意味するのか尋ねなければならなかった。詳細がわかってきたとき、英国の監督官庁はGSKに、パキシルに関する臨床試験データのすべてを求めた。その結果、何部屋分もの資料を渡され、どうしたらいいか途方に暮れた。薬の認可のときには、はるかに少ないデータしかないのが常だった。彼らは企業の要約を読むのに慣れてしまっていた。ところが突然、その要約が問題であるらしいということになったのだ。

最後の三つの章の終わりの部分を除き、私は本書を、二〇〇〇年に出た『精神薬理学の創造』(5)と並行して書いていた。『精神薬理学の創造』では一般的な観点から、一つの状況の出現を描き、本書では具体的な例を詳細に描いている。最初の計画では、SSRIの話を未解決のものとして提示し、裸の王様の現代版についてコメントする仕事が専門家ではなくジャーナリストのものになった理由に焦点をあてるつもりだった。

SSRIの物語は先に進み、いまでは謎は減り、問題、あるいは醜聞であることがはっきりしてきた。謎であれ、醜聞であれ、ぞっとすることの一つは、重要な地位にあるひと握りの人たちが、どのようにして筋書きを決め、一つの世代の意識を形づくれるかである。私はこれらの薬がSSRIと呼ばれるようになる前に、企業はまずこれらの薬を抗うつ薬として売り出し、それから不安の市場に進出させていくだろうと本に書いた。(6) その後、山ほどの社内資料によって、当時から明らかに思われていたことが裏づけられた。企業が投薬中断試験をして、薬からの離脱がもたらす効果を利用して、何年も継続して服用するようにしむけるキャンペーンを正当化する――そういうことをスタートさせるのに必要だったのは、少数のアドバイザーだけだった。長期服用の必要性をうつ病性障害管理のためのガイドラインに書き込むための流れをつくるのに必要だったのは、ほんのわずかな数の人々だけだった。ガイドラインは、プロザック以前にほとんどの臨床医が考えていたこととはかけ離れていたし、最も新しい証拠とも食い違っていた。最も新しい証拠が示唆していたのは、うつ病は何年もの治療を要するどころか、平均的には三か月しか続かないということだった。(7) したがって治療も三か月以上する必要はないはずだ――薬が離脱症状を引き起こしているのでないかぎりは。

この物語は同時に現在の状況の中に、ひと握りの抜け目のないアドバイザーやマーケッターが医療施設を医療現場免疫不全ウィルスに感染させることを可能にする要素があるという事実を明らかにした。有名な専門誌や医師団体は、医療現場が防御反応を示すことを期待したかもしれないが、そういう防御反応は起こらなかったようだ。むしろ逆に、このウィルスは自分の都合のために医師団体をも汚染したようだ。だから、薬の危険性の話が出てくると、医師団体はあたかも、弱小企業をファーマコビジランスグループの敵意に満ちた視線から守るのが、自分たちが果たすようプログラムされた義務であるかのように反応した。

もっとも、これは何もSSRIと自殺の話に限ったことではない。精神医学分野では、ADHD治療薬、双極性障害治療薬、中枢刺激薬、抗精神病薬について同様のマーケティングがあり、今後の開発についてもこれが標準となっていきそうだ。医学のほかの分野では、高血圧症治療薬や、スタチン系高脂血症治療薬、女性の性機能不全の治療薬、そしてそのほかの多くの新薬について、同様な力が働いている。遺伝子学分野での開発にも同じことが言える。医学分野以外に目を向けると、遺伝子組換え食品も同様の構図に従っている。

そういうわけで、プロザック物語には、究極的には文化、そして極限に達したプロパガンダがかかわっている。私たちの未来には本物の生物医学的発展が待っている。だがそれが起こる世界は、企業が一般の人々、医師、監督官庁職員などの意識を植民地化する力のほうが、企業が真の利益をもたらす力を上まわっている世界である。企業が私たちに裸の王様から目をそむけさせる力が、企業が王様にとって本当に役に立つものをつくりだす力をはるかに上まわっている世界、新しい全体主義とニュースピークが、共産主義の古い全体主義とニュースピークに取って代わった世界である〔ニュースピークはプロパガンダの目的で用いられるあいまいで婉曲な欺瞞的言葉づかい。オーウェルが『一九八四年』で用いた造語から〕。

企業が差し出すこまごましたプレゼントや無料の旅行が、精神薬理学分野の文化の一部であることは明らかだ。私たち、精神科医はそのことに気づいているが、自分は企業のプロパガンダに影響されていないと言う。そう言うとき、私たちはおそらく、そういうものに毒されてはいないと言いたいのだ。責任ある大人なら誰でも、いまどきは大学の学部学科だって企業なのだということ、そして開業医が政府や医療費を払ってくれる第三者や企業に強く影響されていることを認識している。プロフェッショナルであるということはこれらのプレッシャーの間でバランスをとることだと暗黙のうちに理解されている。そして私たちが、自分は影響されているかもしれないが、毒されていない、毒されるはずがないと保証してくれるものとして頼るのは、言うまでもなく科学的証拠である。

だが、ＳＳＲＩの物語が示しているように、影響力に対抗するがっしりした基盤のように思われる科学的証拠は、実は流砂のように頼りなく危険なものである。ＲＣＴはプロパガンダの主要な道具の一つになっている。副作用は臨床試験で証明されたときにだけ存在する。しかもその場合でさえ、自殺行動が「情緒不安定」と表記されるとすれば、それをもとにした科学的論文を二次的に読む人は、臨床試験がほんとうに証明したことは何なのか、まったくつかめないだろう。

このコインの反対側の面は、ミラン・クンデラの『存在の耐えられない軽さ』のテーマを思い出させる——一度しか生きられないのに、人生がどんなかなんて、どうしてわかるだろう？　ＧＳＫやリリーやファイザーによって、ＳＳＲＩによる人の死は、逸話的な死とされた。

この論理を広げれば、私の解雇は逸話的な解雇になるだろう。逸話的というのは、そこから教訓を引き出すのが不可能だということだ。主要なプレイヤーたちが何を考えていたか、製薬会社の影響力がどんな役割を果たしたか、誰にわかるだろう。主要プレイヤーたちが自分が何をしたかについての見方を提供してくれたとしても、それは無意味だろう。それと同じ論理が、薬による死に対して私たちを麻痺させる——逸話からいったいどんな教訓が引き出せるというのだろう？

クンデラの本は共産主義的全体主義に対する答えだった。『存在の耐えられない軽さ』もオーウェルの『一九八四年』もどちらも、プロパガンダの勝利は、究極の逸話—歴史—の終焉だということを示唆していた。あの時期の東欧で、スターリンは「人間の魂のエンジニア」と呼ばれていた。しかし、マスコミをコントロールする能力、セックスから思春期の悩みまでの私たちの最も私的な考えや経験、そして私たちが自分の心のさざなみを表現する言語を造りなおす力によって、ＧＳＫ、リリー、ファイザーが新たにエンジニアの座についた。

これは避けられない運命の物語ではない。私たちの活動を制限している取り決めは人間がつくった取り決めであり、人間の知恵で変えることができる。金儲けのために化学物質が環境を汚染しているが、まだ完全に破壊し尽くしてはいない。だが、私たちが次の世代を毒し、私たちの大学に「沈黙の春」を生み出すことを避けたいのなら、麻酔薬の作用に抵抗しなくてはならない。危険を認識しなくてはならない。そして行動しなくてはならない。(8)

謝辞

私はいつも自著の謝辞を乗り物のメタファーのかたちで書こうとする。この本の場合、ふさわしいメタファーは急流にもまれる孤舟か、子どもや親、つれあい、友を喪った哀れな人々がしがみつく分解しかけた筏としか思えないときがあった。しかしその後事態は進展し、いまになってみると、この本は私がこれまでに書いたどの本にまして、多くの人の努力のおかげをこうむっている。文法や事実関係のチェックをしてもらったということを言っているのではない。そうではなくて、多くの人が危険を引き受けてくれたのだ。そのうち、次にあげるみなさんは、SSRI抗うつ薬によって人生を引き裂かれた人々だ。ティム・トウビン、ビル・フォーサイスとスーザン・フォーサイス、リンダ・ハーカム、フィオナ・リンゼー。学問の自由の真の意味を学んだ多くの人々の中からは、川の中で私と同じ水の流れに乗っていた人の名を挙げよう。ナンシー・オリヴィエリ、ブレンダ・ガリー、ヘレン・チャン、アリスン・ハジンズ、ロンダ・ラブ、ピーター・デューリー、ジョン・ディック。

私たちのほとんどがもがいていたとき、私たちよりも前からそこにいた少数の人たちがどうしたらいいか教えてくれた。その中にはシンディ・ホール、カレン・バース、スキップ・マーガトロイド、アンディ・ヴィッカリー、ロンダ・ホーキンズ、ナンシー・ゼトラー、ジム・ターク、ローズマリー・モーガン、ピーター・ローゼンタール、キケ・ローチとチャーリー・ローチがいた。ほかにも多くの人がいたが、この人たちがきわだっていた。

川を下っていくうちに、流れはますます急になった。誰も手を貸すことなど思いも寄らないような状況だった。トム・バン、ネッド・ショーター、シリル・グリーンランド、トルード・レマンズ、モーナ・グプタ、ブルース・チャールトン、チャールズ・メダワー。この人たちは手を貸そうと思ってくれただけでなく、実際に乗ってきてくれた。この人たちの尽力がなかったら、旅はずっと早く終わっていただろう。

多くの人が、ここぞというタイミングで筏にロープを投げて、危ないところを救い、正しい方向に進むのを助けてくれた。ジュリー・アクセルロッド、ロス・バルデッサリーニ、レイモンド・バットゲイ、ペア・ベック、ジャーマン・ベリオス、トム・ボルウィッグ、アーヴィド・カールソン、ガストン・カステリャーノス、ジョナサン・コール、レオン・アイゼンバーグ、ジョエル・エルクス、ジョヴァンニ・ファーバ、マックス・フリンクス、アルフレッド・ジョンソン、ジョゼフ・ノル、小早川敬博、ブライアン・レナード、アイザック・マークス、ロビン・マーリ、デイヴィッド・ナット、マートン・サンドラー、モーゲンス・スコウ、ピエール・シモン、ソロモン・スナイダー、コスタス・ステファニス、フリドリン・サルサー、ガボール・ウングヴァリ、ヘルマン・ファン・プラークほかのみなさんだ。

また次の方々からも大いに助けていただいた。カール・エリオット、デイヴィッド・アントヌッチオ、エリザベス・ヤング、リチャード・トランター、フランソワーズ・ベイリス、リチャード・デグランプレ、セドリック・ナイト、マックス・ラグナド、テリー・モルツバーガー、マーヴィン・ホイッティカー、ヴェラ・ハスナー・シャラブ、アンドルー・ハークスハイマー、ビル・ブルーノー、アンドレア・トーン、アリスン・ウォルデンバーグ。

製薬業界で働く多くの人々は、本書が製薬産業に敵対する本ではなく、むしろこの業界の知人から受け取った多くのインプットがこめられた本であることをわかってくださるだろう。私たちはみな、同じ雷雲の下で生き、活動している。

セアラ・ボーズリー、アン・マクロイ、ダンカン・ダラス、マーク・エドワーズ、ヴィッキー・マリオットは、この急流の旅の初めの方の要所要所で、重要な報道をしてくれた。そしてもっと最近では、シェリー・ジョーファーとアンディ・ベルが大いに貢献してくれた。

そしてふり返れば心の基地に、ダイナ・キャッテル、ジャッキー・トーマス、トニー・ロバーツをはじめとする多くの人々がいつもいてくれた。

私はカナダ大学教員連合（CAUT）に特別な恩義をこうむっている。私が切実に助けを必要としていたときに、CAUTは私の事件を取り上げてくれた。それは彼らの本体の仕事ではなく、「よそ者」のために何かしてやらなければならない義理はまったくなかったのに、学問の自由という大義に共感して動いてくれたのだ。本書の印税をすべてCAUT内の学問の自由のための基金に寄付することに、私は格別の喜びを感じている。

この川が出版というカーブのところで少しは穏やかな流れになるのか、それとも滝が待ち構えていて筏が突き落とされてしまうのか、まだ私にはわからない。筏がまっさかさまに落ちることがあったとしたら、それが私ひとりの責任でないことは明らかだ。だが、もちろんこの謝辞で名前をあげた方々には何の責任もない。

著　者

解　説

本書は精神薬理学者であるとともに現代精神医学の歴史研究の第一人者でもある英国の精神科医デイヴィッド・ヒーリーの衝撃的な著書 *Let them eat Prozac* の邦訳である（もともと二〇〇〇年にカナダの Lorimer and Company Ltd. から出版されたが、邦訳は改訂を加えて二〇〇四年に New York University Press から刊行されたＵＳ版を底本としている）。この「プロザックを食べたらいいじゃないの」というタイトルは、フランス革命で民衆の困窮を理解できず、豪奢な生活を送ったために反感を買い、断頭台の露と消えたマリー・アントワネットのまさに政治的に正しくない発言「パンがないのならお菓子を食べたらいいじゃないの」から引いたもので、プロザックを代表とするＳＳＲＩ（選択的セロトニン阻害薬）と呼ばれる一群の薬物の置かれている状況を象徴する言葉として著者が選んだものである。プロザックは米国の製薬メーカーであるイーライリリー社が開発した不安とうつの治療薬であるフルオキセチンの商品名である。これは細胞内へのセロトニン再取り込みを強力に阻害し、脳内におけるセロトニンの作用を高めるＳＳＲＩの中でも代表的な薬剤であるが、すでに欧米ではパテントが切れ、わが国への導入は断念されている。

抗うつ薬をめぐる、世界および日本国内の情勢

現在世界ではプロザックをはじめとしてパキシル（一般名パロキセチン）、ルボックス（フルボキサミン）、ゾロフト（サートラリン）、セレクサ（シタロプラム）、レクサプロ（エスシタロプラム）などのＳＳＲＩが市場にあり、うつ病ばかりでなく、さまざまな不安障害すなわちパニック障害、全般性不安障害、強迫性障害、社会恐怖（社会不安障害と

もいう）、心的外傷後ストレス障害（ＰＴＳＤ）のほか、摂食障害、月経前気分不快障害などの治療にはば広く用いられている。全世界でＳＳＲＩの売り上げは年間二兆円近いといわれ、その七〇パーセント近くが北米で消費され、残り二〇パーセントが欧州、十パーセントが日本を中心とするアジア各国といわれている。

欧米に十年近くも遅れてわが国に最初のＳＳＲＩであるフルボキサミン（商品名ルボックス、デプロメール）が導入されたのは一九九九年のことである。翌二〇〇〇年秋には二番目のＳＳＲＩとしてパロキセチン（商品名パキシル）と、最初の選択的なセロトニンとノルアドレナリンの再取り込み阻害薬（ＳＮＲＩ）であるミルナシプラン（商品名トレドミン）が導入された。こうした新規抗うつ薬が導入されるまでわが国における抗うつ薬の売り上げは年間百数十億円程度にすぎなかった。ところがいまやパロキセチンを中心として、抗うつ薬の売り上げはすでに年間八〇〇億円近いともいわれる。うつ病の早期発見・早期治療が適切におこなわれるようになり、抗うつ薬の処方が急激に増加したのであろうか。いまやうつ病は都市部を中心に急激に増加した精神科診療所、いわゆるメンタルクリニックの最大の顧客である。日本中どこでもうつ病の診断で会社や学校を長期に休む人が急増している。厚生労働省による平成十四年度の全国患者実態調査の結果をみると統合失調症で治療を受けている患者数は推定約七三万人であるのに対して、うつ病などの気分障害で治療を受けている患者数は推定約七一万人とすでに統合失調症に迫る勢いであり、おそらく本稿執筆現在（二〇〇五年六月）は超えているものと思われる。一九八四年度の調査ではそれが十万人以下であったことを考えると、この急激な変化にはさまざまな要因が関与しているものと思われる。

精神医療に変革が生じたのはうつ病や不安障害の患者の増加といった疾病構造の変化によるばかりではない。アメリカ精神医学会が一九八〇年に発表した精神疾患の診断の手引きであるＤＳＭ-Ⅲ（精神障害の診断と分類の手引第三版）の登場と、ＳＳＲＩや非定型抗精神病薬に代表される新規向精神薬の登場が、精神疾患の大衆化と医薬品の市場としての可能性を明らかにしたのである。ＳＳＲＩが導入されるとどの国でも急激に抗うつ薬の市場が拡大し、とくにＳＳＲＩの処方が急増しているが、これが消費者である患者にとって本当に有益なものであるかどうかについてさまざまな議論が起こっている。

一方、これまでの多くの研究から自殺者数は完全失業率に比例して増加することが指摘されている。当然のことながらわが国においても、五パーセント近い高い失業率が続いていたバブル経済崩壊後の長期不況下の一九九八年に、年間自殺者数はそれまでの二万二千人台から一挙に一万人近くも増加して、三万二千人台に達した。交通事故による死者が年間一万人といわれていたのが、さまざまな対策により現在では年間七千人台へと減少している。それに対して年間の自殺者数は増加したまま減らず、平成十五年には年間三万四千人台へと前年よりさらに二千人近く増加した。最近発表されたデータによれば平成十六年の自殺者数は幸いなことに二千人近く減少したが、それでもなお年間三万二千人台と、人口比で見れば先進国のなかで最悪の状態が続いている。ネット社会を反映して車のなかで練炭を燃やし一酸化炭素中毒により死亡する集団自殺も急増している。一般的に自殺未遂は女性に多いが完遂自殺は男性に多く、わが国において増えている自殺者の多くは中年男性である。

自殺の理由としては時代を反映して経済苦が多いが、自殺者の心理を分析する心理学的剖検によれば、自殺者の六割以上がなんらかのうつ病・うつ状態であったことが指摘されており、適切な治療的介入により自殺を防止できる可能性があると考えられている。わが国においても自殺者の急増をうけて、自殺防止がメンタルヘルスの最重要課題となっている。国の後押しを受けて、日本医師会はかかりつけ医による自殺防止対策として「自殺予防マニュアル」を二〇〇三年に発表しているが、その焦点はかかりつけ医によるうつ病の早期発見と早期治療である。

しかしこの本で指摘されるように新規向精神薬の影の部分もすでに明らかになってきている。一九九〇年代後半には、わが国にも導入されている精神病治療薬であるジプレキサ（一般名オランザピン）や、ＳＳＲＩであるプロザック（フルオキセチン）、パキシル（パロキセチン）などの向精神薬が世界の医薬品の売り上げのベスト10を占めるようになった。わが国への導入直後に、糖尿病性ケトアシドーシスによる死亡例が出たため糖尿病を合併する患者に対する使用が禁忌となったオランザピンは、いまや欧米においても体重増加と糖尿病惹起のリスクが大きな問題となっている。依存性がなく過量服用しても安全な薬物として登場したＳＳＲＩも、本書で取り上げられている依存性や自殺関連行動の惹起がいま改めて大きな論議の的となっている。

英国で始まったＳＳＲＩの依存性や自殺惹起の論争が、十八歳未満に対するＳＳＲＩの新規投与禁止という事態に至ったのは周知の通りである。自殺がＳＳＲＩによるものであるとして、すべてのＳＳＲＩの販売差し止めを求めたウェールズの独立検視官の要求により、英国の規制当局（ＭＨＲＡ）の医薬品安全性委員会による検証が開始された。そして当初の専門家委員の製薬メーカーとの利害関係、特に大量の株式保有などが明らかとなり、全委員の交替という異例の事態となった。その後は二〇〇三年六月の十八歳未満に対するパロキセチンの新規投与禁止をはじめとして、二〇〇四年十二月六日には十八歳未満だけでなく成人も含めたすべての年齢に対する新規抗うつ薬の効果と安全性に関する最終報告が発表されている。成人に関してリスクは高めないが、十八歳未満では自殺念慮や自傷行為のリスクをプラセボよりも高めることが再確認され、それに即したうつ病の治療の指針も出されている。さらにこの検証の過程で市場原理にもとづいた医薬品開発のさまざまな問題点が明らかになってきている。

二〇〇四年三月には米国食品医薬品局（ＦＤＡ）も、十八歳未満だけでなく成人においても自殺惹起に注意するよう警告を出し、ついで十月には、ＳＳＲＩなどの新しいタイプの抗うつ薬九種類のラベルに、黒枠で症状の悪化と自殺行動惹起への注意を記載するよう指示するという、最大級の警告を発した。あらたに成人においても抗うつ薬が自殺念慮や自殺行動のリスクを高める可能性を示す論文が発表されたことから、二〇〇五年七月には再び警告を発するとともに、すでに包括的なデータの再検討をおこなっていることを明らかにした。ヒーリーの警告してきたことが、深刻なハザードとして認識されつつある。

著者ヒーリーとトロント事件

著者のヒーリーはアイルランドのダブリンで生まれ、ダブリン大学医学部を卒業後、精神科のトレーニングをアイルランドおよび英国のケンブリッジ大学で受け専門医となっている。また一九八〇年からアイルランドのゴールウェイ大学で薬理学のレオナード教授の指導の下、うつ病の生化学的な指標、とくに血小板のセロトニン再取り込みなどに関する基礎的な研究をおこない、一九八五年に学位を得た。一九八六年からは英国に移り、一九九〇年からウェールズ大学の北ウェールズ心理学的医学部門で、講師、ディレクターを務めている。現在はそれがカーディフ大学の一部門となり、ヒーリーは教授となっている。彼は精神科専門医として地域で活動するとともに、精神薬理学史および精神医学史の専門家として多方面で活躍している。一二〇以上もの原著論文、四〇近い本の分担執筆のかたわら、数多くの専門雑誌の校閲をこなし、さらに精神薬理学やその歴史、うつ病と抗うつ薬に関するものを中心に十八冊以上の著書があるが、多くは本邦で紹介されておらず、これが『抗うつ薬の時代』（二〇〇四年、星和書店）につづく二冊目の邦訳となる。彼はSSRIを中心とする抗うつ薬の臨床試験に直接関与するとともに、多くの製薬会社のコンサルタントを務めた。まさに内側から現在の精神薬理学の発展と薬物の開発をつぶさに眺めてきた人物でもあり、当代随一の精神医学史家として評価も高い。英国精神薬理学会の事務局長を務めるなど、多数の国際的な学会でも活動している。現在五〇歳のまさに油が乗り切った年齢であり、精神薬理学の発展に寄与した人物への直接のインタビュー集である *Psychopharmacologists*（精神薬理学者たち）も最新巻が出版予定である。地道なフィールドワークと自らの臨床的研究と体験にもとづいた彼の本は他に類がなく、じつに刺激的な著者である。こうした経歴から、彼はSSRIを巡る多くの訴訟に原告側専門家証人として関与している。

二〇〇〇年の九月にはトロント大学の教授に就任が決まり、カナダへの移住のビザの申請もおこなっていた。その年の十月三〇日に彼はトロント大学で開催されたシンポジウムに参加し、そこで有名な事件の発端になった講演をおこなった。この講演は精神医学の歴史における製薬企業の役割に焦点をあてたもので、二〇〇四年十一月に発行された雑誌『みすず』に「精神薬理学と自己管理」として紹介されている。講演の中でヒーリーはSSRIの副作用のリスクに言及し、医薬系科学論文のゴーストライティングなど、本書でも詳説されている医薬業界の問題をその背景として挙げた。

彼の講演は高い評価を聴衆から受けたが、十二月八日になって、あなたはアカデミックな研究プログラムのリーダーとして適していない、そのことは最近同大学でおこなわれた講演ではっきりしたと、教授就任を断るメールがトロント大学側から送られた。これに対してカナダ大学教員連盟は学問の自由に対する重大な侵害であると、暗にイーライリリー社の関与を非難し、第三者による調査を要請した。ヒーリー自身もトロント大学側を提訴した。英科学雑誌『ネイチャー・メディシン』のウェブサイト上ではこの問題に関して大学側、ヒーリー側のどちらの主張を支持するかの投票もおこなわれた。その後ヒーリーは客員教授として毎年一週間トロント大学で過ごすことを条件に大学側と和解したが、この一件はまさに現代医療の抱える根本的な問題が露呈したものである。

本書について

彼はこの本の中で、年間延べ一千六〇〇万人ものアメリカ人が服用するとも推定されるSSRIが自殺を惹起するという問題を、その歴史的背景と裁判の詳細な記録、自ら実施した健常志願者を対象とした第一相試験の詳細を含めて洗いざらい記述している。プロザックの登場以来多くの人々が自殺に追い込まれたと主張する彼の意見に全面的に賛成する専門家は少ないが、トウビン訴訟事件のように原告側の勝訴に終わっているものもある。

この本ではプロザックを代表とするSSRIの登場によってうつ病とうつ病の治療がどのように変質していったかがまず描かれ、次にプロザックの登場直後に自殺念慮の誘発を警告したハーバード大学のタイチャーらの報告の顛末とその背景が述べられる。いくつかの訴訟の描写に続き、市場原理がいかに医療を歪めるかを示す事例が、患者グループの形成やゴーストライティングの問題なども含めて紹介される。臨床試験の結果を掲載する一流の医学雑誌の責任は「カフカの城」という章で追及している。次にSSRIであるサートラリンと選択的なノルアドレナリンの再取り込み阻害薬であるレボキセチンの効果の違いを明らかにするために、健康志願者を対象として彼自身がおこなった二重盲検交差比較試験の驚くべき結果を、「世紀末の実験」と題して詳細に描写する。そこではプロザックの登場に際して言われたように、確かに服用前よりも気分がよくなった被験者が存在する一方で、これまでまったく精神的に問題のなかった健康志願者においてさえ精神状態が不安定となり、自殺念慮が生じる場合のあることが示される。

本書はまた、市場原理にもとづいて行動する製薬メーカーが主体となっておこなう薬物の臨床試験の問題点を指摘する。すなわちデータの改ざんや不都合な試験結果の非公表、隠蔽などの疑惑である。実際、失敗に終わった臨床試験の結果の多くが発表されず、そこで得られた安全性に関わる重要な情報が、消費者である医師や患者に届けられていないことが明らかとなっている。

加えて、臨床試験の論文の多くが、製薬企業と提携する医学的な論文執筆を専門とする会社によって執筆されていることが指摘されているが、当然の事ながらポジティブな結果の過度の強調、副作用や安全性に関わるネガティブな結果の過度に控えめな記述が起こる素地がこうしたシステムには存在する。すでにこうした問題への反省から全臨床試験のデータの登録が義務化されることとなった。多くの一流の医学雑誌もこれまでの批判に答える形で臨床試験に関する論文に関しては生データの公表を求めるようになってきている。

ＳＳＲＩと自殺をめぐる多くの訴訟から出発したスキャンダルは、早くからこうした問題点を指摘していたヒーリーの予見していた方向に向かいつつある。

彼はＥＢＭすなわち「科学的根拠《エビデンス》にもとづいた医療」に対する痛烈な批判として、「エビデンスに歪められた精神医学」という表現を皮肉を込めて用いるとともに、いまや薬そのものではなくてエビデンスや精神疾患そのものがマーケティングされるという本質的な問題を指摘している。ＳＳＲＩを抗うつ薬として売り出すか、抗不安薬として売り出すかは純然たるマーケティング上の問題であり、精神薬理学の問題ではなかった、ＳＳＲＩという用語自体がブランド化のために作られたものであるとヒーリーは指摘する。

その著書『抗うつ薬の時代』以来、市場原理に歪められた現在の精神医学と精神医療の問題点を指摘してきたヒーリーは、医師の処方箋のみで入手できる処方薬のシステムの見直しを提案している。現在多くの薬物が医師にしか処方できないところに問題の根源があり、サリドマイド事件にも匹敵すると彼の主張する「ＳＳＲＩと自殺」という大きなスキャンダルが生じたという主張である。現在広く用いられている新規向精神薬をＯＴＣ、すなわち市販薬とし、その効果と安全性の判断を消費者である患者自身の手に委ねれば、多くの薬物がもっと早く至適用量で用いられるようになり、今日問題となっているＳＳＲＩにともなう自殺関連行動も防げたのではないかと論じる。一見乱暴にも思える彼の自論だが、さまざまな歴史的事実の分析および精神薬理学者、精神科医としての彼自身の経験に裏打ちされた鋭い洞察にもとづく主張であり、一笑に付すことはできない。彼は一貫して現代医療の抱える本質的な問題を指摘しつづけている。

薬物ばかりでなく、どんな治療的介入も諸刃の剣である。ＳＳＲＩにより多くの不安障害やうつ病の患者が救われていることも事実である。彼の主張はしだいに過激なものとなっており、その主張も裁判でみな認められているわけではない。彼は文字どおり精神医学界の異端児で、一部の専門家からは忌み嫌われる人物となっているが、アイルランド生まれらしい好漢でもある。それにしてもこの本は、まさに「太平の眠りを醒ます上喜選」とでもいえようか。邦訳自体が躊躇され、筆者自身もその衝撃的な内容に眠れない日が続いたことを告白しなければならない。彼の主張が正しいのか、多くの専門家の意見が正しいのかはいまのところ藪の中である。しかし彼は欧米の抗うつ薬の規制や指針に関する公聴会や委員会にもアドバイザーとして関与しており、これらの枠組みはおおむね彼の主張する方向に向かっている。時代を先取りした、知りすぎた男ヒーリーは日本の専門家やユーザーの目覚めに期待している。読者には冷静な評価をお願いしたい。

平成十七年六月

田島　治

索　引

（一部の薬物名にはそのおもな製品名を〔　〕内に，製品名には対応する薬物名を［　］内に，それぞれ付記した。）

ア　行

59, 232, 378
『洗うのをやめられない少年』ラポポート *The Boy Who Couldn't Stop Washing* 39
『医学におけるリスクと安全の国際誌』 *International Journal of Risk and Safety in Medicine* 214, 225
依存性
　ベンゾジアゼピン系薬物の―― 15–18, 144, 357, 363, 376, 378
　パキシルあるいはゾロフトと―― 43, 45–47, 264, 299
　SSRI一般と―― 46–47, 60, 264, 303–304, 357, 364–365, 378
　ニコチンと―― 312, 315, 349–350, 362–363
　→離脱症状
「一日一日」(リリー社による患者向け冊子) *Day by Day* 235–237
いちゃもん損害賠償訴訟 tort wars 213
イプロニアジド iproniazid 18
イミプラミン imipramine 18, 23, 38, 55, 62, 71–72, 74, 76, 81–82, 104, 114, 135, 232, 291, 332
医薬品安全性研究ユニット(DSRU) 326–327
医薬品開発コスト 33, 306, 329
イーライリリー社 Eli Lilly
　プロザックの擁護 28–29, 276–277, 330, 374
　FDAとのやりとり 55, 89–90, 182–183, 289, 333–336
　ヘイスティング・センターへの資金援助打ち切り 225
　→プロザック，ウェズベッカー訴訟事件，フォーサイス訴訟事件，ビッフル訴訟事件の項も参照
『医療倫理学雑誌』 *Bulletin of Medical Ethics* 231
インターブランド社 Interbrand 52
インダルピン〔アップステン〕 indalpine 34–37, 182
『インディアナポリス・スター』 *Indianapolis Star* 269
インフォームド・コンセント 218, 342, 353, 373
ヴァリウム Valium 15, 69, 115, 140, 257, 332, 357
ヴァン・プッテン，テッド van Putten, Ted 74–75
ヴィッカリー，アンディ Vickery, Andy 124, 177–178, 187, 190, 201–203, 274–275, 291, 337–340
　フォーサイス訴件公判で 179, 185, 191–201, 204
　ミラー訴件公判で 208–210, 263, 320
　トウビン訴件公判で 298–301
ウィットフォード，マーヴィン Whitford, Mervyn 257
ウィルキンズ，ロバート Wilkins, Robert 26
ウィルキンソン，デイヴ Wilkinson, Dave 215
ウィルトグスト，ハイラム Hiram Wildgust 72–73, 79
ウェイクリン，ジェニー Wakelin, Jenny 38, 281
ウェスト，エド West, Ed 109, 362
ウェズベッカー，ジョゼフ Wesbecker, Joseph 92–94, 100, 249
ウェズベッカー訴訟事件(フェントレス対イーライリリー) 94–110, 112–113, 120–122, 182–183, 195, 201, 207–208, 210, 226, 260–261, 270, 277, 332, 335–336, 362
　証言録取書 97–99, 103, 121, 132–133, 207–211, 238, 260–261, 344–345
　和解 109–110, 121
ヴェーバー，ハンス Weber, Hans 96, 184, 208, 226, 231
ウェルチ，ウィラード Welch, Willard 42
『ヴェルト・アム・ソンタグ』 *Welt am Sonntag* 304
ウェルニッケ，ヨアヒム Wernicke, Joachim 53, 96, 181, 332, 336
ウェルバトリン［ブプロピオン］ Wellbutrin 321
ウォーショー，メレディス Warshaw, Meredith 186, 212–213, 286, 288
ウォッシュアウト 325–326
　プラセボ―― 232, 266

ウォリントン，スティーヴン　Warrington, Steven　257
『ウォールストリートジャーナル』 Wall Street Journal　86–87, 173, 216
ウォン，デイヴィッド　Wong, David　29–30, 48, 96
ウガルデ，ジュリー　Ugalde, Julie　179–180, 191, 202, 204
ウッズ，ロバート　Woods, Robert　220
ウッド，リチャード　Wood, Richard　52, 96, 235, 345,
うつ病の予防と治療のための委員会 Committee for the Prevention and Treatment of Depression　19–20
『うつ病を見逃さないために』エイド *Recognizing the Depressed Patient*　18
ヴラティル判事，キャスリン　Vratil, Judge Kathryn　318–321
『英国医学雑誌』(BMJ)　*British Medical Journal*　81, 83, 85, 113, 165, 181, 204, 205, 216–219, 224–231, 347, 351
英国医薬品管理局(MCA)　84, 145, 223, 259, 262–264, 282, 287, 299
　第7章の実験の結果への対応　288–290
『英国精神医学雑誌』 *British Journal of Psychiatry*　139, 158
英国精神科医協会(RCP)　Royal College of Psychiatrists　46, 215, 223, 337
英国精神薬理学会(BAP)　British Association for Psychopharmacology　78, 80, 119, 150, 188, 265, 284,
エイド，フランク　Ayd, Frank　18
エドワーズ，グウェン・ジョーンズ Edwards, Gwen Jones　117
エビデンスに歪められた医学　222, 307
エフェクサー　Efexor　157–158, 323, 376–377, 381
エムズリー，グレアム　Emslie, Graham 265–266, 270–271
エライアショフ，バイロン　Eliashof, Byron 196, 198–199
エリオット，カール　Elliott, Carl　225
エンジェル，マーシャ　Angell, Marcia　314, 319
オシェロフ(，ラファエル)事件　Osheroff, Rafael　316
オズワルド，イアン　Oswald, Ian　83–85, 144, 151–152, 160–161, 348
『オブザーバー』 *Observer*　354
オラフレックス　Oraflex　105–106, 109, 276–277
　→ベノキサプロフェン
オリヴィエリ(，ナンシー)訴訟事件　Olivieri, Nancy　294, 372
オルガノン社　Organon　36–38, 147, 278

カ　行

ガイギー社　Geigy　18, 26
ガサック，ニーナ　Gussack, Nina　293, 295–297
「勝たなければ報酬なし (no win, no fee)」 337–338
『ガーディアン』 *Guardian*　173, 219–221, 224, 226, 283, 348, 354
カテコールアミン理論　24, 30
カナダ大学教員連合(CAUT)　Canadian Association for University Teachers　302
カルシウムチャンネル拮抗薬　329, 351
カールソン，アーヴィド　Carlsson, Arvid 30–32, 34, 49
カレント・メディカル・ディレクションズ (CMD)　Current Medical Directions　161–165, 382
カーン，アリフ　Khan, Arif　321, 323, 326
患者教育キャンペーン　153–154
　→患者グループ
患者グループ　87, 153–156
患者曝露年(単位：患者年)　138–140, 234, 323, 336
キーフォーヴァー，エステス　Kefauver, Estes 304–305
キャサディー，ティム　Cassady, Tim　112
キャピット，リチャード　Kapit, Richard 334
ギューズ，サミュエル　Guze, Samuel　139
『驚異の脳内薬品―鬱に勝つ「超」特効薬』クレ

イマー　*Listening to Prozac*　5–6, 246, 355
強迫性障害(OCD)　obsessive-compulsive disorder　20, 39–40, 61, 63, 67, 76–77, 155, 210, 265, 268
キールホルツ，パウル　Kielholz, Paul　18–20
　抗うつ薬の作用の違いについて　30–32
　抗うつ薬と自殺について　41, 114
キング，ロバート　King, Robert　76
グッドウィン，フレッド　Goodwin, Fred　9, 18, 20
グライスト，ジョン　Greist, John　270
クライン，ドナルド　Klein, Donald　19
クライン，ネイサン　Kline, Nathan　18, 20, 25
クラーク，クレイグ　Clark, Craig　221–222, 257
グラクソ・スミスクライン社(GSK)　GlaxoSmithKline　→スミスクライン・ビーチャム社の項を参照
グラナチャー，ロバート　Granacher, Robert　106
クラーマン，ジェラルド　Klerman, Gerald　148–149
グリュネンタール化学　304, 311
グレアム，デイヴィッド　Graham David　74, 204
クレイマー，ピーター　Kramer, Peter　5, 225, 246, 355
グレイン，ダナ　Grain, Donna　201–202
グレンマリン，ジョゼフ　Glenmullen, Joseph　269–272
グロード，キャロル　Glod, Carol　63–65
クロミプラミン　clomipramine　30–31, 39–40, 147, 153
クロルフェニラミン　chlorpheniramine　32, 34
クロルプロマジン〔ラーガクティル〕　chlorpromazine　25, 27, 64,
クーン，ローランド　Kuhn, Roland　18
ケイ判事，アラン　Kay, Judge Alan　142–143, 179, 185, 195, 201–204, 212
「警告を怠ること」(論文)　217–219
ケーシー，ダニエル　Casey, Daniel　87, 89, 91, 283
ケスラー，デイヴィッド　Kessler, David　333
ゲディス，ジョン　John Geddes　217–219
ケラー，マーティ　Keller, Marty　186, 212–213, 286, 288
元気以上(ベター・ザン・ウェル)　243–244, 246, 252, 355–356, 367
ゴア，ティッパー　Gore, Tipper　353
コイル，ジョゼフ　Coyle, Joe　90
『抗うつ薬の時代』ヒーリー　*The Antidepressant Era*　175
高血圧症治療薬　26, 49, 358–359, 361, 383
国際神経精神薬理学会(CINP)　350
ゴーストライティング　5, 153, 157–164, 326, 347, 373
コックス，ジョン　Cox, John　223
コッペン，アレック　Coppen, Alec　50
コッホ(,ローベルト)の四原則　Koch, Robert　307–310
顧問団(製薬企業の)　79–80, 145–149, 160–161, 256
　→コンサルタント
コール，ジョナサン　Cole, Jonathan　63–65, 74, 88, 90–91, 100, 111–112, 195, 231
ゴールドブルーム，デイヴィッド　Goldbloom, David　292–294
コールマン，リー　Coleman, Lee　92–93, 102
コロディ，ハンス　Corrodi, Hanns　32
コーンウェル，ジョン　Cornwell, John　120–121, 133
コンカト，ジョン　Concato, John　320–321
コンサルタント(製薬企業の)　79–80, 100, 122, 125, 146, 158, 169, 175, 188, 205, 271, 277–278, 351, 365
コーン，ジェイ　Cohn, Jay　55, 206

サ　行

『サイエンス』　*Science*　26
サイエントロジー教会　Church of Scientology　37, 80–81, 85–86, 98, 125, 190, 273, 277
『裁判にかけられる科学』(邦訳『裁かれた豊胸

材』）エンジェル　*Science on Trial*　314
サイモン，グレゴリー　Simon, Gregory　141
サーゾン［ネファドゾン］　Serzone　321–322, 324
サテライトシンポジウム　150, 157, 161, 166–169
サートラリン〔ゾロフト〕　sertraline　42, 163–164, 375
　→ゾロフト
ザナックス［アルプラゾラム］　Xanax　129, 150, 194, 196, 203
サブシン，メルヴィン　Sabshin, Melvin　87
サリドマイド禍　303, 305, 308, 311–313, 345–346
サレトゥ，ベルント　Saletu, Berndt　257
サワー＝フォナー，ジェラルド　Sarwer-Foner, Gerald　27
三環系抗うつ薬（TCA）　62, 67, 148, 291
　初期の――　18, 23, 30
　主要な――　39
　SSRIとの比較　44, 59, 73–74, 181, 232–233, 256, 265, 283
　自殺と――　73–74, 164–165, 181, 232–233
『サンデータイムズ』　*Sunday Times*　220
サンドラー，マートン　Sandler, Merton　118
シー，アンディ　133–135, 137–138, 179, 185–187, 192–194, 196, 200–201, 211–212, 288
ジエチルスチルベストール（DES）　106
シェパード，マイケル　Shepherd, Michael　19, 25–27
シェル，ドナルド　Schell, Donald　263, 290–291, 298, 300
『シガレット・ペーパーズ』クープほか　*Cigarette Papers*　152
シタロプラム〔セレクサ〕　citalopram　40–41, 377
　→セレクサ
ジック，ハーシェル　Jick, Hershel　113–114, 142
ジック論文　113–115, 122, 138, 140, 142, 151, 212, 234, 288, 318, 324
ジーネンズ，ダグラス　Geenens, Douglas　266–267
ジメリジン〔ツェルミド〕　zimelidine　32, 34, 51
　→ツェルミド
社会恐怖（社会不安障害）　19, 45, 150, 15, 376
社会的適応自己評価尺度（SASS）　146–147
社会的適応尺度（SAS）　148
ジャッド，ルイス　Judd, Lewis　20
ジャミソン，ケイ・レッドフィールド　Jamison, Kay Redfield　9, 13, 22, 264
シュヴァドロン，ロバート　Schwadron, Robert　272
『集中砲火を浴びる精神医学治療』米国精神医学会出版局　*Psychiatric Practice under Fire*　86
シュック・ハーディ＆ベーコン法律事務所　Shook, Hardy and Bacon　133, 142, 152, 348
シュレンスキー，ロン　Shlensky, Ron　133, 194, 211
ジョイス，ピーター　Joyce, Peter　243, 247
焦燥　79, 138, 316
　定義　28
　プロザックと――　51, 75–78, 103, 115, 118–119, 206, 215, 222, 227, 279, 334, 349–350
　ルボックスと――　62
　ゾロフトと――　257, 263–264, 288
　SSRI一般と――　159, 259, 264
ジョーファー，シェリー　380–383, 388
処方箋薬制度　22, 47, 285, 302, 305, 337, 345–346, 351, 361, 366–369
ジョーンズ，キース　Jones, Keith　117, 290
シルドクラウト，ジョセフ　Schildkraut, Joseph　24, 26, 30
シンガー，ジェイムズ　Singer, James　52
心的外傷後ストレス障害（PTSD）　post-traumatic stress disorder　376–377
スピルカー，バート　Spilker, Bert　159
「スペースシャトルのまやかし」　323–324
スミスクライン・ビーチャム社（SB）　SmithKline Beecham　43–45, 170, 241, 285, 290, 294, 348
　SSRIと――　44, 174, 187, 262–263, 280, 283, 310, 323, 363–364, 375, 378–380
　トウビン訴訟事件と――　290–291, 297–301, 317, 321, 326, 328, 339–340

スミス，ポール Smith, Paul 94–102, 105, 109, 121, 178, 191, 269, 277
スミス，リチャード Smith, Richard 216, 212, 219, 217, 230–231, 254
スレイター，アーウィン Slater, Irwin 51
スレイター，ローレン Slater, Lauren 6, 239
生活改善薬（ライフスタイル薬） 355–356
『精神医学・神経科学雑誌』 *Journal of Psychiatry and Neuroscience* 158
『精神薬理学教本』シャッツバーグとネメロフ *Textbook of Psychopharmacology* 286
『精神薬理学雑誌』 *Journal of Psychopharmacology* 137
『精神薬理学者たち』ヒーリー The *Psychopharmacologists* 126, 189
『精神薬理学の創造』ヒーリー The Creation of Psychopharmacology 292, 382
精神療法 8, 26, 80, 101–102, 120, 149, 267, 315, 368, 374
生物学的精神医学 18, 24, 64, 101, 178
世界保健機構（WHO） 352
摂食障害 50, 65, 90, 360
ゼトラー，ナンシー Zettler, Nancy 95–96, 99–102, 105–106, 108, 121–122, 273, 275, 277, 332, 335, 344
セプラコア Sepracor 91, 274
セレクサ 7, 40–43, 91, 241, 270, 323–324, 377
　→シタロプラム
セレクサ［シタロプラム］ Celexa 7, 40–43, 91, 241, 270, 323, 377
セロトニン仮説 23–25, 50, 278
セロトニン再取り込み阻害薬
選択的ノルアドレナリン再取り込み阻害薬（NRI） 32, 40, 42, 48, 114, 129, 144–145, 173
全般性不安障害 19, 45, 376–377
全米精神障害者連合（NAMI） 154
躁うつ病 Manic-Depressive Illness 9, 139
『躁うつ病を生きる』ジャミソン *An Unquiet Mind* 9
『総合精神医学アーカイヴズ』 *Archives of General Psychiatry* 76, 160, 162, 233, 293, 321
ゾロフト Zoloft 7, 42–44, 56, 91, 241–243, 247–248, 304, 356–357, 376–378, 382
　離脱症状 46, 162–163, 363–364
　自殺行動と―― 136, 165, 187, 208–210, 256–259, 262, 267–268, 298, 318–327, 331
　感情鈍麻その他の副作用と―― 239, 241, 244–245, 248, 253–254, 256–257, 263–264, 319, 367–368
　焦燥と―― 263–264, 288
　プラセボとの比較 56–57, 164–165, 267–268, 320–321
　→サートラリン
ソロモン，アンドリュー Solomon, Andrew 6, 41–42, 256
ソロモン，ハワード Solomon, Howard 42

タ 行

『ダイアネティックス――心の健康のための現代科学』ハバード *Dianetics: The Modern Science of Mental Health* 85
対人関係療法（IPT） 148
タイチャー，マーティン Teicher, Martin 74, 88–91, 100, 104, 195, 205–206, 270, 275, 277, 287
　タイチャー論文（1990年および1993年） 63–68, 72–73, 87, 90–91, 111, 115, 182, 188, 195, 278–280, 283, 329–330
　グリアー訴件での証言録取 295–297
『タイム』 *Time* 24, 85–86
『タイムズ』 *Times* 220
　→『サンデータイムズ』も参照
ダウニー，ウィリアム Downey, William 99, 124–125, 132–133, 136, 177, 190
ダナー，デイヴィッド Dunner, David 88, 271
ダニエルズ，E（ミッチ） Daniels, Mitch 182, 269
タバコと肺ガンの相関（因果）関係 138, 308–309, 311–312, 315, 343
　――をめぐる訴訟 152, 285, 311–313, 315, 319–320, 348–352
タルボット，マックス Talbott, Max 96, 106, 183, 334
治験委員会（IRB） 242, 249, 260

チバガイギー社　Ciba-Geigy Pharmaceutical Company　19, 153, 155
遅発性ジスキネジア　tardive dyskinesia　64, 185, 303, 364, 368
ツェルミド　Zelmid　32–33, 35, 44, 49, 52
ディーツ，パーク　Dietz, Parke　267
『デイリーテレグラフ』　*Daily Telegraph*　220
デーヴィス，ジョン　Davis, John　320
デジレル　Desyrel　130, 291
→トラゾドン
テーズ，マイケル　Thase, Michael　158
テーズ論文　158
デュークス，グレアム　Dukes, Graham　215, 224
デュファー社　Duphar Laboratories　38, 40
電気けいれん療法(ECT)　9, 36, 69, 85–87, 170–171, 257, 265
テンプル，ロバート　Temple, Robert　88, 90, 139, 182, 333
「20/20（トゥエンティー・トゥエンティー）」（テレビ番組）　270
トウビン，ティム　Tobin, Tim　290–291
トウビン訴訟事件(トウビン対スミスクライン・ビーチャム)　283, 290–291, 297–301, 317, 321, 326, 328, 339–340, 363
投与・再投与研究　test-retest study　98
投与・投与中止・再投与研究　challenge, dechallenge, rechallenge　76, 84
→CDR関係
トバイアス，マリリン　Tobias, Marilyn　120
トバイアス，ランドール　Tobias, Randall　101, 108–109, 348
ドーバート審理　Daubert hearings　184, 328
トラゾドン〔デジレル〕　trazodone　63, 69, 113–114, 130, 273–274, 291
トランキライザー(精神安定剤)　tranquilizers　14–15, 17–18, 21–22, 25, 46, 69, 115–116, 129, 194, 376–377
ドチエピン　dothiepin　69, 114–115, 138
トレフソン，ゲリー　Tollefson, Gary　96, 195, 273, 286
トロント大学　7, 262, 292–295,297, 301, 379
→CAMHの項も参照
トンジュ，セアラ　220
トンプソン，リー　Thompson, Leigh　96, 106, 120, 181, 188, 195, 226
リリー社内メモによるやりとり　181–184, 208, 276–277, 330
ウェズベッカー裁判での証言録取　260–261, 335–336

ナ　行

ナキエルニー，ジョアンナ　Nakielny, Joanna　110–112
『ナショナルエンクワイアラー』　*National Enquirer*　24, 157
ナット，デイヴィッド　Nutt, David　137–138
『ニューイングランド医学雑誌（NEJM)』　*New England Journal of Medicine*　160–162, 205, 314, 341
乳房インプラント　213, 288, 312–315, 319
『ニューズウィーク』　*Newsweek*　24, 266
『ニューズデー』　*Newsday*　270–271
『ニューヨーカー』　*New Yorker*　41, 256
『ニューヨーク・サンデーポスト』　*New York Sunday Post*　171
『ニューヨークタイムズ』　*New York Times*　173
『ニューリパブリック』　*New Republic*　24
ニール，ランドルフ　Neal, Randolph　130, 191–194, 203
認知行動療法(CBT)　149
ネメロフ，チャールズ　Nemeroff, Charles　87, 284–286
ヒーリーとの対話　284–285
トロント事件と――　292–294
ノーマン，ダグ　Norman, Doug　204, 274–275
ノルアドレナリン　noradrenaline　うつ病メカニズムと――　23–24, 26, 30–31, 150, 354
――再取り込み阻害薬　32, 40, 42, 48, 89, 114, 129, 144–148, 173–174
セロトニン・――再取り込み阻害薬　39, 232, 276
SSRIと――　247
ノルトリプチリン　nortriptyline　48, 129

ハ　行

バイアグラ　Viagra　355, 356
バイマスター，フランク　Bymaster, Frank　29, 49
ハイリゲンシュタイン，ジョン　Heiligenstein, John　96–98, 181, 206–207, 210, 238
ハインドマーチ，イアン　Hindmarch, Ian　256–257, 262–263, 285, 289
バウチー，クロード　Bouchy, Claude　184, 226
バーガー，フランク　Berger, Frank　14
ハーカム，ケイトリン　Hurcombe, Caitlin　11–13, 257
パキシル　Paxil　7, 41, 150, 187, 256, 282, 340, 357, 374
　依存性と――　43–47, 241, 264, 363–364, 377–378
　自殺行動と――　233, 262, 264, 280, 291, 298–301, 318–319, 321–328, 331, 333, 380–381
　→パロキセチン
バーゲノウ，ロバート　Birgenau, Robert　302
バース，カレン　Barth, Karen　177–179, 190–191
バス＝ラッセン，イェルゲン　Buus-Lassen, Jorgen　43
ハーゼ，ハンス　Haase, Hans　27
パッケージ添付文書（警告文）　183, 196–197, 203–204, 269, 281–282, 287, 362, 364, 367, 378
発売後サーベイランス（調査監視）　212, 234–235, 288, 327, 370
ハドソン，イアン　Hudson, Ian　290, 298–299, 301, 317
パトナム，モニカ　Putnam, Monica　95–96
ハートマン，ブリン　Hartman, Brynn　136, 267
パニック障害　19, 45, 150, 376
「パノラマ」（テレビ番組）　Panorama　83, 188, 379–381
ハバード，L・ロン　Hubbard, L. Ron　85–86
『ハーバード・ヘルス・レター』　*Harvard News Letter*　272
バーマン訴訟事件　122, 273–275, 378
ハミルトンうつ病評価尺度（HAMD）　81–83, 147, 181, 206, 281, 361
ハリス，エリック　Harris, Eric　240
ハリソン，ウィルマ　Harrison, Wilma　208, 268
ハルシオン論争　83–84, 120, 144–145, 151–152, 188–189, 370, 374
バルデサリーニ，ロス　Baldessarini, Ross　233
バルビツール酸系薬　barbiturates　14, 46, 144, 304
パロキセチン〔パキシル〕　paroxetine　43–44, 300, 363, 375
　→パキシル
反精神医学運動　19, 36, 100
バーントソン，ペーテル　Berndtsson, Peder　32
ピエールファーブル社　232
ビーズリー，チャールズ　Beasley, Charles　81, 83, 90, 96–97, 106, 111, 195, 206–210, 275
ビーズリー論文　81, 84–85, 87, 138, 165, 181, 204–207, 211–212, 216, 219, 277–282, 347
ビーチャー，ヘンリー　Beecher, Henry　213, 229, 341–343
ビッフル，マーティン　Biffle, Martin　95
ビッフル訴訟事件（ビッフル対イーライリリー）　94–95, 121
『ヒト精神薬理学』　*Human Psychopharmacology*　73, 80, 118
ビーマン判事，ウィリアム　Beaman, Judge William　297, 328
ヒル，オースティン・ブラッドフォード　Hill, Austin Bradford　309
ピンダー，ロジャー　Pinder, Roger　36, 38, 278
ファイザー社　Pfizer
　ゾロフトのマーケティング　42–43
　CRAM　42–43
　CMD論文と――　162–165, 382
　健康なボランティアを対象とした研究　266–268, 289
　RCTデータの操作　320–321

バイアグラと——　355
→ミラー訴訟事件の項も参照
ファーヴァ，マウリツォ　Fava, Maurizio　73–74
ファーヴァ論文（ファーヴァとローゼンバウムの論文）　111, 204, 212–213, 288
ファーバー，ルイス　Fabre, Louis　51, 55–56, 206
ファーマコビジランス（薬剤監視）グループ　36–37, 383
ファルマシア・アンド・アップジョン社（P&U社）　Pharmacia & Upjohn　144
顧問団　145–149, 160–161, 256
レボキセチンと——　144–146, 148–149, 240, 256
不安障害　2, 13, 18–19, 45, 60, 170, 377
ファン・プラーク，ヘルマン　van Praag, Herman　64
フィッシャー，シーモア　Fisher, Seymour　265
フィッシャー，ロナルド　Fisher, Ronald　309–310
フィッシャー，ロンダ　Fisher, Rhonda　265
フィンク，マックス　Fink, Max　225, 231
フィンツ，レナード　Finz, Leonard　94–95
フェノテロール　374–375
フォーサイス，ウィリアム　Forsyth, William　124, 127–132, 179, 191, 194, 196, 200, 203
フォーサイス，ジューン　Forsyth, June　124, 127–132, 196
フォーサイス，スーザン　Forsyth, Susan　125, 127–128, 179
フォーサイス訴訟事件（フォーサイス対イーライリリー）　143, 152, 175, 211–212, 220, 226, 269, 274–275, 317–318, 326–327, 339–340, 350, 378
事件のあらまし　127–32
公判　177–187, 191–204
フォーサイス，ビリー・ジュニア　Forsyth, Billy Jr.　125, 127, 130–131
フォーセット，ジャン　Fawcett, Jan　87
フォーセット，ロバート　Faucett, Robert　27–28
フォレスト社　Forrest Laboratories　42, 285–286
フォン・ペッテンコッファー，マックス　von Pettenkoffer, Max　308
ブスピロン〔バスパー〕　buspirone　17–18
負のプライミング　116–117
フーバー，シンシア　Hoover, Cynthia　135
プープアウト　47
フラー，レイ　Fuller, Ray　49, 51, 96
『プライマリケア精神医学』　*Primary Care Psychiatry*　259
ブラウアーズ，ヒュー　Blowers, Hugh　275
プラス，シルヴィア　Plath, Sylvia　21, 114
プラセボ対照試験　25, 54–57, 232, 266, 321
ブリストルマイヤーズスクイブ社　Bristol-Myers Squibb　17
フルオキセチン〔プロザック〕　fluoxetine
→プロザック
フルジンスキー，ローラ　Fludzinski, Laura　277–278, 287
フルボキサミン〔ルボックス〕　fluvoxamine　38–40, 51, 278, 281
→ルボックス
ブレッギン，ピーター　Breggin, Peter　100–102, 112–113, 125, 133, 188–189
ブレッチャー，マーティン　Brecher, Martin　289–290, 333
プロザック［フルオキセチン］　Prozac
開発　48–51
FDAの聴聞会　87–91, 139, 182, 205, 271, 283–284, 287
認可　33–34, 56, 58, 103–105, 175, 180, 203, 333–336
マーケティング　46, 49–53, 58–60, 224, 349, 355, 357–358, 375
プラセボとの比較　55–56, 81–82, 104–105, 232–234, 265–266, 279–280
特許　28–29, 32, 269–275, 283, 329–330, 349–350, 377
他の薬剤との併用による副作用の抑制　63, 68, 74–75, 78, 87, 103, 180, 206, 227–228, 273
性的機能不全の副作用　83, 208

痩せ薬としての需要 49–50
暴力的行動と—— 65–66, 76, 220, 227–228, 282
『プロザック日記』スレイター *Prozac Diary* 6, 239
『プロザックの揺り戻し』グレンマリン *Prozac Backlash* 269–271
『プロザックへの反論』リーバー *Talking Back to Prozac* 101, 188
ブロディー，スティーヴ Brodie, Steve 26, 30
プロトコル 89, 98–99, 103, 173, 229, 231, 330, 346–347
——27 55–56, 344–345
ペイケル，ユージン Paykel, Eugene 148
『米国医師会雑誌(JAMA)』 *Journal of the American Medical Association* 160, 162, 165, 341
米国研究製薬協会(PhRMA) 159
米国食品医薬局(FDA) Food and Drug Administration 32–34, 39, 53–58, 74, 76, 78–79, 86, 105–106, 204, 206, 218, 227, 259–260, 263–264, 268, 276–277, 289–290, 315, 328, 344–345, 365, 370, 378
プロザックについて 87, 89, 271, 287–288
ゾロフトについて 320
プロザックに関する聴聞会 87–91, 139, 182, 205, 271, 283–284, 287
副作用データベース 233–234, 153, 321–326
——の認可制度とサリドマイド 304–306
リリー社との情報のやりとり 55, 89–90, 182–183, 289, 333–336
米国神経精神薬理学会(ACNP) American College of Neuropsychopharmacology 74, 91, 111, 126, 205, 219, 302
『米国精神医学会誌』 *American Journal of Psychiatry* 135, 160, 162, 195, 213, 216, 288
米国精神医学会(APA) American Psychiatric Association 41, 64, 85–87, 122–123, 166–167, 172, 240, 302
米国精神病理学会(APPA) American Psychopathological Association 143, 171, 177
『ヘイスティング・センター・リポート』 *Hastings Center Reports* 225, 294
ペイン，レジナルド Payne, Reginald 135
ベノキサプロフェン〔オラフレックス〕 benoxaprofen 105
→オラフレックス
ヘン＝サリック，ルドルフ Hoehn-Saric, Rudolph 238–239
ベンゾジアゼピン系薬物 benzodiazepines 15, 25, 46, 57, 68, 116, 144, 255, 357, 375, 377–378
依存性と—— 16–18, 20, 60, 86, 303–304, 363, 376
SSRIとの併用 51, 63, 74–75, 180, 206, 227
ベンデクチン Bendectin 212, 312–313, 315, 317
『ペントハウス』 Penthouse 102
ベントール，リチャード Bentall, Richard 117
ホイードン，デイヴィッド Wheadon, David 90, 96, 278, 283, 298, 332–333
ホーキンズ，デイヴィッド Hawkins, David 298
ホーキンズ，ロンダ Hawkins, Rhonda 177, 190, 340
ボーゲスオー，クラウス Bøgesø, Klaus 40–41
『ボストングローブ』 *Boston Globe* 169, 216, 27–273, 349
ボーズリー，セアラ Boseley, Sarah 219–220, 283
ポッター判事，ジョン Potter, Judge John 96, 105–110, 195, 201
ボードマン，ジェド Boardman, Jed 140, 327
ホフマン・ラ・ロシュ社 Hoffman La Roche 15, 18, 26, 298
ボーム・ヘッドランド法律事務所 Baum, Hedlund 94, 99, 121, 123, 132, 177–178, 190, 220, 274, 364
ボーモント，ジョージ Beaumont, George 39, 153

ボリソン，リチャード　Borison, Richard　173
ホール，シンディ　Hall, Cindy　124, 133, 136, 177, 276
ボールドウィン，デイヴィッド　Baldwin, David　233, 280
ボンド，アリスン　Bond, Alyson　111

マ　行

マーガトロイド，スキップ　Murgatroyd, Skip　177–178, 180, 201
マークス，アイザック　Marks, Isaac　45, 160–161
マークス，ドン　Marks, Don　298
マクニール，デイヴィッド　McNeil, David　274–275
マクブライド，ウィリアム　McBride, William　304, 313
マーケティング　抗うつ薬の——　5, 18–19, 25, 305, 355
　ブスピロンの——　17–18
　ルボックスの——　38–40
　ゾロフトの——　42–43
　パキシルの——　44–45
　プロザックの——　49–53, 349
　レボキセチンの——　149–150
　薬一般の——　57, 149, 153–154, 224, 329, 346, 358, 372, 375–376, 383–385
　精神医学的障害の——　100
　→患者グループ
マシューズ，ダリル　Matthews, Daryl　195–196, 200, 203
『真昼の悪魔』ソロモン　*The Noonday Demon*　6
マルト，ウルリック　Malt, Ulrik　164–165
マン，ジョン　Mann, John　91, 381
ミアンセリン　mianserin　36–37, 54–55, 59, 113–114, 147, 164, 181, 278
ミッチェルズ，ボブ　Michels, Bob　225, 293
ミラー，マシュー　Miller, Matthew　184, 257–258, 263, 266–267, 339
ミラー訴訟事件（ミラー対ファイザー）　208, 263, 267–269, 283, 318–321, 339–340
ミルタウン　Miltown　14–15
　→メプロバメート
ミルナシプラン〔トレドミン〕　milnacipran　232–233, 283
無作為化対照試験（RCT）　64, 96, 175, 185, 308–310, 327–329
　製薬会社の武器としての——　133–134, 213–214, 299, 301, 306–307, 317, 321, 346, 357
　——の弊害　310, 318–319, 359, 368–371, 384
　プロザックの——　205, 227–228, 321–325
メスナー，キャサリン　Mesner, Catherine　96–98, 207, 344
メディカルライティング（コミュニケーション）代理店　153, 156–165
　→カレント・メディカル・ディレクションズ（CMD）
メプロバメート〔ミルタウン〕　meprobamate　14, 25　→ミルタウン
メルク社　Merck　18, 32
メルツァー，ハーバート　Meltzer, Herbert　50
モータス（ヴィクトー・モータス）訴訟事件　263, 286
モノアミン酸化酵素阻害薬（MAO阻害薬）　18, 63, 65–68, 72, 74, 114
モルツバーガー，テリー　Maltsberger, Terry　298
モロイ，ブライアン　Molloy, Bryan　48
モンゴメリー，ステュアート　Montgomery, Stuart　53, 78–79, 88, 145, 151, 187, 232–233, 279–280, 282–283, 298–299, 326, 349–350

ヤ　行

有害事象報告システム（ADEシステム）　45, 184, 226, 276
『有毒な精神医学』ブレッギン　*Toxic Psychiatry*　100–101, 113, 188–189
『夢判断』フロイト　*Die Traumdeutung*　24
用量-反応関係　310, 312–313, 317–319, 327, 331
ヨーロッパ神経精神薬理学会　European College of Neuropsychopharmacology　150–151, 232, 283

ラ　行

『ライフサイエンス』 *LifeScience* 29
ラグナド，マックス Lagnado, Max 146–147
ラポポート，ジュディス Rapoport, Judith 39–40
『ランセット』 *The Lancet* 27, 158, 161, 165, 350–351, 374–375
ランベール，ピエール Lambert, Pierre 35
離脱症状
　SSRIの―― 45–47, 241, 325, 363–365, 379, 383
　→依存性
リタリン Ritalin 85, 87, 119–120, 155, 266
リチャードソンメレル社 Richardson-Merrell 311
リーバー，ポール Leber, Paul 76, 119, 188–190, 289–290, 321, 365, 370
　臨床試験制度の改革 54–55, 189
　ゾロフトの臨床試験について 56–57
　プロザックについて 76, 88–89, 182–183, 289, 330
リー，ヒラリー Lee, Hilary 323
リブリウム Librium 15
リング，レナード Ring, Leonard 94–95
倫理委員会 229, 231, 242, 254, 341
　→治験委員会
ルボックス［フルボキサミン］ Luvox 38, 40, 44–45, 52, 62, 238, 240–241, 327
　→フルボキサミン
ルーリー，マックス Lurie, Max 123
ルンドビュ・レポート Lundby study 140–141
ルンドベック社 Lundbeck Pharmaceutical Company 40–42
レオン論文 212–213, 219, 288
レセルピン〔セルパシル〕 reserpine 25–29, 49, 118
レダックス Redux 50, 159
レーダー，マルコム Lader, Malcolm 16
レナード，ブライアン Leonard, Brian 64, 278
レボキセチン reboxetine 144–151, 168, 173–175, 238, 240–249, 253, 256, 268
レメロン［ミルタザピン］ Remeron 147, 158, 321–322, 324
レンツ，シーグフリート Lenz, Siegfried 304
レーン，ロジャー Lane, Roger 164–165, 200, 283, 319
ローゼンバウム，ジェロルド Rosenbaum, Jerrold 73–74, 86–87, 271, 286, 295
　ファーヴァ - ローゼンバウム論文 73–74, 111, 182, 204, 212, 288
ロスチャイルド，アンソニー（トニー） Rothschild, Anthony 77–78, 126, 142, 271
ローゼンタール，ピーター Rosenthal Peter 379
ロック，キャロル Locke, Carol 77–78, 271
ロード，ナンシー Lord, Nancy 100, 102–106
ローヌプーラン社 Rhône-Poulenc 34–36, 330
ロバーツ，リグズ Roberts, Riggs 129–130, 203
ロバーツ，トニー Roberts, Tony 244–245, 247–248
ロビンズ，イーライ Robins, Eli 139
ロフェプラミン lofepramine 114, 145, 151
ローレン，トム Laughren, Tom 183, 322, 333–334

ワ　行

ワーシング，ウィリアム Wirshing, William 74
ワーシング論文 212
『ワシントンポスト』 *Wasington Post* 159
『私は「うつ依存症」の女』ワーツェル *Prozac Nation* 6
「私はプロザックを守った」運動 276–277

原　注

はしがき

1. 本書で提起されている問題の多くについて，正当なこととして解釈上の相違がありうる．ゆえに基本的な証拠書類を次のウェッブサイトに公表している．www.healyprozac.com.
2. イーライリリー，アストラゼネカ，オルガノン，ルンドベック，ローヌプーラン，ファルマシア＆アップジョンの各社は私をコンサルタントとして雇ったことがある．また，私はファイザー，スミスクライン，ビーチャム，ロシュ，ファルマシア＆アップジョン，ピエールファーブル，アストラゼネカの各社の国際的シンポジウムで議長を務めたり，講演をしたりしたことがある．また，スミスクライン，ビーチャム，ヤンセンファーマ，ソルヴェイデュファー，リリー，クノール製薬の各社の臨床試験に参加したことがある．最後に，メディコリーガル訴訟で原告側の専門家証人になったことより，被告側の原告側証人になったことのほうがずっと多い．

序　章

1. K. R. Jamison, *An Unquiet Mind* (New York: Alfred A. Knopf, 1995).
2. F. K. Goodwin and K. R. Jamison, *Manic-Depressive Illness* (Oxford: Oxford University Press, 1990).
3. "Spirit of the Age: Malignant Sadness Is the World's Great Hidden Burden," *The Economist*, December 19, 1998, 123–29.
4. D. Healy, M. Savage, P. Michael, M. Harris, D. Hirst, M. Carter, D. Cattell, T. McMonagle, N. Sohler, and E. Susser, "Psychiatric Bed Utilisation: 1896 and 1996 Compared," *Psychological Medicine* 31 (2001): 779–90.
5. リンダ・ハーカムから筆者への手紙．ケイトリン・ハーカムの遺書はApril 6, 1998に母のリンダの手元に届けられた．
6. 英国ではドリナミルという商品名になった．
7. ミルタウンの歴史については次を参照．E. Shorter, *A History of Psychiatry: From the Era of the Asylum to the Age of Prozac* (New York: John Wiley and Sons, 1996); F. J. Ayd Jr., 'The Discovery of Antidepressants," in D. Healy, *The Psychopharmacologists*, vol. 1 (London: Arnold, 1996), 81–110; M. C. Smith, *A Social History of the Minor Tranquilizers* (New York: Haworth Press, 1991).
8. この言葉はもともとはチバ社の研究者ヨンクマンがレセルピンの作用を表現するために造語したものだと思われる．次を参照．H. Bein, "Biological Research in the Pharmaceutical Industry with Reserpine," in F. J. Ayd and B. Blackwell (eds.), *Discoveries in Biological Psychiatry* (Philadelphia: Lippincott, 1970), 142–52.
9. M. C. Smith, *A Social History of the Minor Tranquilizers* (New York: Haworth Press, 1991).
10. Ibid.
11. ベンゾジアゼピンの歴史については D. Healy, *The Creation of Psychopharmacology* (Cambridge, Mass.: Harvard University Press, 2002) に詳しく述べられている．また次を参照．M. Lader, "Psychopharmacology: Clinical and Social," in D. Healy, *The Psychopharmacologists*, vol. 1, 463–82; D. Sheahan, "Angles on Panic," in D. Healy, *The Psychopharmacologists*, vol. 3 (London: Arnold, 2000), 479–

504.
12. M. Bury and J. Gabe, "A Sociological View of Tranquillizer Dependence: Challenges and Responses," in I. Hindmarch, G. Beaumont, S. Brandon, and B. E. Leonard (eds.), *Benzodiazepines: Current Concepts* (Chichester: J. Wiley and Sons, 1990), 211–25; J. Gabe and M. Bury, "Tranquillisers and Health Care in Crisis," *Social Science and Medicine* 32 (1991): 449–54.
13. Healy, *The Psychopharmacologists*, vol. 3 の中の大熊輝雄（Teruo Okuma），融通男（Micio Toru），小早川敬博（Toshi-Hiro Kobayakawa）へのインタビューを参照．
14. Sheahan, "Angles on Panic," 479–504.
15. ブスピロンは米国ではミードジョンソンによって，そのほかのところでブリストルマイヤーズスクイブによって売られた．
16. この項目の大部分は D. Healy, *The Antidepressant Era* (Cambridge, Mass.: Harvard University Press, 1997)〔邦訳『抗うつ薬の時代』林建郎・田島治訳，星和書店　2004〕の第 2 章に由来する．
17. F. J. Ayd Jr., *Recognizing the Depressed Patient* (New York: Grune and Stratton, 1961).
18. D. Healy, "The Three Faces of the Antidepressants: Critical Comments on the Clinical-Economic Framework of Diagnosis," *Journal of Nervous and Mental Disease* 187 (1999): 174–80.
19. 次を参照．R. Battegay, "Forty-four Years in Psychiatry in Psychopharmacology," in Healy, *The Psychopharmacologists*, vol. 3, 371–94.
20. M. Shepherd, B. Cooper, A. C. Brown, and G. Kalton, *Psychiatric Illness in General Practice* (London: Oxford University Press, 1966).
21. もっとも重要なのは the epidemiological catchment area studies（ECA）であった．
22. M. Shepherd, "Psychopharmacology: Specific and Non-Specific," in D. Healy, *The Psychopharmacologists*, vol. 2 (London: Arnold, 1998). この話の経緯については，D. Goldberg and P. Huxley, *Mental Illness in the Community: The Pathways to Psychiatric Care* (London: Tavistock Press, 1980).
23. D. Rosenhan, "On Being Sane in Insane Places," *Science* 179 (1973): 250–58.
24. DART update, October 1989. Depression—Awareness, Recognition, and Treatment. National Institute of Mental Health. 本文で紹介されているルイス・ジャッドの言葉の引用を含む．
25. 1991年におこなわれた「うつ病撲滅（Defeat Depression）」キャンペーンの世論調査の結果とキャンペーンの背後にあった考え方については次を参照．E. S. Paykel, A. Tylee, A. Wright, R. G. Priest, S. Rix, and D. Hart, "The Defeat Depression Campaign: Psychiatry in the Public Arena," *American Journal of Psychiatry* 154, supplement (1997): 59–65.
26. E. Shorter, "Depression," in A. Dawson and A. Tylee (eds.), *Depression: Social and Economic Timebomb* (London: BMJ Books, 2001); Healy, "Three Faces of the Antidepressants," 174–80.
27. C. Murray and A. Lopez, *The Global Burden of Disease* (Cambridge, Mass.: Harvard University Press, 1996).
28. Healy et al., "Psychiatric Bed Utilisation," 779–90.
29. J. Feinman, "Rhyme, Reason and Depression: New Research Supports the Claim by Sylvia Plath's Doctor That an Inherited Condition Led to Her Suicide," *The Guardian*, February 16, 1993.
30. D. Healy and C. S. Whitaker, "Antidepressants and Suicide: Risk-Benefit Conundrums," *Journal of Psychiatry and Neuroscience* 28 (2003): 331–39.
31. J. Spijker, R. de Graaf, R. V. Bijl, A. T. F. Beekman, J. Ormel, and W. A. Nolen, "Duration of Major Depressive Episodes in the General Population: Results from the Netherlands Mental Health Survey and Incidence Study (NEMESIS)," *British Journal of Psychiatry* 181 (2002): 208–12.
32. セロトニンは 5-ヒドロキシトリプタミン（5HT）とも呼ばれる．
33. G. Ashcroft, "The Receptor Enters Psychiatry," in Healy, *The Psychopharmacologists*, vol. 3, 189–200.
34. J. Axelrod, "The Discovery of Amine Reuptake," in Healy, *The Psychopharmacologists*, vol. 1, 29–50.

35. D. Eccleston, "The Receptor Enters Psychiatry（Ⅱ)," in Healy, *The Psychopharmacologists*, vol. 3, 201–12.
36. J. J. Schildkraut, "The Catecholamine Hypothesis of Affective Disorders: A Review of Supporting Evidence," *American Journal of Psychiatry* 122（1965): 519–22; J. J. Schildkraut, "The Catecholamine Hypothesis," in Healy, *The Psychopharmacologists*, vol. 3, 111–34.
37. Ashcroft, "The Receptor Enters Psychiatry," 189–200.
38. 本文には述べられていないが重要なことがある．セロトニンレベルやセロトニン作動性受容体は個々の人によってさまざまである．その違いのせいで，SSRI 薬の作用に敏感な人とそうでない人，ストレスに敏感な人，そうでない人の違いが出てくるのかもしれない．SSRI 薬はたしかにセロトニン系に作用するが，うつ病においてセロトニン系に作用する異常があるという証拠はない．
39. うつ病でセロトニンレベルが低下していることを示す証拠のひとつがペドロ・デルガド（Pedro Delgado）らの研究にある．彼らは回復した元うつ病患者に酒を与えた．酒は脳のセロトニンレベルを下げるもののひとつである．酒を与えるとうつ病の再発が促進されるように思われた．しかし，この種の不快気分の引き金になるものはいろいろあり，デルガド自身もこの結果は，セロトニンが何らかの抗うつ物質の作用に必要であることを示すだけかもしれないと言っている．次を参照．D. Healy, "The Case for an Individual Approach to the Treatment of Depression," *Journal of Clinical Psychiatry* 61, supplement 6（2000): 24–28; P. Delgado, "Depression: The Case for a Monoamine Deficiency," *Journal of Clinical Psychiatry* 61, supplement 6（2000), 7–11 : P. L. Delgado, L. H. Price, H. L. Miller, G. R. Heninger, D. S. Charney, S. Woods, and W. Goodman, "Rapid Serotonin Depletion as a Provocative Challenge Test for Patients with Major Depression: Relevance to Antidepressant Action and the Neurobiology of Depression," *Psychopharmacology Bulletin* 27（1991): 321–30.
40. Shepherd, "Psychopharmacology," 237–58; D. L. Davies and M. Shepherd, "Reserpine in the Treatment of Anxious Patients," *The Lancet* 269（1955): 117–20.
41. レセルピンが抗うつ薬であるという主張に反論する人は，ある薬を抗うつ薬と呼ぶかどうかはビジネス上の決断だという点を忘れている．クロルプロマジンはプロザックよりはるかに抗うつ作用が強いと思われるが，抗うつ薬として認可されたことがないため，抗うつ薬と呼ばれたことがない．すべてはその薬がどの分野で利益をあげられるかについての企業の感じ方による．
42. A. Pletscher, P. A. Shore, and B. B. Brodie, "Serotonin Release as a Possible Mechanism of Reserpine Action," *Science* 122（1955): 374–75.
43. R. W. Wilkins, "Clinical Usage of Rauwolfia Alkaloids, Including Reserpine," *Annals New York Academy of Science* 59（1954): 36–44. 次も参照．D. Healy and M. Savage, "Reserpine Exhumed," *British Journal of Psychiatry* 172（1998): 376–78.
44. D. C. Wallace, "Treatment of Hypertension: Hypotensive Drugs and Mental Changes," *Lancet* 269（1955): 116–17; F. H. Smirk and E. G. McQueen, "Comparison of Rescinamine and Reserpine as Hypotensive Agents, " *The Lancet* 269（1955): 115–16.
45. F. J. Ayd, "Drug Induced Depression—Fact or Fallacy," *New York State Journal of Medicine*（1958): 354–56.
46. R. W. P. Achor, N. O. Hanson, and R. W. Gifford, "Hypertension Treated with Rauwolfia Serpentina（Whole Root）and with Reserpine: Controlled Study Disclosing Occasional Severe Depression," *JAMA* 159（1955): 841–45.
47. R. L. Faucett, E. M. Litin, and R. W. P. Achor, "Neuropharmacologic Action of Rauwolfia Compounds and Its Psychodynamic Implications," *AMA Archives of Neurology and Psychiatry* 77（1957): 513–18.
48. G. J. Sarwer-Foner and W. Ogle, "Psychosis and Enhanced Anxiety Produced by Reserpine and Chlorpromazine," *Canadian Medical Association Journal* 74（1955): 526–32.
49. H. Steck, "Le syndrome extrapyramidal et diencEphalique au cours des traitements au Largactil et Serpasil,"

Annales Medico-Psychologiques（Paris）112（1954）: 737–44; H-J. Haase, “The Role of Drug-Induced Extrapyramidal Syndromes,” in N. S. Kline（ed.）, *Psychopharmacology Frontiers*（Boston: Little, Brown, 1958）, 197–208.

50. 次を参照．Healy and Savage, “Reserpine Exhumed,” 376–78.
51. *Diagnostic and Statistical Manual*, 4th ed.（DSM-IV）, text revision（Washington, D.C.: American Psychiatric Association Press, 2000）.
52. アカシジアについての考察とこの語の定義については次を参照．D. G. Cunningham-Owens, *A Guide to the Extrapyramidal Side-Effects of Antipsychotic Drugs*（Cambridge: Cambridge University Press, 1999）.
53. A. Carlsson and D. T. Wong, “Correction: A Note on the Discovery of Selective Serotonin Reuptake Inhibitors,” *Life Sciences* 61（1997）: 1203.
54. D. T. Wong, F. P. Bymaster, and E. A. Engleman, “Prozac（Fluoxetine, Lilly 110140）, the First Selective Serotonin Reuptake Inhibitor and an Antidepressant Drug: Twenty Years since Its First Publication,” *Life Sciences* 57（1995）: 411–41.
55. P. Kielholz, *Diagnose und Therapie der Depressionen fur Praktiker*（Munich: J. F. Lehmanns, 1971）.
56. アーヴィド・カールソンは2000年にノーベル賞を受賞した．
57. A. Carlsson, “The Rise of Neuropsychopharmacology: Impact on Basic and Clinical Neuroscience,” in Healy, *The Psychopharmacologists*, vol. 1, 51–80.
58. これらの生化学的性質を最初に立証した論文はA. Carlsson, H. Corrodi, K. Fuxe, and T. Hokfeltによる，“Effects of Some Antidepressant Drugs in the Depletion of Intraneuronal Brain 5-Hydroxytryptamine Stores Caused by 4-Methyl-Alpha-Ethyl-Tyramine” ならびに “Effects of Some Antidepressant Drugs on the Depletion of Intraneuronal Brain Catecholamine Stores Caused by 4-Alpha-Dimethyl-Meta-Tyramine,” *European Journal of Pharmacology* 5（1969）: 357–66 and 367–73.
59. ジメリジンの歴史とこの薬の詳細については次を参照．A. Carlsson, C.-G. Gottfries, G. Holmberg, K. Modigh, T. Svensson, and S.-O. Ogren, *Acta Psychiatrica Scandinavia* 63, supplement 290（1981）: 1–475.
60. 次を参照．L. Iversen, “Neuroscience and Drug Development,” in Healy, *The Psychopharmacologists*, vol. 2, 325–50.
61. これらの詳細の一部をアストラ社のSven Ove Ogrenに負う．
62. このような金額については，本当の開発費用とマーケティングその他の費用を明確に分けるのは難しい．
63. オメプラゾールは北米でプリロセック（Prilosec）という商品名で，また，ほとんどのヨーロッパの国でロセック（Losec）という商品名で売られた．
64. S. A. Montgomery, R. McAulay, S. J. Rani, D. Roy, and D. B. Montgomery, “A Double Blind Comparison of Zimelidine and Amitriptyline in Endogenous Depression,” *Acta Psychiatrica Scandinavia* 63, supplement 290（1981）: 314–27.
65. E. Hellbom, M. Humble, and M. Larsson, “Antihistamines, SSRIs and Panic Disorder”（paper presented at the Twenty-sixth Annual Meeting of the Scandinavian Society for Psychopharmacology, 1999）.
66. 1970年代を通して，多くの企業がSSRIを開発した．一部の企業にとっては，それは行動研究を生み出すための学問的試みにすぎなかった．セトロニンは華のある神経伝達物質ではなかったのである．たとえばチバガイギーは，これまで合成されたなかでもっとも強力な一連のSSRIを生み出したが，薬として開発されることはなかった．プロザックを含めて一部のSSRIは，イヌの毒性試験で脳の脂質層に小胞を発現させた．そのことが何を意味するのか，当時は誰もわからなかった．この時点で，手持ちのSSRIの開発を放棄した企業もあったし，努力を続けた企業もあった．イヌに見られるこの現象と，人における類似の現象との間に明白な関係はないよう

だ．次を参照．R. Pindar, "Approaching Rationality," in Healy, *The Psychopharmacologists*, vol. 2, 581–605. しかし，セロトニン系に作用する薬は，おそらく一部の敏感な人だけに限られるだろうが，広範囲にわたって神経の末端を刈り込むように思われる．この現象はエクスタシー〔強力なアンフェタミン系幻覚剤 MDMA の俗称〕や一部の SSRI について明瞭に観察されている．科学エスタブリッシュメントは違法な薬物が引き起こす問題を感知することにはおおむね熱心だが，治療薬によって同じような変化が起きていないかを調べることには，はなはだ不熱心だ．次を参照．M. Kalia, J. P. O'Callaghan, D. B. Miller, and M. Kramer, "Comparative Study of Fluoxetine, Sibutramine, Sertraline and Dexfenfluramine on the Morphology of Serotonergic Nerve Terminals Using Serotonin Immunohistochemistry," *Brain Research* 858 (2000): 92–105.

67. インダルピンについては次を参照．Comité Lyonnais de Recherches Thérapeutiques en Psychiatrie (CLRTP), "The Birth of Psychopharmacotherapy: Explorations in a New World, 1952–1968," in Healy, *The Psychopharmacologists*, vol. 3, 1–54; ならびに P. Simon, "Twenty-first Century Drug Development," in Healy, *The Psychopharmacologists*, vol. 3, 523–42.
68. G. Naylor and B. Martin, "A Double-Blind Trial Out-Patient Trial of Indalpine vs. Mianserin," *British Journal of Psychiatry* 147 (1985): 306–9.
69. CLRTP, "Birth of Psychopharmacotherapy," 1–54.
70. Healy, *Creation of Psychopharmacology*, chap. 4.
71. ノミフェンシンのメーカー，ヘキスト社はこの薬の服用中の死亡例，14 例をつかんでいた．死亡した患者のひとりはある政治家の娘だった．ヘキスト U. K. の医学部門責任者であった P・ストーニアとの会話より．
72. ミアンセリンをめぐる騒ぎやその他の「ヒステリー現象」については次を参照．Healy, *The Psychopharmacologists*, vol. 2, 581–605 : R. Pinder, "The Benefits and Risks of Antidepressant Drugs," *Human Psychopharmacology* (1987): 73–86 も参照のこと．
73. 同社はのちにミアンセリンに，化学的に非常に近いミルタザピン（商品名レメロン）を世に出したが，これを書いている時点ではミアンセリンと同等の売り上げレベルには至っていない．
74. Pinder, "Approaching Rationality," 581–605.
75. フルボキサミンは 1973 年に，ヘンドリック・ウェル（Hendrik Well）とヴォルカート・クラーセンス（Volkert Classens）によってトリペレナミンをもとに開発された．
76. J. S. Wakelin, "The Role of Serotonin in Depression and Suicide: Do Serotonin Reuptake Inhibitors Provide a Key?" in M. Gastpar and J. S. Wakelin (eds.), *Selective Serotonin Reuptake Inhibitors: Novel or Commonplace Agents* (Basel: Karger, 1988), 70–83.
77. P. Pichot, "The Discovery of Chlorpromazine and the Place of Psychopharmacology in the History of Psychiatry," in Healy, *The Psychopharmacologists*, vol. 1, 1–21.
78. CLRTP, "Birth of Psychopharmacotherapy," 1–54.
79. G. Beaumont and D. Healy, "The Place of Clomipramine in the Development of Psychopharmacology," *Journal of Psychopharmacology* 7 (1993): 383–93. 次のものも見よ．Healy, *The Antidepressant Era*, chap. 6.
80. J. Rapoport, "Children, Phenomenology and Psychopharmacology," in Healy, *The Psychopharmacologists*, vol. 3, 333–56.
81. このことは必ずしも，OCD ではセロトニン系に異常があるということを意味しない．次を参照．D. Healy, "What Do 5HT Reuptake Inhibitors Do in Obsessive-Compulsive Disorder," *Human Psychopharmacology* 6 (1991): 325–28.
82. J. L. Rapoport, *The Boy Who Couldn't Stop Washing* (New York: E. P. Dutton, 1989).
83. ルボックスはヨーロッパではほかの商品名で売られている．英国ではファベリン．

84. V. Pedersen and K. Bøgessø, "Drug Hunting," in Healy, *The Psychopharmacologists*, vol. 2, 561–80.
85. A. Solomon, "Personal History: Anatomy of Melancholy," *New Yorker*, January 12, 1998, 47–61. これはのちに本になった．A. Solomon, *The NoonDay Demon*（New York: Scribner, 2001）.
86. A. Solomon, address to American Psychiatric Association（Chicago, May 2000）.
87. S. Berfield, "A CEO and His Son," *Business Week*, May 27, 2002, 72–80.
88. D. Kirkpatrick, "Inside the Happiness Business," *New Yorker*, May 15, 2000, 36–43.
89. ゾロフトは世界の大部分でのサートラリンの商品名である．英国ではラストラル．
90. W. Welch, "Discovery and Preclinical Development of the Serotonin Reuptake Inhibitor Sertraline," *Advances in Medicinal Chemistry* 3（1995）: 113–48.
91. たとえば自殺につながる率が低い，など．
92. S. Woolley, "Science and Savvy," *Forbes*, January 11, 1999, 122–27.
93. フェモキセチンについては次を参照．J. Buus-Lassen, E. Petersen, B. Kjellberg, and S. Olsson, "Comparative Studies of a New 5HT（Serotonin）Uptake Inhibitor and Tricyclic Thymoleptics," *European Journal of Pharmacology* 32（1975）: 108–15; パロキセチンについては J. Buus-Lassen, "Introduction to the Development of Paroxetine, a Novel Antidepressant," *Acta Psychiatrica Scandinavia* 80, supplement 350（1989）: 13 を参照．この別冊は 1 冊丸ごとパロキセチンの開発研究についてのものである．
94. 1980 年代前半，私はセロトニン再取り込みについて研究していた．うつ病ではセロトニンレベルが下がっているように見えた――異常であることが証明されうる数少ない事柄の一つだった．この研究によって私はビーチャム社とパロキセチンと接触をもつようになった．次を参照．D. Healy and B. E. Leonard, "Monoamine Transport in Depression: Kinetics and Dynamics," *Journal of Affective Disorders* 12（1987）: 91–105.
95. Danish Universities Antidepressant Group, "Paroxetine: A Selective Serotonin Reuptake Inhibitor Showing Better Tolerance but Weaker Antidepressant Effect Than Clomipramine in a Controlled Multicenter Study," *Journal of Affective Disorders* 18（1990）: 289–99.
96. 頭文字をとった SSRI という語がつくられた 1990 年ごろ，企業のマーケッターの頭にあったのは，玉突きの球がポケットにきれいにはいるイメージを神経伝達プロセスに翻訳したモデルだった．このイメージはのちに，直接消費者に向けて現代医療を宣伝する米国製薬工業協会のテレビ CM でくり返し使われることになる．神経伝達を描写するのにこのモデルが最初に用いられたのは，おそらくロンドン・ウィークエンド・テレビジョン（LWT）で 1979 年に放送された「生き延びる方法（*How to Stay Alive*）」でだったと思われる．以上は，LWT と，のちに BBC でも科学番組を担当したセルマ・ラムジーとの 2002 年 4 月の会話に由来する．
97. しかしながら，エドワード・ショーターの指摘によると，1982 年にルーセル社はトラゾドン（商品名は北米ではデジレル，英国ではモリパキシン）を選択的セロトニン再取り込み阻害薬として宣伝していたという．
98. 次を参照．Healy, *The Antidepressant Era*, chap. 6.
99. D. Healy, "Have Drug Companies Hyped Social Anxiety Disorders to Increase Sales? Yes. Marketing Hinders the Discovery of Long-Term Solutions" および David Sheehan, "Response," *Western Journal of Medicine* 175（2001）: 364–65.
100. C. Medawar, "The Antidepressant Web," *International Journal of Risk and Safety in Medicine* 10（1997）: 75–125.
101. すべての SSRI 薬についての身体的依存の問題は，英国で最も明確に問題提起された．問題を提起したチャールズ・メダワー（Charles Medawar）はベンゾジアゼピンの依存騒ぎのときに，立役者のひとりだった人物だ．メダワーは英国精神医協会，英国医薬品安全委員会などに手紙を書き，SSRI の依存問題の現れ方がベンゾジアゼピンの問題の展開とよく似ていることを指摘し

た．メダワーの手紙とそれに対する各組織の返事は彼のウェッブサイト（www.socialaudit.org.uk）に詳細に出ていて，非常に興味深い．Minutes from Medicine Control Agency's meeting, Thursday, March 26, 1998, item 7.3.3, at http://www.socialaudit.org.uk/5003-2.htm#RESTRICTED.

102. 当時，リリー社は英国の監督官庁に，「離脱症候群」という言葉を「中断症候群」に変えるよう働きかけた．しかし，この提案はとりあげられなかった．1997 年の医薬品管理局の会議の議事録が次のウェッブサイトで見られる．http://www.socialaudit.org.uk/5003-2.htm.

103. J. F. Rosenbaum, M. Fava, S. L. Hoog, R. C. Ashcroft, and W. Krebs, "Selective Serotonin Reuptake Inhibitor Discontinuation Syndrome: A Randomised Clinical Study," *Biological Psychiatry* 44（1998）: 77-87. また次を見よ．www.socialaudit.org.uk

104. これについては製薬業界の人の間にもいろいろな見方があるが，一説によれば依存性の話がさかんに言い立てられるようになったのは，プロザックがパキシルやゾロフトに追い抜かれる危機に瀕していたときだという．

105. おそらく，彼らは正当性を認めてもらいやすいからだろう．

106. L. Slater, *Prozac Diary*（Harmondsworth, Middlesex: Penguin Books, 1998）.

107. D. Healy and R. Tranter, "Pharmacologic Stress Diathesis Syndromes," *Journal of Psychopharmacology* 13（1999）: 287-90. また，この論文への以下の人々によるコメント：H. Ashton, A. Young and N. Ferrier, R. Baldessarini, A. Viguera and L. Tondo, L. Hollister, P. Haddad and I. Anderson, and P. Tyrer（291-98），およびそれに対する回答：Healy and Tranter, "In the Shadow of the Benzodiazepines"（299）. また次を参照．Healy, *Creation of Psychopharmacology*; D. Healy, *Psychiatric Drugs Explained*, 3d ed.（Edinburgh: Churchill-Livingstone, 2001）, chap. 8.

108. J. Glenmullen, *Prozac Backlash*（New York: Simon and Schuster, 2000）.

109. D. Healy, deposition and trial transcript in Tobin vs. SmithKline（2001）; 次のウェッブサイトで見られる．www.healyprozac.com/Trials. ロンドンの精神医学研究所での公開討論（July 2003）において約 150 人の聴衆の前で，『英国精神医学雑誌』（*British Journal of Psychiatry*）の編集責任者，ピーター・タイラー（Peter Tyrer）は，自分は 1981 年ごろビーチャム社に手紙を書き，パキシルが依存を生じる可能性があるという懸念を告げた，と語った．また，次のものを参照．D. Healy, "SSRIs and Withdrawal/Dependence"（briefing paper presented to the British regulatory agency, the Medical and Healthcare Products Regulatory Agency, June 20, 2003）, posted on http://www.socialaudit.co.uk; deposition of B. Beard in In re Paxil litigation, CV-01-07937MRP（CWx）, U.S. District Court, Central District of California, October 8, 2003, exhibit 7 and p. 297 *et seq.*

110. ここに述べられた詳細の多くはフェントレス／ウェズベッカー訴訟（第 2 章参照）でポール・スミスとナンシー・ゼトラーがアーウィン・スレーター（January 28 and 29, 1994），レイ・フラー（April 14 and 15, 1994），デイヴィッド・ウォン（January 12 and April 13, 1994）から録取した証言による．

111. D. T. Wong, J. S. Horng, F. P. Bymaster, K. L. Hauser, and B. B. Molloy, "A Selective Inhibitor of Serotonin Uptake: Lilly 110140 3-（*p*-trifluoromethylphenoxy）-N-methyl-3-phenylpropylamine," *Life Sciences* 15（1974）: 471-79.

112. LY-11040 やそのほかの SSRI が，レセルピンが実験動物に及ぼす鎮静作用を阻害しないことは，従来の抗うつ薬が明瞭なアカシジアを引き起こさない事実と並べると，いまにして思えば，レセルピンテストは抗うつ作用のスクリーニングテストではなく，アカシジアのスクリーニングテストなのかもしれないということを示唆している．

113. A. Mundy, *Dispensing with the Truth: The Victims, the Drug Companies, and the Dramatic Story behind the Battle over Fen-Phen*（New York: St. Martin's Press, 2001）. 次も見よ．M. Lemonick, "How Mood Drugs Work ... and Fail," *Time*, Sept. 29, 1997, 75-82.

114. A. Coppen, "Biological Psychiatry in Britain," in Healy, *The Psychopharmacologists*, vol. 1, 265–86.
115. これらはしばしば錐体外路性副作用と呼ばれる．次を参照．Healy, *Psychiatric Drugs Explained*.
116. H. Y. Meltzer, "A Career in Biological Psychiatry," in Healy, *The Psychopharmacologists*, vol. 1, 483–508.
117. C. Beasley, exhibit 7 in deposition of Charles Beasley in *Fentress et al. vs. Shea Communications and Eli Lilly and Company*（1994）, docket no. 90–CI–06033, Jefferson Circuit Court（以降，*Fentress vs. Eli Lilly*）. アドルフ・プフェッフェルバウム（Adolph Pfefferbaum）は15人の患者のうち6人の状態が改善した．ジョイス・スモール（Joyce Small）は11人のうち3人が大いに改善した．ジェームズ・クラグホーン（James Claghorn）は7人のうちふたりが改善し，ふたりがひどく悪化したと報告している．
118. Fluoxetine Project Team Meeting Minutes, July 23, 1979; exhibit in *Fentress vs. Eli Lilly*. 次のウェッブサイトで見ることができる．www.healyprozac.com/CriticalDocs.
119. Deposition of Irwin Slater in *Fentress vs. Eli Lilly*.
120. Beasley, exhibit 7 in deposition of Charles Beasley. ファーバーについては次を参照．J. Abraham and J. Sheppard, *The Therapeutic Nightmare*（London: Earthscan, 2000）, 84.
121. 次を参照．www.interbrand.com/papers_review.asp?sp_id=39.
122. A. Feuerstein, "Meet the Street: How to Name a Blockbuster Drug"（2001）, at www.meetthestreet.com.
123. Deposition of Richard Wood in *Fentress vs. Eli Lilly*. これについては第10章でもう一度とりあげる．
124. J. Wernicke, S. R. Dunlop, B. Dornseif, and R. Zerbe, "Fluoxetine Is Effective in the Treatment of Depression at Low Fixed Doses"（abstract prepared for Fifteenth Collegium Internationale Neuropsychopharmacologium［CINP］Congress, Puerto Rico, 1986）, exhibit in *Fentress vs. Eli Lilly*.
125. Exhibit in Fentress vs. Eli Lilly. Quotes and abstract in PZ1135, 678–81（1994）.
126. S. A. Montgomery, D. James, M. de Ruiter, et al., "Weekly Oral Fluoxetine Treatment of Major Depressive Disorder, a Controlled Trial"（paper presented at Fifteenth CINP Congress, Puerto Rico, 1986）.
127. 次のものを参照．M. Fink, "A Clinician Researcher and ECDEU," in T. Ban, D. Healy, and E. Shorter（eds.）, *The Triumph of Psychopharmacology*（Budapest: Animula, 2000）. また次を参照．Healy, *Creation of Psychopharmacology*, chap. 6.
128. S. Stecklow and L. Johannes, "Questions Arise on New Drug Testing: Drug Makers Relied on Clinical Researchers Who Now Await Trial," *Wall Street Journal*, August 15, 1997; K. Eichenwald and G. Kolata, "Drug Trials Hide Conflict for Doctors," *New York Times*, May 16, 1999, 1, 28, 29; "A Doctor's Drug Studies Turn into Fraud," *New York Times*, May 17, 1999, 1, 16, 17; S. Boseley, "Trial and Error Puts Patients at Risk," *The Guardian*, July 27, 1999, 8.
129. P. Leber, "Managing Uncertainty," in Healy, *The Psychopharmacologists*, vol. 2, 607–22.
130. FDA's Psychopharmacologic Drugs Advisory Committee, twenty–eighth meeting, October 10, 1985. この日の聴聞はプロザックについてだった．次のウェッブサイトでトランスクリプトが見られる．www.healyprozac.com/PDAC.
131. *Ibid.*
132. *Ibid.*
133. T. De Ciccio, Minutes of the "In–House Meeting on Fluoxetine" of the U.S. Food and Drug Administration, Washington, D.C., November 13, 1984. 情報公開法により入手．筆者（ヒーリー）から入手できる．
134. T. J. Moore, "Hard to Swallow," *The Washingtonian* 33（1997）: 68–71とそれに続く部分．
135. FDA's Psychopharmacological Drugs Advisory Committee, thirty–third meeting, November 19, 1990. ゾロフトについての聴聞．トランスクリプトは次のウェッブサイトで見られる．www.healyprozac.com/PDAC.
136. *Ibid.*

137. *Ibid.*, 90–91.

138. M. Fink, "The Early Clinical Drug Evaluation Unit," in Ban, Healy, and Shorter, *Triumph of Psychopharmacology*, 441–62.

139. Minutes, Eli Lilly Pharmaceutical Product Strategy Meeting, April 6, 1983; exhibit in *Fentress vs. Eli Lilly*. 筆者から入手できる.

140. *Ibid.*

141. I. M. Anderson and B. M. Tomenson, "The Efficacy of Selective Serotonin Reuptake Inhibitors in Depression: A Meta-Analysis of Studies against Tricyclic Antidepressants," *Journal of Psychopharmacology* 8 (1994): 238–49.

142. I. M. Anderson and B. M. Tomenson, "Treatment Discontinuation with Selective Serotonin Reuptake Inhibitors Compared to Tricyclic Antidepressants: A Meta-Analysis," *British Medical Journal* 310 (1995): 1433–38.

143. S. M. Gilbody and F. Song, "Publication Bias and the Integrity of Psychiatry Research," *Psychological Medicine* 30 (2000): 253–58; N. Freemantle, J. Mason, T. Phillips, and I. M. Anderson, "Predictive Value of Pharmacological Activity for the Relative Efficacy of Antidepressant Drugs: Meta-Regression Analysis," *British Journal of Psychiatry* 177 (2000): 292–302.

144. J. Donoghue, "Antidepressant Use in Primary Care," in A. Dawson and A. Tylee (eds.), *Depression: Social and Economic Timebomb* (London: BMJ Books, 2001), 151–56; J. Donoghue and D. M. Taylor, "Suboptimal Use of Antidepressants in the Treatment of Depression," *CNS Drugs* 5 (2000): 365–83.

145. May 25, 1984, Lilly Bad Homburg から Lilly US への通信. B. v. カイツ (Keitz) による. ドイツの監督官庁へのフルオキセチンの認可申請についての, 非公式に受けとった医学的コメントの翻訳を含む. 次のウェッブサイトで見られる. www.healyprozac.com/Trials/CriticalDocs.

第 1 章

1. この症例は次のもので「症例A」として初めて紹介したものである. W. Creaney, I. Murray, and D. Healy, "Antidepressant Induced Suicidal Ideation," *Human Psychopharmacology* 6 (1991): 329–32.

2. すべての引用は, このA氏の言葉をリアルタイムでメモしたものである.

3. 数年後, 彼はベンラファキシンを許容できるように見えた. ベンラファキシンもセロトニン再取り込みを阻害する. しかし彼は同時にチオリダシンも服用していた. 理論的にいって, チオリダシンは彼の SSRI に対する不耐の問題をいくらか防ぎうる薬である.

4. M. H. Teicher, C. Glod, and J. O. Cole, "Emergence of Intense Suicidal Preoccupation during Fluoxetine Treatment," *American Journal of Psychiatry* 147 (1990): 207–10.

5. H. M. van Praag, "Biological Suicide Research: Outcome and Limitations," *Biological Psychiatry* 21 (1986): 1305–23.

6. D. Healy, "The Structure of Psychopharmacological Revolutions," *Psychiatric Developments* 5 (1987): 349–76.

7. Teicher, Glod, and Cole, "Emergence of Intense Suicidal Preoccupation during Fluoxetine Treatment," 207–10.

8. J. O. Cole, "The Evaluation of Psychotropic Drugs," in D. Healy (ed.), *The Psychopharmacologists*, vol. 1 (London: Arnold, 1996), 239–64.

9. M. H. Teicher, C. Glod, and J. O. Cole, "Suicidal Preoccupation during Fluoxetine Treatment," *American Journal of Psychiatry* 147 (1990): 1380–81.

10. Cole, "Evaluation of Psychotropic Drugs," 239–64.

11. Exhibit 83, Fluoxetine Project Team meeting minutes no. 79–2, July 23, 1979, in *Forsyth et al. vs. Eli Lilly and*

Company（1999）, civil no. 95–00185ACK, U.S. District Court for the District of Hawaii（以降 *Forsyth vs. Eli Lilly*）．これらのイーライリリーの会議記録は次のウェッブサイトで見られる．www.healyprozac.com/Trials/CriticalDocs

12. この項で報告されている症例は次のもので「症例 B」として初めて報告された．Creaney, Murray, and Healy, "Antidepressant Induced Suicidal Ideation," 329–32.
13. フルペンチキソールは低用量で，ヨーロッパとカナダにおいて抗うつ薬として用いられている．米国では手に入らない．パルステリンはトラニルシプロミンとトリフルオペラジンの混合物である．アルプラゾラムの商品名は〈ザナックス〉，チオリダジンの商品名は〈メラリル〉，ビロキサジンの商品名は〈ヴィヴァラン〉，マプロチリンの商品名は〈ルジオミール〉である．
14. この種の面接は 1960 年代以前の精神科医療では日常的におこなわれていた．その後，実際には起こっていなかった虐待の記憶をつくりあげるのではないかという批判があがった．この種の面接は本質的に言って，催眠術の一形態である．
15. イーライリリーから筆者への手紙（1991）．
16. Creaney, Murray, and Healy, "Antidepressant Induced Suicidal Ideation," 329–32.
17. M. Fava and J. F. Rosenbaum, "Suicidality and Fluoxetine: Is There a Relationship?" *Journal of Clinical Psychiatry* 52（1991）: 108–11.
18. デイヴィッド・グレアムのメモ，FDA, Sept. 11, 1990; 情報公開法にもとづき，FDA より入手．次のウェッブサイトで見ることができる．www.healyprozac.com/Trials/CriticalDocs
19. American College of Neuropsychopharmacology（ACNP）, "Suicidal Behavior and Psychotropic Medication," *Neuropsychopharmacology* 8（1992）: 177–83.
20. M. H. Teicher, C. A. Glod, and J. O. Cole, "Antidepressant Drugs and the Emergence of Suicidal Tendencies," *Drug Safety* 8（1993）: 186–212.
21. 次のものを参照．D. Healy, "A Failure to Warn," Guest Editorial, *International Journal of Risk and Safety in Medicine* 12（1999）: 151–56.
22. W. C. Wirshing, T. van Putten, J. Rosenberg, S. Marder, D. Ames, and T. Hicks–Gray, "Fluoxetine, Akathisia and Suicidality: Is There a Causal Connection?" *Archives of General Psychiatry* 49（1992）: 580–81.
23. P. リーバーと T. ローレンによるメモ，"Re: Akathesia and Fluoxetine," July 15, 1992; 情報公開法にもとづき，FDA より入手．
24. R. A. King, M. A. Riddle, P. B. Chappell, M. T. Hardin, G. M. Anderson, P. Lombroso, and L. Scahill, "Emergence of Self–Destructive Phenomena in Children and Adolescents during Fluoxetine Treatment," *Journal of American Academy of Child and Adolescent Psychiatry* 30（1991）: 171–76.
25. 最近の証拠により子どもは大人以上にリスクが大きいかもしれないということが示唆されており，英国の監督官庁は子どもにパキシルを用いないよう警告した（June 2003）．
26. A. J. Rothschild and C. A. Locke, "Re–Exposure to Fluoxetine after Serious Suicide Attempts by Three Patients: The Role of Akathisia," *Journal of Clinical Psychiatry* 52（1991）: 491–93.
27. プロザックに不利な証拠となる症例はほかにもあった――K. Dasgupta, "Additional Case of Suicidal Ideations Associated with Fluoxetine," *American Journal of Psychiatry* 147（1990）: 1570; P. Masand, S. Gupta, and M. Dwan, "Suicidal Ideation Related to Fluoxetine Treatment," *New England Journal of Medicine* 324（1991）: 420; C. Hoover, "Additional Cases of Suicidal Ideation Associated with Fluoxetine," *American Journal of Psychiatry* 147（1990）: 1570–71.
28. D. Healy, W. Creaney, and I. Murray, "Antidepressant Induced Suicidal Ideation," Abstracts of Annual British Association for Pharmacology（BAP）Meeting, *Journal of Psychopharmacology* 6（1992）: 120.
29. C. M. Beasley, B. E. Dornseif, J. C. Bosomworth, M. E. Sayler, A. H. Rampey, J. H. Heiligenstein, V. L. Thompson, D. J. Murphy, and D. N. Massica, "Fluoxetine and Suicide: A Meta–Analysis of Controlled Trials

of Treatment for Depression," *British Medical Journal* 303 (1991): 685–92.

30. リリーの数字については次を参照. P. Stark, C. D. Hardison, "A Review of Multicentre Controlled Studies of Fluoxetine versus Imipramine and Placebo in Outpatients with Major Depressive Disorder," *Journal of Clinical Psychiatry* 46 (1985): 53–58. より新しい知見は次を参照. W. M. Patterson, "Fluoxetine-Induced Sexual Dysfunction," *Journal of Clinical Psychiatry* 54 (1993): 71.
31. D. Healy and W. Creaney, "Antidepressant Induced Suicidal Ideation," *British Medical Journal* 303 (1991): 1058–59.
32. C. Beasley, letter, *British Medical Journal* 303 (1991): 1059.
33. ウェルニッケによるメモ, July 2, 1986, このように記している. 「HAMDの自殺に関する項目は, 正確な予測因子とはならない. ゆえに, 私たちはこの項目が研究者の判断に代わって用いられることに賛成しない」; exhibit 69 in *Forsyth vs. Eli Lilly*. 次も見よ. Exhibit 28 in the deposition of L. Fludzinski in *Fentress et al. vs. Shea Communications and Eli Lilly and Company* (1994), case no. 90–CI–06033, Jefferson Circuit Court (以降, Fentress vs. Eli Lilly).
34. I. Oswald, *British Medical Journal* 303 (1991): 1058.
35. J. Abraham and J. Sheppard, *The Therapeutic Nightmare: The Battle over the World's Most Controversial Sleeping Pill* (London: Earthscan, 1999).
36. 上記ならびに次を参照. "The Halcion Nightmare," in D. Hooper, *Reputations under Fire* (London: Little, Brown, 2000). ハルシオンの問題はプロザックの問題を考えるうえで重要である. 二つを考えあわせると, プロザックに関して起こったことについて, 本書で供されている以上に反企業的な解釈に到達するかもしれない.
37. *Dispatches*, 英国4チャンネルの時事問題番組. (date filed December 19, 1990).
38. R. Behar, "The Thriving Cult of Greed and Power. Ruined Lives. Lost Fortunes. Federal Crimes. Scientology Poses as a Religion but Is Really a Ruthless Global Scamoand Aiming for the Mainstream," *Time*, May 6, 1991, 32–39.
39 『タイム』の記事から十年近く経ったころ, 私は本書のための調査を進める過程で, サイエントロジー教会の出版物に出合った. 『タイムが語らなかった物語』という本だ. この本は次のように主張している. タイムとリリーには共通の役員がおり, リリーは広告会社WPPの子会社であるヒル&ノールトンがサイエントロジーの広告委託業務を断らなければ, WPPのもう一つの子会社J・ウォルター・トンプソンに委託している広告業務を引き上げると脅した. タイムの記事が出たあと, ヒル&ノールトンはサイエントロジーの広告委託業務を断った. これらの詳細は次の訴訟記録にある. *Church of Scientology vs. Eli Lilly and Company and Hill and Knowlton Inc.*, 848 F. Supp. 1018, U.S. District Court, Civil Action no. 92–1892, March 21, 1994.
40. J. F. Rosenbaum, "Clinical Trial by Media: The Prozac Story," in H. I. Schwartz (ed.), *Psychiatric Practice under Fire: The Influence of Government, the Media and Special Interests on Somatic Therapies* (Washington, D.C.: American Psychiatric Association Press, 1994), 3–27.
41. T. W. Burton, "Anti-Depression Drug of Eli Lilly Loses Sales after Attack by Sect," *Wall Street Journal*, April 19, 1991, 1 and thereafter.
42. メルヴィン・サブシンから会員に向けた手紙 (April 19, 1991) から. 次に所蔵されている. American Psychiatric Association Archives, Box 35, Folder 486 "Prozac."
43. Transcript of Food and Drug Administration, Psychopharmacological Drugs Advisory Committee, Thirty-fourth Meeting, Sept. 20, 1991. 次のウェッブサイトで見ることができる. www.healyprozac.com/PDAC.
44. 次を参照. Breggin, *Talking Back to Prozac* (New York: St. Martin's Press, 1994).
45. Food and Drug Administration, Psychopharmacological Drugs Advisory Committee, Thirty-fourth Meeting,

Sept. 20, 1991. トランスクリプトを次のウェッブサイトで見ることができる．www.healyprozac.com/PDAC

46. デイヴィッド・グレアムのメモ，FDA, Sept. 11, 1990; 情報公開法にもとづき入手．
47. 次のものを参照．G. Enas deposition in *Fentress vs. Eli Lilly*; exhibit 1 in *Fentress vs. Eli Lilly*, フルオキセチン再投与試験プロトコルについて話し合われた FDA の会議中にジェームズ・コツァノス（James Kotsanos）がとったメモ（May 13, 1991）; Catherine Mesner, deposition in *Fentress vs. Eli Lilly*.
48. Transcript of Food and Drug Administration, Psychopharmacological Drugs Advisory Committee, Thirty-fourth Meeting, Sept. 20, 1991. 次のウェッブサイトで見ることができる．www.healyprozac.com/PDAC. また次も参照：プロザックに関する FDA の会議（May 13, 1991）のポール・デイヴィッドによる議事録（May 13, 1991）. FDA はリリー社にプロザック服用と自殺念慮との間に関係があるかどうか決めるためのプロトコルを提出するよう求めていた．リリー社はふたつのプロトコル原案を提出した．次を参照：J. コツァノスによるリリー側の議事録，Wheadon exhibit 9 in *Fentress vs. Eli Lilly*. 以下も参考資料である：この件についての L. トンプソンから同僚へのメモ（July 18, 1990）; FDA に提出されたプロトコル原案（March 29, 1991）; Wheadon exhibit 10 in *Fentress vs. Eli Lilly*.
49. Transcript of Food and Drug Administration, Psychopharmacological Drugs Advisory Committee, Thirty-fourth Meeting, Sept. 20, 1991. 次のウェッブサイトで見ることができる．www.healyprozac.com/PDAC.
50. Deposition of Martin Teicher in *Greer vs. Eli Lilly*（1996）, October 29 and 30, 1996, case 91-1790 JGP.
51. マーティン・タイチャーは著者によるインタビュー（March 30, 2000）で，この圧力について，ある程度まで具体的に話してくれた．
52. Food and Drug Administration, Psychopharmacological Drugs Advisory Committee, Thirty-fourth Meeting, Sept. 20, 1991.
53. タイチャーは，この分科会はインフォーマルなものでスライドを見せたり用意した資料を配布したりすることはできないと言われたと主張している．筆者の 2000 年のマーク・タイチャーへのインタビューによれば，リリー社によるプリント配布は全体のまとめ役であるマサチューセッツ精神病院のカール・ザルツマン（Karl Salzman）の与り知らないところだったという．筆者のマーティン・タイチャーへのインタビュー（March 2000）から．
54. 私はこの詳細をタイチャーならびに，もうひとりの目撃者から聞いた．タイチャーはまた，この会合で，そんな立場をとり続けていたらキャリアがだめになると言われたと言っている．
55. ACNP, "Suicidal Behavior and Psychotropic Medication," 177-83.
56. J. J. Mann and S. Kapur, "The Emergence of Suicidal Ideation and Behavior during Antidepressant Pharmacotherapy," *Archives of General Psychiatry* 48（1991）: 1027-33.
57. Deposition of D. Healy in *Miller vs. Pfizer Inc.*（2000）, case no. 99-2326 KHV, U.S. District Court for the District of Kansas, March 27 and 28, 2000.
58. Teicher, Glod, and Cole, "Antidepressant Drugs and the Emergence of Suicidal Tendencies," 186-212.

第 2 章

1. J. Cornwell, *The Power to Harm: Mind, Medicine and Murder on Trial*（New York: Viking, 1996）.
2. L. Coleman, deposition in *Fentress et al. vs. Shea Communications and Eli Lilly and Company*（1994）, civil case no. 90-CI-06033, Jefferson Circuit Court, Sept. 9, 1993（以降，*Fentress vs. Eli Lilly*）.
3. Brenda Camp, trial testimony in *Fentress vs. Eli Lilly*, Oct. 31, 1994.
4. James Wesbecker, trial testimony in *Fentress vs. Eli Lilly*, Nov. 18, 1994.
5. J. Glenmullen, *Prozac Backlash*（New York: Simon and Schuster, 2000）.
6. *Ibid.* イミプラミンが患者に精神病症状を生じさせることが，抗うつ薬発見のきっかけとなった

ことをつけ加えておく．次を参照．D. Healy, *The Antidepressant Era*（Cambridge, Mass.: Harvard University Press, 1997）, chap. 2.

7. ポール・スミスからほかの原告側弁護士に宛てた手紙（April 27, 1983）．次のファイルに所収．Exhibit in *Winkler vs. Eli Lilly MDL*（1997）, Indianapolis, case no. C95–732C filed in 274th Judicial District of Comal County, Texas.
8. 慣例として，訴訟事件は原告の名をアルファベット順に並べた最初の人の名で呼ばれる．
9. このあたりは筆者によるナンシー・ゼトラーへのインタビュー（July 2001）に負うところが大きい．正確を期してご本人に原稿をチェックしていただいた．
10. ハルシオン訴訟ならびにイアン・オズワルドの裁判に由来する書類も存在する．次を参照．J. Abraham and J. Sheppard, *The Therapeutic Nightmare*（London: Earthscan, 1999）.
11. 証言録取書には次のものが含まれている．Max Talbott, June 4, 1992, and January 13, 1994; David Wheadon, June 9 and 10, 1992; Catherine Mesner, Aug. 17 and Oct. 15, 1993; David Wong, Jan. 12 and April 13, 1994; Paul Stark, March 5, 29, and 30, 1994; John Heiligenstein, April 27, 28, and 29, 1994; Richard Wood, May 12, 1994; Robert Zerbe, May 13 and Aug. 9, 1994; Charles Beasley, May 17 and 18, 1994; Dorothy Dobbs, July 11, 1994; Leigh Thompson, July 20, 21, and 22, 1994; Hans Weber, Sept. 10, 1994; Nick Schulze–Solce, Sept. 16, 1994.
12. C. Mesner, deposition in *Fentress vs. Eli Lilly*, Aug. 17, 1993.
13. J. Heiligenstein, deposition in *Fentress vs. Eli Lilly*, April 27 and 28, 1994.
14. C. Mesner, deposition in *Fentress vs. Eli Lilly*, Aug. 17, 1993.
15. 次の訴訟事件が含まれている．*Biffle vs. Eli Lilly*, 91–02496–A; *Welch vs. Eli Lilly*, 93–04911–A; *Crossett vs. Eli Lilly*, 92–14775–E; *Reves vs. Eli Lilly*, A–921,405–C; *Saines vs. Eli Lilly*, SC 008331; *Huslig vs. Eli Lilly*, 94–C–192; *Kung vs. Eli Lilly*, 93–8792–D.
16. 弁護士たちはタイチャーに監督官庁や企業の書類を見せて意見を訊きたがったが，彼はそんなものを見るのもいやだった．筆者のマーティン・タイチャーへのインタビュー（March 2000）と，ナンシー・ゼトラーへのインタビュー（July 2001）による．
17. P. Breggin, *Toxic Psychiatry: Why Therapy, Empathy and Love Must Replace the Drugs, Electroshock and Biochemical Theories of the "New Psychiatry"*（New York: St. Martin's Press, 1991）.
18. P. Breggin, *Talking Back to Prozac: What Doctors Aren't Telling You about Today's Most Controversial Drug*（New York: St. Martin's Press, 1994）.
19. J. Cornwell, *Power to Harm*; D. Kurschner, "Interview with Randall Tobias," *Business Ethics* 9（1995）: 31–34; R. Stodghill II, "Lilly Rides a Mood Elevator," *Business Week*, Nov. 11, 1996, 63–64.
20. ここに述べられている詳細は次のものによる．Cornwell, *Power to Harm*; および trial transcript in *Fentress et al. vs. Shea Communications and Eli Lilly and Company*（1994）, civil case no. 90–CI–06033, Jefferson Circuit Court.
21. Cross examination of Dr. P. Breggin by Mr. J. Freeman in *Fentress vs. Eli Lilly*, Oct. 19, 1994. この反対尋問のトランスクリプトは次のウェッブサイトで見られる www.healyprozac.com/Trials, p. 114 *et seq.*, Oct. 19.
22. Trial testimony from Nancy Lord in *Fentress vs. Eli Lilly*, Oct. 24, 1994. 証言のトランスクリプトは次のウェッブサイトで見られる．www.healyprozac.com/Trials, p. 46, Oct. 24.
23. *Ibid.*, p. 49.
24. *Ibid.*, p. 54.
25. *Ibid.*, p. 52.
26. ナンシー・ロードのさらなる証言．*Fentress vs. Eli Lilly*, Oct. 24, 1994.
27. N. Schulz–Solce, trial testimony in *Fentress vs. Eli Lilly*, from deposition, Sept. 16, 1994. トランスクリプト

は次のウェッブサイトで見られる．www.healyprozac.com/Trials, p. 185. また自殺行動に関する重要な数字については次を参照．第9章後半も参照．

28. Cornwell, *Power to Harm*, 284. より．また次を参照．J. Chetley, *Problem Drugs*（London: Health Action International, 1995）, 141–52.
29. サイドバー〔裁判官と弁護士による，陪審のいないところでの協議〕で交わされた会話は，次のウェッブサイトで見ることができる．www.healyprozac.com の "The Trials: *Fentress v. Eli Lilly*." だれもこの法廷の弁護士あるいは判事が嘘をついたと非難していないことは注目に値する．
30. *Fentress vs. Eli Lilly*, Jury Instructions, Dec. 9, 1994.
31. Cornwell, *Power to Harm*, 286 より．次のウェッブサイトでフェントレス裁判のトランスクリプトの一部として，要約全体を見ることができる．www.healyprozac.com/Trials.
32. 筆者によるナンシー・ゼトラーへのインタビュー（May 15, 2000）より．
33. 引用はすべて Cornwell, *Power to Harm*, 286 and 287.
34. のちにジョン・コーンウェルは和解の金額は5億ドルぐらいだったとほのめかした．私のほかの知人たちはせいぜい2億ドルぐらいだろうという．
35. これらの引用は次による．Cornwell, *Power to Harm*, 299.
36. 次のものより引用．Case 926 S.W.2d 449, *Hon. John W. Potter, Judge, Jefferson Circuit Court vs. Eli Lilly and Company*, hearing, May 23, 1996.
37. BBC テレビ，*File on Four*（Tuesday, May 30, 2000）でのジョン・ポッターの発言．
38. D. Healy, "The Fluoxetine and Suicide Controversy," *CNS Drugs* 1（1994）: 223–31.
39. J. Nakielny, 次のものに対する反応．D. Healy, "The Fluoxetine and Suicide Controversy," *CNS Drugs* 2（1994）: 252–54.
40. A. J. Bond, "Drug Induced Behavioural Disinhibition: Incidence, Mechanisms and Therapeutic Implications," *CNS Drugs* 9（1998）: 41–57; C. M. Beasley, "Suicidality with Fluoxetine," *CNS Drugs* 9（1998）: 513–14.
41. アリスン・ボンドからのコメント．筆者への私信（1999）．
42. J. O. Cole, "The Evaluation of Psychotropic Drugs," in D. Healy（ed.）, *The Psychopharmacologists*, vol. 1（London: Arnold, 1996）, 239–64.
43. 私は彼に再度インタビューしたとき（March 2000），私のプロザックと自殺の訴訟へのかかわりを彼がまったく知らないことを知った．
44. このデイヴィッド・キングの書評は筆者のファイルにある．
45. S. Jick, A. D. Dean, and H. Jick, "Antidepressants and Suicide," *British Medical Journal* 310（1995）: 215–18.
46. ミアンセリンとフルペンチキソールは米国では入手できなかった．
47. G. Isacsson, P. Holmgren, D. Wasserman, and U. Bergman, "Use of Antidepressants among People Committing Suicide in Sweden," *British Medical Journal* 308（1994）: 506–9.
48. D. Healy, C. Langmaak, and M. Savage, "Suicide in the Course of the Treatment of Depression," *Journal of Psychopharmacology* 13（1999）: 9499.
49. J. Feinman, "Rhyme, Reason and Depression: New Research Supports the Claim by Sylvia Plath's Doctor That an Inherited Condition Led to Her Suicide," *The Guardian*, February 16, 1993. プラスの神経の不調については PMS（月経前症候群）から躁うつ病まで，さまざまな仮説がある．しかし，彼女の異常がどのようなものであれ——異常がまったくなかった場合も——治療薬によって彼女の自殺が引き起こされた可能性がある．
50. この種の研究の例としては次を参照．G. C. Harborne, F. L. Watson, D. Healy, and L. Groves, "The Effects of Sub-Anaesthetic Doses of Ketamine on Memory, Cognitive Performance and Subjective Experience in Healthy Volunteers," *Journal of Psychopharmacology* 10（1996）: 134–40.

51. しかし，この結果は英国ケンブリッジで開かれた英国精神薬理学会の年次総会（July 1998）で発表された.
52. D. Healy and G. Farquhar, "The Immediate Effects of Droperidol," *Human Psychopharmacology* 13（1998）: 113–20.
53. R. Bentall, *Madness Explained*（London: Allen Lane, 2003）; R. Bentall and E. Else, "Power to the Patients!" *New Scientist* 179, Aug. 30, 2003, 40–43.
54. G. Jones-Edwards, "An Eye-Opener," *Open Mind*（1998）: 17–19.
55. マートン・サンドラー，私信（September 1998）. 一部は ECNP（欧州精神薬理学会議）で発表され，次のものに掲載された. D. Healy, "The Case for an Individual Approach to the Treatment of Depression," *Journal of Clinical Psychiatry* 61, supplement 6（2000）: 24–28.
56. K. S. Kendler, "A Medical Student's Experience with Akathisia," *American Journal of Psychiatry* 133（1977）: 454–55.
57. D. J. King, M. Burke, and R. A. Lucas, "Antipsychotic Drug-Induced Dysphoria," *British Journal of Psychiatry* 167（1995）: 480–82; また次を参照. G. Lynch, J. F. Green, and D. J. King, "Antipsychotic Drug Induced Dysphoria," *British Journal of Psychiatry* 169（1996）: 524.
58. 次を参照. V. Pedersen and K. Bøgessø, "Drug Hunting," in D. Healy, *The Psychopharmacologists*, vol. 2（London: Arnold, 1998）, 561–80.
59. D. Healy and D. Nutt, "British Association for Psychopharmacology Consensus on Childhood and Learning Disabilities Psychopharmacology," *Journal of Psychopharmacology* 11（1997）: 291–94. この声明の核にある原則はオシェロフ訴訟事件の教訓から生まれた. 次を参照. Healy, *Antidepressant Era*, chap. 7.
60. Abraham and Sheppard, *Therapeutic Nightmare*.
61. Cornwell, *Power to Harm*.

第 3 章

1. M. Lurie, "The Enigma of Isoniazid," in D. Healy（ed.）, *The Psychopharmacologists*, vol. 2.（London: Arnold, 1996）, 119–34.
2. D. Healy, *The Psychopharmacologists*（London: Chapman and Hall, 1996）.
3. トニー・ロスチャイルドはのちに，*Cassidy and Cassidy vs. Eli Lilly and Company*, civil action no. CA-00821, U.S. District Court for the Western District of Pennsylvania でリリー側の専門家証人となり，キャロル・ロックと自分の研究は，プロザックが自殺を誘発するという証拠にはなりえないと主張した.
4. 次の証言録取書にもとづく. Susan Forsyth, Feb. 29, 1996; Riggs Roberts, March 4, 1996; Deborah Mihalek, March 6, 1996; Thomas Brady, March 6, 1996; Randolph Neal, March 8, 1996; Ann Blanchard, Aug. 15, 1996; Mark Barrett, Aug. 15, 1996; Kathleen Iannitello, Aug. 15, 1996; Barbara Comstock, Aug. 16, 1996; William Forsyth Jr., Aug. 19, 1996; and Jennifer Capelouto, Sept. 18, 1996. これらの証言は *Forsyth et al. vs. Eli Lilly and Company*（1996）, civil case no. 95-00185ACK, U.S. District Court for the District of Hawaii（以降，*Forsyth vs. Eli Lilly*）で録取されたものである.
5. ザナックスの薬物名はアルプラゾラムである. ほかのベンゾジアゼピン系薬物と同様，うつ病を引き起こすことがある.
6. 次に出ているやりとりは，D. Healy deposition in *Forsyth vs. Eli Lilly*, July 11, 1997 からとったものである.
7. D. Healy, "The Fluoxetine and Suicide Controversy," *CNS Drugs* 1（1994）: 223–31.
8. C. Hoover, "Additional Cases of Suicidal Ideation Associated with Fluoxetine," *American Journal of Psychiatry* 147（1990）: 1570–71.

9. これらのレビューは次のウェッブサイトで見ることができる．www.healyprozac.com/EditorsDilemma.
10. このようなレビューは，文体や主張から，ときには用いられているフォントの種類から，誰が書き手なのか見当がつくものだ．その次にその人物に会ったときに，礼儀正しさを保つのも修行のうちである．
11. D. Healy, C. Langmaak, and M. Savage, "Suicide in the Course of the Treatment of Depression," *Journal of Psychopharmacology* 13 (1999): 94–99.
12. S. Jick, A. D. Dean, and H. Jick, "Antidepressants and Suicide," *British Medical Journal* 310 (1995): 215–18.
13. S. Guze and E. Robins, "Suicide and Primary Affective Disorder: A Study of Ninety-five Cases," *British Journal of Psychiatry* 117 (1970): 437–38.
14. H. M. Inskip, E. C. Harris, and B. Barraclough, "Lifetime Risk of Suicide for Affective Disorder, Alcoholism and Schizophrenia," *British Journal of Psychiatry* 172 (1998): 35–37.
15. A. P. Boardman, A. H. Grimbaldeston, C. Handley, P. W. Jones, and S. Willmott, "The North Staffordshire Suicide Study: A Case-Control Study of Suicide in One Health District," *Psychological Medicine* 29 (1999): 27–33.
16. Data presented at British Association for Psychopharmacology Annual Meeting, Harrogate, July 1999; A. Boardman and D. Healy, "Modeling Suicide Risk in Affective Disorders," *European Psychiatry* 16 (2001): 400–405.
17. E. van Weel-Baumgarten, W. van Den Bosch, H. van Den Hoogen, and F. G. Zitman, "Ten Year Follow Up of Depression after Diagnosis in General Practice," *British Journal of General Practice* 48 (1998): 1643–46.
18. O. Hagnell, J. Lanke, and B. Rorsman, "Suicide Rates in the Lundby Study: Mental Illness as a Risk Factor for Suicide," *Neuropsychobiology* 7 (1981): 248–53.
19. G. E. Simon and M. Von Korff, "Suicide Mortality among Patients Treated for Depression in an Insured Population," *American Journal of Epidemiology* 147 (1998): 155–60.
20. H. Jick, M. Ulcickas, and A. Dean, "Comparison of Frequencies of Suicidal Tendencies among Patients Receiving Fluoxetine, Lofepramine, Mianserin or Trazodone," *Pharmacotherapy* 12 (1992): 451–54.
21. D. Healy, "The Antidepressant Drama," in M. Weissman (ed.), *Treatment of Depression: Bridging the Twenty-first Century*, Proceedings of the American Psychopathological Association Meeting, March 1999 (Washington, D.C.: American Psychiatric Association Press, 2000), 7–34.

第4章

1. J. Abraham and J. Sheppard, *The Therapeutic Nightmare: The Battle over the World's Most Controversial Sleeping Pill* (London: Earthscan, 1999); および D. Hooper, "The Halcion Nightmare," in *Reputations under Fire* (London: Little, Brown), 2000.
2. 同じものに対して米国ではノルエピネフリン，ヨーロッパではノルアドレナリンの呼称が用いられている．レボキセチンは最初，ノルアドレナリン再取り込み阻害薬の頭文字をとって NARI と呼ばれたが，ファルマシア＆アップジョンは，これが米国では通用しないことに気づいた．妥協案として選ばれたのは NRI で，ヨーロッパのマーケティング用資料をすべてつくりなおさなければならなかった．1990年後半の抗うつ薬「科学」の状況では，そういう細かいことをちゃんとやることが科学をちゃんとやること以上に，重要な意味をもっていた．リリー社は NRI 薬を抗うつ薬の路線で売るかわりに，レボキセチンと似た作用をもつアトモキセチンを注意欠陥／多動性障害（ADHD）の治療薬として売る路線を歩んだ．
3. P. Melloni, G. Carniel, A. Della Toree, A. Bonsignori, M. Buonamici, O. Pozzi, S. Raccardi, and A. C. Rossi, "Potential Antidepressant Agents: A-Aryloxy-benzyl Derivatives of Ethanolamine and Morpholine,"

European Journal of Medical Chemistry and Therapeutics 19 (1984): 235–42.

4. この詳細はエイドリアーナ・ドゥビニへのインタビュー（August 1998）にもとづく．彼女はレボキセチンの開発に最初から携わってきた人である．補完的な詳細はマックス・ラグナド（Max Lagnado）へのインタビュー（September 1998）による．
5. マックス・ラグナドはプライマリケア医で，数か月前に製薬業界に転じたところだった．彼はその後，広告会社やコミュニケーションエージェンシーに移り，クリエイターとしての評判をすみやかに確立した——保守的な業界にはクリエイティブすぎる人材だったのだろう．
6. A. Dubini, M. Bosc, and V. Polin, "Do Noradrenaline and Serotonin Differentially Affect Social Motivation and Behaviour?" *European Neuropsychopharmacology* 7 (1997): 49–56.
7. P. Pichot, "The Discovery of Chlorpromazine and the Place of Psychopharmacology in the History of Psychiatry," in D. Healy (ed.), *The Psychopharmacologists*, vol. 1 (London: Arnold, 1996), 1–21.
8. S. Garattini, "Experimental and Clinical Activity of Antidepressant Drugs," in D. Healy and D. Doogan (eds.), *Psychotropic Drug Development: Social, Economic and Pharmacological Aspects* (London: Chapman and Hall, 1996), 1–12.
9. 英国での商品名はジスピン（Zispin）．
10. D. P. Wheatley, M. van Moffaert, L. Timmerman, and C. M. Kremer, "Mirtazapine: Efficacy and Tolerability in Comparison with Fluoxetine in Patients with Moderate to Severe Major Depressive Disorder," *Journal of Clinical Psychiatry* 59 (1998): 306–12．次も見よ．R. Pinder, "Approaching Rationality?" in D. Healy (ed.), *The Psychopharmacologists*, vol. 2 (London: Arnold, 1998), 581–604.
11. M. Bosc, A. Dubini, and V. Polin, "Development and Validation of a Social Functioning Scale, the Social Adaptation Self-evaluation Scale," *European Neuropsychopharmacology* 7, supplement 1 (1997): 57–70.
12. M. M. Weissman, G. L. Klerman, E. S. Paykel, B. Prusoff, and B. Hanson, "Treatment Effects on the Social Adjustment of Depressed Patients," *Archives of General Psychiatry* 30 (1974): 771–78.
13. G. L. Klerman, M. M. Weissman, B. Rounsaville, and E. S. Chevron, *Interpersonal Therapy of Depression* (New York: Basic Books, 1984).
14. D. Healy, *The Antidepressant Era* (Cambridge, Mass.: Harvard University Press, 1997), chap. 7.
15. M. M. Weissman, "Gerald Klerman and Psychopharmacotherapy," in Healy, *The Psychopharmacologists*, vol. 2, 521–42.
16. M. M. Weissman, "Beyond Symptoms: Social Functioning and the New Antidepressants," *Journal of Psychopharmacology* 11 (1997): 4 (supplement), 5–8.
17. 詳しくは次のものを参照．D. Healy and T. M. McMonagle, "Enhancement of Social Functioning as a Therapeutic Principle in the Treatment of Depression," *Journal of Psychopharmacology* 11 (1997): supplement, 25–31; D. Healy, "Reboxetine, Fluoxetine and Social Functioning as an Outcome Measure in Antidepressant Trials: Implications," *Primary Care Psychiatry* 4 (1998): 81–89; D. Healy and H. Healy, "The Clinical Pharmacological Profile of Reboxetine: Does It Involve the Putative Neurobiological Substrates of Wellbeing?" *Journal of Affect Disorders* 51 (1998): 313–22; D. Healy, "The Case for an Individual Approach to the Treatment of Depression," *Journal of Clinical Psychiatry* 61, supplement 6 (2000): 24–28.
18. これらのメッセージの例は次のもので見られる．Healy, "The Case for an Individual Approach to the Treatment of Depression," 24–28; Healy, "Reboxetine, Fluoxetine and Social Functioning as an Outcome Measure in Antidepressant Trials," 81–89.
19. P&U は 2002 年にファイザーに買収され，最大の製薬企業になった．
20. Oswald, "Hypnotic Business," 459–77.
21. S. A. Glantz, L. A. Bero, P. Hanauer, D. E. Barnes, *The Cigarette Papers* (Berkeley: University of California Press, 1996). 次も見よ．D. Kessler, *A Question of Intent* (New York: Public Affairs, 2001). このことが医

薬品訴訟に与えた影響については次のものを参照．Oswald, "Hypnotic Business," 459–77.

22. 次のものを参照．Healy, *The Antidepressant Era*, chap. 6; D. Healy, "The Psychopharmacological Era: Notes toward a History," *Journal of Psychopharmacology* 4（1990）: 152–67; D. Healy, "The Marketing of 5HT: Anxiety or Depression," *British Journal of Psychiatry* 158（1991）: 737–42; D. Healy, "Psychopharmacology in the New Medical State," in Healy and Doogan, *Psychotropic Drug Development*, 15–39.
23. T. A. Sheldon and G. D. Smith, "Consensus Conferences as Drug Promotion," *The Lancet* 341（1993）: 100–102.
24. L. A. Bero, A. Galbraith, and D. Rennie, "The Publication of Sponsored Symposiums in Medical Journals," *New England Journal of Medicine* 327（1992）: 1135–40.
25. 国際調査研究所 The Institute for International Research（IIR）は自らを世界最大の独立したコンファレンス会社であり，ビジネス情報の供給元であると言っている．次を参照．www.iir-conferences.com
26. IIR が組織した「的をしぼった患者教育創造キャンペーン」についてのロンドンでの集まり（October 29–30, 1996）のパンフレットより．
27. P. Breggin, *Toxic Psychiatry*（New York: St. Martin's Press, 1991）; R. Whitaker, *Mad in America*（Cambridge, Mass.: Perseus, 2002）.
28. 強迫性障害（OCD）の患者組織の形成については次を参照．J. Rapoport, "Phenomenology, Psychopharmacology and Child Psychiatry," in Healy, *The Psychopharmacologists*, vol. 3, 333–56.
29. 下記の本には，ある患者組織がある治療法を擁護していかなるロビー活動をおこなってきたかについて非常に巧みに描かれている．H. Kushner, *A Cursing Brain: Gilles de la Tourette and His Syndrome*（Cambridge, Mass.: Harvard University Press, 1998）.
30. DA はおおむね，個人的には「心の病気は脳の病気」という NAMI の考え方を受け入れている人の集まりであったが，組織としてはこの時期でも，感情面の苦しみを病気とみなし，医療の対象としようとする絶え間ないプレッシャーを認識し，抵抗しており，もっと常識を働かせて人間の反応として理解するほうを好んだ．この時点での DA はその資金の 25 パーセント以上を企業から受け取っていた．
31. そして，慈善団体であっても慈善がおこなえないほど貧窮するかもしれない．
32. これらの患者グループに関する私の情報の源のほとんどは，いまのところ名を伏せておいたほうがよさそうである．
33. D. L. Shuey, T. W. Sadler, and J. M. Lauder, "Serotonin as a Regulator of Craniofacial Morphogenesis: Site Specific Malformations Following Exposure to Serotonin Reuptake Inhibitors," *Teratology* 46（1992）: 367–78. ほかにも，未熟児や低体重児が起こりやすいこと，そして，これらの赤ん坊が SSRI の離脱症状を示しているのかもしれないことを示唆するデータがある．
34. D. Healy, "Antidepressant Psychopharmacotherapy at the Crossroads," *International Journal of Psychiatry in Clinical Practice* 3, supplement 2（1999）: 9–16, が S. Kasper, "Bridging the Gap between Psychopharmacology and Clinical Symptoms," *International Journal of Psychiatry in Clinical Practice* 3, supplement 2（1999）: 17–20 と並んでいるのはこのような事情による．ここでは，いかにも「ヒーリーっぽい」論文がヒーリーの論文への言及をくっつけたまま，ほかの人の名で発表され，その隣に，やはり「ヒーリーっぽい」ヒーリー論文が載っているのである．www.healyprozac.com/GhostlyData の Articles のページで読むことができる．
35. ゴーストライティングは何も製薬企業の産物に限られた慣行ではない．学界ではとくにアイビーリーグの大学や，それらに相当するヨーロッパの大学で，頻繁におこなわれていると思われる．多くの本が書かれ，自分のキャリアのために喜んで協力する研究者の卵がたくさんいるか

らである．私がここで引き合いに出したのはロンドン大学精神医学研究所に由来する論文である．

36. ベンラファキシンとその関連薬についての詳細は第 9 章参照．この E メールはトロントの CMED からきた（Jan. 1, 2001）. www.healyprozac.com/GhostlyData/CMED.pdf で見ることができる．会合はカリフォルニアのラグーナビーチでおこなわれるということだった．
37. M. E. Thase, A. R. Entsuah, and R. L. Rudolph, "Remission Rates during Treatment with Venlafaxine or SSRIs," *British Journal of Psychiatry* 178（2001）: 234–41.
38. "Conflict of Interest and the British Journal of Psychiatry," *British Journal of Psychiatry* 180（2002）: 82–83.
39. Editorial, "Just How Tainted Has Medicine Become?" *The Lancet* 359（2002）: 1167. また"How Tainted Is Medicine?" *The Lancet* 359（2002）: 1775–76 にある反応も参照のこと．ここにはまったく問題がないのかもしれない――決定的に重大な問題は，書かれていることと生のデータとの食い違いを生む可能性があるかもしれない――ということを指摘しておく．この点については第9章でさらに論ずる．
40. この論文はもともと D. Healy *et al.*, "The Prevalence and Outcome of Partial Remission in Depression," *Journal of Psychiatry and Neuroscience*（2001）として発表される予定であった．実際には R. Tranter, C. O'Donovan, P. Chandarama, and S. Kennedy によって書かれたものとして，同じタイトルで *Journal of Psychiatry and Neuroscience* 27（2002）: 241–47 に掲載されている．私は自分の名前をとりさった．この論文のすべての段階の原稿を下記で見ることができる．www.healyprozac.com/GhostlyData
41. この場合，最終的な執筆者となり，権威づけをしたのは，トロント大学 Centre of Addiction and Mental Health の大物学者だった．
42. S. Okie, "A Stand for Scientific Independence," *Washington Post*, August 5, 2001, A1.
43. A. Mundy, *Dispensing with the Truth*（New York: St. Martin's Press, 2001）; 次も見よ．S. Rampton and J. Stauber, "Trust Us, We're Experts!"（New York: Tarcher, Putnam, 2001）, chap. 8.
44. R. M. Hirschfeld, M. Keller, M. Bourgeois, D. S. Baldwin, D. Healy, M. Humble, S. Kasper, and S. Montgomery, "Focus on Social Functioning in Depression," *International Journal of Psychiatry in Clinical Practice* 2（1998）: 241–43; および R. M. Hirschfeld, S. A. Montgomery, M. Keller, S. Kasper, A. Schatzberg, H. J. Moller, D. Healy, D. Baldwin, M. Humble, M. Versiani, R. Montenegro, and M. L. Bourgeois, "Social Functioning in Depression," *Journal of Clinical Psychiatry* 61（2000）: 268–75.
45. I. Marks, "Marketing the Evidence," in Healy, *The Psychopharmacologists*, vol. 2, 543–60; Oswald, "Hypnotic Business," 459–77.
46. N. Pearce, "Adverse Reactions, Social Responses: A Tale of Two Asthma Mortality Epidemics," in P. Davis（ed.）, *Contested Ground: Public Purpose and Private Interest in the Regulation of Prescription Drugs*（Oxford: Oxford University Press, 1996）, 57–74.
47. Current Medical Directions（CMD）Web site, http://www.cmdconnect.com, 2002. ここに引用された表現そのものはその後，とりのぞかれたが，下記で見ることができる．D. Healy and D. Cattell, "The Interface between Authorship, Industry and Science in the Domain of Therapeutics," *British Journal of Psychiatry* 182（2003）: 23.
48. 下記のウェッブサイトですべての論文を見ることができる．www.healyprozac.com/GhostlyData/Zoloftpublications.htm
49. Healy and Cattell, "Interface between Authorship, Industry and Science in the Domain of Therapeutics," 22–27.
50. CMD Web site, http://www.cmdconnect.com, 2002. ここに引用された表現そのものはその後，とりのぞかれたが，下記で見ることができる．Healy and Cattell, "Interface between Authorship, Industry

and Science in the Domain of Therapeutics," 23.

51. Exhibit in *Motus vs. Pfizer Inc.*, case no. CV00–298AHM（SHx）, U.S. District Court, Central District of California, and in *Miller vs. Pfizer Inc.*, case no. 99–2236KHV, U.S. District Court for the District of Kansas.

52. ファイザーのロジャー・レーンからウルリック・マルトにあてた手紙（February 16, 1994）．筆者のファイルにある．以下の資料として提出された．*Motus vs. Pfizer Inc.*, case no. CV00–298AHM（SHx）, Bates pages 015980–016037, and exhibits 51–53 in "Plaintiff's Opposition to Defendant Pfizer's Motion to Exclude the Testimony of Dr. David Healy." レーン自身，ほかのところではビーズリー論文（Beasley study）を批判している．ビーズリー論文の欠点についてのレーンの（そしてファイザーの）見方は筆者から入手できる．Exhibit 27 in "Plaintiff's Motion to Strike Pfizer's Exhibit 7 to Its Motion to Exclude the Testimony of Dr. David Healy," *Motus vs. Pfizer*.

53. U. F. Malt, O. H. Robak, H.–B. Madsbu, O. Bakke, and M. Loeb, "The Norwegian Naturalistic Treatment Study of Depression in General Practice（NORDEP）. I: Randomized Double Blind Study," *British Medical Journal* 318（1999）: 1180–84.

54. Pfizer Expert Report, "Sertraline Hydrochloride for Obsessive Compulsive Disorder in Paediatric Patients," approved Oct. 20, 1997. Available on www.healyprozac.com/GhostlyData/expertreport.htm.

55. 精神薬理学という言葉の意味は，筆記用具をもっていく必要がない，ということだ．

56. この表現は 1998 年のエドワード・ショーター（Edward Shorter）の表現から借用した．エドワード・ショーターは *A History of Psychiatry*（New York: John Wiley and Sons, 1996）の著者．

57. D. A. Kessler, "Drug Promotion and Scientific Exchange," *New England Journal of Medicine* 325（1991）: 201–3.

58. 次を参照．O. Vinar, "A Psychopharmacology That Nearly Was," in Healy, *The Psychopharmacologists*, vol. 3, 55–79.

59. D. Rennie, "Fair Conduct and Fair Reporting of Clinical Trials," *JAMA* 282, 1（1999）: 766–1768.

60. Collegium Internationale Neuropsychopharmacologium（CINP）meeting（in Brussels in July 2000）のプログラムでは，25 のサテライトシンポジウムに加えて，メインプログラムの総数 58 のシンポジウム／ワークショップのうち 23 までが「無制限の奨励金」に支えられていた．

61. A. Bass, "Drug Companies Enrich Brown Professor," *Boston Globe*, October 4, 1999, Metro section, A1.

62. G. J. Hankey and J. W. Eikelboom, "Homocysteine and Vascular Disease," *The Lancet* 354（1999）: 407–13; C. Bolander–Gouaille, *Focus on Homocysteine*（Paris: Springer, 2000）.

63. D. F. Klein, "Reaction Patterns to Psychotropic Drugs and the Discovery of Panic Disorder," in Healy, *The Psychopharmacologists*, vol. 1, 329–52; Marks, "Marketing the Evidence," 543–60.

64. Greg Birnbaum and Douglas Montero, "Shrinks for Sale. Analyze This: Docs Get Drug Co. $$," *New York Sunday Post*, Feb. 28, 1999, 2–3 および表紙．またそれに続く詳細については次を参照．Loren Mosher's Dec. 4, 1998, letter of resignation from the American Psychiatric Association, on the Web at www.oikos.org/mosher.htm

65. ボリソンは the Medical College of Georgia で医学部精神科の部門長と薬理学の教授を務め，Augusta VA Medical Center, Georgia の神経・精神薬理部長だった．

66. S. Stecklow and L. Johannes, "Questions Arise on New Drug Testing: Drug Makers Relied on Clinical Researchers Who Now Await Trial," *Wall Street Journal*, Aug. 15, 1997; K. Eichenwald and G. Kolata, "Drug Trials Hide Conflict for Doctors," *New York Times*, May 16, 1999, 1, 28, 29; "A Doctor's Drug Studies Turn into Fraud," *New York Times*, May 17, 1999, 1, 16, 17; S. Boseley, "Trial and Error Puts Patients at Risk," *The Guardian*, July 27, 1999, 8.

67. 次を参照．M. Fink, "A Clinician Researcher and ECDEU: 1959–1980," in T. Ban, D. Healy, and E. Shorter（eds.）, *The Triumph of Psychopharmacology*（Budapest: Animula, 2000）, 82–96.

68. D. Healy, "The Assessment of Outcomes in Depression: The Place for Measures of Social Functioning," *Reviews in Contemporary Psychopharmacology* 11 (2000): 295–301.
69. QOL (Quality-of-Life) についての医学における最初の議論は1966年に人工透析についての論文に出てきた．次を参照．J. R. Elkington, "Medicine and the Quality of Life," *Annals of Internal Medicine* 64 (1996): 711–14.
70. BGA は Bundesgesundheitsamt，直訳すると連邦保健庁，米国の FDA に相当するドイツの監督官庁である．
71. H. Weber, deposition in *Fentress et al. vs. Shea Communications and Eli Lilly and Company* (1994), case no. 90-CI-06033, Jefferson Circuit Court, September, exhibit 1, memo from J. Schenk and H. Weber to E. Ashbrook and C. Hardison, June 26, 1984.
72. H. Weber, deposition in *Fentress vs. Eli Lilly*, exhibit 3, unofficial copy of the medical comments on the fluoxetine application to the BGA, sent by Barbara von Keitz to colleagues in London and Indianapolis, May 25, 1984.
73. Healy, "Assessment of Outcomes in Depression," 295–301.
74. この本は 1995 年から 96 年にかけて書かれた．
75. T. S. Eliot, "Burnt Norton," in *Four Quartets* (London: Faber and Faber, 1944)〔邦訳『四つの四重奏』池谷敏忠訳，宇宙時代社出版部　1968〕．

第 5 章

1. この 2 社の詳細は，ウェッブサイトの www.justiceseekers.com と www.baumhedlundlaw.com で見られる．
2. Fluoxetine Project Team Meeting Minutes, July 1978, exhibit 30 in *Forsyth et al. vs. Eli Lilly and Company* (1999), civil case no. 95-00185ACK, U.S. District Court for the District of Hawaii (以降，*Forsyth vs. Eli Lilly*)．これらの書類はすべて www.healyprozac.com/Trials/CriticalDocs で見ることができる．
3. Fluoxetine Project Team Meeting Minutes, July 23, 1979, in *Forsyth vs. Eli Lilly*.
4. March 6, 1992 German package insert (translation), exhibit 5 to May 17, 1994 deposition of Charles Beasley in *Fentress et al. vs. Shea Communications and Eli Lilly and Company* (1994), case no. 90-CI-06033, Jefferson Circuit Court (以降 *Fentress vs. Eli Lilly*)．翻訳は本文の原注39に相当する箇所を参照．
5. J. ウェルニッケによるメモ，July 2, 1986. Exhibit 69 in *Forsyth vs. Eli Lilly*.
6. D. Healy and W. Creaney, "Antidepressant Induced Suicidal Ideation," *British Medical Journal* 303 (1991): 1058–59.
7. C. Beasley, *British Medical Journal* 303 (1991): 1059 に寄せた書簡．
8. J. ハイリゲンシュタインが L. トンプソンにあてたメモ．Sept. 14, 1990, exhibit 110 in *Forsyth vs. Eli Lilly*.
9. October 3, 1986, J. ウェルニッケからのメモ．"Fluoxetine Suicides and Suicide Attempts," exhibit 73 in *Fentress vs. Eli Lilly*.
10. 特に但し書きのないかぎり，これらの書類もフェントレス訴訟やそれに関連した証言録取書の証拠物件 (exhibits) である．それぞれの詳しい内容はふたつの法律事務所のウェッブサイト www.justiceseekers.com と www.baumhedlundlaw.com あるいはナンシー・ゼトラーの法律事務所，Two North LaSalle Street #1600, Chicago, Illinois, 60602 から入手できる．
11. J. ハイリゲンシュタインの L. トンプソンへのメモ，Sept. 14, 1990, plaintiff's exhibit 110 in *Forsyth vs. Eli Lilly*.
12. E. ダニエルズからリー・トンプソンにあてたテレビ出演についてアドバイスするメモ．April 15, 1991, plaintiffs' exhibit 123 in *Forsyth vs. Eli Lilly*. また，次を参照．Deposition of Leigh Thompson in

Fentress vs. Eli Lilly, July 20, 1994.

13. 懸念を抱く医師からリリー社に寄せられた手紙（June 1990）.（「これらの症例の一部はうつ病以外の理由でプロザックを飲んでいる患者のようです.」）, exhibit 102 in *Forsyth vs. Eli Lilly*.
14. FDA の内部メモ，Oct. 23, 1986, exhibit 74 in *Forsyth vs. Eli Lilly*.
15. リー・トンプソンのメモ，February 7, 1990, exhibit 98 in Forsyth vs. Eli Lilly.
16. イーライリリーから FDA への手紙．March 26, 1990, exhibit 102 in *Forsyth vs. Eli Lilly*.
17. T. P. Laughren, J. Levine, J. G. Levine, and W. L. Thompson, "Premarketing Safety Evaluation of Psychotropic Drugs," in R. F. Prien and D. S. Robinson（eds.）, *Clinical Evaluation of Psychotropic Drugs*（New York: Raven Press, 1994）, 185–215.
18. L. トンプソン，ポール・リーバーからの電話に関するメモ，July 18, 1990, exhibit 104 in *Forsyth vs. Eli Lilly*.
19. 元 FD にいたマックス・タルボットとリー・トンプソンの間で交わされたリリー社社内連絡メモ，Sept. 12, 1990, exhibit 109 in *Forsyth vs. Eli Lilly*.
20. クロード・バウチーからリー・トンプソンへのメモ，Nov. 13, 1990, exhibit 117 in *Forsyth vs. Eli Lilly*.
21. クロード・バウチーからリー・トンプソンへのメモ，Nov. 14, 1990, exhibit 118 in *Forsyth vs. Eli Lilly*.
22. *Forsyth vs. Eli Lilly*, trial transcript, March 9 to March 12, 1999.
23. ロンダ・ホーキンズは彼の変身にちゃんと気づいていた．私があとで感想をもらすと，彼女は「うん，先生，かなりきばって身ぎれいにしてたわよね」と言った．
24. M. G. Warshaw and M. B. Keller, "The Relationship between Fluoxetine Use and Suicidal Behavior in 654 Subjects with Anxiety Disorders," *Journal of Clinical Psychiatry* 57（1996）: 158–66.
25. D. S. Baldwin, N. A. Fineberg, and S. Montgomery, "Fluoxetine, Fluvoxamine and Extra-Pyramidal Tract Disorders," *International Clinical Psychopharmacology* 6（1991）: 51–58.
26. D. Healy, *Psychiatric Drugs Explained*（London: Mosby Yearbooks Ltd., 1993; 2d ed., 1996）.
27. D. Healy, *The Psychopharmacologists*, vols. 1–3（London: Arnold, 1996, 1998, 2000）.
28. P. Leber, "Managing Uncertainty," in Healy, *The Psychopharmacologists*, vol. 2, 607–22.
29. Deposition of Randolph Neal in *Forsyth vs. Eli Lilly*, March 8, 1996.
30. ここからはフォーサイス訴訟の裁判記録，March 12, 1999 より．
31. インデラル（Inderal）はプロプラノールである．ロスチャイルドとロックがプロザックに誘発されるアカシジアを緩和すると報告したβアドレナリン受容体遮断薬だ．次を参照．A. Rothschild and C. Locke, "Re-exposure to Fluoxetine after Serious Suicide Attempts by Three Patients," *Journal of Clinical Psychiatry* 52（1991）: 491–93.
32. G. Tollefson, "Fluoxetine and Suicidal Ideation," *American Journal of Psychiatry* 147（1990）: 1691–92; M. Teicher, C A. Glod, and J. O. Cole, "Dr. Teicher and Associates Reply," *American Journal of Psychiatry* 147（1990）: 1692–93.
33. Forsyth vs. Eli Lilly, trial transcript, March 23, 1999.
34. 同上．
35. R. M. Lane, "SSRI-Induced Extrapyramidal Side Effects and Akathisia: Implications for Treatment," *Journal of Psychopharmacology* 12（1998）: 192–214.
36. A. ヴィッカリーからの私信，March 1999. レーン論文の生まれた理由が何であれ，私が製薬会社にいる知人から聞いたところによると，ファイザーの上のほうの人間が知ることなく，このような論文が世に出ることはまずないだろう，とのことだった．
37. *Forsyth vs. Eli Lilly*, trial transcript, closing statements, March 30, 1999.

38. Evidentiary hearings to determine allegations of juror misconduct, Honolulu, Hawaii, transcript, July 1, 1999, civil case no. 95–00185 ACK.
39. March 6, 1992, ドイツのパッケージにはいっている警告文（翻訳），exhibit 5 to May 17, 1994, deposition of Charles Beasley in *Fentress vs. Eli Lilly*.
40. Appeal Brief, *Forsyth vs. Eli Lilly*, April 20, 2000, case no. CV00–00401 ACK–LEK.

第 6 章

1. C. M. Beasley, B. E. Dornseif, J. C. Bosomworth, M. E. Sayler, A. H. Rampey, J. H. Heiligenstein, V. L. Thompson, D. J. Murphy, and D. N. Massica, "Fluoxetine and Suicide: A Meta–Analysis of Controlled Trials of Treatment for Depression," *British Medical Journal* 303（1991）: 685–92.
2. Deposition of Charles Beasley, May 17 and 18, 1994, in Fentress et al. vs. Shea Communications and Eli Lilly and Company（1994）, case no. 90–CI–06033, Jefferson Circuit Court（以降，*Fentress vs. Eli Lilly*）.
3. *Physician's Desk Reference*（Montvale, N.J.: Medical Economics Inc., 1991）, プロザックに関する項．
4. 第 5 章ならびに第 2 章のフェントレス対イーライリリー訴訟におけるナンシー・ロードの証言を参照．
5. Food and Drug Administration, Psychopharmacologic Drugs Advisory Committee, Twenty–eighth Meeting, Thursday, Oct. 10, 1985. Transcript available at www.healyprozac.com/PDAC.
6. Deposition of Catherine Mesner, August 17, 1993, in *Fentress vs. Eli Lilly*.
7. Deposition of John Heiligenstein, April 27 and 28, 1994, in *Fentress vs. Eli Lilly*.
8. Deposition of Charles Beasley, May 17 and 18, 1994, in *Fentress vs. Eli Lilly*.
9. リチャード・ハドルストンからハンス・ヴェーバーに宛てたメモ，December 7, 1990, exhibit 35 in the deposition of W. Leigh Thompson in *Fentress vs. Eli Lilly*, July 20, 1994.
10. Deposition of Wilma Harrison, March 14, 2000, in *Miller vs. Pfizer Inc.*, case no. 99–2236 KHV, U.S. District Court for the District of Kansas.
11. Depositions of J. Heiligenstein and C. Mesner in *Fentress vs. Eli Lilly*（1994）.
12. Deposition of John Heiligenstein, April 27 and 28, 1994, in *Fentress vs. Eli Lilly*.
13. Deposition of Charles Beasley, May 17 and 18, 1994, in *Fentress vs. Eli Lilly*.
14. Beasley paper, exhibit 3 in deposition of Greg Enas in *Fentress vs. Eli Lilly*, Sept. 16, 1994 についての匿名の BMJ 論文審査員のコメントからの引用．
15. これも BMJ 論文審査員のコメントからの引用．Exhibit 3 in deposition of Greg Enas, in *Fentress vs. Eli Lilly*.
16. *Forsyth et al. vs. Eli Lilly and Company*（1999）, civil case no. 95–00185ACK, U.S. District Court for the District of Hawaii（以降，*Forsyth vs. Eli Lilly*）, trial transcript, March 12, 1999.
17. M. Fava and J. F. Rosenbaum, "Suicidality and Fluoxetine: Is There a Relationship?" *Journal of Clinical Psychiatry* 52（1991）: 108–11．See D. Healy, Guest Editorial, "A Failure to Warn," *International Journal of Risk and Safety in Medicine* 12（1999）: 151–56.
18. M. G. Warshaw and M. B. Keller, "The Relationship between Fluoxetine Use and Suicidal Behavior in 654 Subjects with Anxiety Disorders," *Journal of Clinical Psychiatry* 57（1996）: 158–66.
19. A. C. Leon, M. B. Keller, M. G. Warshaw, T. I. Mueller, D. A. Solomon, W. Coryell, et al., "Prospective Study of Fluoxetine Treatment and Suicidal Behavior in Affectively Ill Subjects," *American Journal of Psychiatry* 156（1999）: 195–201.
20. M. N. G. Dukes and B. Schwartz, *Responsibility for Drug–Induced Injury*（Amsterdam: Elsevier, 1988）.
21. グレアム・デュークスから筆者への手紙．October 13, 1998.
22. J. Rosenbaum, Eli Lilly and Company, 私信，June 12, 1991. 以下に引用されている．"Clinical Trial by

Media: The Prozac Story," in H. I. Schwartz (ed.), *Psychiatric Practice under Fire* (Washington, D.C.: American Psychiatric Press, 1994), 3–28.

23. 次を参照．D. Wilkinson, "Loss of Anxiety and Increased Aggression in a Fifteen-Year-Old Boy Taking Fluoxetine," *Journal of Psychopharmacology* 13 (1999): 420; D. Healy による回答，*Journal of Psychopharmacology* 13 (1999): 421.
24. ビーズリー論文の臨床試験がどれもプロザックと自殺についての問いに答えていない以上，ビーズリー論文に起こったことが出版バイアスと関係があるのかどうかははなはだ疑問のあるところだ．リチャード・スミスはそのことを認めるのが決まりが悪いので，この問題に注意を向けさせるような論文をいっさい，受け入れることができないのではないだろうか．
25. リチャード・スミスからの手紙，April 12（最初の文章）および April 19（残りの部分），1999．リチャードからのこの手紙をここに収めたのは，本書のあとのほうで明らかになるように，リチャード・スミスと *BMJ* は天使の側にいるからである．そういう彼らがプロザックについて「誤り」を犯したことを考えると，この分野の混乱のはなはだしさと，薬の危険性を明らかにする難しさがいっそうよくわかる．手紙の全体が www.healyprozac.com/EditorsDilemma で見られる．
26. R. Smith, "An Amnesty for Unpublished Trials" and R. Smith, "Doctor's Information: Excessive, Crummy and Bent," *British Medical Journal* 315 (1997): 611 and 622.
27. 2 通の手紙の全文が下記のウェッブサイトで読める．www.healyprozac.com/EditorsDilemma/British%20Medical%20Journal.pdf.
28. 1960 年代以来，『ガーディアン』は英国の代表的なリベラル紙となっていた．国際的には『タイムズ』や『サンデーポスト』のほうが名前が知られているが，とくにこのような調査報道においては，『ガーディアン』に王座を譲っていた．
29. J. Diamond, "In Praise of Prozac," *Times*, June 5, 2000.
30. S. Boseley, "Prozac: Can It Make You Kill?" *The Guardian*, October 30, 1999, "Weekend" section.
31. S. O'Neill, "Coroner Calls for Warning Note on Prozac Packets," *Daily Telegraph*, November 3, 1999.
32. この件の詳細については，クレイグ・クラークの主治医と筆者との電話の会話（January 2000）で確認がとれている．
33. G. Monbiot, "Getting Your Science from Charlatans," *The Guardian*, March 16, 2000, "Comment and Analysis" section, 24．この見方については政治的に反対の立場からも支持が表明された．次を参照．R. Bate, *What Risk? Science, Politics and Public Health* (London: Butterworth-Heinemann, 1997).
34. 私の聞き及んでいるところでは，リリーはヘイスティング・センターに毎年 25,000 ドルの寄付をしていた．次のものを参照．Contributions from C. Elliott, D. Healy, P. Kramer, J. Edwards, and D. DeGrazia, *Hastings Center Report* 30 (March 2000).
35. D. Healy, Guest Editorial, "A Failure to Warn," *International Journal of Risk and Safety in Medicine* 12 (1999): 151–56. グレアム・デュークスから著者への手紙からの引用．January 8, 2000.
36. C. バウチーから L. トンプソンへのメモ，"Re: Adverse Drug Event ReportingoSuicide Fluoxetine," Nov. 13, 1990, exhibit 117 in *Forsyth vs. Eli Lilly*.
37. クロード・バウチーからリー・トンプソンへのメモ，Nov. 14, 1990, exhibit 118 in *Forsyth vs. Eli Lilly*.
38. L. トンプソンから C. バウチーへのメモ，Nov. 14, 1990, exhibit 118 in *Forsyth vs. Eli Lilly*.
39. *British Medical Journal* に送ったが，掲載されなかった論説；次を見よ．www.healyprozac.com/EditorsDilemma/British%20Medical%20Journal.pdf
40. リチャード・スミスから筆者への手紙，Dec. 20, 1999.
41. 筆者からリチャード・スミスへの手紙，Jan. 6, 2000.
42. リチャード・スミスから筆者への手紙，Jan. 14, 2000.

43. T. Lemmens and B. Freedman, “Ethics Review for Sale? Conflict of Interest and Commercial Research Review Boards,” *Milbank Quarterly* 78（2000）: 547–84.
44. D. Healy, “Clinical Trials and Legal Jeopardy,” *Bulletin of Medical Ethics* 153（1999）: 13–18.
45. B. フォン・カイツと H. ウェーバーから J. ウェルニッケへのメモ，“Fluoxetine Suicides and Suicide Attempts, October 1986,” exhibit 19 in the deposition of Joachim Wernicke in *Fentress vs. Eli Lilly*. 次を見よ． Brickler exhibit 1 at www.healyprozac.com, in the “Critical Documents” section.
46. S. Kasper, “The Place of Milnacipran in the Treatment of Depression,” *Human Psychopharmacology* 12（1997）: supplement 135–41.
47. D. Baldwin, “The Treatment of Recurrent Brief Depression”（paper presented at the European College of Neuropsychopharmacology Meeting, London, Sept. 24, 1999）. しかし，また別の研究もある． R. J. Verkes, R. C. Van der Mast, M. W. Hengeveld, J. P. Tuyl, A. H. Zwinderman, and G. M. Van Viemper, “Reduction by Paroxetine of Suicidal Behavior in Patients with Repeated Suicide Attempts but Not Major Depression,” *American Journal of Psychiatry* 155（1998）: 543–47. この論文は，プラセボに比べてパロキセチン〔パキシルの薬物名〕服用者の自殺企図が少ないことを示しているように思われる．しかしパロキセチン服用の患者 45 人のうち 35 人が脱落し，プラセボ服用の 45 人のうち 37 人が脱落しているので，結果が何を意味するかは判断しがたい．
48. R. バルデサニーニからのEメール，1999–2000.
49. A. Khan, H. A. Warner, W. A. Brown, “Symptom Reduction and Suicide Risk in Patients Treated with Placebo in Antidepressant Clinical Trials: Analysis of the FDA Database,” *Archives of General Psychiatry* 57（2000）: 311–17.
50. FDA Adverse Events Reporting System（AERS）, Freedom of Information Act report, June 2, 1999, 407.
51. UK Prozac sales figures, source Dinlink Compufile Ltd.
52. 本書を書き上げたあとで，この観察を直接に裏づける論文が発表された． S. Donovan, A. Clayton, M. Beeharry, S. Jones, C. Kirk, K. Waters, D. Gardner, J. Faulding, and R. Madely, “Deliberate Self-Harm and Antidepressant Drugs: Investigation of a Possible Link,” *British Journal of Psychiatry* 177（2000）: 551–56.
53. 私のオフィスを訪れたリリー社の地域担当者の発言（November 1999）．トニー・ロバーツと デイヴ・ウィルキンソンがじかに聞いている．
54. *Day by Day: A Guide to Your First Three Weeks of Treatment*, brochure distributed by Eli Lilly representatives during the 1990s in the United Kingdom. No publication date or details.

第 7 章

1. Deposition of John Heiligenstein, April 27, 1997, in *Fentress et al. vs. Shea Communications and Eli Lilly and Company*（1994）, case no. 90–CI–06033, Jefferson Circuit Court（以降， Fentress vs. Eli Lilly）.
2. D. Healy, “The Case for an Individual Approach to the Treatment of Depression,” *Journal of Clinical Psychiatry* 61, supplement 6（1999）: 24–28; D. Healy, “Reboxetine, Fluoxetine and Social Functioning as an Outcome Measure in Antidepressant Trials: Implications,” *Primary Care Psychiatry* 4（1998）: 81–89.
3. R. Hoehn–Saric, J. R. Lipsey, and D. R. McLeod, “Apathy and Indifference in Patients on Fluvoxamine and Fluoxetine,” *Journal of Clinical Psychopharmacology* 10（1990）: 343–45.
4. たとえば E. J. Garland and E. A. Baerg, “Amotivational Syndrome Associated with Selective Serotonin Reuptake Inhibitors in Children and Adolescents,” *Journal of Child and Adolescent Psychopharmacology* 11（2001）: 181–86.
5. L. Slater, *Prozac Diary*（New York: Random House, 1998）.
6. APA Online release no. 99–19, April 28, 1999, statement by APA President Rodrigo Munoz, at www.psych.org/news_stand/nr_990428.html.

7. 当時の 400 ポンドはだいたい 600 ドルに相当する．実験期間中の 1 週間につき 75 ドルというところだ．
8. この研究のさらなる詳細は次を参照．D. Healy, "Emergence of Antidepressant Induced Suicidality," *Primary Care Psychiatry* 6（2000）: 23-28．またこの研究結果は下記の会合でも発表された．Annual Royal College of Psychiatrists meeting in Edinburgh in July 2000, BAP meeting in Cambridge in July 2000, および ECNP meeting in Munich in September 2000.
9. P. R. Joyce, R. T. Mulder, and C. R. Cloninger, "Temperament Predicts Clomipramine and Desipramine Response in Major Depression," *Journal of Affective Disorders* 30（1994）: 35-46.
10. K. Fitzgerald and D. Healy, "Dystonias and Dyskinesias of the Jaw Associated with the Use of SSRIs," *Human Psychopharmacology* 10（1995）: 215-20.
11. 被験者の 50 パーセントもが影響を受けていたことは実験終了後初めてわかったことである．
12. I. M. Anderson and B. M. Tomenson, "Treatment Discontinuation with Selective Serotonin Reuptake Inhibitors Compared to Tricyclic Antidepressants: A Meta-Analysis," *British Medical Journal* 310（1995）: 1433-38.
13. Results presented at the Royal College of Psychiatrists annual meeting in Edinburgh, July 2000; the BAP annual meeting in Cambridge, July 2000; and the ECNP meeting in Munich, September 2000.
14. R. Tranter, H. Healy, D. Cattell, and D. Healy, "Functional Effects of Agents Differentially Selective to Serotonergic or Noradrenergic Systems," *Psychological Medicine* 32（2002）: 517-24.
15. この項目の，査読を経たバージョンが，次にある．Healy, "Emergence of Antidepressant Induced Suicidality." 論文全体は次にある．R. Tranter, H. Healy, D. Cattell, and D. Healy, "Functional Effects of Agents Differentially Selective to Serotonergic or Noradrenergic Systems," *Psychological Medicine* 32（2002）: 517-24.
16. より詳しくは次を参照．J. Glenmullen, *Prozac Backlash*（New York: Simon and Schuster, 2000）.
17. A. Solomon, "Anatomy of Melancholy," *New Yorker*, January 12, 1998, 47-61.
18. B. Saletu, J. Grunberger, and L. Linzmayer, "On the Central Effects of Serotonin Reuptake Inhibitors: Quantitative EEG and Psychometric Studies with Sertraline and Imipramine," *Journal of Neural Transmission* 67（1986）: 241-66; J. Grunberger and B. Saletu, "Determination of Pharmacodynamics of Psychotropic Drugs by Psychometric Analysis," *Progress in Neuropsychopharmacology* 4（1980）: 417-34.
19. S. J. Warrington, J. Dana-Haeri, and A. J. Sinclair, "Cardiovascular and Psychomotor Effects of Repeated Doses of Paroxetine: A Comparison with Amitriptyline and Placebo in Healthy Men," *Acta Psychiatrica Scandinavia* 80, supplement 350（1989）: 42-44.
20. これらの数字はすべて保守的に，リリーやファイザーにとって有利なように計算したものである．
21. これらの計算とその背後の詳細は下記で発表された．Royal College of Psychiatrists Meeting in Edinburgh in July 2000 および BAP Meeting in Cambridge in July 2000; 次も見よ．D. Healy, "Antidepressant Associated Suicidality," *Journal of Psychopharmacology* 14, abstract PC23（2000）.
22. Deposition of W. Leigh Thompson, July 20, 1994, in *Fentress vs. Eli Lilly*.
23. 2 年近くにわたる MCA とのやりとりはすべて，下記で見ることができる．www.socialaudit.org.uk および www.healyprozac.com

第 8 章

1. Deposition of D. Healy, Boston, March 29, 2000, p. 341, in *Miller vs. Pfizer Inc.*（2000）, case no. 99-2236 KHV, U.S. District Court of Kansas. 残念ながら守秘命令のため，今のところこれ以上の詳細は書けない．

2. Deposition of D. Healy, Boston, March 29, 2000, in *Miller vs. Pfizer.*
3. FDA については，デイヴィッド・グレアムとトム・ローレンに直接，詳細をファックスで送った．
4. 次のウェッブサイトで全文を見ることができる．www.socialaudit.org.uk and on www.healyprozac.com/MCA.
5. D. Healy, trial testimony, Cheyenne, May 22, 2001, in *Tobin vs. SmithKline Beecham Pharmaceutical*, civil case no. 00–CV–0025 BEA. 筆者と英国の監督官庁との間のやりとりはすべて，次のウェッブサイトで見ることができる．www.socialaudit.org.uk and on www.healyprozac.com/MCA.
6. D. Healy and D. Nutt, "British Association for Psychopharmacology Consensus on Childhood and Learning Disabilities Psychopharmacology," *Journal of Psychopharmacology* 11（1997）: 291–94.
7. R. Fisher and S. Fisher, "Antidepressants for Children: Is Scientific Support Necessary?" *Journal of Nervous and Mental Disease* 184（1996）: 99–102. レオン・アイゼンバーグ（Leon Eisenberg）とエトムント・ペレグリノ（Edmund Pellegrino）から寄せられたコメント（pp. 103–8）により，この研究は 1990 年代に成人前の患者に対する抗うつ薬処方の状況を概観する基準点となっている．また次を参照．P. J. Ambrosini, "A Review of Pharmacotherapy of Major Depression in Children and Adolescents," *Psychiatric Services* 51（2000）: 627–33.
8. G. J. Emslie, A. J. Rush, W. A. Weinberg, R. A. Kowatch, R. W. Hughes, T. Carmody, and J. Funkelman, "A Double–Blind, Randomized, Placebo–Controlled Trial of Fluoxetine in Children and Adolescents with Depression," *Archives of General Psychiatry* 54（1997）: 1031–37.
9. N. Shute, T. Locy, and D. Pasternak, "The Perils of Pills: The Psychiatric Medication of Children Is Dangerously Haphazard," *U.S. News and World Report*, March 6, 2000, 44–50.
10. Deposition of Douglas Geenens, Dec. 16, 1999, in *Miller vs. Pfizer.*
11. Deposition of Matthew Miller's grandmother Jane, Dec. 29, 1999, in *Miller vs. Pfizer.*
12. Deposition of Hilary Burton, Feb. 15, 2000, in *Miller vs. Pfizer.*
13. この無理心中事件は May 27, 1999 に起こった．
14. Expert report of Parke Dietz（1999）, in *Miller vs. Pfizer Inc.*, case no. 99–CV–2326 KHV. 次も見よ．transcript of November 20, 2001, hearing in Kansas City at p. 420.（このトランスクリプトの全体は筆者から入手できる.）この数年前ディーツは，アニタ・ヒルはクラーレンス・トーマスに対して色情狂的ファンタジーを抱いており，その妄想から彼に不利な主張をしたという見方を示した．次を参照．S. Kutchins and S. Klerk, *Making Us Crazy*（New York: Simon and Schuster, 1998).〔1991 年，ブッシュ大統領（父）によって連邦最高裁判所判事に指名されていたクラーレンス・トーマスは元部下であった法律家のアニタ・ヒルに，セクシュアル・ハラスメントで告訴された.〕
15. Pfizer clinical trial database, 秘密保持命令のため現在は見られない．December 1991.
16. Exhibit 40 in *Miller vs. Pfizer* at p. 23（transcript). www.healyprozac.com/Trials/expertreport.htm. を見よ．ただし，これらの臨床試験に由来する論文で，はっきりと言及されている自殺行動は1例だけである．サートラリンの副作用についてのある論文は，被験者の10パーセント以上に生じた副作用はほかになかったという事実にふれている．
17. Exhibit 40 in *Miller vs. Pfizer* at pp. 17, 18, and 20.
18. のちにおこなわれた子どもにおけるパロキセチンの試験——M. B. Keller, N. D. Ryan, M. Strober, et al., "Efficacy of Paroxetine in the Treatment of Adolescent Major Depression: A Randomised Controlled Trial," *Journal of the American Academy of Child and Adolescent Psychiatry* 40（2001): 762–72——でも，パロキセチン服用者の自殺行動の数はプラセボの場合よりはるかに多かった．執筆者たちはこの発見を軽視し，彼らの考えでは May 2001 におこなわれた行為は薬によって引き起こされたものではないと言っている．
19. *20/20* の番組制作者アリソン・セスノン（Allison Sesnon）から E メールと電話でもたらされた情

報．April and May 2001.

20. C. Poitras, "Prozac Defence Brings Acquittal," *Hartford Courant*, February 25, 2000.
21. この事件の詳細はまだ内密にされている．しかし，私は専門家証人のひとりとしてかかわっていた．
22. J. Swiatek, "Lilly's Legal Tactics Disarmed Legions of Prozac Lawyers," *Indianapolis Star*, April 23, 2000, A1 and 18–19; April 24, 2000, A1 and A8.
23. Glenmullen, *Prozac Backlash*.
24. M. H. Teicher, D. A. Klein, S. L. Andersen, and P. Wallace, "Development of an Animal Model of Fluoxetine Akathisia," *Progress in Neuropsychopharmacology and Biological Psychiatry* 19（1995）: 1305–19.
25. J. M. Young, T. J. Barberich, and M. H. Teicher, U.S. Patent number 5,708,035, January 13, 1998.
26. マーティン・タイチャーは次に，セプラコアのためにリタリンの異性体の研究にとりかかった．
27. これらの書評はすべて次のウェッブサイトで見ることができる．www.healyprozac.com/GhostlyData/prozacbacklash.pdf
28 『ボストングローブ』の記事の執筆者リー・ガーネットとの April 2000 の電話の会話にもとづく．ジョン・コーンウェルはもともと *The Power to Harm* を "The Prozac Trials" というタイトルで出すつもりだったが，出版社に反対された．コーンウェルはこの本に対する多くの敵意むきだしの書評は戦略的に出されたものだと感じた．また訴えてやると脅されもした．コーンウェルは *Hitler's Pope* の著者でもある．ホロコーストにおけるカトリック教会の責任（何かをしなかったということであったとしても）を問うこの本は，ピウス 12 世の列福への動きを阻止した．このためコーンウェルはローマ教皇庁では人気がないが，彼の考えでは，全体的に見てローマ教皇庁よりも，製薬業界のほうがはるかに厄介な相手になりそうだという（June 2002のジョン・コーンウェルと筆者の電話の会話より）．
29. 『ニューズデー』からのこれらの書評のコピーを入手するにあたって，キティー・ムーアや Guilford University Press にお世話になった．
30. ロバート・シュヴァドロンから『ニューズデー』のジェイミー・タラン（Jamie Talan）に宛てた手紙．April 6, 2000.
31. L. R. Garnett, "Prozac Revisited: As Drug Is Remade, Concerns about Suicides Surface," *Boston Globe*, May 7, 2000, 1+.
32. Young, Barberich, and Teicher, U.S. Patent number 5,708,035, January 13, 1998, at p. 10.
33. *Ibid.*, p. 12.
34. G. Tollefson, Letter, "Article on Prozac Ignored Overwhelming Evidence," *Boston Sunday Globe*, May 21, 2000.
35. この建物はすごい．いまは使われず，荒廃していて，夜になるとスカイラインに黒々したギザギザの影が浮かび出る．
36. 「薬理学者（harmacologist）」というのはマクニール医師の弁護士ローレンス・フィン（Lawrence Finn）が彼を指すのに用いた言葉である．次を参照．Deposition of D. Healy, Sept. 25, 2000, in *Berman vs. Dr. David McNeil, Dr. Daryl Pure and Eli Lilly and Company*, case no. 93 L 7223, Circuit Court of Cook County, Illinois（以降，*Berman vs. McNeil, Pure and Eli Lilly*）.
37. Deposition of Darryl Pure, April 18 and June 11, 1998, in *Berman vs. McNeil, Pure and Eli Lilly*.
38. Deposition David McNeil, April 22, 1998, in *Berman vs. McNeil, Pure and Eli Lilly*.
39. G. W. Murgatroyd, K. A. Barth, A. Vickery, and R. K. Chang, Independent action to set aside judgment for fraud on court, *Forsyth* appeal brief（2000）, case 95–00185 ACK, U.S. District Court of Hawaii.
40. *Pumphrey vs. K. O. Thompson Tool Co.*, Ninth Circuit Court, 62 F.3d 1128（1995）.
41. 向精神薬が心臓に与える影響は 1996 年，アボットラボラトリーズが市場に出すことを望んだ抗

精神病薬のセルチンドール（sertindole）がのちにR−フルオキセチンに見られるのと同じ心臓異常を引き起こすことが証明されて以来,問題とされてきた．それが現実的な問題なのかどうかは誰にもわからなかったが，セルチンドール認可を遅らせるにはそれで十分だった．このことから利益を得た会社はリリー社である．リリー社の抗精神病薬オランザピンが独走することができたからだ．この話から，現在のところ規制の力は薬が認可される前に働くことがよくわかる．詳しくは次を参照．D. Healy, *The Creation of Psychopharmacology*（Cambridge, Mass.: Harvard University Press, 2001）. 心臓に対してR−フルオキセチンと同じ影響をもたらすことがほぼ間違いないプロザックが，心臓の異常をあまり引き起こしていないので，リリー社がR−フルオキセチンを除外するために，この異常を利用したのではないかという疑念がわく．

42. R. Pierson, "Sepracor Falls as Lilly Pulls Plug on Version of Prozac," *Reuters*, October 19, 2000.
43. February 7, 2004, リリー社のデュロキセチン試験の健康なボランティアであったトレイシー・ジョンソン（19歳）が自殺した．次を参照．www.indystar.com/articles/2/12004-8092-092.html, accessed 15/02/04 "Student's suicide cries out to FDA for drug warnings," by Ruth Hollady.
44. Exhibit 10 in deposition of J. Potvin, Oct. 10, 1993, in *Fentress et al. vs. Shea Communications and Eli Lilly and Company*（1994）, case no. 90–CI–06033, Jefferson Circuit Court（以降，*Fentress vs. Eli Lilly*）.
45. L. Fludzinski, deposition in *Fentress vs. Eli Lilly*, Oct. 28, 1993.
46. D. B. Montgomery, A. Roberts, M. Green, T. Bullock, D. Baldwin, and S. A. Montgomery, "Lack of Efficacy of Fluoxetine in Recurrent Brief Depression and Suicidal Attempts," *European Archives of Psychiatry and Clinical Neuroscience* 244（1994）: 211–15.
47. Exhibit 4 in the deposition of L. Thompson in *Fentress vs. Eli Lilly*, July 20, 1994.
48. Exhibit 21 in the deposition of Joachim Wernicke in *Fentress vs. Eli Lilly*, Aug. 25, 1994．プラセボの方が優れていると判断された有意水準は p＝0.006 であるとされている．
49. D. Baldwin, "The Treatment of Recurrent Brief Depression"（paper presented at ECNP meeting, London, Sept. 24, 1999）.
50. D. Healy, Cheyenne, May 23, 2001, testimony in *Tobin vs. SmithKline Beecham*.
51. 詳細はこの研究に携わった研究者のひとりであるデイヴィッド・ボールドウィンと筆者との1999年ごろの会話から．
52. のちにこの患者グループにおける別の研究をスミスクラインが支援した．R. J. Verkes, R. C. Van der Mast, M. W. Hengeveld, J. P. Tuyl, A. H. Zwinderman, and G. M. Van Viempen, "Reduction by Paroxetine of Suicidal Behaviour in Patients with Reported Suicide Attempts but Not Major Depression," *American Journal of Psychiatry* 155（1998）: 543–47, この論文は，パキシルはプラセボに比べて自殺率を下げると報告している．91人の被験者のうち19人を残して，ほかは脱落したので，脱落理由の適切な分析をともなわないかぎり，この論文には意味がない．
53. Exhibit 28 in the deposition of L. Fludzinski in *Fentress vs. Eli Lilly*, Oct. 28, 1993.
54. Exhibit 16 in the deposition of A. Webber in *Fentress vs. Eli Lilly*, Dec. 16, 1993.
55. S. A. Montgomery, D. L. Dunner, and G. Dunbar, "Reduction of Suicidal Thoughts with Paroxetine in Comparison to Reference Antidepressants and Placebo," *European Neuropsychopharmacology* 5,（1995）: 5–13.
56. J. J. Lopez-Ibor, "Reduced Suicidality on Paroxetine," *European Psychiatry* 1, supplement 8（1993）: 17s–19s.
57. アンドレア・スミス・リリー（Andrea Smith Lilly）から『ガーディアン』紙のセアラ・ボーズリーに宛てた手紙（April 2000）．筆者はS. ボーズリーからコピーをもらった．
58. Deposition of Daniel Casey in *Miller vs. Pfizer*, April 6, 2000, 69.
59. Deposition of J. Mann in *Miller vs. Pfizer*, March 29, 2000, 65.

60. Deposition of R. Lane in *Miller vs. Pfizer*, July 21, 1999, 96; deposition of D. Wheadon in Tobin vs. SmithKline, Oct. 18, 2000, 44; deposition of C. Beasley, Nov. 8, 2000, 10, in *Espinoza vs. Eli Lilly and Company*, case no. 2:99–CV–393, U.S. District Court of Vermont.
61. この詳細はジョージ・ボーモントその他数人から聞いた.
62. この会話はクラウス・ラングマークによって目撃されている．またそのすぐあとで書きとめた．明らかにこのような会話は誤解を招きやすい．ネメロフ博士が純粋に私の身の上を心配してくれたという可能性も除外できない.
63. 「チャールズ・ネメロフはリリー社のために弁じ（中略），プロザックの被害者だという人たちの逸話的な証言などは信頼性がないと片づけた．逸話的な報告では原因と結果の関係を打ち立てることができないと主張し，そのような関係を立証するには二重盲検プラセボ対照試験が必要だとネメロフは言った．彼は逸話的な証拠にもとづくプロザックの副作用の研究を批判し，タイチャーの論文が一般のマスコミに「大騒ぎ」をもたらしたと語った．タイチャーは，アルコール乱用，多重人格「その他自殺に関係があると知られているさまざまな要因」を含む「問題を複雑にする複数の要素」をもつ６人の患者にもとづいて結論を出している，とネメロフは主張した．彼はまた「自殺傾向はこの病気［うつ病］の重要な部分」であり，それゆえ自殺行動を薬のせいにするのは難しいと強調した」. *Health News Daily*, September 23, 1991.
64. 2001 年夏現在，C. ネメロフは，自分は次の企業の大株主であり，利害関係があると表明している．Lilly, Bristol–Myers Squibb, Forrest, Organon, SmithKline Beecham, Astra–Zeneca, Pfizer, Janssen, Wyeth–Ayerst, Merck. また上記の企業から寄付，研究資金援助その他の経済的物質的援助を受けている．同時に，上記の企業のコンサルタントとして，あるいは講演者団に名をつらねることによって支払いを受け，また講演に対して直接的な謝礼を受け取っている．ネメロフによれば，現在の利害関係ガイドラインのもとでは，大株主であるということは１万ドル相当以上の株をもっているという意味であり，数年前入手した少数のイーライリリーの株の価値が上がって1万ドルに達したので，このことを表明したのだと言う（大株主に関する彼の説明についての私の記憶は間違っているかもしれない．しかし，関係企業のリストを用意したのは私ではなく彼である）.
65. *T.E.N.* 2, 9（Sept. 2000）.
66. 数年後，ネメロフの多様な利害関係が『ニューヨークタイムズ』の記事になった．Melody Petersen, “Undisclosed Financial Ties Prompt Reproval of Doctor,” August 3, 2003.
67. G. D. Tollefson and J. F. Rosenbaum, “Selective Serotonin Reuptake Inhibitors,” in A. F. Schatzberg and C. B. Nemeroff（eds.）, *The American Psychiatric Press Textbook of Psychopharmacology*（Washington, D.C.: APA Press, 1998）, 219–37.
68. 警告が不適切であったとする原告側の主張についての部分的即決判決を求める被告の申し入れに対する原告の異議申し立てを支持する宣言．*Motus vs. Pfizer Inc.*（October 30, 2000）, CV00–298AHM（SHx）, U.S. District Court, Central District of California.
69. マーティン・タイチャーが筆者に語ったところによると（March 2000），たとえば精神医学部門の長のジョゼフ・コイルへの電話など，タイチャーのキャリアと世の中のためにという名目でタイチャーにこの問題から手を引かせようとする動きがあったという.
70. D. Cauchon, “FDA Advisers Tied to Industry,” *USA Today*, September 25, 2000, 1; D. Cauchon, “Number of Drug Experts Available Is Limited,” 10.
71. Cauchon, “Number of Drug Experts Available Is Limited,” 10.
72. J. Calvert and L. Johnston, “How Safe Is the Meningitis Vaccine?” *Sunday Express*, August 6, 2000, 1, 2, 8, 9, and 32; M. Bright and T. McVeigh, “Meningitis Advisers Funded by Drug Firms,” *The Observer*, Sept. 3, 2000, 10; S. Boseley, column in *The Guardian*, Sept. 5, 2000, G2.

73. 手紙の全文が次のウェッブサイトで読める．www.socialaudit.org.uk および www.healyprozac.com/MCA
74. 英国医薬品管理局の K. ジョーンズから筆者への手紙，Aug. 23, 2000.
75. F. J. Mackay, N. R. Dunn, M. R. Martin, G. L. Pearce, S. N. Freemantle, and R. D. Mann, "Newer Antidepressants: A Comparison of Tolerability in General Practice," *British Journal of General Practice* 49（1999）: 892–96.
76. E. A. Ashleigh and F. A. Fesler, "Fluoxetine and Suicidal Preoccupation," *American Journal of Psychiatry* 149（1992）: 1750.
77. S. Donovan, A. Clayton, M. Beeharry, S. Jones, C. Kirk, K. Waters, D. Gardner, J. Faulding, and R. Madely, "Deliberate Self-Harm and Antidepressant Drugs: Investigation of a Possible Link," *British Journal of Psychiatry* 177（2000）: 551–56.
78. S. Donovan, M. J. Kelleher, J. Lambourn, and R. Foster, "The Occurrence of Suicide Following the Prescription of Antidepressant Drugs," *Archives of Suicide Research* 5（1999）: 181–92.
79. 英国医薬品管理局のK. ジョーンズから筆者への手紙，Aug. 23, 2000.
80. 殺人罪にとわれたが無罪になったデイヴィッド・ホーキンズ（ゾロフトを服用していた）の弁護士，ニューサウスウェールズ・リーガル・エイドのタニア・エヴァース（Tania Evers）からの手紙，April 2001.
81. Deposition of Dr. Suhany, Feb. 20, 2001, in *Tobin vs. SmithKline*（2001）.
82. 本書の大半は November 30, 2000 の出来事の前に書かれた.
83. 旧 the Clarke Institute.
84. D. Healy, *The Creation of Psychopharmacology*（Cambridge, Mass.: Harvard University Press, 2002）.
85. これは SSRI と自殺についての講演ではなかった.
86. D. Healy, "Conflicting Interests in Toronto: The Anatomy of a Controversy at the Interface of Academia and Industry," *Perspectives in Biology and Medicine* 45（2002）: 253–63.
87. この問題についてのやりとりは www.healyprozac.com/AcademicFreedom で見られる.
88. M. L. Barer, K. M. McGrail, K. Cardiff, L. Wood, and C. J. Green（eds.）, *Tales from the Other Drug Wars*（Vancouver: The Centre for Health Services and Policy Research, 2000）.
89. J. Thompson, P. Baird, and J. Downie, *The Olivieri Report*（Toronto: James Lorimer & Co., 2001）; J. L. Turk（ed.）, *The Corporate Campus: Commercialization and the Dangers to Canada's Colleges and Universities*（Toronto: James Lorimer & Co, 2000）.
90. A. McIlroy, "Prozac Critic Sees U. of T. Job Revoked," *Globe and Mail*, April 16, 2000, 1.
91. Deposition of Martin Teicher, October 29 and 30, 1996, in *Greer vs. Eli Lilly*, case 91–1790 JGP.
92. タイチャーに有利な証言をした証人のひとりはジェロルド・ローゼンバウムだった.
93. S. A. Montgomery and G. C. Dunbar, "Paroxetine Is Better Than Placebo in Relapse Prevention and the Prophylaxis of Recurrent Depression," *International Clinical Psychopharmacology* 8（1993）: 189–95.
94. Comment on the Cheng report in the expert report of K. Tardiff, April 3, 2001, in *Tobin vs. SmithKline Beecham*.
95. Deposition of Ian Hudson, December 15, 2000, in *Tobin vs. SmithKline Beecham*, 30–33.
96. Healy, "Conflicting Interests in Toronto," 253–63.

第 9 章

1. L. Meyler, *Side Effects of Drugs*（New York: Elsevier, 1952）.
2. D. Healy, *The Creation of Psychopharmacology*（Cambridge, Mass.: Harvard University Press, 2002）.
3. 次を参照．D. Healy, *The Antidepressant Era*（Cambridge, Mass.: Harvard University Press, 1997）, chap. 1.

4. T. Stephens and R. Brynner, *Dark Remedy: The Impact of Thalidomide and Its Revival as a Vital Medicine* (New York: Perseus Publishing, 2001).
5. 次を参照. M. N. G. Dukes and B. Swartz, *Responsibility for Drug-Induced Injury* (New York: Elsevier, 1988).
6. P. Temin, *Taking Your Medicine: Drug Regulation in the United States* (Cambridge, Mass.: Harvard University Press, 1980).
7. L. Lasagna, "Back to the Future: Evaluation and Drug Development, 1948–1998," in D. Healy, *The Psychopharmacologists*, vol. 2 (London: Arnold, 1998), 135–66.
8. M. Fink, "A Clinician-Researcher and ECDEU: 1959–1980," in T. Ban, D. Healy, and E. Shorter (eds.), *The Triumph of Psychopharmacology* (Budapest: Animula, 2000), 82–92; D. Healy, *The Creation of Psychopharmacology* (Cambridge, Mass.: Harvard University Press, 2002).
9. 次を参照. D. Healy, "Evidence Biased Psychiatry," *Psychiatric Bulletin* 25 (2001): 290–91; D. Healy, "The Dilemmas of New and Fashionable Treatments," *Advances in Psychiatric Therapy* 7 (2001): 322–27; Healy, *The Antidepressant Era*, chap. 3; Healy, *Creation of Psychopharmacology*, chap. 7.
10. 次を参照. A. S. Evans, *Causation and Disease* (New York: Plenum Medical Book Co., 1993); M. Susser, *Criteria of Judgement in Causal Thinking in the Health Sciences: Concepts and Strategies in Epidemiology* (New York: Oxford University Press, 1973). コッホの研究はコッホの原則（前提条件）と呼ばれるものを生み出した.
11. N. Tomes, *The Gospel of Germs* (Cambridge, Mass.: Harvard University Press, 1998).
12. P. Mazumdar, *Species and Specificity* (Cambridge: Cambridge University Press, 1995).
13. Ibid.; L. Altman, *Who Goes First? The Story of Self-Experimentation in Medicine* (New York: Random House, 1987). 象牙の塔で SSRI を研究する人たちの情熱の一部は，自殺や自殺行動を身近に経験している人が多いことに由来するのかもしれない.
14. A. B. Hill, "Reflections on the Controlled Trial," *Annals of the Rheumatic Diseases* 25 (1966): 107–13.
15. Healy, "Dilemmas of New and Fashionable Treatments," 322–27.
16. F. E. Karc and L. Lasagna, "Towards the Operational: Identification of Adverse Drug Reactions," *Clinical Pharmacology and Therapeutics* 21 (1977): 247–53; A. Kazdin, *Single-Case Research Designs* (New York: Oxford University Press, 1982); H. Jick, M. Ulcickas, and A. Dean, "Comparison of Frequencies of Suicidal Tendencies among Patients Receiving Fluoxetine, Lofepramine, Mianserin or Trazodone," *Pharmacotherapy* 12 (1992): 451–54; M. Stevens, "Deliberate Drug Rechallenge," *Human Toxicology* 2 (1983): 573–77; M. Girard, "Conclusiveness of Rechallenge in the Interpretation of Adverse Drug Reactions," *British Journal of Clinical Pharmacology* 23 (1987): 73–79; C. Beasley, "Fluoxetine and Suicide," *British Medical Journal* 303 (1991): 1200. また次を参照. C. Beasley, Draft Rechallenge Protocol by Dr. Charles Beasley (1990), in testimony of Dr. G. Tollefson, March 24, 1999, in *Forsyth et al. vs. Eli Lilly and Company* (1999), civil case no. 95-00185ACK, U.S. District Court for the District of Hawaii (以降，*Forsyth vs. Eli Lilly*); T. P. Laughren, J. Levine, J. G. Levine, and W. L. Thompson, "Premarketing Safety Evaluation of Psychotropic Drugs," in R. F. Prien and D. S. Robinson (eds.), *Clinical Evaluation of Psychotropic Drugs* (New York: Raven Press, 1994), 185–215; M. N. G. Dukes and B. Swartz, *Responsibility for Drug-Induced Injury* (Amsterdam: Elsevier Press, 1988); *Federal Judicial Center Reference Manual on Scientific Evidence* (Washington, D.C., 1994), 160–61.
17. Dukes and Swartz, *Responsibility for Drug-Induced Injury*.
18. Stephens and Brynner, *Dark Remedy*.
19. Ibid.
20. A. B. Hill, "The Environment and Disease: Association or Causation," *Proceedings of Royal Society of*

Medicine 58 (1966): 295–300.

21. S. A. Glantz, L. A. Bero, P. Hanauer, and D. E. Barnes, *The Cigarette Papers* (Berkeley: University of California Press, 1996). また次を参照．D. Kessler, *A Question of Intent* (New York: Public Affairs, 2001).
22. M. Green, *Bendectin and Birth Defects: The Challenges of Mass Toxic Substances Litigation* (Philadelphia: University of Pennsylvania Press, 1996).
23. M. Angell, *Science on Trial* (New York: Norton, 1997).
24. この論理は抗うつ薬にはあてはまらない．抗うつ薬の場合には相対的リスクが 0.5 であっても，抗うつ薬が自殺を誘発している可能性がある．
25. 次を参照．Healy, *The Antidepressant Era*, chap. 7; G. L. Klerman, "The Psychiatric Patient's Right to Effective Treatment: Implications of Osheroff versus Chestnut Lodge," *American Journal of Psychiatry* 147 (1990): 409–18; G. L. Klerman, "The Osheroff Debate: Finale," *American Journal of Psychiatry* 148 (1991): 387–88; A. A. Stone, "Law, the Science and Psychiatric Malpractice: A Response to Klerman's Indictment of Psychoanalytic Psychiatry," *American Journal of Psychiatry* 147 (1990): 419–27; A. A. Stone, "Dr. Stone Replies," *American Journal of Psychiatry* 148, (1991): 388–90.
26. D. Healy, July 11, 1999, deposition in *Forsyth vs. Eli Lilly*; および *Forsyth* trial transcript, March 9 and 10, 1999.
27. Green, *Bendectin and Birth Defects*. 次を参照のこと．*Daubert vs. Merrill Dow Pharmaceuticals, Inc.*, 727 F. Supp. 570, 572 (S.D. Cal. 1989).
28. *Frye vs. United States*, 293 F. 1013 (D.C. Cir. 1923).
29. *Miller vs. Pfizer Inc.*, case no. 99–2236KHV, U.S. District Court of Kansas.
30. R. M. Lane, "SSRI–Induced Extrapyramidal Side Effects and Akathisia: Implications for Treatment," *Journal of Psychopharmacology* 12 (1998): 192–214.
31. Glantz, Bero, Hanauer, and Barnes, *Cigarette Papers*.
32. K. H. Vratil, "Order to Show Cause," August 18, 2000, in *Miller vs. Pfizer*.
33. *Miller vs. Pfizer*, case no. 99–CV–2326KHV, transcript of proceedings, Nov. 19 and 20, 2001, Kansas City.
34. C. Elliott, "Caring about Risks: Are Severely Depressed Patients Competent to Consent to Research?" *Archives of General Psychiatry* 54 (1997): 113–16. 次を見よ．*American Journal of Bioethics*.
35. A. Khan, H. A. Warner, and W. A. Brown, "Symptom Reduction and Suicide Risk in Patients Treated with Placebo in Antidepressant Clinical Trials," *Archives of General Psychiatry* 57 (2000): 311–17.
36. T. P. Laughren, "The Scientific and Ethical Basis for Placebo–Controlled Trials in Depression and Schizophrenia: An FDA Perspective," *European Psychiatry* 1 (2001): 418–23. 同様な分析をして同様な結論に至った研究に次のものがある．J. G. Storosum, B. J. van Zwieten, W. van den Brink, B. P. Gersons, and A. W. Broekman, "Suicide Rate in Placebo Controlled Studies of Major Depression," *American Journal of Psychiatry* 158 (2001): 1271–75.
37. Exhibit 1 from the deposition of G. Brickler, Dec. 1, 1993, in *Fentress et al. vs. Shea Communications and Eli Lilly and Company* (1994), case no. 90–CI–06033, Jefferson Circuit Court (以降，*Fentress vs. Eli Lilly*). Available on www.healyprozac.com/Trials/CriticalDocs.
38. H. Lee, "Statistical Review on Sertraline," January 1991. FDA による再分析は，次のウェッブサイトで見ることができる．www.healyprozac. com/Trials/CriticalDocs.
39. M. Brecher, FDA Review and Evaluation of Clinical Data Original NDA 20–031, Paroxetine Safety Review, June 19, 1991. See also exhibit 5 in the deposition of M. Brecher, March 13, 2003, in *In re Paxil litigation*, case no. CV–01–07937MRP (Cwx), U.S. District Court, Central District of California.
40. B・フォン・カイツと H・ヴィーバーから J・ウェルニッケにあてたメモ．"Fluoxetine Suicides and Suicide Attempts" (1986), exhibit 19 in the deposition of J. Wernicke in *Fentress vs. Eli Lilly* (1994).

41. A. Khan, S. R. Khan, R. M. Leventhal, and W. A. Brown, "Symptom Reduction and Suicide Risk in Patients Treated with Placebo in Antidepressant Clinical Trials: A Replication Analysis of the Food and Drug Administration Database," *International Journal of Neuropsychopharmacology* 4 (2001): 113–18.
42. 次を参照. D. Healy, "Lines of Evidence on SSRIs and Risk of Suicide," *Psychotherapy and Psychosomatics* 72 (2002): 71–79. D. Healy and C. J. Whitaker, "Antidepressants and Suicide: Risk-Benefit Conundrums," *Journal of Psychiatry and Neuroscience* 28, 5 (2003): 331–39. 有意性の片側測定とともに exact Mantel-Haenszel 法を用いると，これらの新しい抗うつ薬をひとつのグループとして見た場合の，プラセボに対する自殺（suicide）のオッズ比は 4.40（95%信頼区間は 1.32－無限大；p＝0.0125）. これらの抗うつ薬のプラセボに対する自殺行動（suicidal act）のオッズ比は 2.39（95%信頼区間は 1.655－無限大；p＝0.0001）. SSRI 抗うつ薬（ベンラファキシンを含む）のプラセボに対する自殺既遂（completed suicide）オッズ比は2.46（95%信頼区間は 0.707－無限大；p＝0.16），自殺行動のオッズ比は 2.22（95%信頼区間は 1.47－無限大；p＝0.001）.
43. Khan, Warner, and Brown, "Symptom Reduction" (2000); Khan et al., "Symptom Reduction" (2001); B. Von Keitz, suicide report for the BGA, December 1986; deposition of G. Brickler, exhibit 1 in *Fentress vs. Eli Lilly*; also C. D. Hardison, "Summary of Suicide Attempt Rate," April 10, 1985, in deposition of E. Ashbrook, Dec. 9, 1993, exhibit 5 in *Fentress vs. Eli Lilly*. Venlafaxine data come from Thomas Moore, through an FDA Freedom of Information request to T. Moore, 2002.
44. この問題の取り扱いの一部において，FDA 職員は企業の社員と，通常の連絡径路を用いず，電話その他で連絡をとった．次を参照. Deposition of W. L. Thompson, July 20, 1994, in *Fentress vs. Eli Lilly* (available at www.healyprozac.com/Trials) and deposition of M. Brecher, March 13, 2003, *in In re Paxil litigation*.
45. S. A. Montgomery, D. L. Dunner, and G. Dunbar, "Reduction of Suicidal Thoughts with Paroxetine in Comparison to Reference Antidepressants and Placebo," *European Neuropsychopharmacology* 5 (1995): 5–13.
46. J. J. Lopez-Ibor, "Reduced Suicidality on Paroxetine," *European Psychiatry* 1, supplement 8 (1993): 17s–19s.
47. F. J. MacKay, N. R. Dunn, M. R. Martin, G. L. Pearce, S. N. Freemantle, and R. D. Mann, "Newer Antidepressants: A Comparison of Tolerability in General Practice," *British Journal of General Practice* 49 (1999): 892–96.
48. これらの数字はすべて，多数の多様な研究者仲間の査読を経ている．現在ある専門誌での掲載が決まっており，さらに 2 つの専門誌での掲載が検討されている．
49. *Physician's Desk Reference* (Montvale, N.J.: Medical Economics Co. Inc., 2000) の中のプロザックのデータ・シートを参照.
50. 原告側専門家ヒーリー博士とモルツバーガー博士の証言を排除または制限する申し立てを支持するスミスクライン社の覚え書. *Tobin vs. SmithKline Beecham Pharmaceutical*, civil case no. 00—CV-025D, April 9, 2001 で提出されたもの; www.healyprozac.com/Trials で見ることができる. Order denying defendant SmithKline Beecham Corporation's motion to exclude or limit the testimony of plaintiff's experts, William C. Beaman, May 8, 2001. Order denying SmithKline Beecham Corporation's motion for judgment as a matter of law for a new trial, William C. Beaman, August 9, 2001. Concato and Davis, in their *Miller* report and later hearing in Kansas in November 2001, は証拠として採用されず．ミラー事件は現在控訴中である. *Cassidy and Cassidy vs. Eli Lilly and Company* (civil action no. CA-00821, U.S. District Court for Western District of Pennsylvania), *Lown vs. Eli Lilly and Company* (civil action no. 3:01-3674-10, U. S. District Court for South Carolina), および *Berman vs. Dr. David McNeil, Dr. Daryl Pure and Eli Lilly and Company* (case no. 93 L 7223, Circuit Court of Cook County, Illinois) におけるドーバート

審問とフライアー審問は多数の証拠を検討し，原告側を支持した．

51. P. Stark and C. D. Hardison, “A Review of Multicentre Controlled Studies of Fluoxetine versus Imipramine and Placebo in Outpatients with Major Depressive Disorder,” *Journal of Clinical Psychiatry* 46 (1985): 53–58; W. M. Patterson, “Fluoxetine–Induced Sexual Dysfunction,” *Journal of Clinical Psychiatry* 54 (1993): 71.

51. P. Stark and C. D. Hardison, “A Review of Multicentre Controlled Studies of Fluoxetine versus Imipramine and Placebo in Outpatients with Major Depressive Disorder,” *Journal of Clinical Psychiatry* 46 (1985): 53–58; W. M. Patterson, “Fluoxetine–Induced Sexual Dysfunction,” *Journal of Clinical Psychiatry* 54 (1993): 71.

52. 本書のような本でプロザックという名前を使うのは慣例に反したことである．ふつうなら一冊を通して，フルオキセチンという一般名を使うだろう．だが私はあえてプロザックに固執した．フルオキセチンからプロザックをつくった特許システムがこの物語全体のかなめのひとつだと思うからだ．

53. リー・トンプソンからアラン・ワインスタインに宛てたメモ（Feb. 7, 1990），exhibit 98 in *Forsyth vs. Eli Lilly*.

54. 特許それ自体に問題があるわけではない．かつては選択可能なシステムがほかにあり，ここに述べられているような問題が最小限になるように工夫されていた．

55. T. Lemmens and B. Freedman, “Ethics Review for Sale? Conflict of Interest and Commercial Research Review Boards,” *Milbank Quarterly* 78 (2000): 547–84.

56. リリー社の抗精神病薬ジプレキサの自殺データについて同社に問い合わせたとき，私はその資料は利用不可だと告げられた．A. シンプソンから筆者への手紙（Nov. 29, 2001）．ジプレキサは向精神薬の自殺傾向についてのカーンらによるもうひとつの論文（A. Khan, S. R. Khan, R. M. Leventhal, and W. A. Brian, “Symptom Reduction and Suicide Risk among Patients Treated with Placebo in Antipsychotic Trials: An Analysis of the Food and Drug Administration Database,” *American Journal of Psychiatry* 158 [2001]: 1449–54）においても，データが入手できないもののひとつに挙げられている．

57. J. シェンク（Schenk）（Bad Hamburg, Germany）から S. バンダック（London）に宛てたメモ，“Benefit/Risk Considerations,”（March 29, 1985），exhibit 58 in *Forsyth vs. Eli Lilly*, 18 and 22.

58. Deposition of David Wheadon, June 9, 1994, and deposition of Joachim Wernicke, August 25, 1994, in *Fentress vs. Eli Lilly*.

59. *Nyugen vs. SmithKline Beecham Corporation*, case no. CV791998, Superior Court, Santa Clara County, California の証拠開示書類の詳細．

60. Depositions of Nick Schulz–Solce, Sept, 16, 1994, and Hans Weber, Sept. 10, 1994, in *Fentress vs. Eli Lilly*.

61. Deposition of W. Leigh Thompson, July 20, 21, and 22, 1994, in *Fentress vs. Eli Lilly*.

62. Deposition of Richard Wood, May 12, 1994, in *Fentress vs. Eli Lilly*.

63. リリー社のマックス・タルボットから FDA のロバート・テンプルに宛てた手紙（Sept. 9, 1987）．September 6, 1983 からリリー社によって提出されたプロザックに関する 88 の書類に続く一連のやりとりの中の一通．; Exhibit 40 in deposition of W. L. Thompson, July 20, in *Fentress vs. Eli Lilly*.

64. マックス・タルボットから FDA に宛てた手紙．*Fentress* exhibit 40.

65. Trial testimony of Joachim Wernicke in *Fentress vs. Eli Lilly*: Nov. 10, 1994, pp. 173–90; Nov. 11, 1994, pp. 29–140; Nov. 14, 1994, pp. 5–167.

66. マックス・タルボットから FDA に宛てた手紙（Dec. 4, 1987），exhibit 10 in deposition of N. Schulz–Solce, Sept. 16, 1994, in *Fentress vs. Eli Lilly*.

67. NDA 18–936 の認可に向けての FDA のリチャード・キャピットのメモ（Dec. 8, 1987）．Exhibit 11 in deposition of N. Schulz–Solce, Sept. 16, 1994, in *Fentress vs. Eli Lilly*.

68. Deposition of W. Leigh Thompson, July 22, 1994, in *Fentress vs. Eli Lilly*.

69. Joachim Wernicke, trial testimony, Nov. 10–14, 1994, in *Fentress vs. Eli Lilly*.
70. www.justiceseekers.com/Newsletter.cfm?category＝SSRIWrongfulDeathCase ... ; accessed April 17, 2003.
71. This estimate is based on tobacco litigation precedents.

第 10 章

1. H. K. Beecher, "Ethics and Clinical Research," *New England Journal of Medicine* 74（1966）: 1354–60. この論文の歴史については次のものを参照．D. Rothman, *Strangers at the Bedside: A History of How Law and Bioethics Transformed Medical Decision Making*（New York: Basic Books, 1991）.
2. J. D. Moreno, *Undue Risk: Secret State Experiments on Humans*（New York: Routledge, 2001）.
3. D. Healy, *The Creation of Psychopharmacology*（Cambridge, Mass.: Harvard University Press, 2002）, chap. 4.
4. T. Lehrer, "Werner von Braun," from *That Was the Year That Was*, recorded July 1965 on the Reprise Label.
5. Deposition of Catherine Mesner, August 17, 1993, in *Fentress et al. vs. Shea Communications and Eli Lilly and Company*（1994）, case 90–CI–06033, Jefferson Circuit Court（以降，*Fentress vs. Eli Lilly*）.
6. Deposition of Richard Wood, May 12, 1994, in *Fentress vs. Eli Lilly*.
7. D. Healy, *The Antidepressant Era*（Cambridge, Mass.: Harvard University Press, 1997）, chap. 1.
8. ハロルド・シップマンはイングランドのマンチェスターの開業一般医だったが，15 件の殺人（被害者のほとんどは老婦人）の罪により投獄された（March 2000）．シップマンは 20 年の医師生活の間に，200 ないし 260 人の患者を殺したと考えられている．史上最悪の大量殺人者．
9. 次を参照．L. Cook, "Pharmacology, Behavior and Chlorpromazine," in D. Healy, *The Psychopharmacologists*, vol. 2（London: Arnold, 1998）, 17–38.
10. L. Hollister, "From Hypertension to PsychopharmacologyoA Serendipitous Career," in Healy, *The Psychopharmacologists*, vol. 2, 215–36; M. Fink, "Neglected Disciplines in Psychopharmacology," in D. Healy, *The Psychopharmacologists*, vol. 3（London: Arnold, 2000）, 431–58.
11. H. Weber, deposition in *Fentress vs. Eli Lilly*, Sept. 10, 1994, exhibit 3, BGA へのフルオキセチンの認可申請についての医学的コメントの非公式のコピー．バルバラ・フォン・カイトがロンドンとインディアナポリスの同僚に送ったもの．May 25, 1984.
12. 次を参照．L. Cook, "Psychopharmacology, Chlorpromazine and Behaviour," in Healy, *The Psychopharmacologists*, vol. 2, 17–38.
13. L. Buckingham and S. Busfield, "Game, Set and Unmatched," *The Guardian*, March 26, 1999, 26; Editorial, "The Options Drug," *The Guardian*, March 26, 1999, 21.
14. S. A. Glantz, L. A. Bero, P. Hanauer, and D. E. Barnes, *The Cigarette Papers*（Berkeley: University of California Press, 1996）.
15. D. Hooper, *Reputations under Fire*（London: Little, Brown, 2000）, 194.
16. 次を参照．D. Kessler, *A Question of Intent*（New York: Public Affairs, 2001）.
17. Deposition of C. Beasley in *Espinoza vs. Eli Lilly and Co.*（2000）, case no. 2:99–CV–393, U.S. District Court, District of Vermont, p. 10; deposition of M. Brumfield in *Motus vs. Pfizer Inc.*（2000）, case no. CV00–298AHM（SHx）, U.S. District Court, Central District of California, Oct. 12, p. 21; deposition of D. Casey in *Miller vs. Pfizer Inc.*（2000）, case no. 99–2236 KHV, U.S. District Court for the District of Kansas, April 6, p. 69; deposition of R. Lane in *Miller vs. Pfizer*（1999）, July 21, p. 96; deposition of J. Mann in *Miller vs. Pfizer*（2000）, March 9, p. 65; deposition of D. Wheadon in *Tobin vs. SmithKline Beecham Pharmaceutical*（2000）, civil case no. 00–CV–025D, U.S. District Court for the District of Wyoming, Oct. 18, p. 44.
18. この臨床試験のプロトコルと自殺念慮尺度は，次のウェッブサイトおよび筆者から入手できる．www.healyprozac.com/Trials/CriticalDocs

19. S. A. Montgomery, D. James, M. de Ruiter, et al., "Weekly Oral Fluoxetine Treatment of Major Depressive Disorder, a Controlled Trial"（paper presented at the Fifteenth CINP Congress, Puerto Rico, June 1986）.
20. この問題の難しい点は，ひとつには論文が入手不能になっているため，服用量がわからず，この薬のほうが安全性が高かったかどうか判断できないことだ．しかし，モンゴメリーのほかの論文の参考文献リストには，この論文のことが引き続き載っている．また私は 1980 年代にこの論文を知っていたことを証言できる．この論文をめぐる状況にはタバコのリサーチの状況に似ている点が多い．
21. J. Wernicke, S. R. Dunlop, D. Dornseif, and R. Zerbe, "Fluoxetine Is Effective in the Treatment of Depression at Low Fixed Doses"（abstract prepared for the Fifteenth CINP Congress, Puerto Rico, June 1986）, exhibit in Fentress vs. Eli Lilly. J. F. Wernicke et al., "Low Dose Fluoxetine Therapy for Depression," *Psychopharmacology Bulletin* 24（1988）: 183–88.
22. Deposition of Richard Wood（CEO, Lilly, 1990）in *Fentress vs. Eli Lilly*, May 12, 1994.
23. これに関連する資料が次のものの中にある．*Forsyth et al. vs. Eli Lilly and Company* appeal, CV00–00407 ACK–LEK.
24. Janet Reno, cited in *The Guardian*, Sept. 23, 1999.
25. E. K. Ong and S. A. Glantz, "Tobacco Industry Efforts Subverting International Agency for Research on Cancer's Second–Hand Smoke Study," *The Lancet* 355（2000）: 1253–59.
26. Editorial, "Resisting Smoke and Spin," *The Lancet* 355（2000）: 1197.
27. J. Quick, director of World Health Organization（WHO）Essential Drugs and Medicines policy, quoted in *Bulletin of World Health Organization*, Press Bulletin 9, Dec. 17, 2001.
28. 製薬産業においては米国が世界市場の 70 パーセントを占めていると推定される．
29. Mimi Hall, "'You Have to Get Help': Frightening Experience Now a Tool to Help Others," *USA Today*, May 7, 1999.
30. O. James, "The Happiness Gap," *The Guardian*, Sept. 15, 1997, G2–G4.
31. J. Clarke, "Happy Eaters," *Observer Weekend Magazine*, Jan. 30, 2000, 34; Jane Clarke, *Body Foods for Life*（London: Weidenfield Nicolson, 1998）.
32. P. Kramer, *Listening to Prozac*（New York: Viking Penguin, 1993）.
33. このような言い方は人の注意をそらすだけではなく，企業の弁護士による擁護の道具として用いられている．よく知られているように抗うつ薬は 2，3 週間は効かないのだから，治療がはじまった最初の週に起こった出来事の原因であるはずがない，などというのである．
34. 次を参照．I. Kawachi and P. Conrad, "Medicalization and the Pharmacological Treatment of Blood Pressure," in P. Davis（ed.）, *Contested Ground: Public Purpose and Private Interest in the Regulation of Prescription Drugs*（New York: Oxford University Press, 1996）, 26–41.
35. 次を参照．S. J. Jachuk, H. Brierley, S. Jachuk, and P. M. Wilcox, "The Effect of Hypotensive Drugs on the Quality of Life," *Journal of the Royal College of General Practitioners* 32（1982）: 103–5.
36. Healy, *Creation of Psychopharmacology*.
37. 次を参照．J. Cornwell, *The Power to Harm: Mind, Medicine, and Murder on Trial*（New York: Viking, 1996）, 286.
38. 「砂漠を通り過ぎていくキャラバンに向かって吠え立てる犬の吠え声」というのはドイツのヘルムート・コール首相のお気に入りの文句だったようだ．彼は影響力を失ったとたん，数々のスキャンダルにまみれた．
39. 少なくとも英国で売られているプロザックのパッケージの裏にはそう書いてある．
40. J. Glenmullen, *Prozac Backlash*（New York: Simon and Schuster, 2000）.
41. この主張には無理がある．もし減薬や服用中止によって問題があらわれたなら，それは病気の

再発ではなく，依存である．服用を再開してすぐ問題が解消したなら，それは病気の再発ではなく，依存である．病気の再発であれば，治療に時間がかかるはずだ．服用中止によって新しい症状が出てきたのなら，これは病気の再発ではなく依存である．

42. D. Healy, expert testimony in *Tobin vs. SmithKline*, esp. 11:49 a.m., May 23, 2001:「シェル氏について，治療を続けるべきだったのに続けなかったと，昨日プロイス氏がおっしゃっていたことに関連してお話しします．ハーローにおける健康なボランティアの研究データについて非常に興味深いことのひとつですが，この一連の研究では，この法廷にいらっしゃる皆さんのような，まったく健康なボランティアに非常に短期間——せいぜい 1，2 週間——この薬を飲ませたのですが，たった 2 週間飲んだだけで依存が見られるということをスミスクライン・ビーチャムは認識しました．つまり投薬を中止すると，離脱症状があるということです」．この証言は，次のウェッブサイトで見ることができる．www.healyprozac.com/Trials. また次を参照．D. Healy, "SSRIs and Withdrawal/Dependence, 英国の監督機関 Medical and Healthcare Products Regulatory Agency に対しておこなった発表の要約（June 20, 2003）. www.socialaudit.org.uk に掲載された; deposition of Barry Brand in *In re Paxil litigation*, CV–01–07927 MRP（CWx）, Oct. 8, 2003, exhibit 7 and pp. 297 *et seq*.; depositions of Martin Brecher（March 13, 2003）, Paul Leber（May 20, 2003）, Thomas Kline（August 298, 2003）, and Alan Metz（Nov. 21, 2003）in *In re Paxil litigation*.
43. S. A. Montgomery and G. C. Dunbar, "Paroxetine Is Better Than Placebo in Relapse Prevention and the Prophylaxis of Recurrent Depression," *International Clinical Psychopharmacology* 8（1993）: 189–95; S. A. Montgomery, D. P. Doogan, and R. Burnside, "The Influence of Different Relapse Criteria on the Assessment of Long–Term Efficacy of Sertraline," *International Clinical Psychopharmacology* 6, supplement 2（1991）: 37–46. 当時，モンゴメリー博士は同誌の編集委員だった．
44. C. Medawar, A. Herxheimer, A. Bell, and S. Jofre, "Paroxetine, Panorama and User Reporting of ADRS: Consumer Intelligence Matters in Clinical Practice and Post–Marketing Drug Surveillance," *International Journal of Risk and Safety in Medicine* 15（2002）: 161–69; and C. Medawar and A. Herxheimer, "A Comparison of Adverse Drug Reaction Reports from Professionals and Users, Relating to Risk of Dependence and Suicidal Behaviour with Paroxetine," *International Journal of Risk and Safety in Medicine* 16（2003）: 5–19.
45. 提訴したのはボーム・ヘッドランド・ギルフォード・アリスタイ＆スキアヴォ法律事務所のカレン・バースである．*In re Paxil litigation*, CV–01–07937 MRP（CWx）.
46. パキシルについての説明．FDA の要請で修正されたもの（Dec. 14, 2001）. *Physician's Desk Reference*, January 2002 の製品情報に出ている．
47. D. Healy, "A Dance to the Music of the Century," *Psychiatric Bulletin* 24（2000）: 1–3.
48. P. V. Rosenau and C. Thoer, "The Liberalization of Access to Medication in the United States and Europe," in Davis, *Contested Ground*, 194–206. 次を見よ．G. Cowley, "Right Off the Shelf," *Newsweek*, July 10, 2000, 50–51.
49. J. Abraham and J. Sheppard, *The Therapeutic Nightmare*（London: Earthscan, 2000）.
50. 大学キャンパスの雰囲気の変化についての包括的な議論は次のものを見よ．J. L. Turk（ed.）, *The Corporate Campus: Commercialization and the Dangers to Canada's Colleges and Universities*（Toronto: James Lorimer & Co., 2002）.
51. この表現は実にすばらしい．本書のタイトルに使わせてもらいたいと思ったぐらいだ．この表現はピーター・メダワー（Peter Medawar）の文章の中に最初に現れ，チャールズ・メダワーの次の論文でも用いられている．"A Conspiracy of Goodwill," at the British Association for Science, London, Sept. 5, 2000.
52. N. Pearce, "Adverse Reactions, Social Responses: A Tale of Two Asthma Mortality Epidemics," in Davis,

Contested Ground, 57–75.

53. 実際，フルオキセチンのジェネリック薬のメーカー，バー・ラボラトリーズに対する最初の訴訟が提出されている．*Radke vs. Barr Pharmaceuticals Inc.*, CV03–3654P.
54. "Spirit of the Age: Malignant Sadness Is the World's Great Hidden Burden," *The Economist*, Dec. 19, 1998, 123–29.
55. D. Healy, "The Marketing of 5HT: Anxiety or Depression," *British Journal of Psychiatry* 158 (1991): 737–42.
56. ヨーロッパではルンドベック社からシプラレクスの商品名で，北米ではフォレスト社からレキサプロの商品名で売られている．
57. *Readers' Digest*, November and December 2001 のパキシルの消費者向け（DTC）広告の文章．
58. この文は因果関係についての判断を示すものではなく，単に事実を記述するものとして読んでいただきたい．
59. この訴訟についての詳細は次を参照．www.healyprozac.com/AcademicFreedom for more on the case.

結びの言葉

1. 次を参照．M. B. Keller, N. D. Ryan, M. Strober, R. G. Klein, S. P. Kutcher, B. Birmaker, O. R. Hagino, H. Kopleuicz, G. A. Carlsson, G. N. Clarke, G. J. Emslie, D. Feinberg, B. Geller, V. Kusumakar, G. Papatheodoru, W. H. Sack, M. Sweeney, K. D. Wagner, E. B. Weller, N. C. Winters, R. M. Oakes, and J. P. McCafferty, "Efficacy of Paroxetine in the Treatment of Adolescent Major Depression: A Randomised Controlled Trial," *Journal of the American Academy of Child and Adolescent Psychiatry* 40 (2001): 762–72.
2. BBC の番組「パノラマ」(*Panorama*) の "The Secrets of Seroxat," October 13, 2002 のトランスクリプトより．
3. グラクソ・スミスクラインの医師向けの手紙，"Dear Doctor"（英国では June 2003，カナダでは July 2003）．
4. S. Boseley, "Scientist in Rethink over Drug Link to Suicide," *The Guardian*, Oct. 1, 2003, 1. This article refers to Karen Wagner of the University of Texas.
5. D. Healy, *The Creation of Psychopharmacology* (Cambridge, Mass.: Harvard University Press, 2002).
6. D. Healy, "The Psychopharmacological Era: Notes toward a History," *Journal of Psychopharmacology* 4 (1990): 152–67. D. Healy, "The Marketing of 5HT: Anxiety or Depression," *British Journal of Psychiatry* 158 (1991): 737–42.
7. J. Spijker, R. de Graaf, R. V. Bijl, A. T. F. Beekman, J. Ormel, and W. A. Nolen, "Duration of Major Depressive Episodes in the General Population: Results from the Netherlands Mental Health Survey and Incidence Study (NEMESIS)," *British Journal of Psychiatry* 181 (2002): 208–12; R. C. Kessler, P. Berglund, O. Demler, R. Jin, D. Koretz, K. R. Merikangas, A. D. Rush, E. E. Walters, and P. S. Wang, "The Epidemiology of Major Depressive Disorder: Results from the National Comorbidity Survey Replication," *JAMA* 289 (2003): 3095–3105.
8. Rachel Carson, *Silent Spring* (Boston: Houghton Mifflin, 1962).

著者略歴

（David Healy）

医学博士，精神科認定医．精神医学・精神薬理学史家．現・カーディフ大学精神医学部ウェールズ副部門教授．英国精神薬理学会（British Association for Psychopharmacology）の元事務局長．これまでに *The Creation of Psychopharmacology*（Harvard University Press 2002），*Psychiatric Drugs Explained*（C.V. Mosby 1996, Churchill Livingstone 2001），*Psychopharmacologists : Interviews*（Chapman & Hall 1996）など多数の著書があり，うち『抗うつ薬の時代』（原題 *The Antidepressant Era*，林建郎・田島治共訳，星和書店，2004）が邦訳されている．

監修者略歴

田島 治〈たじま・おさむ〉 医学博士．現・杏林大学保健学部教授（精神保健学），同医学部精神神経科兼担教授．専門は臨床精神薬理学．著書に『こころの薬 最新事情』（星和書店，2002），訳書にスティーブン・M・スタール『抗精神病薬の精神薬理』（2001），ヒーリー『抗うつ薬の時代』（2004）（いずれも共訳，星和書店）がある．

訳者略歴

谷垣暁美〈たにがき・あけみ〉 翻訳者．訳書に，ルドルフ・E・タンジ，アン・B・パーソン『痴呆の謎を解く――アルツハイマー病遺伝子の発見』（文一総合出版，2002），ジョゼフ・ルドゥー『シナプスが人格をつくる』（みすず書房，2004），アーシュラ・K・ル＝グウィン『なつかしく謎めいて』（2005），『ギフト』（2006）（ともに河出書房新社）ほか．

デイヴィッド・ヒーリー
抗うつ薬の功罪
SSRI論争と訴訟
田島治 監修
谷垣暁美 訳

2005年8月3日 第1刷発行
2007年4月20日 第4刷発行

発行所 株式会社 みすず書房
〒113-0033 東京都文京区本郷5丁目32-21
電話 03-3814-0131(営業) 03-3815-9181(編集)
http://www.msz.co.jp

本文印刷所 シナノ
扉・表紙・カバー印刷所 栗田印刷
製本所 誠製本

ISBN 4-622-07149-5